Zu diesem Buch

An Luthers Tisch sprach man über Faust; Melanchthon nannte Knittlingen als Geburtsort des »Doktors«; Bischöfe, Adelige und Wissenschaftler suchten seinen Rat. Aber die Leute der Märkte und Wirtsstuben waren sein bevorzugtes Zielpublikum, als zahlende Kundschaft und als Verbreiter seines Ruhms, auch und vor allem der wuchernden Legenden nach seinem spektakulären Abgang von der Lebensbühne. Die Stationen von Fausts nicht nur literarisch folgenreicher Karriere läßt der Autor vor dem Hintergrund einer geistig wie politisch aufgewühlten Zeit lebendig werden.

»Günther Mahal verzichtet auf blühende Phantastereien und erzählerischen Schnickschnack, liefert eine flüssig geschriebene, philologisch-historisch fundierte und gerade deshalb spannend zu lesende Darstellung. Die ist frei von überbordender Geheimnistuerei unzulänglicher Sachbücher.« (»Rhein-Neckar-Zeitung«)

»Mahals aufschlußreiches Buch gewährt Einblick hinter die Kulissen einer janusköpfigen Zeit, als Folter und Hexenverbrennung an der Tagesordnung waren und die den unkirchlichen Mystiker Faust hervorbrachte.« (»Lübecker Nachrichten«)

Günther Mahal, geboren 1944 in Trebnitz/Sudetenland, studierte in Tübingen Germanistik, Geschichte und Politik. 1972 Promotion mit »Mephistos Metamorphosen. Fausts Partner als Repräsentant literarischer Teufelsgestaltung«. 1979 Habilitation mit »Auktoriales Theater. Die Bühne als Kanzel«. 1979 richtete er in Knittlingen, am Geburtsort des historischen Faust, Faust-Museum und Faust-Archiv ein, deren wissenschaftlicher Leiter er seither ist. Neben Arbeiten zur deutschen Literatur des 19. und 20. Jahrhunderts zahlreiche Publikationen und Editionen zum Faust-Thema.

Günther Mahal

FAUST

Die Spuren
eines geheimnisvollen
Lebens

rororo

Rowohlt

Umschlaggestaltung Wolfgang Kenkel
(Holzschnitt »Faust im magischen Kreis
mit dem beschworenen Teufel« vom Titelblatt der
Londoner Ausgabe von 1636 von »Christopher Marlowe:
The Tragical History of Doctor Faustus« /
Archiv für Kunst und Geschichte, Berlin)

Veröffentlicht im Rowohlt Taschenbuch Verlag GmbH,
Reinbek bei Hamburg, Oktober 1995
Die Buchausgabe erschien 1980
im Scherz Verlag, Bern und München

Druck und Bindung Clausen & Bosse, Leck
Printed in Germany
1690-ISBN 3 499 13713 5

Inhalt

Ein schwieriger Erbfall –
Annäherungen an den historischen Faust 9

Januskopfige Zeit –
Die Epoche Fausts: 1480–1540 40

Johannes Trithemius –
Der Steckbrief des Abtes 62

Mutianus Rufus –
Der Mann am Nebentisch 91

Der Bischof von Bamberg –
10 Gulden für den Sternenpaß 106

Kilian Leib –
Klimatische und andere Merkwürdigkeiten 122

Ingolstadt –
Kein Platz für den Doktor aus Heidelberg 135

Nürnberg –
Für Nigromanten Eintritt verboten 142

Joachim Camerarius –
Prognosen zum Kriegsausgang 151

Philipp Begardi –
Standesstolz und Scharlatane 165

Philipp von Hutten –
Böse Tage in Venezuela 180

Echte Spuren oder falsche Fährten? –
Mögliche Quellen zum historischen Faust 192

Zwei Knittel im Wappen –
Fausts Name, Geburt, Vorname 219

«Heiße Magister, heiße Doktor gar» –
Fausts Titel und Bildung 241

Gute Geschäfte mit der Zukunft –
Fausts mantische und prophetische Künste 268

Planetenstand und Aderlaß –
Fausts astrologische und medizinische Betätigungen 288

Äußeres und inneres Gold –
Faust als Alchemist und Magier 299

Selbstmord oder teuflische Exekution? –
Fausts Tod 316

Der Teufelsbündler, der keiner war –
Vom Werden einer Legende 333

Ein berühmter Unbekannter –
Ergebnisse und Fragen 346

Dank 361

Nachtrag 362

Anmerkungen 363

Literaturverzeichnis 375

Personenregister 383

Wie verliebt war Deutschland – und ist es immer noch! –
in seinen Doktor Faust.

GOTTHOLD EPHRAIM LESSING

Unser Doktor Faustus ist eine so grundehrliche, wahrheitliche, tiefsinnig naive, nach dem Wesen der Dinge lechzende und selbst in der Sinnlichkeit so gelehrte Natur, daß er nur eine Fabel oder ein Deutscher sein konnte.

HEINRICH HEINE

Ein schwieriger Erbfall – Annäherungen an den historischen Faust

Dieweil man aber von so langer zeit her nichts grundtlichs wissen mag /
unnd unsere Altforderen nichts in Geschrifften verlassen haben /
müssen wir die gleichförmigen conjecturen und vermutungen an die hand nemmen /
und uns deren behelffen /
unangesehen daß etwann einer oder einander das widerspiel halten wölt.

Sebastian Münster, 1588

Fällt der Name Faust, so stellt sich bei jedermann sogleich auch Goethes Name ein. In mehr als 50 Sprachen übersetzt, gilt *sein* »Faust« in aller Welt als das bedeutendste Werk des größten deutschen Dichters – und schlechthin als Fausts »Biographie«. Mephistopheles und Gretchen, der Famulus Wagner und Frau Marthe Schwerdtlein sind Gestalten, die aus dem Schulunterricht, vom Theater oder vom Film her vertraut sind als das Personal einer »Tragödie«, die dennoch mit der Errettung des Titelhelden endet. Wider Erwarten – und wider alle Tradition: denn das gleichfalls jedermann aus Kindertagen unvergessene Puppenspiel vom Doktor Faust, Goethes wichtigste Anregung zu seinem Werk, schloß ja mit der Höllenfahrt des teufelsbündlerischen Gelehrten. Aber nicht nur in diesem Puppenspiel, sondern auch in allen früheren Versionen der literarischen Faust-Tradition, zurück bis zu der 1587 in Frankfurt am Main gedruckten *Historia von D. Johann Fausten* eines anonymen Verfassers, ist die Lebenskurve des wenig vorbildlichen Helden gekennzeichnet durch einen allzu steilen Höhenflug, der mit einem jämmerlich tiefen Sturz enden muß.

Mag Faust als ein wissensdurstiger Gelehrter erscheinen oder als ein erlebnishungriger Abenteurer, als ein erotischer Nimmersatt oder als aufschneiderischer Jahrmarktsgaukler – stets tritt uns eine festumrissene, plastische Gestalt vor Augen. Denn die Faust-Autoren stellen einen Mann in den Mittelpunkt ihrer Erzählungen oder Schauspiele, dessen Charakter sie scheinbar ebenso genau beschreiben können wie seine Ansichten, seine Vorlieben, seine Sehnsüchte und Ängste. Der *literarische* Faust hat stets Kontur, Physiognomie und – Biographie. Von ihm ist bekannt, wo er geboren wurde, wer seine Eltern waren, wie er heranwuchs, welche Schulen und Universitäten er besuchte, welche akademischen Titel er besaß, wann er erstmals den Teufel beschwor, wie viele Jahre der dann abgeschlossene Pakt dauerte, wie viele Wunder er zustande brachte, welche Streiche er beging, wie viele Frauen ihm zu Gefallen waren – und wie ihn schließlich der Teufel Mephistopheles nach Ablauf der Paktzeit verhöhnte und in die Hölle zerrte.

Seit der *Historia* von 1587 waren den Autoren aber nicht nur die wichtigsten Lebensdaten Fausts »bekannt«, nicht allein die dramatischen Höhe- und Wendepunkte einer offenbar nirgendwo dunklen Biographie; sie erzählten von Faust obendrein die geheimsten wie die alltäglichsten Dinge, schauten ihm gleichsam beim Gaukeln über die Schulter, notierten jedes seiner Worte. Sie stellten Faust auf eine Weise vor, als ob ihn sein Leben lang ein enger Freund als ständiger Chronist begleitet hätte. Mehr noch: Sie behaupteten, eine authentische Lebensbeschreibung jenes historischen Faust zu liefern, der von etwa 1480 bis etwa 1540 gelebt hatte und den einige bejahrte Leser des ersten Faust-»Volksbuches« noch selbst bei seinen Aktionen gesehen haben mochten. Nun konnten sie und ihre jüngeren Zeitgenossen ein Buch zur Hand nehmen, das sich als »warhafftige Historia« ausgab, als ein unverfälschter Tatsachenbericht, der sogar »mehrertheils auß seinen eygenen hinderlassenen Schrifften zusammen gezogen« sein sollte – eine Mischung demnach aus Memoiren und Biographie.

Aber handelte es sich hier wirklich um einen Zwitter aus subjektiver Lebensbeichte und objektivem Report? War hier tatsächlich historisches Interesse am Werk, die Absicht also, den vor einem knappen Jahrhundert gestorbenen oder – wie die gedruckte Lesart lautete – vom Teufel geholten »weitbeschreyten Zauberer unnd Schwartzkünstler« so darzustellen, wie er gelebt hatte? Bot das »Volksbuch« wirklich Geschichte – oder nur Geschichten? Zielten seine Wahrhaftigkeitsbeteuerungen nicht allein darauf ab, Käufer anzulocken mit einer geschickten Mixtur aus vorgeblicher Authentizität und ungehemmter Fabulierfreude, aus fingierten Reisen und »gestellten« Gesprächen; das Ganze angepriesen als Schlüssellochgukkerei in verbotene Gefilde und gleichzeitig als Warnung vor ähnlichem Abweichen vom rechten Weg?

Der Faust, dessen »echte« Lebensbeschreibung der unbekannte Autor des späten 16. Jahrhunderts zu liefern versprach – er war ein Mann der schlechten Superlative, ein auf die schiefe Bahn geratener Ikarus, ein keinerlei Mitleid verdienender Höllenbraten; ein Teufelsbündler, der in seiner Paktzeit alles vermochte und der danach alles verlor. Dieser vorgeblich historische Faust ist mit wenigen markanten Eigenschaften beschreibbar:

> Aus einfachen Verhältnissen stammend, intelligent, unzufrieden mit dem Spielraum der Normalität, beschwört der Gottvergessene den Teufel. Auf 24 Jahre Paktzeit mit dessen Allmacht ausgestattet, kann Faust Kenntnisse erwerben, Fahrten auf dem Zaubermantel unternehmen, Bauern wie Ritter verblenden, Heuwagen oder sonstiges sperrige Gerät fressen, die Helden der griechischen Sage erscheinen lassen, Trauben mitten im Winter herbeischaffen, die schöne Helena aus Griechenland in sein Bett holen – kurz: er kann, was immer er will. Aber am Ende verspottet ihn sein bislang dienstbeflissener Teufel, weil er sein Seelenheil verscherzt habe und nun zur Hölle müsse. Fausts Tod, zur mitternächtlichen Stunde und unter Sturmgeheul, ist grauenhaft: Er wird vom Teufel in Stücke gerissen.

Wir wissen nicht, wie die Leser von 1587 diese unglaublichen Geschichtchen aufnahmen. Aber vermutlich wird selbst der naivste unter ihnen kaum angenommen haben, daß er hier tatsächlich die Vita des historischen Faust vor sich hatte, sozusagen die Legende eines negativen Heiligen. Der heutige Leser des Faust-Buches wird erst recht dieses Anekdotenbündel nicht mit einer Biographie verwechseln, sondern als Mischung aus kirchlicher Propaganda und erzählerischer Freude am Unwahrscheinlichsten erkennen.

Der Faust der Literatur, dem die recht zweifelhafte Ehre zuteil wurde, der »Ertz-Schwartz-Künstler« genannt zu werden, ist der Mittelpunkt vieler Geschichten, die nach dem Schema des Unerhörten verlaufen: Ein Wundermann schüttet einen Sack voll Sensationen aus;

ein Sondermensch überspringt die Grenzen von Ländern; eine Ausnahmegestalt mißachtet die Gesetze der Physik wie der Moral. Daß der literarische »Doktor« Faust all diese Unglaublichkeiten vollbringen kann, hat freilich einen simplen, wohlbekannten und alles erklärenden Grund: Der auf Erden gottähnliche Teufel steckt dahinter; Faust steht mit ihm im Kontrakt. Dank der diabolischen Unterstützung kann der Faust der literarischen Tradition den greulichen einäugigen Riesen Polyphem erscheinen lassen, ins Gestirn und in die Hölle reisen, einen Hausknecht zur Strafe für zu langsame Bedienung verschlingen, einem adligen Herrn ein Hirschgeweih auf die Stirn zaubern oder einen Salzburger Kellermeister auf eine hohe Tanne setzen. Dank seinem teuflischen Diener hat Faust ein Leben in Saus und Braus, mit ständigen Höhepunkten und von Skrupeln nur selten gehemmt – aber der Schluß ist erfüllt vom Grausen einer Abfahrt ins Höllenreich und von triumphierender Rache der lange Zeit zu Sklaven herabgewürdigten Teufel.

Jener Faust, der die größten Weg- und die längsten Zeitstrecken überspringen kann und der es leicht hat, den gaffenden Studenten die Helden von Troja zu präsentieren und somit mythologischen Anschauungsunterricht zu erteilen – ist er selbst als Mythos zu betrachten? Oder ist er mit dem Georg oder Johann oder auch Johann Georg Faust gleichzusetzen, mit jenem Faust, der als Zeitgenosse des Götz von Berlichingen und Martin Luthers lebte und der aus Knittlingen stammte, einer einstmals wehrhaften Stadt in der Nähe von Maulbronn? Brauchte man das Leben und die Taten des historischen Faust gleichsam nur abzuschreiben, um Stoff für die »Volksbücher« und die Dramen und Erzählungen zu erhalten, die bis heute hundertfach von diesem Mann aus Knittlingen berichten? War der biographisch belegbare Faust wahrhaftig der Tausendsassa des bedruckten Papiers, jener Alleskönner, dem durch die Unterstützung des Teufels nichts unmöglich und verschlossen war?

Nicht mehr als neun zeitgenössische Dokumente stehen zur Verfügung, um das Bild der biographischen Faust-Gestalt zu zeichnen, und die meisten sind von lächerlicher Kürze und von einer nur schwer zu messenden Aussagekraft. Dennoch sollen die spärlichen und scheinbar so nichtssagenden Zeugnisse über Faust in diesem Buch nicht – wie bisher oft geschehen – kurz abgetan werden, ganz im Gegenteil: Zum ersten Mal soll ein Porträt Fausts entstehen, das sich allein am gesicherten Material über seine geschichtliche Person orientiert.

Das Interesse am historischen Faust entstand erst vor etwa 100 Jahren, und zwar im Gefolge der Beschäftigung mit Goethes *Faust.* Er rief die Frage nach seinen Vorbildern wach; und so lernte man die längst von der Marionettenbühne verschwundenen Puppenspiele des 18. Jahrhunderts wieder kennen, um deren Rekonstruktion und Neubelebung sich der Bonner Germanistik-Professor Karl Simrock große Verdienste erwarb. Dank Goethes *Faust* suchte man nun auch nach den alten Volksbüchern,[1] deren erstes von 1587 bereits zwölf Jahre später durch Georg Rudolf Widmans gelehrte orthodox-lutherische Anmerkungen beträchtlich erweitert wurde. 1674 bearbeitete es dann, nur etwas kürzend, der Nürnberger Arzt Nikolaus Pfitzer, und 1725 erschien die letzte, ganze 46 Seiten umfassende Volksbuch-Version von einem unbekannten Verfasser, der sich »Christlich-Meynender« nannte. Diese Fassung wurde im 18. Jahrhundert immer wieder neu aufgelegt, zuletzt auf billigstem Löschpapier, und auf den Jahrmärkten verkauft, kopfschüttelnd aufgenommen als Moritat aus unaufgeklärt-wunderlicher Zeit. Der junge Goethe, dem das Puppenspiel vom Doktor Faust einen entscheidenden Anstoß gab, sich mit diesem Stoff zu befassen, hat mit großer Wahrscheinlichkeit das Buch des Christlich-Meynenden gekannt.

Man mußte im 19. Jahrhundert mühsam nach den wenigen noch erhaltenen Exemplaren dieser Volksbücher suchen. Mit jedem Fund aber aus der literarischen Faust-Tradition wuchs das Interesse an der historischen Gestalt, die hinter diesem Stoff als Namensgeber stand. Den Faust-Stoff hatten im 18. Jahrhundert auch schon Gotthold Ephraim Lessing und Jakob Michael Reinhold Lenz benutzt, weiter Friedrich »Maler« Müller, Paul Weidmann und Friedrich Maximilian Klinger. Im 19. Jahrhundert folgten dann Christian Dietrich Grabbe, Nikolaus Lenau, Heinrich Heine und Friedrich Theodor Vischer – dieser freilich mit einer Parodie auf Goethes *Faust*, besonders auf den Zweiten Teil, und gleichzeitig auf die Faust-Philologen, deren hemmungslose Erklärwut Vischer durch sein Pseudonym »Deutobold Symbolizetti Allegoriowitsch Mystifizinsky« verhöhnte.

Die Forscher des 19. Jahrhunderts, die in Bibliotheken und Archiven nach Zeugnissen über den historischen Faust suchten, waren bald enttäuscht über die geringe Ausbeute, aber sie brachten doch die meisten Quellen zusammen, die bis zum heutigen Tage bekannt wurden. Insgesamt fand man nur neun Belege für Fausts Existenz, aber aus ihnen wurde ohne jeden Zweifel klar, daß Faust tatsächlich gelebt hat, von seinen gelehrten Zeitgenossen zwar meist verachtet, aber allenthalben berühmt und offenbar stets unterwegs, vor allem im süddeutschen Raum.

Für eine ganze Reihe von honorigen Schriftstellern zwischen 1540 und 1870 war es freilich keineswegs erwiesen, daß Faust überhaupt gelebt hat. Vielmehr gab es Autoren genug, die Fausts Existenz rundweg abstritten oder sie als Hirngespinst qualifizierten. 1624 erklärte der Tübinger Hebraistik-Professor Wilhelm Schickard Fausts Leben für ein bloßes Legendendasein, erfunden zur Warnung und Abschreckung. 1704 warf der Hallenser Jurist Johann Reiche dem 1653 verstorbenen Pariser Bibliothekar Gabriel Naudé vor, er sei »so einfältig und närrisch gewesen / solches in der That zu glauben / und die thörichten Fratzen und Fabeln / von D. Fausten / ... womit sich itzo die Kinder-Muhmen und Mägde in den Spinn-Stuben schleppen / vor warhaffte Geschichte anzunehmen«. 1716 befand der Magiehistoriker Franciscus de Cordua: »*D. Fausten* betreffend / so ist noch lange nicht erwiesen / ob jemahls ein Mann dieses Nahmens gelebt / und der so ein beschriebener Hexenmeister gewesen seyn solle ... Das zusammen geschmierte Leben des D. Fausts beweiset dessen *Existenz* noch lange nicht / weil dieses Buch aus nichts / als lauter albern Fratzen bestehet / die ein jeder Vernünfftiger / sonder alle Mühe / mit Händen greifen kan ... nur dieses wird kein gescheuter Mann glauben / einmahl / daß ein *D. Faust* jemahls gewesen / und dann / daß der närrische Höllenzwang eine Geisterbezwingende Kraft haben könne.«[2] 1737 schrieb der Kanzleirat Johann Benedict Scheibe: »Die Geschichte vom *Doct.* Fausten, immassen dieselbe beschrieben wird, halte ich vor eine Fabel und Erfindung eines verwirrten und albern Kopffes. Ich glaube auch nicht, daß, ausser einigen alten Weibern, und andern *credulis animalibus et stultis*, dieselbe vor etwas anders wird gehalten werden.« Übrigens erklärten auch die französischen Autoren dieser Epoche Faust für eine deutsche Chimäre.[3]

In all diesen Urteilen meldete sich die Aufklärung zu Wort. Für den Aufklärer, der sich von der *ratio*, der Vernunft, leiten ließ, für den Rationalisten mußte alles, was nach Aberglauben »roch« und sich nicht vernünftig erklären ließ, bekämpfenswert erscheinen, und die Geschichte vom Doktor Faust bot des Wunderbaren, des Unwahrscheinlichen und des jeglicher Vernunft Widersprechenden übergenug. Was allerdings den Autoren der Aufklärung, die Fausts Existenz bestritten, als Anschauungsmaterial zur Verfügung stand, das waren allein die Volksbücher und Volksschauspiele. Sie konnten nur den Spott und die Verachtung der rationalistischen Gelehrten erregen: Hier witterte man allenthalben Sensationsmache und Jahrmarktseffekte, Nervenkitzel für die Dummen und die Unmündigkeit von Kindern, die gern betrogen sein wollen und denen man leicht etwas vormachen konnte, ein X für ein U und den Mephisto-Darsteller Watson für den leibhaftigen Teufel.

Diese ganze Teufelei: Das konnte, das durfte doch kein Mensch mehr glauben! Das waren Hirngespinste, dem düsteren Mittelalter zugehörig, aber doch nicht dem *siècle philosophique* oder dem *enlightenment*, wie Franzosen und Engländer die Aufklärung nannten. So war es denn nur konsequent, wenn man zugleich mit dem Verdammungsurteil über den Faust der Volksbücher und der Volksschauspiele auch Faust selbst als ein Produkt wirrer Phantasie aus dem Buch der Vernunft strich. Folgerichtig war es auch, daß der Philosoph Moses Mendelssohn, als er von einem Faust-Plan seines Freundes Lessing erfuhr, die zu erwartende Reaktion eines gebildeten Publikums mit den warnenden Worten beschrieb: »Eine einzige Exklamation, o Faustus! Faustus! könnte das ganze Parterre lachen machen.«[4]

Andere Schriftsteller zweifelten zwar nicht an einem historischen Namensträger Faust, vermengten diesen aber mit einer anderen historischen Gestalt, die sowohl eine Namensähnlichkeit mit unserem Faust aufwies als auch eine Gemeinsamkeit in der Berufsbezeichnung – oder genauer im »Spitznamen«: Es handelte sich ausgerechnet um den Buchdrucker der ersten Stunde, Johann *Fust* aus Mainz. Die Berufsbezeichnung für das Gewerbe der Buchdrucker lautete ebenso »Schwarzkünstler« wie für jene Leute, die sich mit der Schwarzen Magie abgaben. »Schwarzkünstler« nannte man die Buchdrucker vor allem deswegen, weil sie etwas produzierten, was man »schwarz auf weiß ... nach Hause tragen« kann, wie es der Schüler in Goethes *Faust* ausdrückt. Doch zusätzlich zu dieser Erklärung des Wortes »Schwarzkünstler« spielt noch etwas mit herein, das schon sehr wahlverwandt in die Richtung des Volksbuch-Faust verwies: Als in der Mitte des 15. Jahrhunderts plötzlich Bücher auftauchten, die einander glichen wie ein Ei dem anderen, bei denen man also keinerlei Unregelmäßigkeiten und Abweichungen feststellen konnte, da lag es – in Unkenntnis der neuen Erfindung – nahe, dies für ein Werk des Teufels zu halten. Bisher waren die Bücher von Hand geschrieben worden, von regelrechten Betrieben berufsmäßiger Schreiber, und dabei hatte man immer von der Handschrift und deren Besonderheiten her ein Buch vom anderen unterscheiden können, selbst dann, wenn zwei gleiche Titel vom selben Schreiber stammten. Nun aber hatte man etwas vor sich, das für die damalige Zeit unerklärlich, wunderbar oder – ein Teufelswerk sein mußte.

Der »Schwarzkünstler« Johann Fust war Kompagnon und Geldgeber Johannes Gutenbergs gewesen, bis er sich 1455 finanzieller Differenzen wegen von ihm trennte, um mit seinem Schwiegersohn Peter Schöffer eine eigene Offizin zu gründen. Aus ihr ging als erstes Buch, das in der Geschichte des Buchdrucks den Namen einer Druckerwerkstatt aufweist, 1457 der sogenannte Mainzer Psalter hervor. Als Faust in Knittlingen um 1480 geboren wurde, war Fust längst tot. Ihn hatte im Jahre 1466 in Paris vermutlich die Pest dahingerafft.

Schon bald nach Fausts Tod in Staufen um 1540 wurde eine Identifizierung beider Gestalten vorgenommen, so beispielsweise von dem Grammatiker Johann Aventinus, dem Wittenberger Theologen Johann Georg Neumann (1683) und von dem Dichter Nikolaus Vogt (1809). Insbesondere für die literarischen Gestaltungen des Faust-Stoffes wurde die historisch falsche, aber überaus ergiebige Verquickung von Fust und Faust, von Drucker und Teufelsbündler, wichtig und beliebt.

Um nur ein Beispiel zu erwähnen: 1791 – ein Jahr, nachdem Goethe *Faust. Ein Fragment* hatte erscheinen lassen, den ersten gedruckten Teil des 1832 nach Goethes Tod vollständig veröffentlichten Werks – publizierte Friedrich Maximilian Klinger in Petersburg[5] seinen Roman *Fausts Leben, Taten und Höllenfahrt. In fünf Büchern.* Faust ist hier der Erfinder der Buchdruckerkunst, der aus Verzweiflung über den Mangel an Anerkennung einen Pakt mit dem Teufel abschließt. Anstatt Mephistopheles, wie sonst in der Faust-Tradition üblich, heißt der Teufel hier »Leviathan«, führt also den Namen, der schon 140 Jahre zuvor als Titel eines Hauptwerkes des englischen Philosophen Thomas Hobbes gedient hatte. Hobbes' bekanntester

Satz »homo homini lupus« (der Mensch verhält sich gegenüber seinem Mitmenschen wie ein Wolf) ist auch das Fazit von Klingers sehr pessimistischem Roman. Bevor hier der Pakt zwischen dem Titelhelden und dem Abgesandten der Unterwelt zustande kommt, berät die Konferenz der Teufel über Faust und dessen Erfindung. Weshalb diese Erfindung ein Fest in der Hölle verdient, geht aus einer Rede des Oberteufels Satan hervor:

> *Faust,* ein kühner Sterblicher, . . . hat die Kunst erfunden, die Bücher, das gefährliche Spielzeug der Menschen, die Fortpflanzer des Wahnsinns, der Irrthümer, der Lügen und Greuel, die Quelle des Stolzes und die Mutter peinlicher Zweifel, auf eine leichte Art tausend und tausendmal zu vervielfältigen. Bisher waren sie zu kostbar, und nur in den Händen der Reichen, blähten nur diese mit Wahn auf, und zogen sie von der Einfalt und Demuth ab, die der Ewige zu ihrem Glück in ihr Herz gelegt hat, und die er von ihnen fordert. Triumph! bald wird sich das gefährliche Gift des Wissens und Forschens allen Ständen mittheilen. Wahnwitz, Zweifel, Unruhe und neue Bedürfnisse werden sich ausbreiten, und ich zweifle, ob mein ungeheures Reich sie alle fassen möge, die sich durch dieses reizende Gift hinrichten werden.[6]

Aus höllischem Munde wird hier die Vermengung der beiden Gestalten Fust und Faust um die Variante bereichert, daß die Buchdruckerkunst Wasser auf die Mühlen des Teufels treibt: Die Aufklärung, die sich schwarz auf weiß ihren Weg bahnen wird, soll die Menschen nur noch tiefer in Unzufriedenheit und Skepsis hineinreißen. Von Büchern werden die Impulse ausgehen, die den Menschen dazu bringen, seine wahre Wolfsnatur zu zeigen.

Wenn der historische Faust mit Fust identifiziert wurde, dann erhielt zwar seine unbekannte Gestalt markante Züge des »Schwarzkünstlers« Fust, aber je mehr er diesem Buchdrucker anverwandelt wurde, um so gründlicher wurden seine wahren Lebensumstände vergessen.

Den historischen Faust umgibt ein Gestrüpp von Fragezeichen. Man kann seine Gestalt kaum fassen. Unparteiisch waren weder die Stellungnahmen seiner Zeitgenossen noch die Urteile späterer »Zeugen«. Wer diesen Faust – vielleicht – gesehen hatte oder ihn auch nur vom Hörensagen oder über Dritte kannte, wer sich auf die zahlreich zirkulierenden Geschichten, Histörchen, Berichte, Fabeln, Streiche, Wundertaten, Kunststücke oder Prahlereien stützte – der sah in diesem Mann vor allem einen Typus. Weil ein Typus nur entsteht, wenn gleichzeitiges oder geschichtliches Vergleichsmaterial vorliegt, so verschwägerte man ihn, schon zu Lebzeiten und nicht erst in der *Historia* von 1587, einer zahlenmäßig stattlichen Ahnenschaft, familiär einander verbunden in dunklen Praktiken. Dunkel waren derlei Praktiken – in Medizin und Astrologie, in Alchemie und Schwarzer Magie – vor allem denen, deren Intelligenz, Erfahrung oder Phantasie nicht mithalten konnten. Diesem Manko war am leichtesten Abhilfe zu schaffen, indem man entrüstet für dunkel, für »schwarz« und – einen winzigen Schritt weiter – für teuflisch erklärte, womit sich auseinanderzusetzen man nicht imstande war. Was Faust schon zu Lebzeiten widerfuhr und was in der Legendenbildung nach seinem Tod immer wilder wucherte, das war längst geübte Praxis der An- und Einschwärzer vom Dienst, jener kleinkarierten und mediokren und kirchlicherseits zur Hilfspolizei ermunterten Seelen, die von ihrem Schreibpult aus und oft genug aus dem miesen Dunkel der Anonymität heraus die Menschheitswarner und -retter oder gar -aufklärer spielten; Leute, die der in Zeiten des noch bescheiden dimensionierten Buchdrucks eifrig frequentierten Gerüchteküche Kärrnerdienste leisteten; Geschichtenmacher, die ihre halben Wahrheiten und ihre ganzen Lügen mit einem reichgewirkt-frommen Mäntelchen umgaben und die in erstaunlich informierter Kenntnis massenpsychologischer Beeinflussungs-, Führungs- und Verführungskniffe als Winkeladvokaten der Diffamierungsmaschine operierten. Faust war weder der einzige noch der erste, der in jenes Räderwerk geriet. Vor ihm hatte es Päpste erfaßt und Dichter, Gelehrte und hohe Kleriker, kleine Lichter und große Geister, Männer der weltlichen wie der geistlichen Hierarchie – und mit und nach ihnen erfaßte es millionenfach jene Frauen, die seit dem *Hexenhammer* von 1487 dem Tod geweiht waren, sobald die erste Anschuldigung einmal ausgesprochen wurde, sie stünden mit dem Bösen im Bunde.

Was man sich von Faust seit dem ersten Jahrzehnt des Reformationsjahrhunderts erzählte, was von ihm in den Kneipen und Absteigen, an den Hecken und Zäunen, im »Gehäus« der Gelehrten, an den Höfen und Hohen Schulen berichtet wurde, ist weder verständlich noch bewertbar, kennt man nicht das zeittypische »Gebräu« aus

Teufelsfurcht und inquisitorischer Verbissenheit. Zu dem Schwaben Faust aus Knittlingen kommt man jedoch nur, wenn man wie ein Palimpsest-Forscher behutsam und geduldig jene Schicht ablöst, die den Blick auf den alten Wortlaut des Pergaments verdeckt. Freilich, jenes alte Pergament weist derart wenige Wörter, oft nur einzelne Buchstaben auf, daß man im Grunde an der Aufgabe, aus diesen spärlichen Resten einen lesbaren Text herzustellen, gleich verzagen möchte.

Wir stehen vor der auch heute denkbaren Situation, möglichst viel von jemand in Erfahrung bringen zu wollen, den wir nur aus zwei oder drei Briefen kennen, aus einer Rechnung und ein paar Notizzetteln. Konstruieren wir dafür ein Beispiel: Von einem entfernt Verwandten – man hat ihn seit Jahren nicht mehr gesehen, nicht mehr besucht; und seit einiger Zeit hat man auch das lästige Ritual des Weihnachtskartenkontakts eingestellt – von einem nahezu Vergessenen also erbt eine Familie völlig unerwartet eine Menge Geld. Man ist darüber erfreut, aber zugleich betroffen, als man durch den Wortlaut des Testaments die Einsamkeit des Verstorbenen erfährt und gleichzeitig das Bekenntnis, er habe noch im hohen Alter von den lang zurückliegenden gemeinsamen Erlebnissen gezehrt. Beschämt und mit wenig Erfolg kramt man in blassen Erinnerungen; mehr als ein schemenhaftes Ungefähr kommt dabei nicht heraus. Ein vergilbtes Foto fördert man zutage; viel mehr als eine Adresse gibt es nicht mehr; denn der Verstorbene galt als Sonderling, als einer, der nicht so recht in die Familie paßte.

Doch nun ist das viele Geld da. In die Freude darüber schleichen sich immer wieder die Skrupel, unverdient und allzu plötzlich reich geworden zu sein. Und da man den Dank nicht mehr persönlich abstatten kann, fühlt man sich wenigstens verpflichtet, Physiognomie und Lebensweise des Erblassers näher kennenzulernen, mehr und Persönlicheres zu erfahren über den Toten, über den man immer die Nase gerümpft hatte, wenn man ihn nicht gänzlich verleugnete. Ein Kauz war er gewesen, nicht so recht zum Vorzeigen; andererseits gewissermaßen eine Berühmtheit, mit erstaunlichen Verbindungen zu den sogenannten besseren Kreisen, wiederum aber auch nur eine Stammtischgröße ... Wie aber, so fragen sich die zu schnellem Reichtum gekommenen Erben, soll man etwas über den Toten herausbringen, der nach Auskunft des Testamentsvollstreckers keine persönlichen Aufzeichnungen hinterließ und der niemals Freunde erwähnt hatte, allenfalls Neider, Skeptiker oder Gegner? Durch den wider Erwarten eingetroffenen Geldsegen dazu leicht in der Lage, entschließt man sich endlich zum Engagement eines Detektivs. Sein Auftrag: den blassen Erinnerungslinien durch Nachforschungen und Befragungen zur Kontur zu verhelfen, Ordnung zu bringen ins bislang unentwirrbare Durcheinander von Gerede und Klassifizierung, das Gesicht eines Menschen zu rekonstruieren aus den verschwindend geringen Restbeständen einer spektakulären und zugleich verschwiegenen Biographie.

Der Versuch einer Annäherung an den historischen Faust steht vor ähnlichen, durch den sehr viel größeren zeitlichen Abstand aber vor ungleich mehr Schwierigkeiten. Man zwinge der eben erzählten Parabel nicht allzu strenge Parallelen ab. Doch auch Faust hat, lärmend und verborgen gleichermaßen, gelebt, und er hat ein gewaltiges, längst unüberschaubar gewordenes Erbe hinterlassen, in allen kulturellen Bereichen, selbst im Vokabular (»faustisch«); und noch die modernen Medien, Funk und Fernsehen, zehren von seinem Erbe.[7] Was immer sich aber, in den verschiedensten Bereichen, mit seinem Namen verband – mit dem historischen Faust, der um 1480 im damals noch pfälzischen Knittlingen geboren wurde (erst 1504 kam die zwischen Maulbronn und Bretten gelegene Stadt zu Württemberg) und der um 1540 in Staufen im Breisgau starb, hat es meist wenig und öfter noch gar nichts zu tun. Und trotzdem: Ohne diesen mehr als umstrittenen, hämisch glossierten und der schlimmsten Verbrechen verdächtigten Mann, ohne diesen nicht grundlos berühmtesten Magier oder Schwarzkünstler oder Teufelsbündler seiner Zeit wäre sein Erbe – auch das ihm angehängte Erbe – nicht entstanden oder doch bald verloren gegangen, wäre es zersplittert und unfruchtbar geworden, nur noch anekdotisches Füllmaterial für eine Anthologie spätmittelalterlich-frühneuzeitlicher Absonderlichkeiten.

Was die Zeitgenossen über Faust zu berichten wußten, ist der Quantität nach äußerst dürftig, der Qualität nach eine Mischung aus banalen Aktenvermerken und hochkarätigem Rufmord. Parteiische Stellungnahmen dominieren, an nüchtern-beschreibenden Einordnungen findet sich nicht eine einzige Passage. Reiht man die über ein sechzigjähriges Leben notierten Texte aneinander, ergeben sich drei oder vier Schreibmaschinenseiten, mehr nicht. Hier den Detektiv zu spielen, muß anmaßend erscheinen: Eine klare Physiognomie ist nicht zu erhoffen – aber doch ein Porträt mit klareren Linien, als es den Zeitgenossen Fausts möglich war und für die Wissenschaft nötig schien.

Nimmt man die überlieferten Zeugnisse beim Wort, dann wäre jede eingehendere Beschäftigung mit Faust verlorene Liebesmüh. Dann wäre der historische Faust nichts anderes als ein polternder Maulheld, ein dreister Nebelwerfer, ein größenwahnsinniger Aufschneider, ein Bündel von Anmaßung und Unverfrorenheit, ein Betrüger, Lump und Scharlatan. Dann bliebe er einer, dem eher kriminalistische als literaturgeschichtliche Aufmerksamkeit gebührt. Dann resultierte sein Aufstieg in eine breite Tradition kultureller Ausstrahlung aus einem Betriebsunfall der Geistesgeschichte ohne jede innere Konsequenz zwischen der einmaligen Person und dem Komplex dessen, was heute mehrere dickleibige Bände allein mit bibliographischen Zusammenstellungen füllt.[8]

Natürlich wäre es verwegen zu unterstellen, der historische Faust fände sich, zwar verwandelt, aber doch immer noch erkennbar, in den literarischen oder musikalischen Produktionen der Faust-Tradition wieder. Andererseits aber wäre es ebenso naiv, sich mit einem völligen Bruch abzufinden zwischen einem verachtenswürdigen Gaunerleben, das um 1540 endet, und einer furiosen literarischen Karriere, die 1587 mit der *Historia von D. Johann Fausten* und wohl bereits ein Jahr später mit Christopher Marlowes *Tragicall History* beginnt. »Bewundert viel und viel gescholten«: So wird sich zu Beginn des Dritten Akts im Zweiten Teil von Goethes *Faust* die griechische Helena vorstellen. Dem historischen Faust allein das Gescholtenwerden zuzuteilen und der literarischen Faust-Gestalt die Bewunderung – dies käme einem Denken in Sprüngen gleich, welches sich um das langsame, bisweilen auch diskontinuierliche Vorankommen von Geschichte drückt.

Der Versuch einer Annäherung an den historischen Faust und der Versuch seiner behutsamen Neubewertung haben auszugehen sowohl von den zeitgenössischen Zeugnissen und vom spezifischen Interesse ihrer Schreiber als auch von den seit der *Historia* geänderten Vorzeichen in der Bewertung des »Magus maximus«. Gibt sich diese erste literarische Version von Fausts Lebensbericht auch, in Erich Hellers Worten, als eine »grimmig lehrhafte und erbarmungslos fromme

Geschichte«,[9] so präsentiert sie doch gleichzeitig – wenn auch untergründig und vielleicht sogar ungewollt – Faust als faszinierende Gestalt. Melanchthons drastische und mit anrüchiger Bildkraft formulierte Charakterisierung Fausts als »Scheißhaus vieler Teufel« findet 1587 ihr Korrektiv in Zügen Fausts, die später die Stürmer und Dränger begeistern sollten, Züge, die schon in der ersten dramatischen Bearbeitung des Faust-Stoffs durch Marlowe dominierten: Züge des Kerls, des Titanen, des Renaissance-Menschen – wie wir ihn aus den Darstellungen des Grafen Gobineau und Jacob Burckhardts kennen –, des großen Individuums. Marlowes Faust wie auch später der Sturm-und-Drang-Faust ist eine Gestalt, die auf eigenen Füßen zu stehen entschlossen ist, die sich trotzig und auf jedes Risiko hin absolut setzt, sich abnabelt, trennt, losreißt von allen Bindungen. Soll man es Zufall nennen, daß es sich dabei um jene kirchlichen Bindungen handelt, deren amtliche Kontrolleure über den historischen Faust den Stab brachen? Im Epilog von Marlowes Tragödie klagt der Chor, es sei »Apollos Lorbeerzweig, der dieses Mannes Haupt umgrünt, verbrannt«. Spätestens an dieser Stelle ist der Umschlag von Fausts zeitgenössischer und reformatorischer Verdammung zu einer neuen und positiven Bewertung erkennbar. Es kommen nun Möglichkeiten in den Blick, ohne die Goethes *Faust* nicht denkbar wäre.

An die Anfänge der literarischen Tradition zu erinnern, ist um so wichtiger, weil die Begegnung mit Faust heute meist durch Goethes *Faust* erfolgt, in einem imposanten Stück, das »Tragödie« benannt ist und doch als »Göttliche Komödie« endet. Von Goethes gefeiertem »Weltgedicht« aus gesehen, ist – trotz Auerbachs Keller, der Hexenküche, der Verführung Gretchens, trotz aller Stationen bis hin zur Beseitigung von Philemon und Baucis, auch trotz der ständigen überlegenen Präsenz des Mephistopheles – jener Faust zwischen Hellas und spätmittelalterlichem Deutschland niemals in Verbindung zu bringen mit dem windigen Blender, den die Zeitgenossen aus dem historischen Faust zu machen verstanden, mit dem gerissenen Großmaul, dem man den Zugang zur Stadt verwehrte.

Doch möglicherweise hat der Faust aus Knittlingen, von dem man nicht einmal den oder die genauen Vornamen kennt, mit dem Heinrich Faust bei Goethe doch mehr gemein, als es dem ersten Blick nach scheinen mag. Dieser so unmöglich klingende Bezug wird aber dann diskutabel, wenn man zunächst einmal wenigstens hypothetisch einräumt, daß in dem historischen Faust Potenzen steckten, die von seinen Zeitgenossen nicht erkannt werden konnten – oder vor deren Kenntnisnahme sie sich scheuten. Wenn man die Ressentiments gegenüber Neuem und Unvertrautem im heutigen Alltagsverhalten in Fausts Epoche zurücktransponiert, in jene Zeit überaus zungenfertiger konfessioneller Verunglimpfung, eröffnet sich die Möglichkeit einer gerechteren Beurteilung Fausts – dann nämlich, wenn in den aburteilenden Äußerungen seiner alles andere als objektiven Zeugen deren Vorurteile beim Namen genannt werden können.

Wegen der Voreingenommenheit und Kürze des vorhandenen Quellenmaterials kann eine Annäherung an den historischen Faust nur auf dem »Umweg« über seine Epoche erfolgen. Diese Mühe wäre aber sinnlos, käme nicht gleichzeitig heraus, wie es etwa zur Hochblüte magisch-alchemistischer Praktiken um 1500 kam und wie diese Praktiken weiterwirkten; wie und warum die Astrologie auf Fausts Zeitgenossen so ungeheure Faszination ausübte; auf welche Weise und aus welchen Gründen mantisch-weissagerische Fertigkeiten derart großen Zuspruch fanden. Kurzum: Spiritistische, okkulte und hermetische Geheimdisziplinen gab es zwar zu Fausts Zeit ganz gewiß, begünstigt durch die zeittypische Unruhe, durch Endzeiterwartungen und irdische Revolutionen – doch Abrakadabra und Hokuspokus jeder Art gab es schon lange vor 1500, gab es auch lange danach. Hier wird zu überlegen sein, was an Fausts individuellen Praktiken typisch genannt werden kann.

Wohl bereits zu seinen Lebzeiten, ganz gewiß aber zu Ende des 16. Jahrhunderts – in Widmans 1599 erschienenem Volksbuch voll christlicher Ermahnungen – und noch mehr in den folgenden Jahrhunderten wurde der historische Faust zum Sammelbecken für Anekdoten, Histörchen und Sagen unterschiedlichster Herkunft. Fausts Name wurde geradezu zu einer Metapher für Menschen und Vorgänge, geheime Aktionen und heimliche Sehnsüchte, zu einem Amalgam, in welches sich recht wahllos vermengen und verquirlen ließ, was man bis dahin dem einen oder anderen angehängt hatte, was aber nun an dem Namen festgemacht wurde, der in seiner latinisierten Form »Faustus« der »Glückliche« hieß. Ein seltsamer Widerspruch zwischen *nomen* und *omen*, denkt man an Fausts ganz und gar nicht glückliches Ende, wie es etwa die Volksbücher erzählten ...

Nimmt man einmal nur die drei oder vier Seiten zeitgenössischer

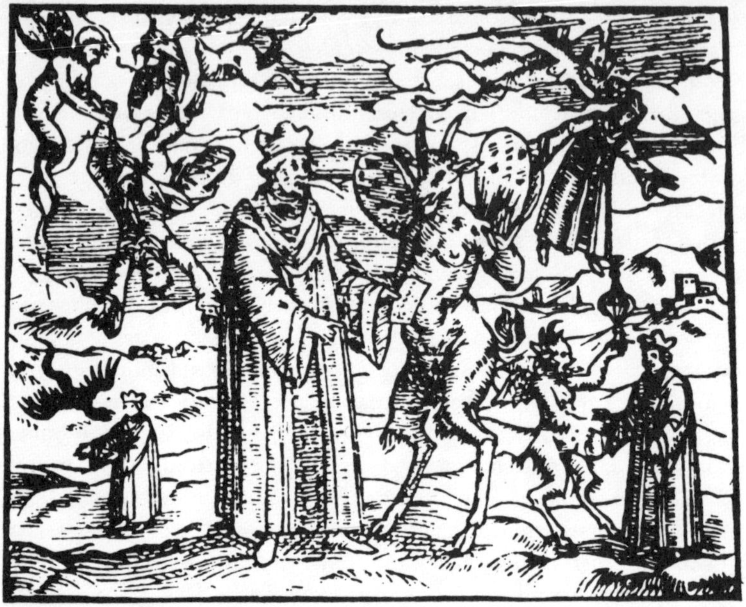

Titelholzschnitt der ersten illustrierten Ausgabe der Historia von D. Johann Fausten *(1588). Um Faust und den Teufel herum sind dargestellt: Beschwörung, Pakt, Luftfahrt und Höllensturz.*

Notizen, dann haben wir von Fausts historischer Gestalt – um es in einem Bild von drastischer Anschaulichkeit zu sagen – ein paar geringfügige Skelett-Teile übrig. Volksmund, Gelehrte, Dichtung und bildende Kunst haben aber die wenigen Knochen und Knöchlein zu einem vollständigen Gerippe ergänzt und dann darüber Gewänder gelegt – einmal nur schäbiges Landstreicherhabit, bald aber Kleidung und Pelzwerk, Schmuck und Hut. Aus heutiger Sicht zu entscheiden, was – ganz abgesehen von den äußerlichen Draperien – am zusammengeflickten Skelett Teil Fausts ist und was nicht, ist äußerst schwierig. Wer Fausts Geschichte schreibt, schreibt, ob er will oder nicht, die Geschichte seiner »Kollegen« mit; er schreibt mit, was zuerst in diese »Kollegen« und dann in Faust projiziert wurde.

Dem historischen Faust auf die Spuren zu kommen, den später mit den abstoßendsten Superlativen Ausgestatteten so zu zeigen, wie er aufgrund der zeitgenössischen Quellen oder vielmehr erst aufgrund ihrer sorgfältigen Kritik sich darstellt, den im pfälzisch-württembergischen Grenzort Knittlingen geborenen Faust also vorzuführen ohne die Zutaten ausmalender Phantasie – dies bedeutet den Abschied von einer Fülle bunter Bilder, koloriert mit Bewunderung und Grausen; von einem dicken Konvolut schaurig-schöner Histörchen; von einem Bücherschrank literarischer Umformungen; von ganzen Rudeln von Assoziationen, die sich mit diesem Namen verknüpfen. Dies bedeutet, den Faßritt aus Auerbachs Keller ebenso der Legende und der Literarisierung zuzuweisen wie den Zaubermantel, der Fausts Flucht aus dem Parma des Puppenspiels ermöglicht; die Goetheschen Gestalten ebenso zu vergessen wie den Heuwagenfresser aus dem Volksbuch, den deutschen Tonsetzer Adrian Leverkühn in Thomas Manns *Doktor Faustus* ebenso wie den Renaissance-Titanen des Briten Marlowe; Lenaus Weltschmerz-Faust und auch den mit Züchtigungsverbot belegten Lehrer der Himmelsknaben in Friedrich Theodor Vischers Parodie *Faust Dritter Teil.* Gerade das, was einem zuallererst in den Sinn kommt, sobald Fausts Name fällt, muß beim Bemühen, den historischen Namensträger kennenzulernen und zu bewerten, beiseite gelassen werden: das ganze durch Lektüre und Theaterbesuche entstandene und verstärkte Merkmalsgemenge aus Teufelspakt und Trotzgebärde, Supershow und Kleinmut, gottgleichem Herrentum und winselnder Zerknirschung über ein verpfuschtes Leben.

Es ist aber im Falle Fausts nicht anders als bei vielen berühmten Gestalten der Literatur und der Geschichtsschreibung, die ein historisches Vorbild hatten: immer gibt es da – und meist sogar große – Differenzen zwischen der Figur zwischen Buchdeckeln und dem realen Urbild, und es gibt diese Differenzen in beiden Richtungen, sowohl als Heroisierung wie auch als Herabsetzung der einst existenten Gestalt. Freilich kann es die häufig behauptete Deckungsgleichheit zwischen künstlerischer Lebensbeschreibung und tatsächlichem Leben nicht einmal bei einer literarischen Autobiographie geben, die ja noch die Identität von schreibender und beschriebener Person für sich reklamieren darf: »Dichtung und Wahrheit« sind immer gemischt, weil Literatur stets nach eigenen Organisationsgesetzen verfährt, weil sie auswählt, gliedert, betont, wegläßt, auffüllt – und weil sie es ohne Manipulationen gar nicht fertigbrächte, einen zusammenhängenden Text zu strukturieren und mit Sinn auszustatten.

Auch wenn die Volksbuchschreiber noch so laut für »warhafft« ausgaben, was sie zu Papier brachten – gerade sie unterlagen den eben genannten Regeln. Vor allem: Sie formulierten die Tendenz ihres Unternehmens ohne jede Hemmung und in Kenntnis der Tatsache, daß Negativwerbung allemal die Käufer besonders kitzelt, und daß man das, was verboten ist, noch einmal so gern und genau kennenlernen möchte. So wird die Zweckbestimmung schon des ersten Volksbuches von 1587 zur stehenden Wendung im »Marketing« der Faust-Verwertung: »allen hochtragenden, / fürwitzigen vnd Gottlosen Menschen zum schrecklichen Beyspiel, abschewlichen Exempel, vnd treuwhertziger Warnung.« Oder, wie es im Titel des Tübinger *Reim-Faust*[10] von 1587/88 hieß: »Ein warhaffte vnd erschröck- / liche Geschicht ... *Allen Gottlosen, Vbermütigen, vnnd / Fürwitzigen Menschen zu einem erschröcklichen / exempel.*« Eine solche Mischung mußte ankommen: Wahrhaftigkeitsbeteuerung und versprochener Blick durchs Schlüsselloch in die Gefilde des Verrucht-Verbotenen – dies aktivierte die Neugierde, dies machte das Geld im Säckel locker, dies hieß und ließ zugreifen nach dem, was gleichzeitig unerlaubt und seelenheilfördernd war.

Wer immer die Volksbücher schrieb, wer immer auf die Voyeure spekulierte, die sehen und lesen wollten, was man gemeinhin und anständigerweise nicht zu sehen und zu lesen bekam, der benutzte diese Ingredienzien und Versprechungen des jahrmarktschreierischen »Herrreinspaziert, Herren und Damen! Hier erleben Sie die unerhörten, jeden Christenmenschen schaudern machenden Greuel einer gottvergessenen Seele ...« Was man in den Sensationen und gleichzeitig Authentizität verheißenden Volksbüchern von Faust erzählte, hatte mit dem historischen Namensträger kaum mehr als diesen Namen gemeinsam. Was man von ihm 1587 noch wußte oder wissen konnte – und man wußte an historisch gesicherten Zeugnissen sehr viel weniger als heute –, das war allzu dürftig, als daß sich daraus eine »Story« hätte machen lassen. Was man aber nicht wußte, das brachte man – »warhafft« – hinzu, aus Gerüchten, aus umlaufenden Anekdoten, vom Hörensagen, durch Abschreiben, durch Umtaufen. Der Mangel an festen Fakten und erzählbarem Stoff wurde rasch und gekonnt kompensiert durch den Griff in die prall gefüllte Schublade voller Geschichten und Abenteuer, die nur darauf gewartet hatten, endlich mit einem zugkräftigen Namen verbunden zu werden.

Dieser Ehe aus einem Namen und einem riesigen Reservoir saftigen Erzählguts entsproß der Faust der Legende und der Literatur, der Paktierer und Wundermann, der angebliche Epikureer und Beischläfer der schönen Helena, Faust, der Zauberer und Hexer, der Landstreicher und Fürstenunterhalter, der Wahrsager und Abenteurer, der Frevler und Verstockte, Faust, der Alleskönner und Allesverlierer, der tyrannische Beherrscher seines Mephostophiles – so lautet der Name des Teufels in der *Historia* – und der am Ende von diesem Sklaven

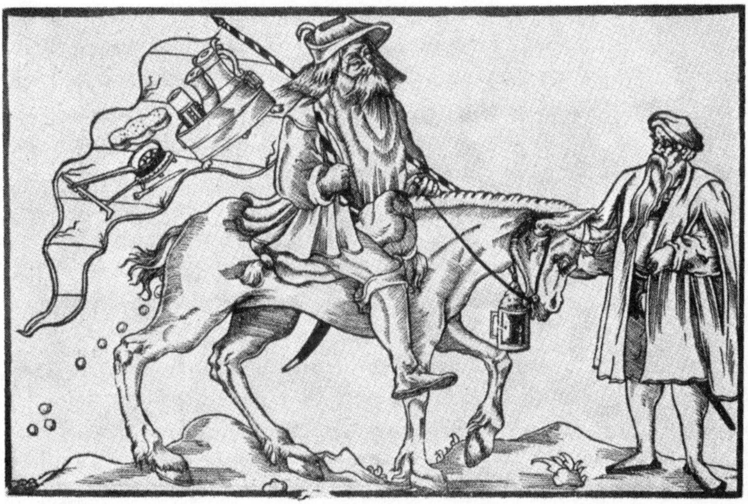

Fahrender Quacksalber. Holzschnitt eines unbekannten Meisters des 16. Jahrhunderts.

Zerfetzte. Jene Ehe hat viele Söhne und Generationen von Enkeln hervorgebracht, bald vergessene und heute noch bekannte, verachtens- und bemitleidenswerte, faszinierende Gestalten und Jammerlappen. Meist aber war das Erbteil des kaum gekannten Faust aus Knittlingen so zurückgedrängt und verzerrt von dem weit attraktiveren Erbteil aus der Zaubergeschichtenkiste, daß die allenfalls noch spurenhaft erkennbaren Verbindungslinien zum historischen Faust zugedeckt und beherrscht wurden von den prallen, griffigen Anekdoten und von dem in der Tat »unbezahlbaren« Motiv des Teufelspakts.

Es erscheint somit ausgeschlossen, ein authentisches Bild Fausts rekonstruieren zu können, ginge man von den literarischen Fassungen des Faust-Stoffes aus und wollte man von diesen zurück zur historischen Gestalt. Der entgegengesetzte Weg hat weit größere Aussicht auf Erfolg: Die aufgrund der dürftig überkommenen Quellen mühsame Rekonstruktion des Faustus Kundlingensis wird es erlauben, in den Faust-Dichtungen auszumachen, was »warhafft« genannt zu werden verdient.

Wenn es in diesem Buch darum geht, die Spuren jenes Faust aufzusuchen, dessen geschichtliche Existenz bald nach seinem Tode schon entschieden bestritten werden sollte; wenn es darum geht, diese wenigen und oft einem glücklichen Zufall oder einem überraschenden Fund zu verdankenden Spuren so miteinander zu verknüpfen, daß daraus wenn auch nicht eine geschlossen-schlüssige Biographie, so doch die Strukturskizze eines Bildes entsteht; wenn es demnach nicht darum gehen kann, über sorgfältige Spurensicherung und -deutung hinaus eine Harmonisierung dieser Bildskizze anzustreben – dann steht diese Art der Lebensbeschreibung Fausts erklärtermaßen im Gegensatz zu den herkömmlichen »Biographien«. Jede solche *Historia*, beschrieb sie Fausts Physiognomie und Statur in klaren Linien und Proportionen, brauchte Anfang und Ende, brauchte Entwicklungen und Höhepunkte, Motivationen und Folgen, Spannungen und Konflikte, Farben und Schattierungen, Faszinationen und das handfeste *fabula docet.* All das aber war nur zu bewerkstelligen durch Auswahl und Gewichtung, deutliche Perspektive und feste Wertmaßstäbe des bearbeitenden Autors, der mit einer ganz bestimmten Absicht auf ein ganz bestimmtes Publikum hin etwas präsentierte, was so aufbereitet war, daß die Leser, der Verleger und der Autor selbst etwas davon hatten. Was auf diese Weise entsteht, muß aus einem Guß sein, zweideutig vielleicht in der Sache, nicht aber in der Darbietung; widersprüchlich vielleicht im Blick auf die dargestellte Figur, nicht jedoch auf den verfolgten Zweck; farbig, spannend, aufregend, abenteuerlich oder schaudererregend ganz gewiß, aber weit hinaus über jenes Maß, wie es das Leben selbst bietet. Eine Geschichte, die »das Leben schrieb«, wäre in 99 von 100 Fällen nicht zu gebrauchen: Sie böte Längen und nicht auflösbare Unvereinbarkeiten, ließe allzuviele Fragen offen und hätte unbrauchbare Antworten zur Hand.

Aber nur eine solche Geschichte »nach dem Leben« kann hier versucht werden: eine Geschichte in Spuren, mit riesigen Lücken, mit einem Bündel unbeantwortbarer Fragen, mit bloß augenblicklichen Höhepunkten und Faszinationen – und sogar, angesichts der in den Quellen enthaltenen Zweideutigkeiten und Widersprüche, mit dem Risiko von Fehlinterpretationen. Der Leser sollte sich durch solche Ankündigungen freilich nicht abschrecken und vielleicht davon überzeugen lassen, daß eine solche Geschichte interessanter sein kann als die üblich-runden Geschichten. Den Faust derartiger Geschichten kann er in Dutzenden von Büchern kennenlernen – vielleicht liest er diese künftig mit größerem Gewinn, kennt er den »Ur-Faust« der Zeitenwende um 1500.

Angesichts der geradezu lächerlich schmalen Quellenlage mutet es allzu großzügig an, wenn man liest, es existierten »viele zeitgenössische« Berichte oder es gäbe »zahlreiche zeitgenössische Dokumente der ersten Hälfte des 16. Jahrhunderts« über den historischen Faust, etwa die »häufige Feststellung, Faust habe sich in Venedig aufgehalten«. In diesen und ähnlichen Behauptungen ist der verständliche Wunsch nach breiterem Belegmaterial der Vater »gedankenloser« Angaben. Mögen derlei falsche Bestandsmeldungen aber noch ins Kapitel rhetorischer Ausschmückung fallen, so sind Versuche von vornherein dubios, den nach 1540 notierten Stellungnahmen ohne weiteres denselben Quellenwert zuzubilligen wie den gesicherten Zeugnissen vor 1540. Eine Überführung späterer Daten und Zusätze und Vermutungen und Interpretationen in das Bild des historischen Faust, das nun einmal ohne intensive Bemühungen um die vor 1540 getroffenen Aussagen allzu grau und blaß bleibt und freilich nach bunter Auffüllung »schreit«, bringt zwar Farbe, aber keine Substanz.

Um es an einem Beispiel zu zeigen: Faust sei ein buckliges Männchen gewesen und seine körperliche Benachteiligung habe sich in rächendem Sozialverhalten und in Formen schriller Selbstdarstellung eine Kompensation suchen müssen, dies ist nichts als eine nicht einmal schlecht erdachte Fabel, die nur den Nachteil hat, nicht biographisch und authentisch, sondern literarisch zu sein. Die Leser Widmans (1599) waren für derlei Anschaulichkeit gewiß dankbar, die das teuflische Ende schon anatomisch vorwegnahm; für die Erforschung des historischen Faust jedoch ist die Erwähnung eines an den gleichfalls als Teufelsbündler verrufenen Herzog von Luxembourg oder auch an den Glöckner von Notre Dame erinnernden Buckels völlig wertlos.

Auch an der Herkunftsfrage Fausts läßt sich die »Gedankenlosigkeit« eines übereilten Ausstaffierens der dürren Fakten zeigen. Daß vor wenigen Jahren in Fausts Geburtsort Knittlingen eine vorher nicht vermerkte mündliche Überlieferung notiert wurde, er sei als unehelicher Sohn eines gewissen Gerlach zur Welt gekommen, das kann man als Möglichkeit zur Kenntnis nehmen und weder schlankweg bestreiten noch definitiv mit der Weihe historischer Authentizität versehen. Findet eine solche »Nachricht« jedoch Eingang in die oft als Standardwerk benutzte *Neue Deutsche Biographie*, in deren Faust-Artikel Alfred Zastrau ohne einschränkenden Hinweis Namen und Verwandtschaftsbeziehungen mit lexikalischer Unumstößlichkeit festschreibt, dann wird aus dem mündlich Möglichen etwas gedruckt Sicheres, das jeder Unbefangene für »die« Wahrheit nehmen muß. – Zastraus Artikel in der *NDB* beginnt:

> FAUST. Außer- od. vorehel.; *V*[ater] Joh. Chrstn. Gerlach, Großbauer, Bes. d. Gerlach-Hube u. d. Alten Hofes in K., aus alteingesessener, wohlhabender Fam.; *M*[utter] N. N. Faust. Magd bei J. Ch. Gerlach, aus Fam. in K. bzw. Klosteramt Maulbronn; *Stief-B*[ruder] Gg. Gerlach (* um 1500), strenggläubiger Bekenner der Wiedertäuferei, emigrierte im Alter um seines Glaubens willen nach Wischenau/Znaim; *N*[achkomme] Stephan Gerlach (1546 bis 1612), Prof. d. Theol., Univ.-Kanzler u. Propst in Tübingen.[11]

Wenn es – um von derlei Beziehungs-Fabelei wieder auf den historischen Faust zurückzukommen – in der Abschiedsrede Fausts an die Studenten in der *Historia* von 1587 heißt: »Ich sterbe als ein böser und guter Christ«,[12] dann ist dies im Kontext von Fausts Lebensbeichte einerseits bezogen auf seine Bereitschaft zur Reue und andererseits auf den vom Teufel unerbittlich eingeklagten Pakt. Doch mit dieser Formulierung gelingt dem anonymen Verfasser – unbeabsichtigt – ein resümierender Befund, der übers Theologische hinausreicht. Denn das Gut-Böse-Schema, das Werten in extremen Kontrasten, kennzeichnete das Bild des historischen Faust schon bei den Zeitgenossen. Immer stehen superlativische Bekundungen seiner Fähigkeiten und Versprechungen in gegensätzlicher Nachbarschaft zu Schmähungen, Verdächtigungen und Herabsetzungen.

»Ein böser und guter Christ«, schwarz und weiß – dasselbe Schema prägt auch schon die Aussagen des ersten Faust-Zeugen, des Abtes Trithemius: Ganz gegen seine Absicht, nämlich den Heidelberger Brieffreund Virdung vom Empfang eines gewissen Faust abzuhalten, schlägt die zornige Häufung der dem »Georgius Sabellicus Faustus« angehängten Prahlereien, Untaten, Sakrilegien, Charaktermängel und moralischen Verfehlungen um in das Zerrbild einer absoluten Ausnahmegestalt, die für jeden Unvoreingenommenen von allerhöchster Attraktivität erscheinen und deren Kennenlernen für jeden Unerschrockenen nach dem Brief des Abtes zum gesteigerten Verlangen werden mußte.

Ganz offenbar entzieht sich Fausts Bild jeglicher Eindeutigkeit. »Von der Parteien Haß und Gunst verwirrt, schwankt sein Charakterbild in der Geschichte« – diese oft zitierten Worte aus Schillers Prolog zum *Wallenstein* passen durchaus auf Faust, auf die verwirrte, verworrene Schilderung des guten *und* bösen Christen, dessen Wesen durch das ihm angedichtete Bündnis mit dem Teufel zwar als düster, aber dennoch nicht als eindeutig böse empfunden wurde. Denn wer einen solchen Seelenverkauf riskierte, war doch ganz wörtlich ein Teufelskerl; und ein solcher erntete neben Abscheu und Distanzierung ebensoviel Neugierde, Bewunderung, Zulauf und geheime Nachahmungsgelüste. Hier, hier ganz besonders, berührten sich die Extreme von Gut und Böse, verschmolzen sie zu einem Etwas, das Plus und Minus zugleich war.

Was von dem guten und bösen Christen Faust vorgelebt wurde, das war ein Exempel augenblicklicher Außerordentlichkeit, aber auch künftiger Vorbildlichkeit – für eine Zeit, in der nicht mehr allein die Kirchenmänner bestimmten; vielleicht sogar für eine Zeit, die nicht mehr den Teufel oder den Rufmord brauchte, um mit einem Mann zurechtzukommen, der mit dem Wunderglauben der Leute spielte und mit der Dummheit auch der sogenannten Gescheiten seine Geschäfte machte. Ob derartige Überlegungen beim »gemeinen« Volk angestellt wurden, entzieht sich einer Überprüfung durch zeitgenössische Quellen. Daß sie aber jenen Gelehrten und Theologen nicht fremd waren, aus deren Federn allein wir vom historischen Faust wissen, ergibt die Lektüre ihrer Stellungnahmen, sofern man nur ihre Urteile als parteiisch und befangen erkennt und ihre Aussagen gleichsam gegen den Strich liest: Wut und Gewalttätigkeit der verwendeten Diktion verraten die Ohnmacht einem in Faust verkörperten, in ihm erst- und einmalig auftretenden Phänomen gegenüber, auf das mit traditionellen Strafandrohungen nicht mehr pariert werden kann, das sich als unbotmäßig erweist, das in einem Freiraum agiert, der ganz offenkundig von den beiden Rechten kirchlicher und weltlicher Obrigkeit nicht kontrolliert werden kann.

Möglicherweise handelt es sich dabei um ein Aktionsfeld voraufklärerischer Individualität, das es ideengeschichtlich damals auf deutschem Boden noch gar nicht gibt oder geben »darf«, in dem Faust aber als zunächst isoliert erscheinender Vorreiter operiert – ob nun bewußt oder nicht. Eines scheint jedenfalls klar: Wäre Faust tatsächlich und nicht nur in Anschuldigungen auf geduldigem Papier irgendwelcher Verbrechen schuldig geworden, die in den römisch-katholischen oder reformatorischen oder bayerischen »Halsgerichtsordnungen« standen, dann hätte man ihm schnellen und kurzen Prozeß gemacht – von Gefängnishaft über Verhöre geübter Inquisitoren bis hin zum Ketzertod auf dem Scheiterhaufen standen genügend oft und brutal praktizierte Verfahren zu Gebote. Und selbst das unterstellte Teufelsbündnis hätte nicht hindern dürfen, Fausts habhaft zu werden, wann immer er Anlaß gegeben hätte, die damals so gut wie nie zuvor geölte Maschinerie von Schuld und Strafe in Bewegung zu setzen. Schließt man die Möglichkeit aus, die zuständigen Rechtsinstanzen hätten aus Feigheit auf den Zugriff verzichtet, so bleibt nur der Schluß, daß Fausts Aktivitäten nicht justiziabel waren.

Wenn Faust in einigen Legenden-Erzählungen vor kommunalen Häschern flüchtet und sich der drohenden Haft entzieht, dann mag dies auf eine tatsächliche Begebenheit zurückgehen oder in das von Trithemius praktizierte »Kriminalisieren« einzuordnen sein. Falls Faust wirklich gesucht wurde, zwingt noch nichts, gleich etwas »Teuflisches« anzunehmen. Denn es brauchte sich ja nicht um Schlimmeres zu handeln als um Vergehen, die man heute als Kavaliersdelikte einordnen würde: Das dichte Zusammenleben in den engen Städten trieb Rechtsblüten, die heute grotesk anmuten. Daß aber Faust keineswegs als überall zu suchender und festzusetzender Kapitalverbrecher galt, belegen das Strafmaß der bloßen Ausweisung aus Ingolstadt, der ungehinderte Zutritt zum Hof des Bamberger Bischofs und seine dann abgeschlagene Bitte um Geleit an den Rat der Stadt Nürnberg. Der abschlägige Bescheid zeigt noch einmal den beschriebenen Mechanismus: Der »gute« Faust reicht einen vorschriftsmäßigen Antrag ein, aber den in Nürnberg als »Sodomitten« verschrieenen »bösen« Faust will man nicht wie einen normalen Bürger behandeln.

Bei aller in diesen Überlegungen angemeldeten Skepsis gegenüber Fausts Verurteilungen als Lump oder Bösewicht wäre es indessen töricht, das Kind mit dem Bade auszuschütten: vom Extrem des Scharlatan-Faust zu verfallen ins andere Extrem des Seriösen, Achtungsgebietenden, des gänzlich Unverstandenen, dem kurzsichtige und böswillige Zeitgenossen die Heiligsprechung vorenthielten und das Bekenntnis, er sei das Genie schlechthin. Nein: es existieren zwischen dem alten Schwarz und dem »angenäherten« Weiß unseres neuen Deutungsversuchs unübersehbare Zwischentöne, Farbtupfer, wie sie auch in den oft schillernden Biographien von Fausts Zeitgenossen Agrippa von Nettesheim oder Paracelsus auftauchen und ebenso in der Biographie des die Geschichte bisweilen schamlos fälschenden Abtes Trithemius, also von Fausts »Hauptbelastungszeugen«. Allenthalben gibt es hier Verdächtigungen und Verfolgungen, Flucht und Untertauchen, erzwungenermaßen raschen Ortswechsel und hektischen Lebensrhythmus, gibt es bombastische Selbstanpreisungen und vernichtende Abkanzelungen; gibt es vor allem »biographische« Notizen, zusammengebastelt aus einem Körnchen Wahrheit und dicken Spinnweb-Portieren von Legenden, welche die Wahrheit längst erstickt haben. Diese Farbtupfer verhelfen dem Schwarzweiß der Holzschnitt-Physiognomien zu Kolorit und gesteigertem Interesse. Nur ein rigider Purist würde bei einer Darstellung des historischen Faust gänzlich auf solches farbtupfend-anekdotische Material verzichten wollen; stets aber sollte dabei bedacht werden, daß es sich hierbei um Füllsel handelt, um Illustration der physiognomischen Linien, und nicht um diese selbst.

Nicht erst im 19. Jahrhundert – damals aber mit dem sämtliche erreichbaren Belegstellen zusammenklaubenden Hang zur Vollständigkeit – hat man den Nachweis dafür erbracht, daß nahezu alle über Faust kursierenden Geschichten längst vor ihm von anderen berichtet worden waren: von Zauberern, Teufelsbündlern und ähnlichen Gestalten, die von der Norm abwichen und deswegen an den Wirtshaustischen und in den Spinnstuben fortlebten. In der Regel waren es die sogenannten kleinen Leute, die – kirchlich »inspiriert« – das

Abnorme, das Unerklärbare, das Überdurchschnittliche mit dem Glanz des Wunderbaren oder mit dem Schauer des Satanischen umkleideten. Was an Unwahrscheinlichkeiten namenlos umherschwirrte, wurde in der zweiten Hälfte des 16. Jahrhunderts mit Fausts Namen verknüpft. Sein Auftreten wirkte so, wie wenn man einen Magneten in eine ungeordnete Ansammlung von Metallspänen gebracht hätte: Sogleich ergab sich eine konzentrierte, symmetrische und systematische Anordnung, erhielt das bislang wirr Herumliegende einen sinnvollen Bezug, gehörte auf einmal alles zusammen, gehörte alles dem einen Faust.

Um bei diesem Bild zu bleiben: Faust mußte natürlich erst als »Magnet« erkannt und wirksam werden, bevor ihm sein »Feld« zugeordnet wurde. Wie er dies aber schaffte – ob durch bewußte Wiederholung älterer Taten oder durch andere Formen wirkungsvoller Eigenpropaganda –, wird wohl sein Geheimnis bleiben, ebenso unerklärbar und nur verblüfft festzustellen wie das plötzliche Aufkommen gewisser Moden in Kleidung, Vokabular oder Musik.

Faust kam bereits vor 1540 »in Mode« und erhielt die Funktion eines »Magneten«; er zog also die verstreut kursierenden Geschichten auf sich und wurde sozusagen von alleine immer berühmter. Daß dieser Ruhm über »alle Landtschafft, Fürstenthumb und Königreich« verbreitet und ebenso groß gewesen sei wie der des Paracelsus, ist vom nüchtern urteilenden Wormser Stadtarzt Philipp Begardi zuverlässig verbürgt. Dazu war es aber gar nicht nötig, daß Faust pausenlos reisen mußte; auch wenn man weit mehr Aufenthaltsorte Fausts annimmt, als die Quellen erwähnen, könnte sich Fausts Ruf von wenigen Orten aus so stark verbreitet haben, daß er bald eine allerorten berühmte Figur im Zwielicht von Bewunderung und Abscheu wurde. Faust: das war bereits vor 1540 mit Hilfe des Geschichten-Erbes, das er antrat und das ihm immer reicher zufloß, ein Synonym für Fähigkeiten, die alle Maßstäbe sprengten. Was er vom albernen Schabernack bis zum unglaublichen Wunder zu leisten versprach und zuweilen auch vorzuführen, vielleicht auch »nur« geschickt vorzugaukeln verstand – das konnte nicht mit rechten Dingen, das mußte einfach mit dem Teufel zugehen. War der schweflichte Bocksfuß aber einmal im Spiel, dann gab es kein Halten mehr; dann begann sich eine Lawine in Gang zu setzen, eine Lawine des Abstrusen, des Tollen, des Allesmöglichen, eine Lawine aus Nervenkitzel, Perversion, Gotteslästerung und aus all den »Gewürzen« und »Düften«, in deren Vorstellung eine lange Zeit »von oben« strangulierte Phantasie sich austobte.

Daß dem Teufelskerl Faust die Geschichten seiner Vorläufer nur so zuflogen, daß er von Papst Silvester II. oder auch von Agrippa den schwarzzottigen Hund, von Roger Bacon die Laterna magica, daß er – paradox genug – von seinem ersten Kritiker und Verdammer Trithemius eine komplette Teufelsbeschwörung »erbte« und dazu noch Dutzende weiterer Histörchen, die man sich vordem von ganz anderen erzählt hatte und die sich nun mit seinem, mit Fausts Namen verketteten: das lag im Automatismus seines immer mehr wachsenden Ruhms. Den Auslöseeffekt zu diesem Ruhm, zu dieser aus Beifall und Zittern unlöslich vermischten Berühmtheit, hatte Faust möglicherweise selbst besorgt – dann nämlich, wenn er die Kunde von seiner Teufelsgenossenschaft, von seinem förmlichen Bund, von seinem mit Blut besiegelten Pakt verbreitete; oder wenn er den Ruf seiner diabolischen Sozietät sozusagen passiv benützte und mithin den Teufel für sich Reklame laufen ließ, ohne sich selbst aktiv eines Paktes zu rühmen.

Mancher Leser wird bei unserem Gang durchs spärliche und zunächst nur spröd erscheinende historisch Faßbare eine ganze Reihe von »Fakten« und Episoden vermissen, die er sowohl in popularisierenden Lebensbeschreibungen wie auch in Abschnitten der wissenschaftlichen Literatur zu Goethes *Faust* gefunden hat. Dort entledigt man sich der historischen Gestalt, ihres Mythos, ihrer Sage oder Legende meist schnell und in einer Weise, die geschichtliche Wahrheit und stilisierende Dichung nebeneinander bestehen läßt, mischt oder verquirlt – zu einem Konglomerat aus gesicherten Daten und farbig-plastischen Zutaten. Dabei mag man den Makel des Unverbürgten rasch vergessen: Schöne Geschichten haften im Lesergedächtnis allemal besser als die zerstreuten Glieder tatsächlicher Geschichte; Anekdoten erzählen und merken sich leichter als nackte Zahlen und schlichte Tatbestände; etwas zur Story Aufgemachtes ist natürlich der nüchternen Historie überlegen. So verständlich es erscheint, daß bereits die Generation nach Fausts Tod und dann vor allem die Autoren der Volksbücher bis zu den enzyklopädischen Auswucherungen bei Widman (1599) das wenige Bekannte auffüllten mit wanderndem und oft sehr altem Erzählgut, mit Zaubergeschichten, Schwänken, Teufelspakt-Erzählungen, Prodigien (Wunderberichten), Erdbeschreibungen, Reformationspropaganda oder frommen Parabeln; und so verständlich es gleichfalls erscheint, daß auch heutige Veröffentlichungen über Fausts Leben den verblaßten Linien mit kräftigem Farbpinsel nachhelfen – so genau hat doch eine um den *historischen* Faust bemühte Untersuchung die authentischen Fakten und jene Zugaben zu trennen, die lediglich der »schönen« Geschichten wegen ersonnen wurden.

Hierher gehören auch die Lokalüberlieferungen und die mündlichen Traditionen. Daß sie oft dem Verlangen entspringen, im nachhinein am Renommee des einmal in Sagen oder Dichtungen Arrivierten teilzuhaben, kann der erst 1604 wohnlich umgebaute Maulbronner »Faustturm« – ein 1441 gebauter Befestigungsturm – ebenso belegen wie die Fama von den angeblich 1525 in Auerbachs Keller angebrachten Wandmalereien. Im ersten Fall mag ein historischer Kern für die spätere Benennung im möglichen Aufenthalt Fausts bei seinem Landsmann Johann Entenfuß bestehen, der von 1512 bis 1518 dem Kloster Maulbronn als Abt vorstand und der aus Unteröwisheim gebürtig war, einem Dorf nahe Knittlingen; Faust könnte dort die noch im 19. Jahrhundert so benannte Alchemistenküche benützt haben, also für Entenfuß als Goldmacher tätig gewesen sein. Ein unterirdischer Gang aus dem Kloster – so berichtet die mündliche Überlieferung in Knittlingen – hätte es Faust erlaubt, nachts aus dem geweihten Bezirk zu entwischen und am heimatlichen Schanktisch dem Knittlinger Wein so intensiv zuzusprechen, bis man dann »aus seinen glänzenden Äuglein den Bösewicht herausschauen sehen« konnte.[13] Gut erzählen lassen sich solche Geschichten immer. Aber für den am historischen Faust Interessierten haben sie den gravierenden Nachteil der Unüberprüfbarkeit. Lassen sich bei den Maulbronner Anekdoten mangels einschlägiger Quellen weder zwingende Argumente dafür noch dagegen anführen, so ist die Faßritt-Episode im Leipziger Auerbachs Keller aus einem sehr einfachen Grund nicht auf das Jahr 1525 datierbar: Mit dem Bau des Gasthofes begann Heinrich Stromer aus Auerbach erst 1530. Die Jahreszahl »1525« auf den heute noch dort gezeigten beiden Wandgemälden ist fingiert. Sie sind, neueren Forschungsergebnissen zufolge, vermutlich genau hundert Jahre später geschaffen worden, also 1625.

Es mag ernüchternd sein zu erfahren, daß alle die schönen, plastischen, leicht zu erinnernden Geschichten und Aussagen historisch nicht stimmen, also nur Erfindung sind; anders gesagt, daß jenes so farbenfrohe, konturenreiche Bild des historischen Faust keineswegs dem entspricht, was aufgrund der zeitgenössischen Zeugnisse zu eruieren ist. Doch muß am Ende einer Entmythologisierung nicht unbedingt Dürre stehen, ein fades Skelett, das allen Lebenssaftes und prallen Lebensfleisches beraubt wäre. Vielmehr hoffe ich zeigen zu können, daß eine genaue und geduldige Interpretation des Quellenmaterials neue und vor allem authentische Spannungsfelder erschließt, daß also das historische Interesse mehr Erkenntniszuwachs ermöglicht als das Interesse an Histörchen, daß gelebte Realität faszinierender sein kann als das kurzlebige Fascinosum noch so unvergeßlicher Anekdoten. Sorgfältig rekonstruierte Realität kann sich durchaus mit noch so gut arrangierter Fiktion, Anekdote und Legende messen.

Die Literatur über den »Doktor Faustus« hat – erstaunlicherweise und zugleich bezeichnenderweise – die spärlichen zu seinen Lebzeiten niedergeschriebenen Quellen kaum je über die bloße Erwähnung und Aufzählung hinaus benutzt; und noch seltener hat man sich über einzelne Worterklärungen hinaus die Mühe gemacht, den in diesen Quellen enthaltenen Termini und Realien nachzugehen. Einige dieser Termini und Realien wurden sogar bis zum heutigen Tage entweder unerklärt belassen oder in einer schiefen, zuweilen auch falschen Übersetzung oder Zuordnung wiedergegeben.

Neben dem Bild vom legendarischen Rankenwerk ist der Vergleich von der Legende als einer Schale gebräuchlich, die den historischen Kern umschließt. Auch dieses Bild leistet in vielen Fällen gute Dienste, so etwa, wenn man an den Beispielen des Nibelungenliedes, des Volksbuchs vom Eulenspiegel oder auch an Teilen von Goethes *Faust II* realhistorische oder biographische Daten herausschälen konnte. Im Falle des historischen Faust liegen die Dinge aber wesentlich komplizierter dadurch, daß man den »Kern« bald vergaß und das Abbild des Hörensagens rasch verwechselte mit dem tatsächlichen Bild einer gelebten Biographie.

Faust – dieser Name wurde schon bald nach 1500 und lange vor dem Tod seines Trägers zu einer Art Markenartikel, der für Abwegig-Geheimnisvolles und Magisch-Diabolisches stand; zu einem Markenartikel, dessen Haupteigenschaft man zu kennen meinte, nämlich die Teufelsbündlerei. Aber weil dies nur ein sensationelles Kürzel war, eine neugierig machende Schlagzeile, suchte und fand man Begleit-

Text; und die unwahrscheinlichsten Geschichten »paßten« am ehesten.

Den professionellen Geschichtensammlern, den Verlagsredaktoren, den Druckpresseninhabern bis hin zu Johann Spies, der mit seiner *Historia von D. Johann Fausten* 1587 einen geradezu phänomenalen Bucherfolg landen konnte – ihnen kam es gar nicht darauf an, Geschichte zu liefern und jenem Johann Georg Faust historische Gerechtigkeit widerfahren zu lassen. Sie hatten nur das Ziel, mit Prallem, Buntem, Unerhörtem auf dem Markt zu reüssieren; dick aufgetragene Warnung vor Fausts Nachahmung störte das Geschäft keineswegs. Hauptsache, daß Fausts Name auf dem Titelblatt stand: Denn dieser Name hatte magnetische Kraft – sowohl für das durch ihn angezogene Käuferinteresse als auch für die vordem in Umlauf gewesenen Anekdoten über Tricks und Kunstfertigkeiten außerhalb jenes Bereichs, der ohne den Leibhaftigen vielleicht gerade noch erklärbar gewesen wäre.

Der Faust der Sage, der Legende, der 1587 einsetzenden Literatur, der alle Wandererzählungen »teuflischen« Zuschnitts beerbende Faust – das war nicht mehr ein Individuum: das waren Pfaffen und Jahrmarktsgaukler, fahrende Schüler und Wirtshaushelden, Scharlatane und Beutelschneider, Spaßvögel und Dunkelmänner, Wunderdoktoren und Salbenkrämer; das war Gelichter und das waren hohe Herren, Studenten und Professoren, Weltfahrer und Kirchturmspolitiker; das waren potentiell alle, von denen es Absonderliches oder Derbes zu berichten gab, dreiste Späße zum Auf-die-Schenkel-Klopfen oder auch feinsinnige Weisheiten elitärer Humanisten. Und nur ganz am Ende war dieser »Faust« vielleicht noch in Spurenelementen, kaum noch erkennbar, der historische Faust selbst.

Nun wäre es töricht, mit einem übereifrigen Zensoren-Machtwort all die erwähnten Geschichten, Abenteuer, Streiche, Kunststücke und besonderen Merkmale »Fausts« als Wucherungen einer allzu launigen Phantasie abzuqualifizieren und einer geistigen Verbrennung zu empfehlen. Denn diese Geschichten behalten Wert und Reiz auch dann, wenn sie auf der Linse historischen Interesses als Schmutzflekken erscheinen. Als mündlich tradierte und dann schriftlich gefaßte *Literatur* bleiben sie Dokumente für Fausts Ruhm, für die Faszination und Irritation, die ganz offenkundig mit seinem Namen verbunden blieben. Für seine *Biographie* aber – oder, angemessener – für die

Rekonstruktion seiner tatsächlichen Gestalt sind jene Geschichten nicht von Belang, wenn nicht wertlos. Und sie sind doch wieder wertvoll für den später möglichen Vergleich zwischen dem historisch Faßbaren und dem literarisch daraus Geformten.

Es kann in diesem Buch nicht darum gehen, das eine gegen das andere auszuspielen oder nur einem von beiden den Rang der Legitimität vorzubehalten; doch es handelt sich um zwei grundsätzlich voneinander unterschiedene Weisen des Zugangs. Und der Autor dieses Buches hat sich dafür entschieden, den unbequemen Weg einer fabelfreien Suche nach der Wirklichkeit zu gehen.

Januskopfige Zeit –
Die Epoche Fausts: 1480–1540

Aber dieser Mensch, der sich
in einem sehr ekelhaften Dunstkreis herumtrieb,
sollte es nicht verdienen,
daß er in hellerem Lichte erscheine.

Johann Georg Neumann, 1683

Fausts genaues Geburtsjahr ist ebensowenig bekannt wie das Jahr, in dem ihn angeblich der Teufel holte. Es hat sich allgemein eingebürgert, seine Lebenszeit von 1480 bis 1540 anzusetzen. Einige Daten dieser außerordentlich ereignisreichen und unruhigen Epoche sind jedermann geläufig, Daten, die Signale einer Zeitwende genannt werden können, nämlich der Wende vom in der Rückschau doch nicht ganz so finsteren Mittelalter zu der dann doch nicht so hellen und aufgeklärten Neuzeit: 1492 die Entdeckung Amerikas, 1517 der Thesenanschlag Martin Luthers oder 1525 der Bauernkrieg. Daneben gibt es aber eine Fülle von anderen Daten, die ins Gedächtnis zurückzurufen oder die neu zu erfahren die Epoche Fausts erst lebendig und plastisch werden läßt, diese von grellen Gegensätzlichkeiten und schroffen Brüchen gekennzeichnete Ära eines hektischen Klimawechsels in künstlerischen, literarischen, philosophischen, religiösen und sozialen Bereichen.

1480, als Faust geboren wird, fallen die Türken in Italien ein; wird am Monte Viso in Piemont mit dem Bau des ersten Alpentunnels begonnen; erfindet Leonardo da Vinci den Fallschirm; sticht Martin Schongauer den Tod der Maria in Kupfer; gibt es in Florenz 70 Metzger, aber 84 Werkstätten für Holzschnitzereien und Intarsienarbeiten, 54 Betriebe für Marmor- und Steinarbeiten sowie 44 Gold- und Silberschmiede; Großfürst Iwan III. erreicht ohne Schlacht die Befreiung vom Tatarenjoch der »Goldenen Horde« und wird zum Alleinherrscher des russischen Reiches; der Mainzer Geistliche Dietrich Schernberg stellt in *Ein schön Spiel von Frau Jutten* die kuriose

Geschichte der Päpstin Johanna dar; in Wien werden von Karl Zöllner die ersten gezogenen Gewehrläufe hergestellt; geboren werden Peter Henlein, der Erfinder der Taschenuhr, der Maler Hans Baldung Grien, der Maler und Kupferstecher Albrecht Altdorfer, der Weltumsegler Magellan, der »Ritter mit der eisernen Hand« Götz von Berlichingen und die durch Verleumdung zur Edeldirne verunglimpfte Lucrezia Borgia.

Was sich in solchen Daten anzeigt und durch weitere Stichworte zu dieser Zeit noch deutlicher gemacht werden kann, was also Fausts Epoche prägend bestimmt, das ist Erfindergeist neben kriegerischer Auseinandersetzung, Aufbruch in eine neue Welt und gleichzeitig Rückkehr zur Antike durch Renaissance und Humanismus, das sind das Leiden Christi und das Motiv des Totentanzes neben dem Garten der Lüste und der ohne Prüderie ausgemalten Vorstellung sexueller Libertinage.

Welches Faust-Bild man auch immer haben mag, das eines Jahrmarkts-Windbeutels oder das in Goethes Text hineingelesene eines schuldbefreit zum Himmel Fahrenden – die Vorstellung eines *kleinen* Faust fällt schwer, eines von der Mutter behüteten Kindes, das eben seine ersten Laute formen lernt. *1481,* als der einjährige Faust seine ersten Gehversuche unternahm, wurde Franz von Sickingen geboren; beider Lebenswege sollten sich 26 Jahre später kreuzen; in der Sixtinischen Kapelle in Rom, das gut hundert Jahre später zum Schauplatz deftiger Streiche des literarischen Faust werden sollte, begannen Botticelli, Ghirlandaio und andere Maler zu arbeiten; in Spanien wurde die Inquisition eingeführt. – Der württembergische Graf Eberhard im Barte, der fünf Jahre zuvor die Tübinger Universität gegründet hatte, legte *1482* vertraglich die Unteilbarkeit seines Landes fest; sein Nachfolger aber, Herzog Ulrich, sollte noch einen Schritt weitergehen und 1504 die ererbten Besitzungen um eben jene Landesteile erweitern, die vormals von der Pfalz regiert worden waren und zu denen als äußerster vorgeschobener Posten auch Fausts Geburtsstadt Knittlingen gehörte. – *1483* wird Martin Luther geboren, an einem durch keine besondere Sternenkonstellation herausgehobenen Tag – von katholischer Seite wird später sein Geburtsdatum so »korrigiert«, daß Luther den astrologischen Prägestempel eines Unheilbringers verpaßt bekommt; Ficinos Übersetzung der Werke Platos beginnt zu erscheinen – der gelehrten Welt Europas werden damit Texte zugänglich gemacht, die für die Generation der Humanisten zum Inbegriff jener klassischen Menschenwürde zählen, nach deren Vorbild man nun zu leben gesonnen ist. – *1484* verdammt der religiöse Fanatiker Savonarola in Florenz die Verbreitung weltlicher Kunstwerke – er wird 1498 als Ketzer auf dem Scheiterhaufen enden; Conrad Celtis, der 1487 von Kaiser Friedrich III. zum Hofdichter gekrönt werden wird, macht sich als Schüler des deutschen Erzhumanisten Rudolf Agricola auf eine weite Werbewanderung für das neue Bildungsideal einer kleinen begüterten Elite; der eben mit der Tiara geschmückte Papst Innozenz VIII., der als machtbewußter Renaissance-Herrscher regiert und zwei unehelichen Söhnen zu hohen geistlichen Ämtern verhilft, erläßt eine Bulle zur Bekämpfung der Hexen; im Toggenburg wird der schweizerische Reformator Ulrich Zwingli geboren.

1485 beginnt in England die bis 1603 dauernde Herrschaft des Hauses Tudor; in Europa gibt es nun bereits 110 Druckereien, die allmählich immer mehr für den profan-gelehrten Bereich arbeiten und nicht mehr vorwiegend geistliches Schrifttum unter die wenigen Leute bringen, die lesen können; der portugiesische Seefahrer Diego Cão entdeckt die Mündung des Kongo; in den Folgejahren werden immer mehr Teile Afrikas erschlossen und bald auch unter dem Vorwand der Missionierung ausgebeutet. – *1486* beginnt die drei Jahre dauernde Umrundung des »Kaps der Stürme« durch Bartholomeo Diaz – nach der glücklichen Beendigung des Unternehmens wird das Kliff in »Kap der Guten Hoffnung« umbenannt; Maximilian von Habsburg wird zum deutschen König gewählt – von 1493 bis 1519 regiert er dann als deutscher Kaiser; der italienische neuplatonische Philosoph Giovanni Pico della Mirandola, einer der Lehrer Johannes Reuchlins, entfaltet in 900 Thesen sein humanistisches Weltbild; Johann Eck wird geboren, der spätere Disputationsgegner Luthers, und auch Heinrich Agrippa von Nettesheim kommt zur Welt, der größte Magie-Experte seiner Zeit. – *1488* wird der Reichsritter und Poet Ulrich von Hutten geboren; in Berlin wird die erste Apotheke eingerichtet. – *1489* kommt Thomas Münzer zur Welt, der im Bauernkrieg zum entscheidendsten Widersacher und Ankläger Luthers werden soll; in Krakau, der westlichsten Universität Polens, berühmt durch ihre andernorts kaum gelehrte Astrologie, gestaltet der Nürnberger Künstler Veit Stoss den Hochaltar der Marienkirche; verfaßt von den beiden deutschen Dominikaner-Inquisitoren Institoris und Sprenger, erscheint der durch eine päpstliche Verlautbarung abgesegnete *Hexenhammer* – er wird zu dem im fürchterlichsten Sinne wirkungsvollsten Buch, das je geschrieben wurde: Bis ins 18. Jahrhundert hinein ist dieses von Aberwitz pralle Machwerk die fromme Grundlage dafür, daß Millionen der Hexerei beschuldigter Frauen während der Folter, auf dem Scheiterhaufen oder bei der an Zynismus nicht mehr zu überbietenden Wasserprobe sterben müssen.

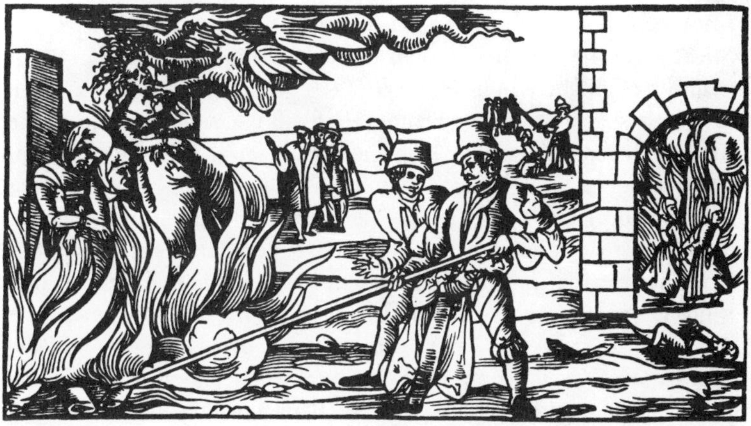

Hexenverbrennung. Holzschnitt aus einem Flugblatt des 16. Jahrhunderts.

Was von all diesen Fakten, Entwicklungen und Fernwirkungen zu dem im Jahre 1490 zehnjährigen Faust drang, ist nicht mehr zu ermitteln. Verfügte jene Epoche auch nicht über die heute zur Gewohnheit gewordene Nachrichtenbörse und lag Fausts Geburtsort Knittlingen auch nicht gerade zentral, so gab es doch hier eine eben erst installierte Poststation der kaiserlich lizenzierten Linie der Fürsten von Thurn und Taxis. Ein aufgeweckter Knabe, dem in der gleichfalls ortsansässigen Lateinschule wohl die ersten Begriffe von der großen Welt beigebracht wurden, konnte sehr leicht von den durchreisenden Kaufleuten und noch eher von den gelehrten Fahrgästen Informationen aufschnappen und dadurch Anschluß gewinnen an das kulturelle, religiöse, ökonomische und politische Leben seiner Zeit. In den Horizont eines Zehnjährigen ließen sich natürlich nicht alle Fakten und Bewegungen einbeziehen, die weit draußen abliefen; aber ein junger Bursche von einigermaßen entwickelter Intelligenz konnte doch bereits ein Gespür dafür entwickeln, was in den Augen der Erwachsenen dringlich und wichtig war und was für ihn selbst einmal von Interesse sein sollte . . .

1490 kommt es zum ersten Bündnis zwischen der Habsburger Monarchie und dem russischen Zaren; in Wittenberg wird mit dem Bau von Schloß und Schloßkapelle begonnen, an deren Tür Luther 1517 seine Thesen anschlagen wird; in Nürnberg, der Stadt, die 1532 Faust den Zutritt verwehren wird, gestaltet Albrecht Dürers Lehrer Michael Wolgemut den Hochaltar der Heiligkreuzkirche. – *1491* wird der englische König Heinrich VIII. geboren, der im Zusammenhang mit seinem enormen Frauenverschleiß auch die Abspaltung der anglikanischen Kirche von Rom ins Werk setzt; Nikolaus Kopernikus beginnt sein dreijähriges Studium in Krakau. – *1492* besteigt Rodrigo Borgia als Alexander VI. den Heiligen Stuhl: Inbegriff machtbesessener und zügelloser Herrschaft und damit für die späteren Reformatoren das negative Paradebeispiel eines Papstes; Leonardo da Vinci entwirft in einer Konstruktionszeichnung eine Flugmaschine; als letztes Bollwerk des Islam auf der Iberischen Halbinsel wird den Mauren Granada abgenommen – die vertriebenen Araber hinterlassen ein nicht zu überschätzendes Erbe in Bereichen, die für den historischen Faust wichtig werden: Medizin, Astrologie, Alchemie und Magie; seltsamerweise – jedenfalls aus heutiger Sicht – werden gleichzeitig mit den Arabern auch die Juden aus Spanien vertrieben; in Florenz stirbt Lorenzo di Medici, der zu Recht als »Il Magnifico« Bezeichnete, und geboren wird Pietro Aretino, wohl der früheste Vertreter eines Journalismus im modernen Sinne; neben der gotischen »Textur«-Schrift kommt als humanistische Renaissance-Schrift die heute noch verwendete »Antiqua« auf; auf seiner Suche nach einer westlichen Route zu den Spezereienhäfen Indiens landet Christoph Columbus auf der Bahama-Insel Guanahani – die Neue Welt ist entdeckt, ohne daß ihr Entdecker dies weiß; in Nürnberg verfertigt Martin Behaim den ersten Erdglobus. – *1493* findet im Elsaß erstmals unter dem Zeichen des Bundschuhs ein Bauernaufstand statt; im Schwyzer Wallfahrtsort Einsiedeln wird gegen Ende des Jahres der später mit Faust oft in einem Atemzug genannte Theophrastus Bombastus von Hohenheim geboren, der sich den Namen Paracelsus geben wird; in Nürnberg erscheint ein Meisterwerk der jungen Buchdrucker- und Buchillustratoren-Kunst, Hartmann Schedels *Weltchronik*. – *1494* tritt erstmals in Europa die Syphilis auf, wahrscheinlich aus der Neuen Welt eingeschleppt; zu ihrer Heilung soll angeblich das von den Fuggern importierte Guajakholz dienen; die Medici werden aus Florenz vertrieben, und Savonarola gibt der Stadt eine demokratische Verfassung; im Vertrag von Tordesillas wird von Papst Alexander VI. durch einen Strich auf der Landkarte die koloniale Beute der Neuen Welt zwischen Spanien und Portugal aufgeteilt; Sebastian Brants *Narrenschiff* erscheint: eine komplette Torheitsrevue aller Stände und Leidenschaften.

1495 legt der Abt Johannes Trithemius, Fausts erbittertster Gegner, seinen *Katalog der berühmten Männer Deutschlands* vor; Albrecht Dürer bezieht in Nürnberg eine eigene Werkstatt und unternimmt seine erste Reise nach Italien. – *1496* heiratet Philipp der Schöne, der Sohn Kaiser Maximilians I., die spanische Erbtochter Johanna die Wahnsinnige und bringt damit die spanische Krone an Habsburg. – *1497* werden die Juden auch aus Portugal vertrieben; der Äther wird entdeckt; und in Bretten bei Pforzheim kommt Philipp Schwarzerd zur Welt, dessen schwäbischer Name von seinem berühmten Großonkel Johannes Reuchlin der humanistischen Mode gemäß zu Melanchthon gräzisiert wird. – *1498* schreibt jener Reuchlin mit seinem *Henno* eine Komödie in deutscher Sprache und durchbricht damit die Vorherrschaft des humanistischen Lateins; die Blütezeit der Zünfte geht zu Ende. – *1499* erscheinen Johann Lichtenbergers *Practica*, ein astrologisch bestimmtes Prophezeiungswerk, das oft wieder aufgelegt wird und 1527 in einer deutschen Fassung mit einem Vorwort Martin Luthers in Druck geht; im »Schwabenkrieg« löst sich die Schweiz vom Deutschen Reich.

Im Jahr *1500* ist Faust zwanzig Jahre alt. Das ist in jener Epoche ein Alter, in dem man in aller Regel schon fest im Berufsleben steht oder sein Studium gerade beendet. Daß der Mann, der in der Literatur stets »Doktor Faust« genannt werden sollte, jemals ein Studium auch nur begonnen hat, ist aus den Quellen nicht zu belegen. Daß es freilich für einen wißbegierigen jungen Mann auch ohne die amtlichen Segnungen eines akademischen Lehrkollegiums möglich war,

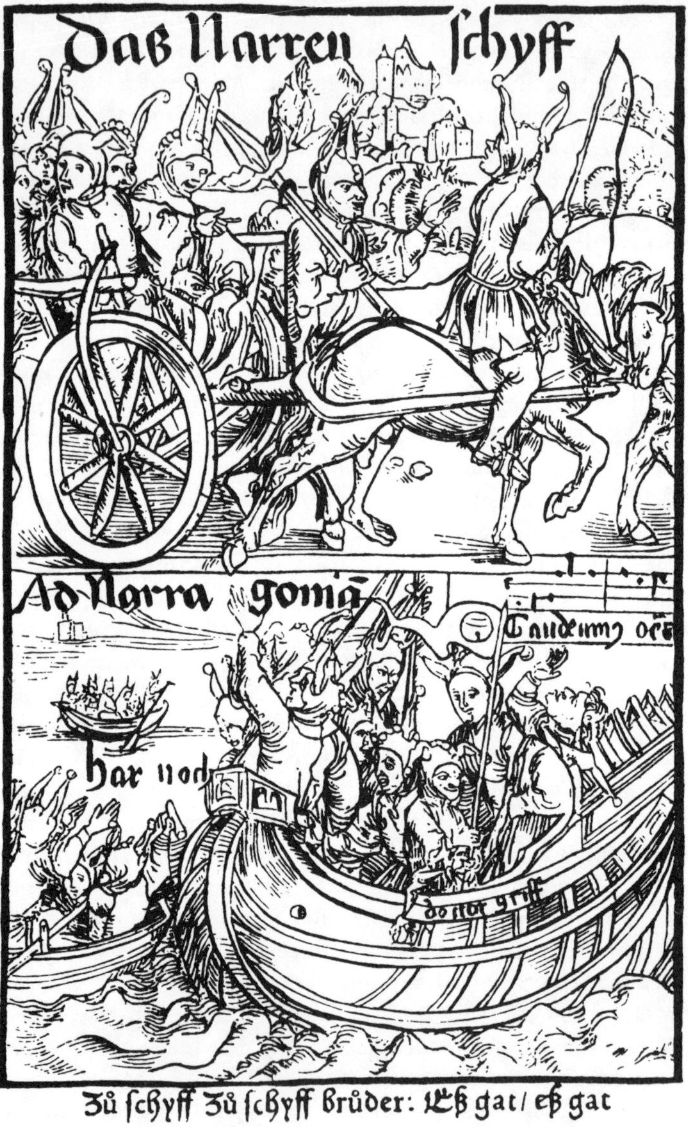

Titelblatt der ersten Ausgabe von Sebastian Brants Narrenschiff *(1494).*

sich einen breiten Fundus an Wissen anzueignen, läßt sich sehr leicht denken. In Reuchlins Pforzheim war Faust in drei Wegstunden, und zu den Zisterzienser-Mönchen im fünf Kilometer von Knittlingen entfernten Maulbronn brauchte es nicht mehr als einen Spaziergang. An beiden Plätzen konnte Faust mehr erfahren als nur die Schlagzeilen des Weltgeschehens. Wenn er tatsächlich die Lateinschule seines Heimatortes durchlaufen hatte, stand ihm mit der Beherrschung der internationalen Gelehrtensprache die Tür offen zu allem, was damals unter Bildung, sogar unter geheimwissenschaftlichen Vorzeichen, verstanden wurde. Dann war es ihm möglich, sich weitgehend autodidaktisch all jene An- und Einsichten zu verschaffen, die viele Humanisten jener Zeit als ihr privates Reservat verteidigen zu müssen meinten. Möglicherweise war Faust im Jahr 1500 bereits »unterwegs«, weit weg von Knittlingen, in Städten und bei Leuten, wo noch mehr zu lernen war von der großen Welt und von den dunkelsten Kräften in Metallen und Menschen . . .

1500 wird auf dem Reichstag in Augsburg ein ständiges Reichsregiment eingerichtet; Albrecht Dürer malt sein heute in München gezeigtes berühmtes Selbstbildnis; Michelangelo vollendet für St. Peter in Rom die *Pietà;* in Würzburg, wo Faust wenige Jahre später Station machen wird, arbeitet Tilman Riemenschneider am Grabmal Konrads von Schaumberg in der Marienkapelle; Columbus wird in Ketten nach Spanien gebracht, aber bald rehabilitiert; zur Fertigung von Geschützrohren wird die erste Bohrmaschine entwickelt; Jakob Nufer führt einen Kaiserschnitt erstmals an einer Lebenden durch. – *1501* malt Leonardo die *Mona Lisa;* Luther studiert in Erfurt, in einer Stadt, in der Faust 1513 auftreten wird. – *1502* gründet Friedrich der Weise von Sachsen die Universität Wittenberg, die 15 Jahre danach durch Luthers Thesenanschlag berühmt werden soll; Vespucci erkennt, daß Südamerika ein selbständiger Kontinent ist. – *1503* besteigt Julius II. den Papstthron, der bedeutendste Kirchenfürst der Renaissance und der großzügige Förderer Michelangelos – er erteilt den Deutschrittern die Erlaubnis zum Ablaßhandel; in der Provence wird der Weissager Nostradamus geboren; Kopernikus promoviert in Ferrara zum Dr. jur. und Dr. theol.; in Deutschland kommt das Schnupftuch auf. – *1504* verliert Götz von Berlichingen bei der Belagerung von Landshut seine rechte Hand und läßt sie durch eine eiserne ersetzen; Dürers Kupferstich *Adam und Eva* entsteht; zwischen

Brüssel und Wien wird vom Hause Taxis eine regelmäßige Reiterpost eingerichtet.

1505 wird Luther Augustinermönch; Jakob Wimpheling schreibt die erste Darstellung deutscher Geschichte. – *1506* stirbt Christoph Columbus; Bramante beginnt mit dem Bau des neuen Petersdoms in Rom; Reuchlin begründet die Hebraistik und Orientalistik; der Dominikaner Johann Tetzel beginnt seinen Ablaßhandel. – *1507* wird Luther zum Priester geweiht; der Nürnberger Kartograph Martin Waldseemüller benennt auf seiner Weltkarte den Doppelkontinent der Neuen Welt nach dem Vornamen Amerigo Vespuccis »Amerika«; die Bambergische Halsgerichtsordnung erscheint, ein am römischen Recht orientiertes Gesetzbuch. – Am 20. August *1507* schreibt der soeben aus seinem Kloster Sponheim vertriebene Abt Johann Trithemius an den Heidelberger Hofastrologen Johann Virdung einen ausführlichen Brief, in dem von Faust die Rede ist; der Brief des Abtes ist das erste, längste und folgenreichste Zeugnis über Faust, das dessen Bild bis heute prägt. – *1508* beginnt Michelangelo mit den Fresken der Sixtinischen Kapelle; nur ein paar Meter entfernt malt Raffael die päpstlichen Stanzen aus – eines der Wandgemälde zeigt die beiden nun wieder hochverehrten griechischen Philosophen Plato und Aristoteles; Jakob Fugger, »der Reiche« genannt, wird in den Adelsstand erhoben – im Jahr darauf finanziert er Kaiser Maximilian den Krieg gegen Venedig mit 170 000 Dukaten; Luther wird in Wittenberg Theologieprofessor. – *1509* erscheint Ulrich Tenglers *Laienspiegel,* ein Rechtshandbuch für Nicht-Juristen; Erasmus von Rotterdam widmet sein *Lob der Torheit* dem englischen Humanisten Thomas Morus; der Reformator der französischen Schweiz, Jean Calvin, wird geboren; Heinrich VIII. besteigt den englischen Königsthron; in Augsburg erscheint der erste Druck des *Fortunatus-Volksbuches;* der Negersklavenhandel von Afrika nach Amerika beginnt.

1510 hat der dreißigjährige Faust die Mitte seines Lebens erreicht. Und er ist offenbar längst ein Mann, von dem man spricht. Der Abt Trithemius hat über ihn bereits 1507 eine Fülle von Prädikaten und ein ganzes Register von Selbstanpreisungen zusammengetragen, die Faust als einen in allen Modewissenschaften seiner Epoche versierten Könner erscheinen lassen: in der Alchemie, in der mantischen Wahrsagerei, in humanistischer Belesenheit oder in der Astrologie. Dieser Faust hat ganz augenscheinlich sein Pensum gelernt, wenn auch kaum auf dem akademischen Terrain einer eben erst gegründeten Universität: Er spielt auf der Klaviatur seiner Zeit, wenn er sich mit greller Propaganda und mit dreistem Selbstbewußtsein als Meister alles möglichen und insbesondere des geheimen Wissens einführt. Faust hält sich wohl vornehmlich im angestammten süddeutschen Raum auf; während die seefahrenden Nationen den weiten Globus vermessen und die Humanisten oft ausgedehnte Bildungsreisen unternehmen, bleibt er im heimischen Bereich und macht spektakuläre und zugleich dunkle Geschäfte mit dem Obskuren.

1510 erscheint Matthias Hütlins *Liber Vagantorum,* ein Buch, das als »Rotwelsche Grammatik« bis ins 18. Jahrhundert immer wieder aufgelegt wird; Heinrich Agrippa von Nettesheim, der mit Faust möglicherweise 1528 in Paris und um 1532 in Köln zusammenarbeitete, entwirft in *De occulta philosophia* ein System okkulter Magie; Luther reist nach Rom; Reuchlin muß sich gegen den Vorwurf der antisemitischen Dominikaner wehren, ein Ketzer zu sein: er hatte sich gegen die Verbrennung sämtlichen jüdischen Schrifttums gestellt. – *1511* erwägt Kaiser Maximilian I., Papst zu werden. – *1512* kehren die Medici nach Florenz zurück und ergreifen erneut die Macht; Erasmus legt in *De ratione studii* eine humanistische Anweisung zum Sprachstudium vor; Kopernikus deutet in seinem *Commentariolus* das neue heliozentrische Weltbild an. – *1513* wird Faust in einer Erfurter Kneipe von dem Gelehrten Mutianus Rufus bei seinen Prahlereien beobachtet; als Leo X. besteigt ein Sohn Lorenzo di Medicis den Papstthron; Raffael beginnt mit seiner Arbeit an der *Sixtinischen Madonna;* im Breisgau erheben sich die Bauern. – *1514* wird in Württemberg von Herzog Ulrich der Aufstand des Armen Konrad niedergeschlagen; Matthias Grünewald vollendet den Isenheimer Altar; Hieronymus Bosch malt den *Garten der irdischen Lüste;* Dürers berühmte Kupferstiche *Ritter Tod und Teufel, Der heilige Hieronymus im Gehäus* und *Melancholie* entstehen; in Brüssel wird Andreas Vesalius geboren, der berühmteste Anatom seines Jahrhunderts; die Fugger sichern sich den Vertrieb der päpstlichen Ablässe in Deutschland und stiften die »Fuggerei«.

1515 erscheint die große Weltkarte *Mappa mundi* des Johannes Stabius; nach dem Tod Bramantes wird Raffael neuer Bauleiter an St. Peter in Rom; aus dem Humanistenkreis um Mutianus Rufus in Gotha gehen die *Dunkelmännerbriefe* hervor, eine satirische Briefsammlung, die gegen die antisemitischen Kölner Dominikaner und für Reuchlin Partei ergreift. – *1516* hält Faust sich möglicherweise im Knittlingen nahen Maulbronn auf, um dem hochverschuldeten Abt Entenfuß durch seine Goldmacherkünste wieder zu finanziellem Kredit zu verhelfen; Erasmus von Rotterdam gibt das Neue Testament erstmals in der griechischen Urfassung samt einer lateinischen Übersetzung heraus – der zweisprachige Text dient Luther als Grundlage seiner deutschen Bibelübersetzung; Luther wendet sich in seinen Vorlesungen gegen eine Sündenvergebung durch »gute Werke« und betont die Macht der göttlichen Gnade. – *1517* beendet er seinen Ablaßstreit mit Tetzel durch den Anschlag von 95 Thesen an der Tür der Schloßkirche in Wittenberg; ein Bauernaufstand des Bundschuhs unter Joss Fritz scheitert; Ulrich von Hutten wird von Kaiser Maximilian I. zum »Dichterkönig« gekrönt; Hans Sachs schreibt das erste von etwa siebzig Fastnachtspielen. – *1518* beginnt Zwingli in Zürich mit der Reformation; Fausts Landsmann Melanchthon wird Professor in Wittenberg; Ulrich von Hutten schreibt begeistert an Pirckheimer, daß es eine Lust sei, in diesem Jahrhundert zu leben; ostasiatisches Porzellan kommt nach Europa; die erste Brille für Kurzsichtige wird geschliffen; Adam Rieses Rechenbuch erscheint. – *1519* obsiegt Karl V. mit Geldern der Fugger über seinen Konkurrenten Franz I. bei der Kaiserwahl; in seiner Leipziger Disputation mit Eck bestreitet Luther die göttliche Herkunft des Papsttums und die Unfehlbarkeit der Konzilien; über Luther wird der Kirchenbann verhängt; Hernando Cortez beginnt mit der Eroberung und Zerstörung des Azteken-Reiches; Magellan schifft sich zu seiner ersten Weltumsegelung ein; es sterben Kaiser Maximilian I., Leonardo da Vinci und der Ablaßhändler Tetzel; in der niederdeutschen Bearbeitung von Sebastian Brants *Narrenschiff* taucht erstmals das Wort »Hanswurst« auf.

Als Faust *1520* dem Bamberger Fürstbischof Georg III. – dem Intimfeind des Ritters Götz von Berlichingen – ein Geburtshoroskop stellt und dafür äußerst großzügig mit zehn Gulden honoriert wird, ist er 40 Jahre alt und offenbar zumindest in astrologischen Fragen eine anerkannte Kapazität. Der Aufenthalt bei dem Bamberger Kirchenfürsten, der sich von Dürer porträtieren ließ und ein fast mediceisch zu nennender Kunstmäzen war, widerlegt Trithemius und Mutianus Rufus, die Faust lediglich bei der dummen Masse erfolgreich sehen wollten. Ferner widerlegt Fausts Engagement in Bamberg seine vorschnelle Aburteilung als Teufelsbündler: den Umgang mit einem solchem Paktierer hätte sich Georg III. gewiß nicht erlaubt. An seinem Hof mußte Faust mit dem zeitgenössischen Kunstschaffen ebenso in Berührung kommen wie mit der Problematik des heftig tobenden Konfessionsstreites, außerdem mit den wissenschaftlichen und technischen Errungenschaften, die an dem fürstbischöflichen Hofe durch die engen Verbindungen mit Nürnberg eingeführt waren.

1520 läßt Luther gleich drei Schriften erscheinen – *An den christlichen Adel deutscher Nation, Von der babylonischen Gefangenschaft der Kirche* und *Von der Freiheit eines Christenmenschen* – und verbrennt in Wittenberg die Bannbulle des Papstes; unter Thomas Münzer beginnt die Wiedertäuferbewegung; Paracelsus tritt seine ausgedehnten Wanderfahrten durch Europa an. – *1521* wird Belgrad von den Türken erobert; Magellan entdeckt die Philippinen und wird dort von Eingeborenen erschlagen; über Luther, der auf dem Reichstag zu Worms vor Kaiser Karl V. den Widerruf seiner Lehren ablehnt, wird die Reichsacht verhängt; als »Junker Jörg« unter der Obhut von Kurfürst Friedrich III. dem Weisen auf der Wartburg in Schutzhaft, beginnt er seine Bibelübersetzung. – *1522* veröffentlicht Johannes de Indagine, der Hofastrologe des kurfürstlichen Erzbischofs Albrecht von Mainz, seine *Introductiones apothelesmaticae,* eine Einführung in die Horoskop-Stellerei und in die Weissagungslehre aus den Handlinien und Gesichtszügen; Luthers Übersetzung des Neuen Testaments wird gedruckt; Johannes Reuchlin stirbt, der führende deutsche Humanist und bedeutendste Gegner Luthers. – *1523* sterben Ulrich von Hutten und Franz von Sickingen, der 15 Jahre zuvor Faust als Schulmeister in Kreuznach eingestellt hatte. – *1524* setzen in der Grafschaft Stühlingen im Südschwarzwald die ersten Bauernunruhen ein, die sich rasch zum deutschen Bauernkrieg entwickeln; eine für den 25. Februar vom Tübinger Mathematiker und Astrologen Johann Stöffler prophezeite Sintflut tritt nicht ein; Zwingli schafft in Zürich die katholische Messe ab.

1525 tobt an vielen Plätzen Deutschlands der Bauernkrieg; Florian Geyer führt die Bauern freiwillig, Götz von Berlichingen wider Willen; Luther veröffentlicht sein Pamphlet *Wider die räuberischen und mörderischen Rotten der Bauern;* der geistliche Bauernführer Thomas Münzer wird vor Mühlhausen durch das Schwert hingerichtet; in der größten Schlacht des Jahrhunderts, bei Pavia, wird der französische

Practica vber die grossen vnd manigfeltigen Coniūction der Planeten/die im Jar.M.D.XXiiij.erscheinen/vñ vnzweifelt vil wunderbarlicher ding geperen werden.

Auß Rö.Kay.May.Gnaden vnd Freyhaiten/Hüt sich menigklich/dyse meine Practica in zwayen Jaren nach zůtrucken/bey verlierung.4.Marck lötigs Golds.

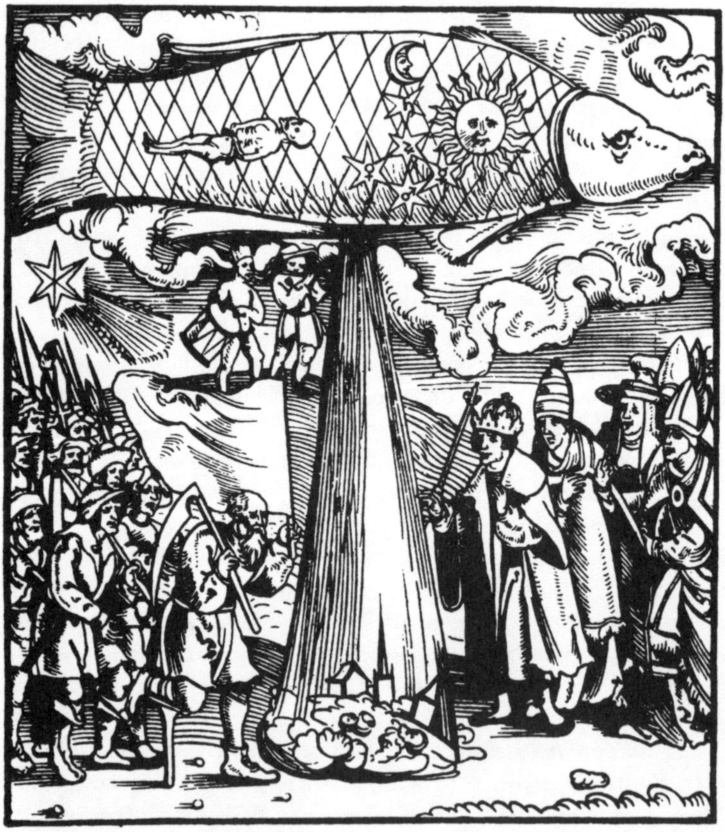

Prophezeiung des Bauernkrieges auf dem Titelblatt einer Flugschrift von Leonhard Reynman (Nürnberg 1523).

König Franz I. von den Habsburgern geschlagen und gefangengenommen; der Kapuzinerorden wird gegründet, ebenso die Sekte der Mennoniten; Jakob Fugger »der Reiche« stirbt; wegen seiner Unterstützung der Bauern wird Paracelsus verfolgt. – *1526* schlägt Sultan Suleiman II. bei Mohács den letzten ungarischen König Ludwig II. – die Türken und das Haus Habsburg teilen sich das Land; die Rivalen Karl V. und Franz I. treten zum zweiten Krieg an. – *1527* veröffentlicht Agrippa von Nettesheim ein Werk, das sich in satirischer Form gegen Magie, Astrologie und Alchemie zu wenden scheint, in Wirklichkeit jedoch die Kritik nur ironisch simuliert; Venezuela wird von Kaiser Karl V. an die Augsburger Kaufherren der Welser verpfändet, um damit die seit der Kaiserwahl 1519 anstehenden Schulden wettzumachen – sieben Jahre später wird eine Expedition nach Venezuela ausgerüstet, an der Philipp von Hutten teilnimmt, der sich vor der Fahrt von Faust eine Voraussage über den Ausgang der Reise stellen läßt; Rom wird von deutschen Landsknechten geplündert; als Flugblatt erscheint Luthers Lied *Ein feste Burg;* Paracelsus verkündet an der Universität Basel das Programm seiner neuen Heilkunde und provoziert die eingesessenen Amtsvertreter durch eine Verbrennung der scholastischen Medizinlehrbücher. – *1528* ist Fausts Aufenthalt innerhalb von zwei Wochen in Rebdorf bei Eichstätt und in Ingolstadt belegt; es sterben Dürer, der Humanist Jakob Wimpheling und Matthias Grünewald; in Kursachsen wird die Schul- und Kirchenordnung von Melanchthon eingeführt; Sebastian Francks Schrift *Vom Laster der Trunkenheit* erscheint. – *1529* belagern die Türken erstmals für kurze Zeit Wien; Luthers Großer und Kleiner Katechismus erscheinen; auf dem zweiten Reichstag zu Speyer protestieren die evangelischen Reichsstände (»Protestanten«) gegen das Wormser Edikt; das »Marburger Religionsgespräch« über das Abendmahl zwischen Luther und Zwingli endet ergebnislos.

1530 beginnt Fausts letzte Lebensdekade. Wie der aus bäuerlichem Milieu Stammende sich im vorangegangenen Jahrzehnt zur schließlich ergebnislosen Erhebung der Bauern stellt, bleibt von den Quellen her ebenso unklar wie seine Haltung zur Reformation. Faust könnte wie Paracelsus eine Betätigung als Feldarzt gefunden haben; er könnte in der Namenlosigkeit der aufständischen »Rotten« untergegangen sein; er könnte sich in den Schutz eines Klosters zurückgezogen haben; die zeitgenössischen Zeugnisse geben keine Auskunft. In einer Ära von

Blut und Tränen, die lange Totenlisten zu führen hat, findet man keine Tinte für einen Mann, dem offenbar jene Dinge am wichtigsten sind, die jenseits der normalen Wirklichkeit liegen. Fausts mündlich tradierter Ruhm steigt in diesen Jahren. Geschriebene oder gedruckte Propaganda braucht er nicht.

1530 wird in Bologna mit Karl V. zum letzen Mal ein Kaiser vom Papst gekrönt; Melanchthon verfaßt mit der *Augsburgischen Konfession* die wichtigste Bekenntnisschrift der lutherischen Reichsstände; Karl V. verbietet die Versklavung der Indianer. – *1531* beginnt die Eroberung des Inka-Reiches durch den Spanier Francisco Pizarro; der Schweizer Reformator Ulrich Zwingli fällt in der Schlacht bei Kappeln; in Würzburg stirbt Tilman Riemenschneider; ein Komet, später der »Halleysche« genannt, erscheint im August und September und verbreitet große Furcht und Weltuntergangsstimmung. – *1532* erhebt der Reichstag in Regensburg die »Peinliche Gerichtsordnung« zum Reichsgesetz. – *1533* heiratet der englische König Heinrich VIII. Anna Boleyn, die ihm im gleichen Jahr noch eine Tochter schenkt, die spätere Königin Elisabeth I.; in Deutschland werden die ersten Irrenhäuser eingerichtet, allerdings noch ohne ärztliche Pflege. – *1534* trennt Heinrich VIII. die anglikanische Kirche von Rom; Ignatius von Loyola gründet den Jesuitenorden; in Münster wird der Bischof vertrieben, und die Wiedertäufer beherrschen die Stadt: sie schaffen das Privateigentum ab, führen die Vielweiberei ein und pflegen ein prophetisches Königtum; die erste volkstümliche Weltbeschreibung erscheint, Sebastian Francks *Weltbuch;* der Kölner Kaufmann Hans Kohlhase schickt dem Junker Zaschwitz von Kursachsen einen Fehdebrief wegen Rechtsverweigerung – er wird zum Vorbild für Kleists *Michael Kohlhaas.*

1535 läßt Heinrich VIII. seinen Kanzler Thomas Morus hinrichten; Philipp von Hutten und Georg Hohermuth suchen im Auftrag der Welser im Inneren Venezuelas nach Gold; Agrippa von Nettesheim stirbt, der bedeutendste Magie-Experte seiner Zeit. – *1536* erkundigt sich der Tübinger Altphilologe Joachim Camerarius bei seinem Würzburger Freund Daniel Stibar nach Fausts Prognosen über den neu entflammten dritten Krieg zwischen Kaiser Karl V. und Franz I. von Frankreich; der italienische Anatom Andreas Vesalius entführt die Leiche eines Gehängten zum Zwecke des Präparierens; Heinrich VIII. läßt seine zweite Gattin Anna Boleyn hinrichten;

Luthers *Tischreden* erscheinen; die *Große Wundarznei* von Paracelsus wird veröffentlicht; Erasmus von Rotterdam stirbt, der führende europäische Humanist, der sich zuletzt gegen Luther gewandt hatte. – *1537* wird nach der Niederlage Lübecks gegen die vereinigten norddeutschen Mächte die Vorrangstellung der Hanse beendet. – *1538* wird Calvin wegen seiner unbequemen Sittenstrenge aus Genf ausgewiesen; Paracelsus klagt im *Irrgang der Ärzte* seine medizinischen Kollegen der bloßen Buchstabengläubigkeit an. – *1539* findet sich im *Index Sanitatis* des Wormser Stadtarztes Philipp Begardi als Fausts schriftliches Porträt das Bild eines ärztlichen Scharlatans und Großmauls; als erster Weißer durchstreift der Spanier de Soto die nordamerikanischen Ebenen bis zum Mississippi; im Straßburger Münster wird der erste Weihnachtsbaum aufgestellt. – *1540* berichtet Philipp von Hutten aus Venezuela, daß Fausts Vorhersage eines bösen Ausgangs der Expedition eingetroffen sei; Hans Kohlhase wird in Berlin auf das Rad geflochten; der Adel in Brandenburg erhält das Recht des »Bauernlegens«; Melanchthon bringt einen Kompromiß zwischen den Abendmahllehren Luthers und Calvins zustande; in Augsburg und Nürnberg werden Wechselbörsen eingerichtet.

Faust stirbt um 1540 in Staufen im Breisgau. Nach dem Zeugnis Philipp Begardis kann sich sein Ruhm um diese Zeit mit dem des Paracelsus messen. Hatte aber Paracelsus eine ganze Reihe Bücher zum Druck gebracht und in Basel Vorlesungen sogar in deutscher Sprache gehalten, so liegt von Faust keine gedruckte Zeile vor. Die Tatsache seines gleichwohl riesigen Ruhmes ist um so erstaunlicher, als in seiner Zeit die Köpfe von anderen Meldungen voll sein mußten: von Kriegen und Aufständen, von Entdeckungen und Erfindungen, von religiösen Umbrüchen und Schwarmgeistereien, vom Aufschwung der Künste und der Wissenschaften, von den Scheiterhaufen der Inquisitoren, von schäbigen Judenverfolgungen, von stolzer Universitätsgelehrsamkeit, vom humanistischen Lobpreis der Alten, von päpstlicher Verworfenheit und calvinistischer Sittenstrenge, von der Furcht vor Kometen, der Pest und der Syphilis, von Gold und von neuen Gewürzen, von verschuldeten Potentaten und in Geld schwimmenden Fuggern, vom anti-römischen Revolutionär und pro-fürstlichen Bauernfeind Luther, von schellenklingelndem Narrentum und asketischer Arbeit im Gelehrten-»Gehäus«.

Sich trotz all dieser aufmerksamkeitsheischenden Geschehnisse

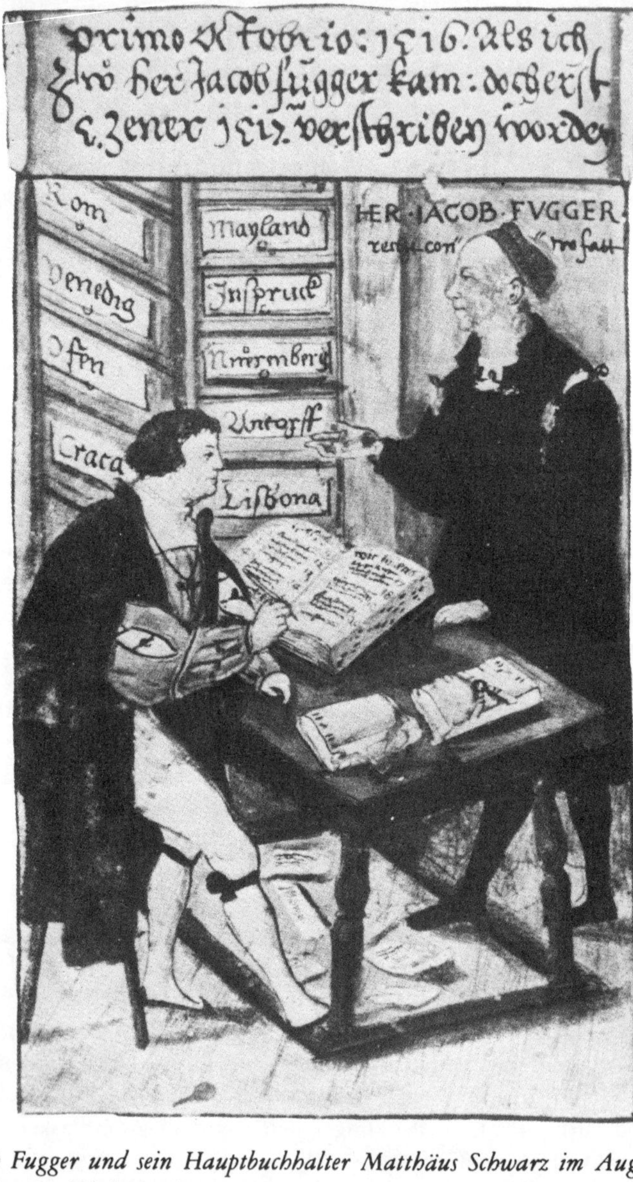

Jakob Fugger und sein Hauptbuchhalter Matthäus Schwarz im Augsburger Kontor. Miniatur (1520).

noch bemerkbar zu machen, bedeutete keine Kleinigkeit. Da mußte einer wie Faust schon wirklich aus dem Rahmen Fallendes leisten, wollte er bei all jenen Schlagzeilen nicht untergehen im Kleingedruckten, das heute gelesen, morgen längst vergessen war. Da mußte er auf seinen Spezialgebieten der Astrologie, der Alchemie und der Magie schon ganz und gar Überdurchschnittliches leisten, um sich von seiner buntscheckigen Kollegenschaft abzuheben, die wie er mit den Ängsten und dem Aberglauben der Leute ihr Geschäft zu machen versuchte. Da mußte er wohl auch das Spiel beherrschen mit den öffentlichen Sehnsüchten und Superlativen seiner Epoche, genauso, wie er mit den geheimsten und okkultesten und verbotensten Neigungen und Gelüsten zu spielen verstehen mußte. Fausts Existenz ist lediglich durch einige Sätze verbürgt; daß er gleichwohl bereits zu Lebzeiten immensen Ruhm genoß und wohl schon vor 1540 zur Legende wurde, kennzeichnet sein Leben als das eines Menschen auf der Kippe zwischen lautem Getön und verschwiegener Ungreifbarkeit. Faust hatte sein Leben lang mit Geheimnissen zu schaffen; und das Geheimnis um seine nur punktuell greifbare Biographie hat er wohl selbst bestimmt.

Fausts Epoche, die Zeit zwischen 1480 und 1540, ist auch durch noch so viele Daten und Namen nur unzureichend und lediglich von den auffälligsten Fakten her charakterisierbar. Daß es sich bei diesen sechs Jahrzehnten um eine in der Tat janusköpfige Ära handelte, liegt indessen auf der Hand. Gewiß gibt es kaum irgendeine geschichtliche Epoche, die nicht voller Spannungen, voller Brüche, Konflikte, Ungereimtheiten und Ungerechtigkeiten gewesen wäre; und selbst die sogenannten Friedenszeiten, ja, sogar die vielbemühte »gute alte Zeit«, erweisen sich bei näherem Hinsehen als nachträglich harmonisierte Konstruktionen. Aber die Jahrzehnte, in denen Faust lebte, waren in ganz besonderem Maße zerrissen und von einer Gärung gekennzeichnet, die ihr schließliches Ergebnis noch nicht verriet. Zwischen Alt und Neu herrschte – sowohl religiös und künstlerisch als auch im Gesellschafts- und Bildungsbereich – ein Tauziehen, das in den Köpfen und auf dem Papier seinen Anfang genommen haben mochte, aber oft außerhalb der Studierstuben fortgesetzt wurde und dort Köpfe kostete . . .

Einig war man sich darin, daß die Epoche zwischen der ideal und human, klassisch und golden vorgestellten Antike und der jetzt angebrochenen zweiten und gar noch besseren Antike zu Ende war, das Mittelalter also. Und Einigkeit ließ sich auch unschwer darüber herstellen, daß etwas Neues – eine »Neuzeit«, wie dann die Bezeichnung heißen sollte – im Aufbruch war, eine Perspektive nach vorn und auf übermorgen hin, ein frischer Weg ohne die scholastischen Fesseln und die vielfachen Bevormundungen der mittelalterlich-allgegenwärtigen Kirche. Erlebt aber wurde von Fausts Zeitgenossen beides gleichzeitig, die Agonie des Mittelalters und das Kreißen der Neuzeit: Als das eine verging und das andere noch nicht da war, herrschte ein oft sanguinisch und melancholisch unausgeglichenes Gefühl von Schwebe und Unsicherheit. Und neben dem Kriegsgott Mars, dem man eifrig huldigte, neben Saturn, der die Seuchen schickte und vornehmlich die neue »amerikanische« Krankheit der Syphilis, neben Venus, die für Botticelli und für viele Humanisten zum Lieblingsmotiv wurde – neben und über diesen Göttern war der Gott mit den beiden Gesichtern der heimliche Herrscher dieser Zeit um 1500, Janus, der zugleich nach hinten und nach vorn blickte.

In einer Ära des Janus muß erst mühsam und auf Irrwegen gelernt werden, was einerseits altbacken-überständig und was andererseits modern-zukunftsträchtig genannt werden kann; den aus Bequemlichkeit oder auch aus Überzeugung am Althergebrachten Festhaltenden muß erst beigebracht und schmackhaft gemacht werden, das Mißtrauen gegenüber dem vielversprechenden, aber doch noch konturenarmen Fortschritt abzulegen. In solchen Zeiten streiten sich der begehrliche Blick nach den Grenzen der Landkarten – um 1500 verkörpert durch Namen wie Columbus, Vespucci, da Gama und Behaim – und die schirmende Hand vor den Augen, die nicht weiter schauen mögen als bis zum krähwinkligen Kirchturm der eigenen kleinen Welt. In solchen Zeiten der schmutzig-blutigen Hände und der »Betenden« Hände (Dürer) existieren weltbildstürzende, technische oder medizinische Genies – Kopernikus, da Vinci oder Paracelsus – inmitten fatalistischer Lethargie, welche die Menschen dumpf unter den schicksalsbestimmenden Sternen leben und stets voller Angst nach ihnen schielen läßt.

In dieser Zeit der Universitätsgründungen weitet sich die Kluft zwischen den wenigen Gebildeten und der großen Masse der Ungebildeten: Mitten im breitflächigsten Analphabetentum, dessen einzige

»Literatur« die Sonntagspredigt und die Aufschneidereien der wandernden Krämer darstellen, und mitten im allgemeinen Narrentum (das Sebastian Brant, Erasmus von Rotterdam und Thomas Murner beschreiben und karikierend bloßstellen) breiten die zehn oder zwanzig Dutzend hochstudierter Humanisten ihre glänzende und elitär nach außen abgeschirmte Gelehrsamkeit aus. Neben kulturellem Überfluß steht schamloseste Ausbeutung, neben künstlerischer Verfeinerung viehische Brutalisierung, neben philologischer Akribie und höfisch-manierierter Etikette soziale Grobschlächtigkeit und erbarmungslose Rache an jenen Unterdrückten und Kurzgehaltenen, deren Aufruhr nur eine Weltsekunde lang währt; neben den zart-zerbrechlichen oder mütterlich-fülligen Madonnen stehen die als aufreizende Sexualsubjekte oder abgewrackte Häßlichkeiten dargestellten Hexen; neben der unter den Bannern von Vernunft und Freiheit angetretenen Glaubenserneuerung steht ein Sudelkessel voll des ältesten Aberglaubens. Und alles, was in dieser Epoche nebeneinandersteht, steht zugleich gegeneinander, ohne Kompromiß, diesseits und jenseits starrer Gräben im religiösen, sozialen, politischen und kulturellen Gefüge.

In diesen Jahren macht der Nachfolger und Stellvertreter Petri in Rom aus dem Bau der neuen Mittelpunktskirche des Weltkatholizismus ein schäbiges, dafür aber profitables Geschäft, den Ablaßhandel; dieser wird dann nicht den geringsten Zündstoff für den reformatorischen Protest und eine nur anfänglich innerkirchliche Revolte liefern. In eben diesen Jahren gehören die schamlosesten Ausschweifungen und eine skrupellos organisierte Kriminalität zur päpstlichen Tagesordnung. (Friedrich Maximilian Klinger hat in seinem Roman *Fausts Leben, Taten und Höllenfahrt* den Papsthof Alexanders VI. als scheußliche und sogar noch den Teufel selbst übertreffende Zentrale aller Perversion dargestellt.) In denselben Jahren setzt ein römischer Papst, dem Auftrag zur Nächstenliebe diametral zuwider, mit einem offiziellen Erlaß zur systematischen Hexenverfolgung eine Jahrhunderte dauernde Orgie von Inhumanität in Gang.

In Fausts Epoche, der Ära der Marienbilder, der Schnitzaltäre und der gotischen Dome, grassiert wie nie zuvor – und durch Luther sogar noch verstärkt – der finsterste, abstruseste Teufelsglauben. Vor den überall vermuteten Dämonen, künstlerisch dargestellt in Apokalypsen, Kreuzigungen, Totentänzen oder der oft zum Motiv genommenen Versuchung des heiligen Antonius, wird seitens der Kirchen die aberwitzigste Furcht erzeugt und angeheizt, ein Schauerkabinett aus notorisch schlechtem Gewissen, Seelenqualen, Höllenfurcht und Obszönität. In diesen Jahren verleiht ein Papst den Titel »Katholische Majestät« an Herrscher, die systematisch Juden verfolgen und den höchst einträglichen Schacher mit nach Süd- und Mittelamerika verbrachten Negersklaven beginnen. Zugleich wird, wieder unter Assistenz des Heiligen Stuhles in Rom, die eben erst gesichtete Neue Welt verteilt, während zu Hause in Europa und insbesondere im deutschen Raum die Städte mehr Macht und die Bauern wenigstens ihr kleines Teil am Leben fordern.

In diesen Jahren werden die Araber endgültig aus Spanien vertrieben, was bis heute oft als Sieg der guten Christen über die schlimmen Ungläubigen dargestellt wird: Die kulturellen Errungenschaften und Hinterlassenschaften der Araber etwa in Medizin und Astrologie hat man oft dem ideologischen Vergessen geopfert. Die jahrtausendlang gegebene Glaubenseinheit des Abendlandes zerbricht an einem Mönch, der sich weder Kritik noch Mut vom Kaiser und vom Reichstag und vom Papst abkaufen läßt. In dieser Zeit gibt es den unersättlichen Herrenmenschen Cesare Borgia (der Machiavelli für sein Buch vom »Fürsten«, *Il Principe,* Modell stand) und den radikalen Asketen Savonarola, der gegen den Vater Cesare Borgias, Alexander VI., und gegen dessen weltlich verrottetes Papsttum ankämpfte. Diese Epoche zwischen 1480 und 1540 lebt im Für und Wider, selten im Sowohl-als-Auch, meist aber im Entweder-Oder. In dieser Ära der größten Kunstentfaltung und des schwärzesten Aberglaubens, in dieser wahrlich janusköpfigen Epoche barer Orientierungslosigkeit für den durchschnittlichen Zeitgenossen, in dieser Zeit der Furcht vor Epidemien, vor einer angekündigten neuen Sintflut und sogar vor dem Weltuntergang, in dieser von Angst und Glanz bestimmten Zeit lebte Faust.

Und Faust trug nicht eben wenig dazu bei, die ohnehin schon überreiche Farbenskala dieser Zeit noch um ein paar Tupfer bunter erscheinen zu lassen – oder viel mehr: All das, was aus Faust in der Legendenbildung und dann in der literarischen Ausformung gemacht wurde, brachte seine Epoche noch schärfer, noch greller ins Bewußtsein der Nachwelt. Wie und in welchem Maß der historische Faust die widersprüchlichen Tendenzen, Kräfte, Bewegungen seiner Zeit kennenlernte, erkannte und verarbeitete, darüber schweigen die allzu spärlichen Zeugnisse, die wir über ihn besitzen, fast völlig. Daß Faust diese Kräfte und Tendenzen aber – in Teilen wenigstens, freilich in für ihn wesentlichen Teilen – erkannte und verarbeitete, daß er mit ihnen spielte und kalkulierte, daß er aus dem ganzen Wirrwarr und Durcheinander die für ihn wichtigen Fäden zog, dies darf als sicher gelten. Damals wie heute konnte und kann nur derjenige Erfolg haben und Ruhm ernten, der mit der Strömung zu schwimmen und auf den Wellen zu reiten versteht. Und Faust hatte in der Tat Erfolg, und er erntete Ruhm, wenn dies auch in der literarischen Umformung und besonders in der wissenschaftlichen Darstellung allzuoft übersehen oder vorsätzlich anders dargestellt wurde.

In jener Eindeutigkeit und Ausschließlichkeit, in der Faust bei den meisten Literaten als *der* Teufelsbündler und Scharlatan fortlebte, hat er sein Leben gewiß nicht zugebracht. Aber er war wohl ebensowenig das verkannte Genie, zu dem man ihn bisweilen in einer ungeschichtlichen Rückprojektion von Goethes Faustgestalt und in einem überzogenen Gegenschlag des Bewertungspendels hatte zurechtmodeln wollen. Er war wohl irgend etwas dazwischen, etwas im Grunde Normales, aber doch von einer Normalität, die Überblick und Raffinement und Formen extremer und geheimnisvoller Selbstdarstellung nicht auszuschließen braucht.

Johannes Trithemius –
Der Steckbrief des Abtes

Homo ille de quo mihi scripsisti georgius sabellicus qui se principē necromanticorum ausus est nominare. gyrouagus battologus et circūcellio est: dignus qui uerberibus castigetur: ne temere deinceps tam nephanda et ecclē sancte contraria publice audeat profiteri. Quid enī sunt aliud tituli quos sibi assumit: nisi stultissime ac uesane mentis indicia: quibus se fatuum non phm ostendit. Sic enim titulum sibi conuenientē formauit. Magister georgius sabellicus faustus iunior. fons necromanticorum. astrologus. magus secundus chyromanticus agromanticus pyromanticus in hydra arte secūdꝰ. Vide stultam hominis temeritatem quanta ferat insania ut se fontem necromantie profiteri presumat: qui vere omnīū bonarum lrarum ignarus fatuū se potius appellare debuisset qm magrm. Sed me non latet eius nequitia. Cum anno priore de marchia brandenburgensi redirem hunc ipm hominem apud geilenhusen oppidum inueni de quo mihi plura dicebant in hospicio friuola non sine magna eius temeritate ab eo pmissa. Qui mox ut me adesse audiuit fugit de hospicio: et a nullo poterat persuaderi quod se meis presentaret aspectibus. Titulum stultitie sue qualem dedit ad te quem memorauimus per quendam ciuem ad me quoque destinauit. Referebant mihi quidam in oppido sacerdotes

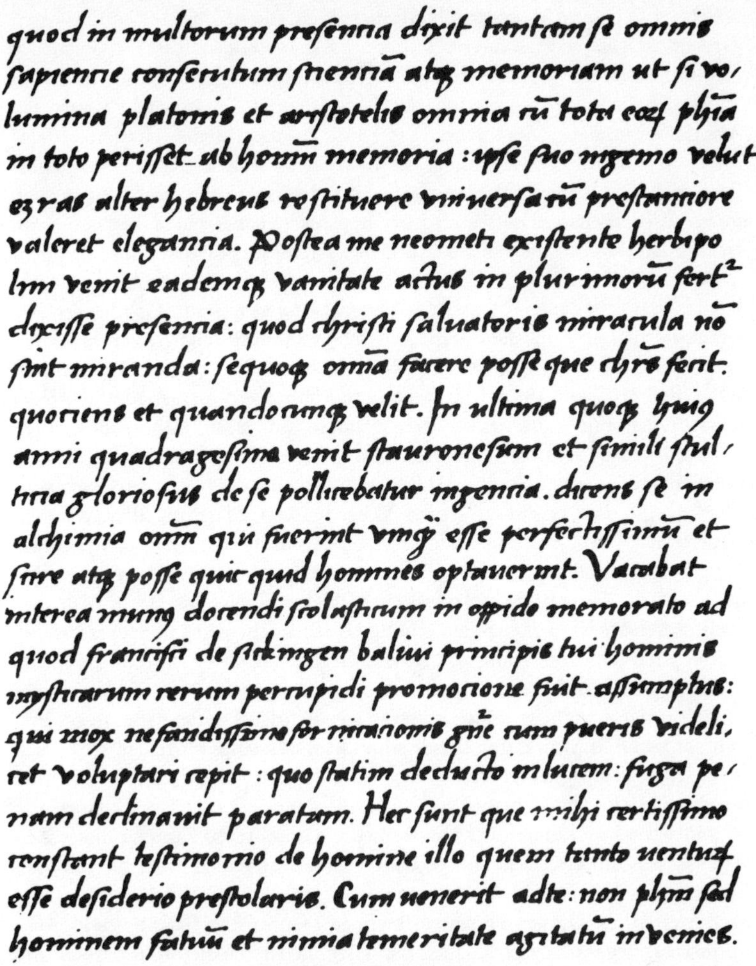

quod in multorum presentia dixit tantam se omnis
sapientie consecutum scientiā atq memoriam ut si vo-
lumina platonis et aristotelis omnia cū tota eorum philosophia
in toto perisset ab hominū memoria: ipse suo ingenio velut
ezras alter hebreus restituere universa cū prestantiore
valeret elegantia. Postea me neometi existente herbipo
lim venit eademq vanitate actus in plurimorū fert
dixisse presentia: quod christi salvatoris miracula nō
sint miranda: sequoq omnia facere posse que chrs fecit.
quotiens et quandocunq velit. In ultima quoq huius
anni quadragesima venit stauronesum et simili stul-
titia gloriosus de se pollicebatur ingentia. dicens se in
alchimia omniū qui fuerint unquā esse perfectissimū et
scire atq posse quicquid homines optaverint. Vacabat
interea munus docendi scolasticum in oppido memorato ad
quod francisci de sickingen balivi principis tui hominis
mysticarum rerum percupidi promotione fuit assumptus:
qui mox nefandissimo fornicationis gnē cum pueris videli-
cet voluptari cepit: quo statim deducto in lucem: fuga pe-
nam declinavit paratam. Hec sunt que mihi certissimo
constant testimonio de homine illo quem tanto venturum
esse desiderio prestolaris. Cum venerit ad te: non phlm sed
hominem fatuū et nimia temeritate agitatū invenies.

Brief des Abtes Johannes Trithemius an Johann Virdung vom 20. August 1507 (Rom, Vatikanische Bibliothek).

»Jener Mensch, über welchen du mir schreibst, Georg Sabellicus, welcher sich den Fürsten der Nekromanten zu nennen wagte, ist ein Landstreicher, leerer Schwätzer und betrügerischer Strolch, würdig ausgepeitscht zu werden, damit er nicht ferner mehr öffentlich verabscheuungswürdige und der heiligen Kirche feindliche Dinge zu lehren wage. Denn was sind die Titel, welche er sich anmaßt, anders als Anzeichen des dümmsten und unsinnigsten Geistes, welcher zeigt, daß er ein Narr und kein Philosoph ist! So machte er sich folgenden ihm konvenierenden Titel zurecht: Magister Georg Sabellicus Faust der Jüngere, Quellbrunn der Nekromanten, Astrolog, Zweiter der Magier, Chiromant, Aeromant, Pyromant, Zweiter in der Hydromantie. – Siehe die törichte Verwegenheit des Menschen; welcher Wahnsinn gehört dazu, sich die Quelle der Nekromantie zu nennen! Wer in Wahrheit in allen guten Wissenschaften unwissend ist, hätte sich lieber einen Narren, denn einen Magister nennen sollen. Aber mir ist seine Nichtswürdigkeit nicht unbekannt. Als ich im vorigen Jahre aus der Mark Brandenburg zurückkehrte, traf ich diesen Menschen in der Nähe der Stadt Gelnhausen an, woselbst man mir in der Herberge viele von ihm mit großer Frechheit ausgeführte Nichtsnutzigkeiten erzählte. Als er von meiner Anwesenheit hörte, floh er alsbald aus der Herberge und konnte von niemandem überredet werden, sich mir vorzustellen. Wir erinnern uns auch, daß er uns durch einen Bürger die schriftliche Aufzeichnung seiner Torheit, welche er dir gab, überschickte. In jener Stadt erzählten mir Geistliche, er habe in Gegenwart vieler gesagt, daß er ein so großes Wissen und Gedächtnis aller Weisheit erreicht habe, daß, wenn alle Werke von Plato und Aristoteles samt all ihrer Philosophie durchaus aus der Menschen Gedächtnis verloren gegangen wären, er sie wie ein zweiter Hebräer Esra durch sein Genie sämtlich und noch treffender wiederherstellen wolle. Als ich mich später in Speyer befand, kam er nach Würzburg und soll sich in Gegenwart vieler Leute mit gleicher Eitelkeit gerühmt haben, daß die Wunder unseres Erlösers Christi nicht anstaunenswert seien; er könne alles tun, was Christus getan habe, so oft und wann er wolle. In den Fasten dieses Jahres kam er nach Kreuznach, wo er sich in gleicher großsprecherischer Weise ganz gewaltiger Dinge rühmte und sagte, daß er in der Alchemie von allen, die je gewesen, der Vollkommenste sei und wisse und könne, was nur die Leute wünschten. Während dieser Zeit war die Schulmeisterstelle in gedachter Stadt unbesetzt, welche ihm auf Verwendung von Franz von Sickingen, dem Amtmann deines Fürsten, einem nach mystischen Dingen überaus begierigen Manne, übertragen wurde. Aber bald darauf begann er mit Knaben die schändlichste Unzucht zu treiben und entfloh, als die Sache ans Licht kam, der ihm drohenden Strafe. Das ist es, was mir nach dem sichersten Zeugnis von jenem Menschen feststeht, dessen Ankunft du mit so großem Verlangen erwartest.«

Stellen wir uns vor, ein Herr A schreibe in einem längeren Brief Herrn B unter anderem, daß er demnächst einen Herrn C zu Besuch erwarte. Er fügt hinzu, er sehe dem Eintreffen seines Gastes mit einiger Spannung entgegen, und er erwähnt ferner, er kenne jenen demnächst eintreffenden Herrn noch nicht persönlich, sondern nur aus mehreren neugierig machenden Schilderungen. Er habe lediglich eine Art Visitenkarte in Händen, die voller klingender Titel und großartiger Versprechungen sei und die seine ohnehin schon gespannte Erwartung aufs äußerste gesteigert hätte. Stellen wir uns weiter vor, Herr A bekäme bald darauf eine lange Antwort des Herrn B, die auf die wenigen Bemerkungen des Herrn A über Herrn C mit einer Ausführlichkeit und Intensität ohnegleichen eingeht und in der sich Herr B als intimer Kenner und Feind des Herrn C ausgibt und mit erhobenem Zeigefinger eine Schimpfkanonade losläßt, zu keinem anderen Zweck, als Herrn A ganz energisch vor Herrn C zu warnen: Sich mit diesem Menschen einzulassen, würde den guten Ruf des Herrn B ruinieren, käme seinem Absinken in eine mehr als schlechte Gesellschaft gleich und bedeute möglicherweise sogar das Ende der bisherigen Freundschaft zwischen Herrn B und Herrn A.

Dies die Konstellation des in der Faust-Forschung immer wieder erwähnten, zitierten und interpretierten Briefes, in dem der Abt Johann Trithemius (Herr B) am 20. August 1507 aus Würzburg dem Heidelberger Mathematiker und Astrologen Johann Virdung (Herr A) ausführlich über Faust (Herr C) berichtet – oder eher: in dem Trithemius Gericht hält über Faust, dessen Eintreffen Virdung »mit so großem Verlangen« entgegensieht. Das vorausgegangene Schreiben Virdungs an Trithemius ist leider nicht erhalten geblieben, aber aus den Bemerkungen des Abtes läßt sich rekonstruieren, daß der Astrologe Fausts baldigem Besuch mit ganz und gar positiver Erwartung entgegensah. Der wütende Ton des Abtes ist nur als rabiate Korrektur seines Briefpartners zu begreifen. Wären sich beide in der Beurteilung Fausts einig gewesen, dann hätte es nicht einer solchen Strafpredigt bedurft, deren erster Satz bereits die Fanfaren des Jüngsten Gerichts über jenen Erzsünder erschallen läßt und deren weitere Sätze einen versierten und zornigen Ankläger zeigen, der alle Register zieht und einen Schuldvorwurf auf den anderen häuft, um sein Verdammungsurteil auch nicht dem leisesten Zweifel auszusetzen.

Bedauerlicherweise verraten unsere Quellen nichts darüber, wie Virdung auf das geharnischte Sendschreiben des Abtes reagierte, ob ihm die Lust vergangen war, Faust zu empfangen, oder ob er mit einem trotzigen »Jetzt gerade« reagierte. Anzunehmen ist, daß Faust die getroffene Absprache einhielt und sich im Hause Virdungs einfand. Wenn es zu dem vereinbarten Treffen kam, wird Virdung seinen Besucher sicherlich nicht als Allerweltsgast betrachtet, sondern versucht haben, dem Wahrheitsgehalt des geistlichen Plädoyers aus Würzburg auf den Grund zu kommen. Ergab sich bei dieser Prüfung, daß die Vorwürfe des Abtes zutrafen, dann hatte Virdung allen Anlaß, Faust möglichst rasch wieder hinauszukomplimentieren. Erwiesen sie sich aber als grundlos, dann mochten Virdung und Faust bei einem Becher Wein den Kopf schütteln über so viel verqueren Unsinn, den ein hochgelehrter Mann wie Trithemius zusammengeschwatzt hatte, als er das Gerede von Pfaffen und übereifrigen Christenmenschen mit dem tatsächlichen Sein Fausts verwechselte. Und dann räsonierten wohl Virdung und Faust gemeinsam über die Gründe jener geistlichen Anmaßung, die über einen Lebenden bedenkenloser rechtete als der Ewige Richter.

Einmal abgesehen vom Wahrheitsgehalt der gegen Faust erhobenen und in der Forschung immer neu vorgebrachten Anschuldigungen: Trithemius verstand zu formulieren, er kannte sich vorzüglich aus in der Kunst, als Prediger und Redner seine Zuhörer zu packen und als eifriger Briefschreiber seine Partner zu beeinflussen und zu überzeugen. Er, der nie einen Universitätsabschluß erreicht, vielleicht nicht einmal regulär studiert, auch nicht die für einen angehenden Humanisten fast schon obligatorische Reise nach Italien absolviert hatte – er hatte dennoch wiederholt seine gezielte Didaktik, erfolgreiche Pädagogik und fromme Propaganda unter Beweis gestellt, bevor er jenen Brief an Virdung schrieb.

Dieser Brief ist das erste und zugleich das umfangreichste zeitgenössische Zeugnis über Faust, gleichzeitig das wichtigste, weil folgenschwerste: Die späteren Zeugnisse über Faust bringen weit weniger inhaltliche Informationen, beschränken sich meist auf einzelne Aspekte, erscheinen dürftig und zeigen allenfalls in Ansätzen etwas von der Tendenz des Abtes.

Am ehesten ist dem Trithemius-Brief noch der Faust-Abschnitt des Wormser Stadtphysicus Philipp Begardi von 1539 zu vergleichen (vgl. S. 165 ff.). Aber selbst dieser engagierte Faust-Gegner – seine Gegnerschaft entspringt der Annahme, Faust habe in den Gehegen seriöser Medizin gewildert – zeigt nicht einmal annähernd die überreizte Wut des Trithemius. Er läßt auch nicht ein gutes Haar an »Georgius Sabellicus Faustus junior«; der hochberühmte Kirchenmann hat offenbar alle christliche Nachsicht und alles verzeihende Verständnis für den armen Sünder vergessen. Er wirft, dem von ihm so geliebten Neuen Testament zum Hohn, den ersten Stein, die ersten Steine.

Die Steine des Trithemius haben, seit sein Brief an Virdung 1536 im Druck erschien, entweder als Munition gegen Faust gedient oder aber als Steine des Anstoßes denjenigen, die diesem totalen Verdammungsspruch skeptisch gegenüberstanden. Wer immer über Faust schrieb, ob als Dichter oder als Wissenschaftler, fand am Anfang der spärlichen zeitgenössischen Überlieferung und zugleich als deren Höhepunkt diesen »Steckbrief« schlimmster Absonderlichkeiten vor. Wer zu der Meinung kommen wollte, über Faust sei der Stab zu brechen, brauchte nur dieses komplette Sündenregister abzuschreiben. Wer aber zu der Ansicht gelangen wollte, Faust könne nicht dieser Höllenbraten sein, dem blieb die schwierige – und durch die zeitgenössischen Quellen kaum erleichterte – Aufgabe, gegen die wortgewaltige Strafpredigt des Abtes zu argumentieren, seine Vorwürfe wenn schon nicht zu entkräften, so doch in Frage zu stellen: gegen Trithemius Punkte zu sammeln für Faust. In jedem Falle erwies sich

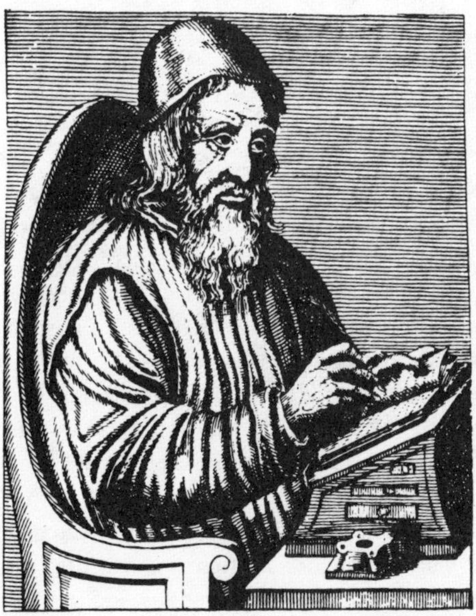

Idealbild des Johannes Trithemius.

der Text des Kirchenmannes als Prüfstein und Scheideweg der Faust-Darstellung.

Das Leben des Trithemius begann unter dem Namen Johannes von Heidenberg am 1. Februar 1462 im Moseldorf Trittenheim. Nach seinem Geburtsort hat er sich später benannt. Sein Vater starb, bevor der kleine Johannes ein Jahr alt war. Sieben Jahre später heiratete seine Mutter erneut. Der Stiefvater legte dem Jungen große Schwierigkeiten in den Weg, als dieser die Grundelemente schulischer Bildung erwerben wollte. Heimlich lernt der Knabe Latein und Griechisch, und mit 17 Jahren flieht er über Trier, Köln und die Niederlande nach Heidelberg, überall auf der Suche nach vorbildlichen Lehrern. 1482, mit 20 Jahren, besucht er Ende Januar das Kloster Sponheim bei Kreuznach, wandert weiter, gerät in einen Schneesturm, kehrt um, betritt abermals das Sponheimer Kloster – und bleibt dort, 23 Jahre lang, bis 1505. Eineinhalb Jahre nach seinem Eintritt ins Kloster wird er bereits zum Abt gewählt, aus der Sicht der Mitbrüder ein junger und leicht zu gängelnder Amtsinhaber, wie sich aber schnell herausstellen soll, ein Vorgesetzter von großem Ernst und betonter Unnachsichtigkeit allem mönchischen Schlendrian gegenüber. Von 1506 bis zu seinem Tod im Jahre 1516 steht er dann als Abt dem Kloster St. Jakob in Würzburg vor.

Ein solcher Überblick vermittelt kaum etwas von der unerhört weitreichenden Wirksamkeit des Abtes. Trithemius entfaltete für sein Kloster und den Benediktiner-Orden eine unglaubliche Aktivität, die zunächst der wirtschaftlichen Konsolidierung Sponheims und der Regelung der Rechte des Klosters galt. Ferner begann er kurz nach seiner Wahl zum Abt damit, die Mönche mündlich zu unterweisen und mit einer ganzen Reihe von pädagogischen und theologischen Traktaten zu einer ernsthaften, den Ordensgelübden entsprechenden Haltung zu erziehen. Seine Vorgesetzten wurden bald auf seine außerordentlichen Fähigkeiten aufmerksam, und so rückte Trithemius schnell in leitende Positionen auf, wurde wiederholt Sekretär und Mitpräsident des Generalkapitels, vielbeschäftigter und unbestechlicher Visitator der Schwesterklöster und häufig bemühter Redner und Prediger.

Daß er für diese ehren- und mühevollen Aufgaben im Dienste seines Ordens oft unterwegs war, kam einer Einrichtung zugute, die den Namen des Abtes über die Ordensgrenzen hinaus im ganzen gelehrten Deutschland um 1500 berühmt machen sollte: der Bibliothek des Klosters Sponheim. Trithemius hat wiederholt bekannt, daß er ein Büchernarr ohnegleichen sei; und von den Zeitgenossen ist er nicht nur ein Bibliophiler, sondern – zu Recht – ein Bibliomane genannt worden. Als er nach Sponheim kam, fand er dort 48 Bücher vor – eine Zahl, die uns heute außerordentlich niedrig erscheinen mag, aber wenige Jahrzehnte nach der Erfindung der Buchdruckerkunst als durchschnittlicher Bestand einer Klosterbibliothek bezeichnet werden kann. Als Trithemius 1505 aus Sponheim schied – nicht freiwillig, vielmehr gedrängt von den seines straffen Regiments längst überdrüssigen Mönchen –, hatte die Bibliothek rund 2000 Bände vorzuweisen, Bücher in lateinischer, griechischer und hebräischer Sprache, theologische Werke und Schriften aus allen möglichen Wissensgebieten, darunter etwa 90 von Trithemius verfaßte Werke.

Es war damals wohl die größte Bibliothek Deutschlands, und entsprechend groß war ihr Ruhm, der die gelehrten Besucher scharenweise anlockte, so zahlreich, daß die Sponheimer Mönche über die aufwendig bewirteten Schmarotzer an ihrer Tafel zu murren begannen. Mit dem Ruhm der Bibliothek wuchs der Ruhm des Abtes. Er wurde mit den führenden Vertretern des Humanismus bekannt, knüpfte Brieffreundschaften in ganz Europa an und gewann in vielen hohen Herren mächtige Fürsprecher und Mäzene.

Besonders eng verbunden war er mit der seit etwa 1495 in Heidelberg bestehenden »Sodalitas litteraria Rhenana« (Rheinische Literatenvereinigung) um Johannes Kämmerer von Dalberg, dem Bischof von Worms und Kanzler des Kurfürsten Philipp. Diesem Heidelberger Humanistenbund gehörten neben anderen der »deutsche Erzhumanist« Conrad Celtis, Johannes Reuchlin und Jakob Wimpheling an. Am 4. Juli 1496 hatte Trithemius die Ehre, die »Sodalitas« zu empfangen: Man hatte einen »Vereinsausflug« unternommen und eine Moselfahrt nach Sponheim und Kues gemacht, der Heimat des großen Philosophen Nikolaus von Kues.

Trithemius hat Reuchlin als seinen Lehrer im Hebräischen gerühmt, und als seine beiden Lehrer im Lateinischen nannte er Celtis und Reuchlin. Die Lehrer waren offenbar mit der weiteren Entwicklung ihres einstigen Schülers sehr zufrieden, denn sie lobten ihn überschwenglich wegen seiner dreisprachigen Gelehrsamkeit, seinem schriftstellerischen Fleiß und vornehmlich wegen der einmaligen

Attraktion der Sponheimer Bibliothek. Überhaupt brauchte sich der Abt nicht über mangelnde Anerkennung seiner Leistungen im Sammeln und Schreiben zu beklagen: Von überall her trafen Dankadressen und hymnische Komplimente derer ein, die einmal Gelegenheit erhalten hatten, die Bücherschätze des Klosters kennenzulernen und in der Sponheimer »Akademie« mit dem wißbegierigen und natürlich auch von so viel Interesse geschmeichelten Ordensmann ins humanistische Gespräch zu kommen.

Dem Kurfürsten Joachim von Brandenburg, den er 1505/06 neun Monate lang in Latein, Griechisch, Mathematik und Geschichte unterrichtete, erschien Trithemius als »Arche der gesamten Weisheit« und als »Glanz unseres Zeitalters«. Schon zuvor hatte ihn Cornelius Aurelius in einem Brief (1499) als »göttlichen Trithemius« bezeichnet. Dem Holländer Alexander Hegius, der Erasmus von Rotterdam und Mutianus Rufus unterrichtet hatte, wurde der Besuch in Sponheim zur Erfüllung langgehegter Sehnsüchte. Zurückgekehrt nach Deventer, berichtete er seinen 1200 Schülern begeistert: »Ich habe das große, glänzende Licht der Welt gesehen.« Mutianus Rufus, den wir noch als Faust-Zeugen kennenlernen werden, empfahl einen seiner Schüler »Tritemio ... praeceptori ter maximo« (Trithemius, dem dreifach größten Lehrer). Hier lag eine unmißverständliche Anspielung vor auf den Urherrn aller Geheimlehren, auf Hermes Trismegistos, den dreifach größten Hermes. Dieselbe Anspielung griff der durch so viel Anerkennung zur Eitelkeit geradezu gezwungene Abt selbst einmal auf: »Non sum Trithemius mentis triplicis« (ich, Trithemius, bin nicht dreifachen Sinnes).

Der eben aus Sponheim vertriebene Abt schrieb am 31. Oktober 1506 an den Trierer Prior Johannes Bracht: »Ich bin jener Trithemius, den Gelehrte wie Ungelehrte wie ein Orakel des Apollo ansahen.« Zum Zeitpunkt dieses Briefes war Trithemius ein armer Mann: verbittert über den Undank seiner Mönche und der Sponheimer Bücherschätze beraubt, abgeschnitten von der Quelle seines Ruhmes. Er begann zwar im Würzburger Jakobskloster erneut mit dem Sammeln, doch mit geringem Erfolg. Der Verlust der Sponheimer Klosterbibliothek prägte künftig den ausgedehnten Briefwechsel mit den gelehrten Größen seiner Zeit – ein bitteres Thema in den Briefen der Jahre 1505 bis 1507, die weitgehend vollständig erhalten blieben. In seinen letzten Lebensjahren blieb Trithemius zwar ein hochgeachteter Schriftsteller und umworbener Ratgeber und Lehrer hoher wie allerhöchster Herren, aber der Verlust seiner Bibliothek kostete ihn nicht allein den bequemen Zugriff auf viele Bücher und Handschriften, sondern auch den Besuch vieler an diesen Schriften interessierter Zeitgenossen.

Zum Schreiben war er eigener Angabe nach deshalb gekommen, weil er als Abt über die mündliche Unterweisung hinaus für das Seelenheil der ihm anvertrauten Mönche sorgen wollte. Doch schon rasch weitete sich sein Interessenkreis über ordensreformerische und theologische Themen aus. Es entstanden nun Schriften über die von ihm hochverehrte heilige Anna, die Mutter Mariens, literarhistorische Kataloge, Kloster- und Stammeschroniken, Heiligendarstellungen und Wunderberichte – und, befremdlich genug für einen treuen Kirchenmann, magische Bücher. Die geschichtlichen und die magischen Werke brachten es mit sich, daß der berühmte Theologe und Gelehrte Trithemius auch berüchtigt wurde: als Fälscher und als aufschneiderischer Zaubermann.

Die recht grobschlächtigen Fälschungen in einigen Geschichtswerken des Abtes wurden bereits von den Zeitgenossen erkannt und verurteilt. Daß er in Hunibald und Meginfried zwei mittelalterliche Chronisten frei erfand, die ihm zu Kronzeugen dienen sollten, trug ihm den Vorwurf ein, der allergrößte Märchenerzähler zu sein und zudem ein Mann, der »aus mönchischer Überheblichkeit« die geschichtlichen Daten durcheinanderwerfe und nach Belieben fälsche – diesen Vorwurf erhob kein Geringerer als Johannes Stabius, Mathematiker, Kartograph, Hofastronom, gelehrter Ratgeber und Hofhistoriograph am Hofe Kaiser Maximilians I. Der an Lob gewöhnte und vormals in bestem Leumund stehende Abt geriet mit seinen Geschichtsklitterungen in die »Nähe geistiger Taschenspielerei«[1]. Vermehrt zeigten sich Züge eitlen Geltungsbedürfnisses, kaum gezügelter Ruhmredigkeit und einer »gewissen Neigung zur Prahlerei«[2]. Selbst der einstige Lehrer Conrad Celtis war erzürnt über die »zusammengelogene Geschichte der alten Franken«, womit er die *Hirsauer Annalen* meinte.[3] Und Konrad Peutinger, auch er bisher stets voll des Lobes für Trithemius, ereiferte sich über dessen »Possen«, welche »die ausgeprägte Lust des Abtes zum Fabulieren« und ein sehr »gestörtes Verhältnis zur Wahrheit« zeigten.[4]

Bereits 1494 war Trithemius mit ähnlichen Vorwürfen konfrontiert worden, als er eine Schrift *Zum Lob der heiligen Anna* veröffentlicht und darin die unbefleckte Empfängnis Mariae behauptet hatte. Den Dominikaner Wigand Wirt brachte dies in Harnisch, und er warf Trithemius willkürlichen Umgang mit Zitaten der Heiligen Schrift vor. Vor allem nahm er ihm übel, daß seine Unbefleckttheitstheorie aus lauter Frömmigkeit geboren sein sollte. Die Antwort ließ nicht lange auf sich warten: Trithemius schrieb, er könne auf eine inhaltliche Debatte verzichten, weil nach seiner Diagnose der Gegner an einer schweren Geisteskrankheit leide und deshalb schleunigst den Arzt aufzusuchen habe. Wenn auch wir heute auf derartige Vorwürfe sensibel reagieren, so war doch für damalige Gelehrtenfehden solches Wortgeschütz durchaus an der Tagesordnung: Den Gegner zu beschimpfen und sogar als pathologisch zu diffamieren, gehörte zum Hobeln, bei dem nun einmal die Späne fielen. Ein solcher Span verdient, im Gedächtnis bewahrt zu werden: Trithemius nennt Wirt einen »battologus«, einen »Schwätzer«, und genauso nennt er 1507 auch Faust.

Kam der Abt durch seine Geschichtsfälschungen, durch die These der unbefleckten Empfängnis Mariae und durch manche allzu gläubig niedergeschriebene Wundererzählungen bei einzelnen Zeitgenossen in Verruf, so geriet er bei fast allen in den Verdacht des Umgangs mit Dämonen oder gar mit dem Teufel durch diejenigen seiner Schriften, die man unter dem Stichwort »Magie« zusammengefaßt hat. Sie waren es, die ihn selbst bald als Zauberer erscheinen ließen, einen Zauberer, über den nicht nur die kleinen Leute munkelten, sondern über den auch an Luthers Tisch gesprochen wurde (»ein Zeuberer und Schwarzkünstiger«) und über den sich Willibald Pirckheimer und Philipp Melanchthon unterhielten.

Trithemius hat sich zwar selbst als »philomagus« bezeichnet, als »Freund der Magie«, aber er wurde nicht müde zu betonen, daß es sich dabei um die »natürliche«, die »weiße«, die von der Kirche genehmigte Magie handelte – im Gegensatz zur teuflischen, schwarzen, unerlaubten Magie der Hexer und Nekromanten, die er öffentlich bekämpfte. Ob man freilich die Grenzen zwischen diesen beiden Magien so säuberlich zu ziehen vermochte, ist zweifelhaft. Solange diese Zweiteilung akzeptiert wurde, konnte er gegen Alchemisten und Astrologen wettern – daß er aber selbst keineswegs frei war von okkulten Praktiken, das zeigt sein Werk.

Trithemius kannte die magischen Bücher der Antike und des Mittelalters sehr genau. Er hat sie ausgiebig zitiert und oft darauf hingewiesen, was er da schreibe, sei ja gar nicht seine eigene Meinung, sondern die Ansicht anderer, die er lediglich aus wissenschaftlichen Gründen und zur Warnung frevelhafter Menschen zusammentrage. Gern nannte er als seinen Lehrer in magischen Dingen den sonst unbekannten Libanius Gallus, den er seit dessen Sponheimer Besuch 1495 kannte. Dieser Libanius, den der Abt einmal »ter magnus« nannte, »dreifach groß«, war nach Trithemius' Auskunft der Erbe des Wissens und der Bücher eines Eremiten namens Pelagius, der auf der Insel Mallorca lebte und den Trithemius mit Fernando de Córdoba (um 1425–1486) identifizierte. Über Libanius und Pelagius/Fernando gewann Trithemius Anschluß an die vom Lehrer auf den Schüler weitergereichte Tradition des Hermetismus, der Geheimlehren, die nur für wenige Auserwählte bestimmt waren, ein Wissensschatz für würdige Geister – nichts aber für die gewöhnlichen Sterblichen. Auch diese elitäre Einstellung der Arkandisziplinen – wie man die Geheimwissenschaften nannte – wird uns im Zusammenhang mit dem Faust-Zeugnis des Trithemius noch beschäftigen.

Daß Trithemius im *Antipalus maleficiorum* (etwa: »Gegner der Hexereien«) von 1508 gegen Hexen und Zauberer blindwütig zu Felde zog und dabei sogar den fürchterlichsten aller von Papst und Kirche jemals gebilligten Texte noch übertraf, den 1487 von den beiden Dominikaner-Inquisitoren Sprenger und Institoris verfaßten und durch eine Bulle des Papstes Innozenz VIII. bekräftigten *Malleus maleficarum* (»Hexenhammer«), will schon allerhand besagen: Trithemius, der in jedem Dorf mindestens eine Hexe witterte, leistete mit seiner Schrift der widerlichsten Schnüffelei und einer kirchlich abgesegneten Hetzjagd Vorschub. Er schürte vom Schreibpult aus die Scheiterhaufen und unterstützte den vom Heiligen Stuhl gesteuerten Kollektivwahn. Der Abt hat mit dem *Antipalus* geschichtliche Schuld auf sich geladen, eine Schuld, die durch den Vergleich mit anderen Verrücktheiten seines Zeitalters gemildert, aber nicht getilgt wird.

Im gleichen Jahr 1508, ein Jahr also nach dem Faust-Brief an Virdung, veröffentlichte Trithemius, der erklärte Feind aller Astrologie, ein Werk, das wiederholt und zu Recht als der Gipfelpunkt astrologischen Wahns und als »Extrem okkulter Wissenschaft«[5] bezeichnet wurde: *De septem secundeis* oder *Chronologia mystica* (»Mystische Zeitenfolge«). Diese Schrift war Kaiser Maximilian I. gewidmet, mit dem Trithemius seit 1505 bekannt war und der ihm nach seinem erzwungenen Weggang aus Sponheim auf Bitten von Celtis, Pirckheimer und Peutinger einen Ehrensold ausgesetzt hatte. Trithemius behauptete hier nicht mehr und nicht weniger, als daß die Welt und ihre Geschichte im Auftrage Gottes von sieben Planetengeistern regiert würden, von jedem für eine Periode von 354 Jahren und 4 Monaten: von Orifiel (Saturn), Anael (Venus), Zachariel (Jupiter), Raphael (Merkur), Samael (Mars), Gabriel (Mond) und Michael (Sonne). Das Jahr 1525, so war prophezeit, würde das Ende der neunzehnten Weltperiode bedeuten und große Veränderungen bringen. Könnte man demnach versucht sein, Trithemius als Propheten des Bauernkrieges anzusehen, so weist er altem Brauch entsprechend solche »Ehre« von sich: Er trage nur fremde Meinungen vor, betont er, und im übrigen sei er wie eh und je ein treuer Sohn der Kirche und ihrer offiziellen Lehren; wäre also das Vorgetragene auch ketzerisch, er selbst sei es gewiß nicht.

Mochte man ihm derartige Versicherungen bei diesem recht gewaltsamen Versuch einer astrologisch begründeten Geschichtsphilosophie auch noch abnehmen – einem früheren Werk gegenüber wollte kaum ein Zeitgenosse glauben, daß es dabei nur mit rechten Dingen zugegangen und die darin aufgezeichnete Magie tatsächlich eine »natürliche« sei; vielmehr war man sich sehr rasch trotz aller gegenteiligen Beschwörungen des Büchernarren darüber einig, daß hier »echte« Magie beschrieben sei, dämonische, teuflische Magie. Die um 1500 entstandene *Steganographie* (»Geheimschrift«) war dieses Werk, über das er brieflich einem befreundeten Karmelitermönch, Arnold Bostius, berichtete. Bostius starb, bevor ihn der Brief des Abtes erreichte. Von anderer Hand geöffnet, wurde sein Inhalt schnell bekannt, eine Liste nämlich der tollsten Versprechungen: »Im ersten Buch eine Geheimschrift, die in einem unverdächtigen Text verborgen sein soll, im zweiten eine Technik der Nachrichtenübermittlung mit Hilfe eines Boten, der von der Botschaft selbst keine Kenntnis hat, oder auch ohne Zuhilfenahme eines Boten; das dritte Buch ermögliche es einem ungelehrten Manne, der nur seine Muttersprache beherrscht, innerhalb von zwei Stunden lateinische Briefe zu lesen, zu schreiben und zu verstehen; das vierte soll lehren, Nachrichten beim Essen, Sprechen oder Musizieren mitzuteilen. Der Inhalt des fünften

Buches soll noch unbekannt bleiben, alles Genannte jedoch ohne Täuschung oder magische Kunststücke vonstatten gehen. Diese neue Kunst dürfe nicht in unrechte Hände fallen, einerseits würde man sonst den Verfasser ohnehin der Zauberei beschuldigen, andererseits sei die Kenntnis der Sache nur sinnvoll, wenn sie auf wenige verantwortungsvolle Fürsten beschränkt bleibe.«[6]

Diese Ankündigungen waren in der Tat »großsprecherisch und geheimnisvoll genug, um dem Abt alsbald den Ruf eines Magiers einzutragen«[7]. Ob die Traumerscheinung, die dem Trithemius nach seiner eigenen Bekundung all die wunderbaren Künste gelehrt haben sollte, vielleicht Hunibald hieß oder Meginfried? Ein Engel war es wohl kaum, denn die *Steganographie* stand von 1609 bis ins 19. Jahrhundert hinein auf dem Index, der Liste jener Bücher, die jedem Katholiken bei schwerer Sündenstrafe zu lesen verboten waren . . .

Gleichfalls um mysteriöse Wissensvermittlung ging es in der im Herbst 1507 beendeten *Polygraphie* (»Vielschrift«), die Trithemius zunächst seinem einstigen Schüler und mächtigen Freund Kurfürst Joachim von Brandenburg widmen wollte. Bald aber fand er einen noch höher gestellten Adressaten dafür, nämlich Kaiser Maximilian. Auf dessen Bitte beantwortete er 1508 in Buchform »Acht Fragen« *(Liber octo quaestionum)* des Monarchen. Deren fünfte betraf Hexen und Zauberer (»necromantici«), und Trithemius erklärte ihr Wirken durch die Hilfe böser, dämonischer Geister. Hexen und Zauberer seien durch die Mittel des Exorzismus aus ihrer dämonischen Bindung zu befreien.

In einer Zeit, die alles Sonder- und Wunderbare flugs mit den Etiketten »Teufel« oder »Magie« bedachte, kann es kaum erstaunen, daß Trithemius selbst die von ihm gerufenen Geister nicht mehr los und sogar von seinen Sponheimer Mönchen teuflischer Künste verdächtigt wurde: Allzu auffällig und effektbedacht umgab er sich mit der Aura des Geheimnisumwobenen, allzu häufig erging er sich in dunklen und bedeutungsschwangeren Anspielungen, allzu oft führte er Hermetisches, Okkultes und Magisches im Munde, als daß man ihm seine kirchentreue Haltung länger abnehmen wollte. Sie mußte um so krampfhafter wirken, je lauter er sie betonte. Daß ihm sogar der bedeutendste Magie-Schriftsteller seiner Zeit, Agrippa von Nettesheim, der sich wie Paracelsus als Schüler des Abtes bezeichnete, sein Hauptwerk *De occulta philosophia* widmete, das er zuerst *De magia* betitelt hatte, konnte nichts anderes bedeuten, als daß Trithemius keine »weiße Magie«-Weste hatte. Nur zu verständlich war es da, daß ihn Luther in seinen Tischgesprächen in einer Erzählung porträtierte, die bald darauf mit Fausts Namen verquickt werden sollte. Daß ihm der Würzburger Weihbischof Dr. Georg Flach später als Grabspruch den Wunsch nachrief: »Absit suspicio de Daemonis arte Magia« (er möge frei sein vom Verdacht dämonischer Magie), war sicher gut gemeint; aber dieser Verdacht blieb, und Trithemius hat ihn sich selbst zuzuschreiben.

1506 reiste Trithemius vom kurfürstlichen Hof in Berlin nach Süden, um in Würzburg als Abt des Schottenklosters St. Jakob sein letztes Lebensjahrzehnt zu beginnen. Sein Weg führte ihn über Gelnhausen, wo es fast zum Zusammentreffen mit Faust gekommen wäre. Über diese Beinahe-Begegnung wird noch ausführlich zu sprechen sein. Unter seiner Beratung hatte Kurfürst Joachim die Universität Frankfurt/Oder gegründet, und er hätte es gern gesehen, Trithemius dort seßhaft zu machen. Dieser aber zog den stillen Platz unterhalb des Würzburger Schlosses vor, um sich ohne die Pflichten eines großen öffentlichen Amtes seinen Studien und Schriften zu widmen.

Als er am 20. August 1507 über Faust an Virdung schreibt, steckt er über beide Ohren in Geschäften und neuen Plänen; sein Biograph Klaus Arnold hat nicht ohne Grund die damalige Lebensphase des Abtes psychologisch charakterisiert und vom »Versuch einer Kompensation des schmerzlichen Mißerfolgs im engeren Lebensbereich durch außengerichtete Überaktivität« gesprochen.[8] Trithemius fühlt sich während dieser kritischen Übergangsjahre von 1505 bis 1507 isoliert, er klagt in vielen Briefen über sein ungerechtes Schicksal, er spinnt sich in eine phantastische und »krankhafte«[9] Traumwelt ein.

Er wehrt sich wie einer, der sich gegen das Unüberwindliche mit letzter Kraft aufbäumt, gegen den von allen Seiten erhobenen Magieverdacht. Diesem Zweck dient die 1507 verfaßte Verteidigungsschrift *Nepiachus,* in der sich der Abt bitter über die im Volk umlaufenden Gerüchte zur Wehr setzt, er sei ein großer Magier, habe Tote zum Leben erweckt und Höllengeister beschworen, er könne die Zukunft vorhersagen und mit Beschwörungen Diebe und Räuber zur Strecke bringen.[10] Dem gleichen Zweck dienen die meisten Briefe dieser Zeit, etwa der an den Mathematiker Johannes Capellarius vom

16. August 1507, also vier Tage vor dem Brief an Virdung über Faust: Hier beklagt sich Trithemius, selbst die Gelehrten würden ihm den Umgang mit Dämonen vorwerfen, er habe jedoch viele Bücher über Magie nur deswegen gelesen, um Argumente zur Warnung zu sammeln.

Als er zehn Tage später, am 26. August 1507, an den Juristen Jodocus Beisselius schreibt, vor 20 Jahren sei ihm die mißliche Veränderung seiner Lebensumstände vom Hofastronomen des kastilischen Königs Philipp vorausgesagt worden, und er selbst habe längst ähnliche Vorzeichen entdeckt, spricht daraus neben persönlicher Verzweiflung auch ein ungewolltes Glaubensbekenntnis zu den sonst so harsch verworfenen Künsten der »teuflischen« Wahrsagerei.

Am selben Tag, als Trithemius an Virdung schreibt, am 20. August 1507, schickt er auch einen Brief an seinen Sponheimer Diener und Mitarbeiter Johannes Damius, in dem er klagt, er habe für sich selbst 1500 Golddukaten geschenkt erhalten, dieses Geld jedoch für den Ausbau der Sponheimer Bibliothek verwendet: Dieses Geld sei nun verloren. Trithemius ist zu diesem Zeitpunkt bei aller schriftstellerischen Aktivität ein gebrochener Mann, der die Welt nicht mehr versteht, der im Übereifer, sich gegen alle Arten von Magie abzugrenzen, in einer im Sommer 1507 konzipierten, dann aber nicht ausformulierten Schrift *De daemonibus* 51 von der Kirche verbotene Künste aufzählt, darunter auch all jene Künste, die er im Brief an Virdung Faust anlastet.

Trithemius hatte Johann Virdung vermutlich im Frühjahr 1505 kennengelernt, als er sich in Heidelberg als Gast des pfälzischen Kurfürsten Philipp des Aufrichtigen aufhielt. Virdung hatte dort die Stellung eines Hofastrologen inne (»Mathematicus« und »Bombardist«), die er auch unter Philipps Nachfolger Kurfürst Ludwig V. dem Friedfertigen beibehielt. Über Virdungs Leben liegen nur wenige gesicherte Nachrichten vor. Es steht fest, daß er im unterfränkischen Haßfurt geboren wurde – den Namen seiner Heimatstadt hat er später fast immer neben und oft sogar vor seinem Familiennamen geführt.[11] Er studierte 1481 Mathematik und Astronomie in Leipzig und 1484/85 in Krakau, erwarb 1486 das Baccalaureat und 1492 den Magistertitel, bereiste im selben Jahr Italien und Frankreich und trat spätestens 1494 in kurpfälzische Dienste. An der Heidelberger Universität trug er Mathematik, Astronomie und Medizin vor. 1503 unternahm er,

Practica
Teütsch.

Uber die neüwe erschröckliche:
vor nie gesehen: Coniunction/oder züsammenuereinigūg der
Planeten Im Jare M CCCCC XXIIII zükünfftig. Zü
ehrē dē Großmechtigstē/unliberwintlichē herrē der welt/dē
götlichē Kayser und Römischen König ꝛc. Carolo dem V.
Und auch etlicher Chürfürsten nemlich dem Durch-
leüchtigsten Fürsten und herren/herrn Ludwigen
Pfaltzgrauen und Chürfürsten ꝛc. Under
welcher beschirmung der werckmein
ster diesser Practic nemlich Mein-
ster Johann Virdung vonn
Haßfürt Mathematicus
erneret wirt.

Diß Practica wirdt werē bey den Fiertzig jaren ongeuerlich

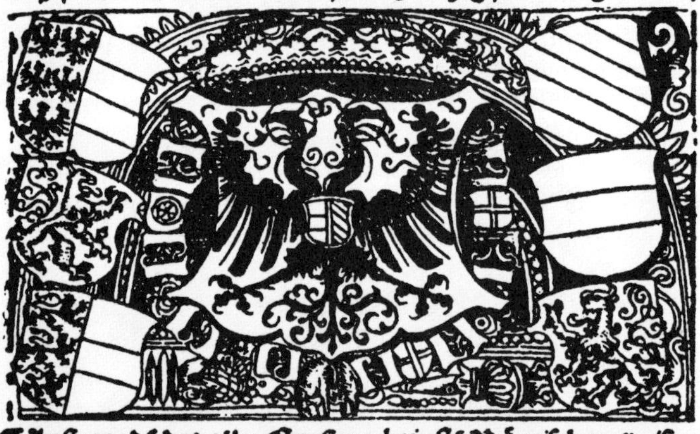

¶ Auß gnadē des aller Großmechtigstē Römischen Keisers
Caroli des V. bei pene X marck Golts Innerhalbe VI. Jaren
nit nachzütrücken. ¶ Gedruckt zü Oppenheym.

Titelblatt von Johann Virdungs Practica Teutsch *(1521).*

wie Conrad Celtis in einem Brief mitteilte, »magiae discendae gratia« (zum Zwecke, die Magie zu erlernen) eine Reise nach England. 1514 nannte ihn Andreas Stiborius – ein Philosoph, Theologe, Astronom, Mathematiker und Hebraist – den einzigen bedeutenden Astronomen Deutschlands. Im Auftrag der Heidelberger Universität schickte Virdung Papst Leo X. eine ausführliche Stellungnahme zur Verbesserung des kirchlichen Kalenders. 1522 erhielt er ein kaiserliches Generalprivileg für seine fast jedes Jahr erscheinenden astrologischen *Judicia* oder *Practica.* Der vielgereiste Mann, der neben England, Italien und Frankreich auch Dänemark besuchte, wo er König Christian II. die »genesis auslegte«, also das Geburtshoroskop deutete, verfertigte zwar selbst nach astrologischer Methode Kalender und Nativitäten, doch die Prophezeiung einer neuen Sintflut durch den Tübinger Mathematiker Johannes Stöffler erklärte er für »boppen mere«, für Kinderstubengerede. 1532 schrieb er ein Werk mit dem Titel *Nova medicinae methodus . . . ex Mathematica ratione morbos curandi* (Ein neues Verfahren, . . . mit mathematischer Hilfe Kranke zu heilen), eine iatromathematische Abhandlung, die den Einfluß der Gestirne auf die Heilkunde zum Thema hatte.

Das kaiserliche Generalprivileg, das den unbefugten Nachdruck von Virdungs Schriften verbot, war der Lohn für die wiederholten prognostischen Dienste, die der Heidelberger Hofastrologe Karl V. und seinem Vater Maximilian I. geleistet hatte. Für unseren Zusammenhang aber sind die Prognostikationen noch interessanter, die er regelmäßig für Franz von Sickingen aufstellte, und vor allem die Nativität, die er im Auftrag des Vaters Schwarzerd für dessen neugeborenen Sohn Philipp berechnete, für jenen Philipp Schwarzerd, der unter seinem Humanistennamen Melanchthon berühmt werden sollte. 1557, im Alter von 60 Jahren, hat Melanchthon bekannt, wie wichtig ihm Virdungs Nativität zeit seines Lebens blieb: »Vor 60 Jahren hat mein Vater veranlaßt, daß meine Nativität gestellt wurde. In dieser Vorhersage ist klar festgestellt, daß es für mich gefährlich sein würde, Reisen in den Norden zu unternehmen, und daß ich auf dem Baltischen Meer schiffbrüchig werden könnte. Ich habe mich oft gewundert, warum mir Gefährdung auf dem arktischen Ozean vorhergesagt worden sei, wo ich doch in einer Hügellandschaft nahe des Rheins geboren wurde. Als ich aber nach England und nach Dänemark gerufen wurde, wollte ich nicht dorthin reisen.«[12]

An diesen Virdung schrieb Trithemius am 20. August 1507 über Faust, an einen Mann, der öffentlich die von Trithemius öffentlich verdammte Astrologie betrieb und damit gute Geschäfte machte, an einen Magiebeflissenen, der eigens nach England reiste, um dort eine »schwarze« Kunst zu erlernen, für die es in Deutschland keine Lehrmeister gab. Augenscheinlich erhoffte sich Virdung vom Zusammentreffen mit Faust ebensolche seltenen und verbotenen Auskünfte und Einsichten. Mitten in seine freudige Gespanntheit auf Faust platzte der Brief des einstigen Sponheimer und jetzigen Würzburger Abtes – ein Debakel für Faust und eine Ohrfeige für Virdung! Denn wenn der wohlbestallte Heidelberger Mathematiker jenen als Ungeheuer gekennzeichneten Herumtreiber empfing, jenen als Bündel von Verwerflichkeit und Aberwitz gebrandmarkten Strolch und Maulhelden, dann schloß er sich selbst aus dem elitären Zirkel derer aus, denen das höhere Wissen und die wahre Weisheit allein gehören und die diese Auserlesenheit bewahren sollten vor allen dreisten Eindringlingen von den Straßen und aus den Schenken.

Des Trithemius' Brief an Virdung ist nichts anderes als ein einziges großes und mit dickem Rotstift markiertes Ausrufezeichen, ein rigoroses Ultimatum, das unverhohlen an den Corpsgeist einer exklusiven Bildungselite appelliert, an das verschworene Gruppenbewußtsein einer humanistischen und magischen Bruderschaft, das keine Ungebildeten und schon gar keine Halbgebildeten dulden kann – insbesondere keine liederlichen Taschenspieler wie jenen Faust, dessen Kreuznacher Päderastie-Episode unvergessen ist, der vor den heiligsten Dingen der Kirche, den Wundern Christi, nicht zurückscheut, der sich anmaßt, Plato und Aristoteles, die kostbarsten und verehrungswürdigsten Zeugen antiker Humanität, auswendig zu können. Den expliziten Vorwurf der Teufelsbündlerei erhebt er jedoch – merkwürdigerweise – nicht gegen Faust.

Dies ist freilich nicht die einzige Sonderbarkeit im Brief des Abtes an Virdung. »Die schriftliche Aufzeichnung seiner Torheit, welche er Dir gab«, der magisch-mantische Meisterbrief also, über den Virdung im voraufgegangenen Schreiben an Trithemius berichtet haben muß – damit kann nicht[13] der von Trithemius aufgeführte, »ihm [Faust] konvenierende Titel« gemeint sein: »Quellbrunn der Nekromanten, Astrologe, Zweiter Magier, Chiromant, Aeromant, Pyromant, Zweiter in der Wasserkunst.« Denn diesen vollmundigen Katalog hätte ja

auch bei solchen Angaben, wo denn das Beinahetreffen stattgefunden haben sollte – in Fausts oder in Trithemius' Quartier.

Man braucht ein nicht geringes Vertrauen in die Glaubwürdigkeit des ehemaligen Sponheimer Abtes, der sich 1507 eben wieder eine bescheidene Existenz aufzubauen begann, wenn man Trithemius abnehmen will, die Erinnerung an das nicht zustande gekommene Gelnhausener Zusammentreffen mit Faust sei nicht längst verblaßt und von wichtigeren Dingen und naheliegenderen Sorgen verdrängt worden. Es fällt schwer, sich vorzustellen, daß selbst ein präzise funktionierendes Gedächtnis die Erinnerung an einen schrägen Vogel so lange und so detailliert hätte bewahren können – selbst, wenn Trithemius als Gedächtnisstütze den »Titel« zur Hand hatte, der auch seinem Briefpartner Virdung vorlag.

Man bedenke: Trithemius hatte Faust nie im Leben gesehen! Faust entwischte ihm, wie er behauptete – und Faust hatte Grund genug, einem als übereifrigen Hexen- und Ketzerjäger bekannten Mann wie Trithemius aus dem Weg zu gehen. Daß Trithemius aber Faust nachgesetzt hätte, darüber ist im Brief an Virdung nichts zu lesen. Was der Abt an Virdung berichtete, hatte er aufgeschnappt (»man erzählte«, »Geistliche berichteten«), wohl von Leuten, die dem stellungslosen und um seine eigene weiße Weste besorgten Kirchenmann nach dem Munde redeten.

Schrieb Trithemius wirklich über Faust? Daß er korrekt berichtete, erscheint jedenfalls als ausgeschlossen: Dazu lag das Nicht-Kennenlernen der beiden zu lange zurück, und dazu roch der angebliche »Titel« Fausts zu sehr nach Studierzimmer, nach den Notizzetteln zu den magischen Schriften des Abtes. Beging der für seine phantasievollen Eskapaden berüchtigte Trithemius Faust gegenüber eine planvoll inszenierte Geschichtsfälschung?

Oder schrieb Trithemius eher über sich selbst? War ihm jener Faust mit seinen tollen Versprechungen – ebensolche hatte der Abt ja in seiner *Steganographie* gemacht – gerade recht als Sündenbock, als Zielscheibe, auf die er sämtliche gegen ihn selbst gerichteten Vorwürfe ab- und umlenken konnte? Meinte er den Verdacht unerlaubter Magie um so eher loszuwerden, je heftiger er andere Magier anprangerte, je krampfhafter er sich bemühte, als treuer Sohn der Kirche anerkannt zu werden?[16]

Man wird die angestrengte Heftigkeit in den Äußerungen des

Abtes gewiß so sehen müssen. Aber man wird eine weitere Überlegung hinzunehmen müssen, die wohl zuerst von Heinrich Heine formuliert wurde, dem Dichter eines Faust-Balletts 1847, der sich über die historische Faust-Figur sehr genau zu informieren versucht hatte und bei dem Trithemius erscheint als »großer Gelehrter, welcher ebenfalls mit Geheimnissen sich abgab und daher, beiläufig gesagt, vielleicht aus Handwerksneid den Faust herabzuwürdigen und ihn als einen unwissenden Marktschreier darzustellen suchte«[17]. Der Magiehistoriker Christian August Heumann hatte bereits 1741 betont, Trithemius habe »im Eifer zu viel« des »Guten« gesagt, und die Vermutung des Brotneides und der Eifersucht gegenüber Faust ist seit Heine immer wieder in der Forschung geäußert worden.[18]

Auf die Behauptung Fausts, er könne Christi Wunder gleichfalls vollbringen, ist in späterem Zusammenhang einzugehen; der Vorwurf der Unzucht mit Knaben aber gehört in den Kontext des Neides und der Diffamierung: »Sodomie« oder ähnliche sexuelle Verirrungen zu unterstellen, war im Spätmittelalter schwerstes, gröbstes Geschütz; ebenso üblich aber war es, diese Anschuldigungen grundlos zu erheben. Die Anschuldigung der Unzucht mit Abhängigen war »sicher enorm übertrieben und wol größtentheils vom Hasse der zünftigen seßhaften Gelehrsamkeit damaliger Theologen gegen die freie abenteuernde des Schwarzkünstlers dictiert«[19].

Ähnlich wie in Gelnhausen hat man auch in dem an der Nahe gelegenen Kreuznach Fausts Aufenthalt auf die frühere Saugasse und heutige Karlsstraße genau lokalisieren wollen. Auch wird dort ein als Gaststätte genütztes »Historisches Dr. Faust-Haus« gezeigt. Seltsamerweise bietet für die Existenz einer Kreuznacher Schule zu Beginn des 16. Jahrhunderts der Trithemius-Brief den einzigen Hinweis. Anzunehmen ist kein glanzvolles Gymnasium, sondern allenfalls eine kleine und einfache »schola latina«, die meist nur aus einem einzigen Lehrer und einem Gehilfen bestand und die vornehmlich Lese- und Gesangsunterricht bot.

Vielleicht war der gegenüber einem vorgeblich bloßen Schwätzer (»battologus«) nicht eben angemessene Zorn des Trithemius auch dadurch motiviert, daß er, der eifrige Schreiber und unermüdliche Büchersammler, nur bei wenigen Großen Ruhm geerntet hatte, daß er aber von seinen Sponheimer Mönchen abgelehnt und vom Volk überhaupt nicht gekannt wurde. Faust aber strömte das Volk offenbar in Massen zu, und es brachte ihm Neugier und Vertrauen entgegen und belohnte ihn mit klingender Münze; und Faust verstand die Leute gut zu »traktieren«, indem er sie mit superlativischen Ankündigungen in Atem und am Gaffen hielt, in Gelnhausen mit Plato und Aristoteles, in Würzburg mit den Wundern Christi.

Derselbe Faust brachte es zudem fertig, sich mit seinen Versprechungen magischer Meisterschaft auch bei dem von Trithemius geachteten, vielleicht von Geiler von Kaysersberg, sicher aber von Johannes Reuchlin erzogenen Franz von Sickingen (das Geschlecht stammte aus der Nähe von Bretten, also aus der Nachbarschaft Knittlingens; auf der Ebernburg saßen die Sickingen seit 1448) interessant zu machen und Sickingens astrologischen Berater Johann Virdung mit Spannung auf seine Ankunft zu erfüllen. Hier deutete sich für Trithemius bereits an, daß Faust sich wohl bald nicht mehr mit dem Ruhm der Dorfschenken und der abergläubigen Analphabeten begnügen würde, daß es ihm vielmehr in absehbarer Zeit gelingen könnte, mit seiner wohlkalkulierten Faszinationskraft auch in die obersten Ränge humanistischer Gelehrsamkeit und jenes elitären Magiertums vorzudringen, in denen Trithemius sich heimisch fühlte. Der Abt sah in Faust nicht bloß einen Konkurrenten im Bereich jener Künste, die er selbst hoch und heilig hielt, sondern vielmehr einen potentiellen Eindringling in eine Sphäre, die er rein erhalten und nur hehren Geistern gleich ihm reserviert wissen wollte.

Dieter Harmening hat in einem neueren Forschungsbeitrag mit dem Titel *Faust und die Renaissance-Magie* auf einen einstigen Schüler des Trithemius hingewiesen, der geradezu als Vorläufer Fausts erscheint: der Mönch Johannes Steinemoel aus Mecheln war von Trithemius in die »Mysterien der geheimen Philosophie« eingeweiht worden. Kurz darauf zog er durch die Lande und brachte diese Geheimnisse unter die Leute, und zwar für Geld, wie ihm der Abt in einem Brief empört vorwarf. Dies sei nichts anderes, fügte er hinzu, als »Perlen vor die Säue zu werfen«. Mit derselben Formulierung aus Matthäus 7, 6 hatte bereits der Florentiner Renaissance-Platoniker Giovanni Pico della Mirandola davor gewarnt, »die Geheimnisse der höchsten Gottheit . . . dem Volke zu offenbaren«. Für Pico wie für Trithemius ist die Magie nur etwas für wenige Auserwählte. Wer die »arcana«, die geheimen Dinge, profaniert, und gar noch für Geld wie Steinemoel und Faust, der begeht sträflichen Geheimnisverrat.

Nur wer die geheimen Dinge an ebenso würdige Geheimnisträger weitergibt, hat Anrecht darauf, sich unglaublicher Fähigkeiten zu rühmen. Harmening erwähnt hierfür zwei von Trithemius hochgeschätzte Magier, den nicht näher bekannten Italiener Johannes und den Lehrer seines Lehrers Libanius, den bereits erwähnten Fernando de Córdoba (Pelagius): Bis in einzelne Formulierungen hinein versprachen sie genau das, was auch Faust versprach – während sie aber gepriesen wurden, daß sie ihre Geheimnisse nur den Eingeweihten weitergaben, verfiel Faust der schroffen Ablehnung, weil er mit seiner Magie zu Markte zog.[20]

Magie – dieses Wort umfaßte damals alles von den höchsten Höhen jüdischer Zahlenmystik, jenen Kräften der himmlischen Körper, mit deren Hilfe Christus seine Wunder vollbracht haben sollte,[21] bis herunter zu mantischen Kabinettstückchen und magischen Tricks. Die Grenze zwischen beiden Extremen war fließend[22] – so fließend, daß der »betrügerische Strolch« Faust am Ende doch auch an den höchsten Geheimnissen teilhaben mußte, wenn Trithemius ihn weit ernster nahm als einen renommistischen Dutzendmagier. Faust brachte – nur so wird die Kampagne des Abtes verständlich – nicht nur Quatsch und Hokuspokus unters Volk, sondern echtes, wahres, höheres Wissen: eben jenes Wissen, das Pico und Trithemius, kurz die Prominenz der »natürlichen« Magie, sich selbst vorbehalten wollten.

»Wissen ist Liebe«, hat Paracelsus einmal formuliert. Ein anderer Satz aber war, zumindest der Sache nach, älter: »Wissen ist Macht«. Daß solche Macht immer nur einzelnen zukommen dürfe, war im Bereich der Wissenschaften nie bestritten. Es war kein Spezifikum der Zeit um 1500, daß es zwischen Gelehrten, Wissenschaftlern, Männern der Bücher und der Hörsäle auf der einen Seite und dem »Volk« auf der anderen Seite einen großen Abstand gab, daß die Bereitschaft zum Kennenlernen auf beiden Seiten nie sonderlich entwickelt war, daß man von jeher eine andere Sprache sprach, in anderen Kategorien und auf andere Ziele hin dachte, daß man schließlich von seiten der Wissenschaft diejenigen mit Skepsis bedachte, die das Wissen »populär« machen wollten. Faust war ein solcher Popularisator. Trithemius aber beließ es nicht beim indignierten Kopfschütteln. Er, der selbst ein virtuoser Meister der »Geheimniskrämerei« war,[23] ereiferte sich, von seinem Standpunkt aus sogar begreiflicherweise, gegen den Super-Steinemoel Faust. So subjektiv verständlich sich des Abtes Schimpftirade erweist, so ungeheuerlich – weil unabsehbar folgenreich – war seine Verfälschung von Fausts Bild, erkennt man nur einmal die Optik des Trithemius als parteiisch, eng und objektiv verzerrend.

Der Faust des Trithemius – dargestellt nach etwa 450 Tagen, in reichlich depressiver Stimmung, ohne eigenen Augenschein – ist nicht der wahre Faust der Jahre 1506/07. Will man ihn kennenlernen, dann muß man das Zeugnis des Abtes gegen den Strich lesen. Was zunächst wert scheint, festgehalten zu werden, ist die Beschreibung Fausts als »fahrender Schüler«. Faust zog also umher, um einmal hier, einmal dort sein Brot zu verdienen. Innerhalb eines Dreivierteljahrs tauchte er in Gelnhausen, in Würzburg und in Kreuznach auf, vermutlich noch an einigen weiteren Orten. Ein unruhiges Dasein, ein gefahrvolles Wandern, ein Leben aus dem Ranzen zwischen verborgenen Unterschlupfen, miesen Quartieren und den Öllampen der Kneipen. Stets darauf bedacht, daß den Dörflern die Mäuler offen blieben vor Staunen und ihnen die Münzen im Beutel locker wurden. Ein Beruf mit hohem Risiko zudem: Die Neugierigen durften nicht enttäuscht werden, und den wachsamen Augen der Kirche durfte kein Anlaß geboten werden, daß die Inquisition zuschnappen konnte – unübersehbar brannten ringsum die Feuer der Hexen und der Ketzer . . .

Wenn sich der Abt Trithemius in seiner Disqualifizierung Fausts auch selbst bloßstellte und seine übermäßige Eitelkeit, verkrampfte Kirchlichkeit und elitäre Humanisten-Attitüde preisgab – sein Stil war um 1500 keineswegs unüblich. Man gab sich grobianisch, deftig, zügellos und ohne Maß. Ungebremste Angriffslust paarte sich mit bösartigen Wortbildern, heiliger Zorn rechtfertigte alle Tiefschläge. Zur Wut auf den Gegner kam die Freude am grobschlächtigen Superlativ. Den Widersacher aufzuspießen, anzuprangern, bloßzustellen, herabzusetzen, ihm die Feder an die Gurgel zu drücken – dies ließ den Wunsch erkennen, den Federkrieg mit der Walstatt zu vertauschen.

Wir sind heute – besser, als es jeder Zeitgenosse Münzers und Luthers, Huttens und Sickingens, des Bauernjörg oder des wortgewaltigen Luther-Hassers Johannes Cochläus sein konnte – außerordentlich umfassend über die Pasquille, Satiren, Flugschriften, Invektiven und all die möglichen weiteren Formen und Gattungen unterrichtet, die in den ersten Jahrzehnten des 16. Jahrhunderts in unübersehbarer Menge und Schärfe den Gegner verunglimpften und verteufelten. Das Reformationszeitalter sollte zum Jahrhundert der explizitesten und niederträchtigsten Verteufelungspraktiken werden. Gleichzeitig sollte es eine eigene Gattung, die Teufelsliteratur, produzieren, ein sicheres Geschäft, an dem auch die Anthologisten noch glänzend verdienten: eine arbeitsteilig organisierte Verteufelung, die nicht nur das Saufen und Huren erfaßte oder den Geiz, sondern auch das Spielen, Tanzen und Modische-Kleider-Tragen – kurz, es gab kaum einen Lebensbereich mehr, der nicht statt eines Schutzengels einen Spezialteufel erhielt. Die Zeit war nicht nur in Luthers berühmtestem Kirchenlied, sondern ganz real »voll Teufel«.

Da wurde *ad personam* verteufelt, von Luther und gegen Luther, gegen die Papisten und wider deren Feinde, gegen einzelne Reformatoren und *Wider Hans Worst*: so der Titel von Luthers Pamphlet gegen Herzog Heinrich von Braunschweig 1541. Mochten die Gelehrtenstreite der Humanisten mit dem Florett und in ritterlichen Formen ausgetragen werden – hier herrschte das Faustrecht. Man pfiff aufs Vornehmtun und servierte heißer, als gegessen werden konnte. Man übertrumpfte sich in hämisch formulierten Attacken und kannte keine Rücksicht – der Gegner tat's ebensowenig.

Vor diesem Hintergrund niederträchtiger Verunglimpfung und definitiver Verteufelung sind des Trithemius und der anderen Zeugen Worte über Faust zu sehen – Worte, die um so mehr Kraft besaßen, als ihre Sprecher durchwegs als honorig galten, als renommiert, als urteilsfähig. Diese Sprecher saßen allesamt in Amt und Würden und hatten eine ständige oder zumindest leicht erfahrbare Adresse – ganz im Gegensatz zu jenem Faust. Faust, das war mehr ein unsichtbares Gespenst als eine real zu fassende Person, und präsent war er allein im Mund der Leute.

Was über den lebenden Faust zu erfahren war, das bezogen bereits die Zeitgenossen und vor allem dann die späteren Forscher aus der langen Liste des Trithemius. Ob es sich bei den Titeln tatsächlich um dreiste Selbstanpreisungen Fausts handelte oder um von dem Abt aus der Erinnerung oder nach einer Vorlage zusammengestellte oder vielleicht auch frei erfundene Programmpunkte einer großen magischen Show, ist nicht zu klären. Wir werden aber jeder dieser Ankün-

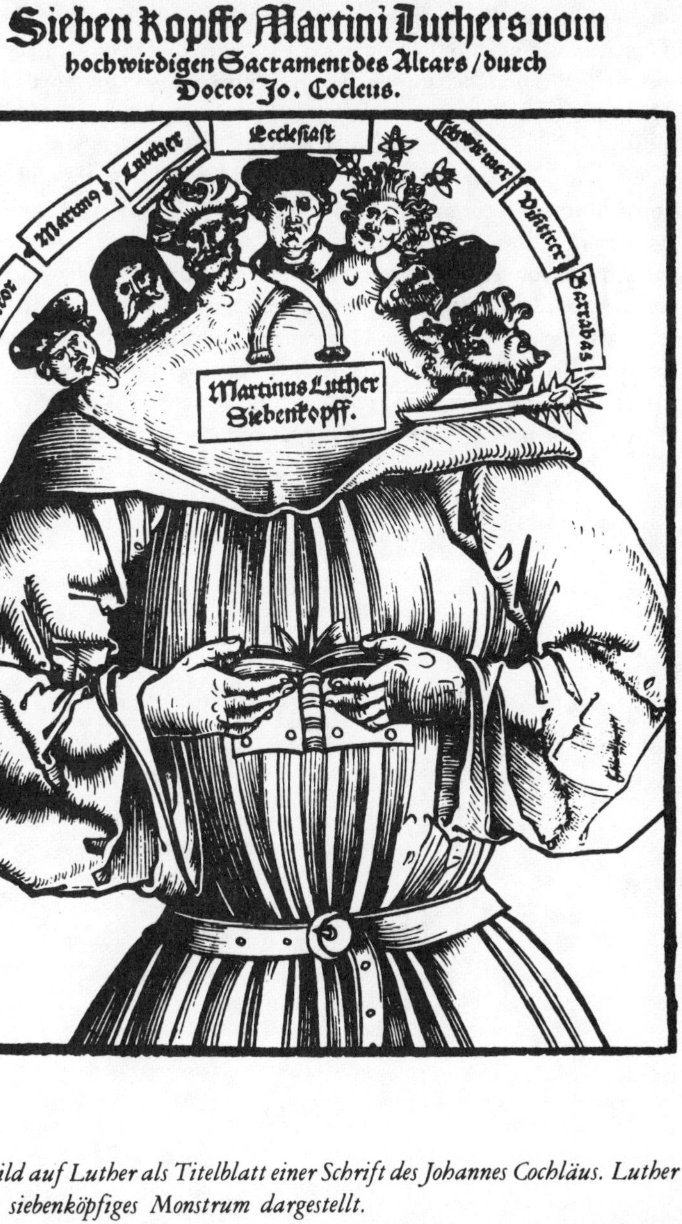

Spottbild auf Luther als Titelblatt einer Schrift des Johannes Cochläus. Luther ist als siebenköpfiges Monstrum dargestellt.

digungen und »Berufsbezeichnungen« nachzugehen haben. Dabei ist es jetzt schon als möglich oder gar als wahrscheinlich anzusehen, daß bereits im ersten bekannten Zeugnis über Faust ein Amalgam aus Dichtung und Wahrheit vorliegt, daß die Legenden aus der Zeit nach Fausts Tod um 1540, bereits hier, 1507, sich zu bilden beginnen.

Was in den späteren Kapiteln über Fausts Künste und Berufe fortgeführt werden muß, ist eine Punkt für Punkt vorzunehmende Sonderung des von Trithemius polemisch Erwähnten und des tatsächlich von Faust Versprochenen und vielleicht auch Geleisteten. Was, so wird zu fragen sein, bedeutete es, wenn sich Faust als Magier oder als Alchemist oder als Hydromant ausgab? Handelte es sich bei dem im Brief des Abtes aufgelisteten Katalog nur um widerwärtige Großmäuligkeit oder um Praktiken, die in jener Epoche einen zwar oft verbotenen, aber doch keineswegs unseriösen Stellenwert hatten?

Mutianus Rufus – Der Mann am Nebentisch

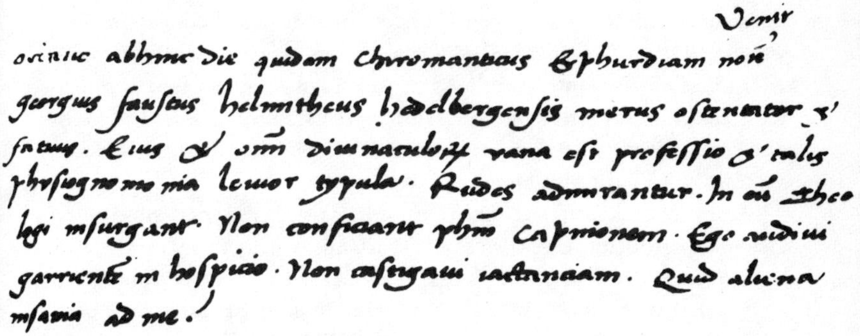
Venit octavo abhinc die quidam Chiromanticus Erphurdiam nomine Georgius Faustus Helmitheus Hedelbergensis merus ostentator et fatuus. Eius et omnium divinaculorum vana est professio et talis physiognomia levior typula. Rudes admirantur. In eum theologi insurgant. Non conficiant philosophum Capnionem. Ego audivi garrientem in hospicio. Non castigavi iactantiam. Quid aliena insania ad me?

Brief des Mutianus Rufus an Heinrich Urbanus, 1513 (Frankfurt/M., Stadt- und Universitätsbibliothek).

»Vor acht Tagen kam ein Chiromant nach Erfurt, namens Georgius Faustus Helmitheus Hedelbergensis, ein bloßer Prahler und Narr. Seine Kunst, wie die aller Wahrsager, ist eitel, und eine solche Physiognomie leichter als eine Wasserspinne. Die Dummen sind voller Bewunderung. Gegen ihn sollten sich die Theologen erheben, statt daß sie den Philosophen Reuchlin zu vernichten suchen. Ich hörte ihn im Wirtshaus schwatzen; ich habe seine Anmaßung nicht gestraft; denn was kümmert mich fremde Torheit?«

Auf derselben Reise zu Kurfürst Joachim von Brandenburg, auf der es in Gelnhausen beinahe zum Zusammentreffen mit Faust gekommen war, machte Trithemius im Herbst 1505 und im Frühjahr 1506, auf dem Hin- und Rückweg, in Gotha Station, um einem Mann seine Aufwartung zu machen, mit dem er seit einigen Jahren im Briefwechsel stand, der ihn 1494 und 1500 in Sponheim besucht und in einem Brief einmal ehrfurchtsvoll und dankbar seinen Lehrer genannt hatte. Trithemius' Gastgeber war Kanonikus am Gothaer Marienstift, und sein Haus befand sich auf dem Marienberg in der Nähe der Burg Grimmenstein, gleich hinter der Domkirche. Über der Tür dieses Hauses stand »Beata tranquillitas« zu lesen: »Beglückend ist die

Stille«, ein höchst aufschlußreicher Satz für den, der hier zurückgezogen wohnte und fern des Tageslärms arbeitete. Sein Name war Konrad Muth, aber der humanistischen Mode entsprechend und seiner roten Haare wegen hatte er seinen Namen in Mutianus Rufus verändert. Geboren am 15. Oktober 1471 in Homberg bei Fritzlar in Hessen, besuchte er in der niederländischen Stadt Deventer die Schule der Brüder vom Gemeinsamen Leben beim Stift zum heiligen Lebuin, wo die »Devotio moderna« gepflegt wurde, ein von Muths Lehrern Alexander Hegius und Rudolf Agricola unternommener und geglückter Versuch, Frömmigkeit und Humanismus zu vereinen, den Geist des Evangeliums mit den literarischen und philosophischen Werken der Antike zu harmonisieren.

Muths Mitschüler war Erasmus von Rotterdam, der ein unvergleichlich größerer Geist war als Mutianus Rufus, wie dieser aber konsequente Zurückhaltung gegenüber aktuellen Fragen übte – ein Zug, der sowohl an Erasmus wie an Mutianus nicht nur bewundert, sondern auch heftig kritisiert wurde. Wenn Rudolf Haym 1860 notierte: »In Erasmus verkörperte sich die ganze Schwachmütigkeit, die ganze Eitelkeit, der feine geistige Epikureismus und die feige Charakterlosigkeit, die bis auf den heutigen Tag dem selbstgenügsamen Gelehrten- und Literatentum anhaftet« [1], dann trifft ein solches Urteil mindestens ebenso auf Mutian zu.

Bevor auf diese für seine Stellungnahme zu Faust entscheidende Haltung Muths eingegangen wird, seien noch seine weiteren Lebensstationen erwähnt: 1486 bezog er mit einem seiner Brüder – zwei Brüder Konrads hießen verwirrenderweise Johann, wie überhaupt dieser auch Faust später zugesprochene Vorname damals sehr reichlich verwendet wurde – die Universität Erfurt, wo sich zu dieser Zeit die humanistischen Strömungen durchzusetzen begannen, früher als auf vielen anderen Universitäten Deutschlands: eine Gelegenheit für Muth, seine in Deventer bereits gesammelten Kenntnisse der klassischen Literaturen und der antiken Philosophie zu vertiefen. 1488 wurde Mutian Baccalaureus, 1492 dann, mit sehr schlechten Noten, Magister. Nur kurze Zeit hielt er hier in Erfurt, wo sein berühmtester Lehrer Conrad Celtis gewesen war, Vorlesungen.

Einen längeren Aufenthalt in Italien (zwischen 1495 und 1502) nutzte Mutian zu weiteren klassischen Studien und zum käuflichen Erwerb des juristischen Doktorgrades in Bologna. Er besuchte

Mailand, Florenz, Venedig, Ferrara und Rom. In Florenz hatte er wohl Kontakt mit dem neuplatonischen Philosophen Marsiglio Ficino, und in Rom lernte er zur Regierungszeit des Papstes Alexander VI. den mit heiligen Vokabeln verbrämten Pfründenschacher und die ganze moralische Verderbtheit des Zentrums der Christenheit so genau kennen, daß Widerwillen und Skepsis in ihm wach wurden. 1502 kehrte er nach Deutschland zurück, war für kurze Zeit Kanzleirat des hessischen Landgrafen, trat bei den Augustinerchorherren ein und machte sich 1503 als Kanonikus in Gotha seßhaft, wo er am 30. März 1526 starb.

Daß sich um ihn bald ein höchst lebendiger Kreis scharte, der sogenannte »Mutianische Bund«, war der persönlichen Ausstrahlung dieses gebildeten Humanisten zuzuschreiben, den Trithemius einen »rhetor, historiographus et poeta doctissimus« nannte (einen sehr gelehrten Redner, Geschichtsschreiber und Dichter). Aufgrund schriftlicher und öffentlich diskutierter Arbeiten konnte der Zusammenschluß des Kreises um Mutian nicht zustande gekommen sein: Allein in den frühen neunziger Jahren stand er als Universitätslehrer am Pult, nachher aber nie wieder, und er hat auch niemals eine zum Druck bestimmte Zeile geschrieben. Drei oder vier Gedichte wurden gegen seinen Willen und zu seinem äußersten Mißmut veröffentlicht. Wodurch er allein wirkte, offenbar aber sehr nachhaltig, waren seine Briefe und Gespräche.

Die Wirkung dieser privaten Äußerungen war beträchtlich größer als die Resonanz vieler Zeitgenossen, die ihre humanistischen oder religionskritischen Ideen zu Papier brachten und zum Druck beförderten. Muths Schüler oder Bundesgenossen waren eifrige und berühmte Publizisten, und sie verbreiteten den Ruhm des Kanonikus in ganz Deutschland. Neben Mutians Briefen war es ihre publizistische Tätigkeit, die den Erfurter Kreis und seinen persönlichen Mittelpunkt allenthalben bekannt machten, so daß Erfurt und Gotha für viele deutsche Bildungspilger zu Stationen wurden, die man nicht versäumt haben durfte.

Aus den Schriften dieses Kreises sind Mutians Ansichten, Vorlieben und Einwände erkennbar. Am authentischsten waren die Meinungen Muths in seinen eigenen Briefen zu fassen, an den einstigen Schulkameraden Erasmus von Rotterdam, an Reuchlin, Ulrich von Hutten, Willibald Pirckheimer, Konrad Peutinger, Ulrich Zasius, Beatus

Rhenanus, an die Mitglieder seines Kreises und an eine große Zahl von jungen Gelehrten, die seinen Rat erbaten oder einmal seinen »Bund« besucht hatten – ein Briefwechsel aus der Ferne und aus der Stille, der gleichwohl Mutian den Ruf verschaffte, neben Reuchlin und Erasmus der einflußreichste Führer des jungen Humanismus zu sein.

Mutian hatte mehrere Vorbilder dafür, seine Gedanken nicht gedruckt sehen zu wollen. Insbesondere hat man den Florentiner Niccolo Niccoli (1364–1437) und den Paduaner Vittorino da Feltre (1378–1446) genannt, die in der Stille einen Schülerkreis um sich versammelt hatten und denen Mutian auch geistig recht nahe stand. Doch Muth scheute sich nicht, zur Rechtfertigung seines öffentlichen Schweigens noch weit größere Geister zu zitieren: Sokrates und Christus hätten ebenfalls nichts Schriftliches hinterlassen. Verriet eine solche Äußerung nicht eben Mangel an Selbstbewußtsein, so gab es noch weitere Aspekte in Mutians Denken, die ihn als Vertreter eines äußerst elitären oder aristokratischen Humanismus erscheinen ließen, eines Humanismus, der für ihn – wie für Trithemius – die Sache einiger weniger Auserwählter war: Das Beste des Wissens, so erklärte er, tauge nicht für die Menge, es sei ihr vorzuenthalten.

»Rudes admirantur«, heißt es in seinem Faust-Bericht vom Erfurter Wirtshaustisch: »Die Menge bewundert ihn«, Faust nämlich, den Chiromanten, der sich »Helmitheus Hedelbergensis« nennt, den Halbgott aus Heidelberg. Jener mit lauten und tolldreisten Sprüchen und Späßen aufwartende Mensch konnte natürlich nicht nach des feinen, stillen Mutianus' Geschmack sein. Wie dieser sich aufführte, war das Gegenbild des mutianischen Ideals. Und Fausts Publikum, die »rudes« – auch sie waren genau diejenigen, die Mutian nicht meinte, wenn er sein Wissen an Auserlesene und Würdige weitergeben wollte, an Leute also, die nicht in den Schenken hockten und gafften, sobald ein Schreihals ihnen etwas vorschwatzte.

Man hat Mutianus Rufus zu Recht eine immense Wirkung auf pädagogischem und philosophischem Gebiet bescheinigt, und man hat ihn *den* »Menschenbildner« [2] unter den führenden deutschen Humanisten genannt. Er muß auf die Mitglieder seines Kreises und auf gelegentliche Besucher überzeugend gewirkt haben, ein charismatischer Lehrer. Er muß seine Ideen von einer Vereinigung christlicher Theologie und antiker Philosophie glänzend vorgetragen und muß einleuchtende Argumente für seine liberal und tolerant klingende These gefunden haben, daß man den wahren Gott in gleicher Weise im Alten und Neuen Testament wie auch in der griechischen und römischen Mythologie finden könne und daß die Religionen von Jupiter, Moses und Christus zu verschmelzen seien. Er muß seine Skepsis der Scholastik gegenüber oder vielmehr seinen Haß auf die Buchstaben- und Schubladenfrömmigkeit einer zutiefst verderbten Kirche so zwingend formuliert haben, daß die meisten seiner Schüler und Freunde sich sehr bald und sehr entschieden dem Protestantismus zuwandten. Mutian selber blieb beim alten Glauben, spottend, aufgeklärt, frivol, aber er blieb. Daß er deswegen als »Nutznießer des kirchlichen Systems« gescholten und ihm Feigheit und feingeistiges Genießertum vorgeworfen wurden,[3] kann kaum verwundern. Freilich sind dies Wertungen aus heutiger Perspektive. Der zu seiner Zeit kaum je Gescholtene beherrschte neben dem Griechischen und dem Lateinischen auch das Hebräische, und er ermunterte seine Schüler immer wieder zum Studium der Alten. Luther, der ihn als einen Mann der auserlesensten Bildung bezeichnete, wurde von Mutian nur vorübergehend als Retter begrüßt: Er stimmte der Kritik des Wittenberger Theologieprofessors an der moralischen Verkommenheit der Kirche zu, teilte aber nicht dessen Radikalität. Mutian blieb in der Frage der Reformation zurückhaltend, abwartend, skeptisch und unaktiv, ein Weiser in seiner Eremitage, innerlich engagiert, nach außen aber kühl und stets auf Distanz.

Gern bezeichnete er sich als »philosophus« oder gar als »heiliger Philosoph«, und im nicht nur scherzhaft skizzierten Plan einer idealen Universität rangierten bei ihm die Philosophen zahlenmäßig an der Spitze: einen Sophisten (d. h. einen Scholastiker) sollte es dort geben, zwei Mathematiker, drei Theologen (*nur* drei Theologen), vier Juristen, fünf Mediziner, sechs Rhetoriker, sieben Hebraisten, acht Gräzisten, neun Latinisten und zehn »rechtsinnige« Philosophen. Allerdings gelang es Mutian nicht, ein geschlossenes System philosophischer Anschauungen zu formulieren, weil er sich trotz wiederholter Aufforderungen und Stellenangebote nicht davon abbringen lassen wollte, nur den geistigen Sämann zu spielen, hoffend, daß die Samen in den Köpfen seiner Schüler aufgehen und Frucht tragen sollten. Ihm genügte es, die eigenen in Gesprächen und Briefen geäußerten Gedanken im Werk seines Bundes wiederzufinden.

Um Mutian besser kennenzulernen und damit auch seine Antipathie einem Mann wie Faust gegenüber zu verstehen, ist es unumgänglich, wenigstens seine wichtigsten Schüler kurz vorzustellen. Als erster verdient ein Schüler und Freund Mutians Erwähnung, dessen Biographie der Faust-Zeuge Joachim Camerarius verfaßt hat: Helius Eobanus Hessus (oft auch: Hesse), der als Eoban Koch 1488 im hessischen

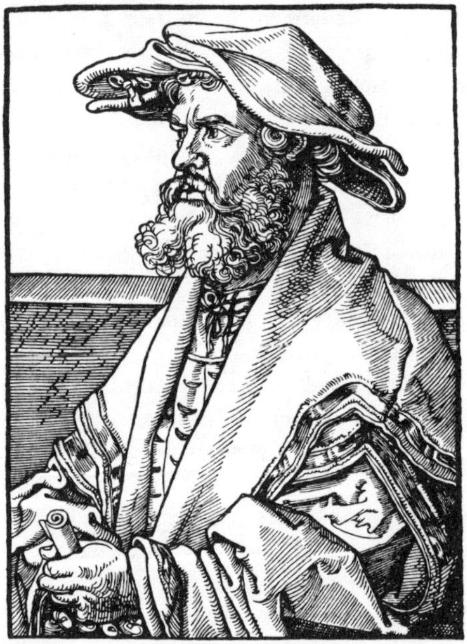

Quisquis habes nostra fixos in imagine vultus
Notius hac Hesso noueris esse nihil
Talis enim pulchram Pegnesi Eobanus ad vrbem
Post septem vitae condita lustra fuit.

Helius Eobanus Hessus. Silberstiftzeichnung von Albrecht Dürer (1526).

Halgehausen als Bauernsohn auf die Welt kam und 1540 als Professor der lateinischen Sprache an der ersten protestantischen Universität Marburg starb. Er wurde von den Mitgliedern des Erfurter »Poetenkreises« als unbestrittenes dichterisches Oberhaupt anerkannt, während Mutian als geistiger Führer galt. Er studierte seit Ende 1504 in Erfurt und legte dort 1509 die Magisterprüfung ab. 1507, zwei Jahre zuvor, wurde er zum Rektor der Stiftsschule von St. Severi in Erfurt berufen – dies verdient festgehalten zu werden, weil diese Rektorentätigkeit nicht nur zeitlich zusammenfällt mit dem Bericht des Trithemius über Fausts kurzes und angeblich ehrenrührig endendes Rektorat in Kreuznach. Auch der Sache nach, nämlich den Ausbildungsstand betreffend, ergeben sich möglicherweise Parallelen zu Faust, der unsicheren Quellen zufolge 1505 in Heidelberg sein Studium begonnen und es dort auch 1509 abgeschlossen haben soll und der somit ebenso wie Hessus mitten im Studium zu Schulleiterwürden gekommen wäre.

Von 1509 bis 1513 Sekretär des Bischofs Hiob von Dobeneck im ostpreußischen Riesenburg, studierte Hessus kurze Zeit Jura in Frankfurt/Oder und kehrte 1514 wieder nach Erfurt zurück, wo er sich 1515 verheiratete. 1517 wurde er in Erfurt Professor für lateinische Sprache, unterrichtete von 1526 bis 1533 am neugegründeten und von Camerarius geleiteten Nürnberger Ägidiengymnasium, kam 1533 wieder nach Erfurt zurück und wirkte von 1536 bis zu seinem Tod 1540 als Professor in Marburg.

Die Stoffe für seine neulateinischen Gedichte und poetischen Briefe holte sich Eoban aus Bibel, Legende, Mystik, Zeitgeschichte und aus dem unerschöpflichen Themenbereich der Liebe. Besonderen Ruhm erntete er mit den *Heroides Christianae* (»Christliche Heldinnen«), nach deren Erscheinen 1514 ihn Mutian zum größten Dichter seiner Zeit erklärte. Jahre zuvor hatte ihm Mutian bereits geschrieben: »Ein zweiter Pindar ist in dir erstanden, du besitzest schon als Jüngling soviel Ruhm, wie ergraute Poeten kaum erreichen, du wirst der Stolz der heiligen Quelle sein.« Seine Eklogen und Elegien entstanden unter dem Einfluß Vergils und des dichtenden Karmelitermönchs Baptista Mantuanus, seine Reisegedichte und zeitgeschichtlichen Balladen machten ihn berühmter als seine Prosaschriften, seine Werkerläuterungen zu Vergil, seine Anleitung zum Verseschreiben, seine zahlreichen Übersetzungen aus griechischen und lateinischen Klassikern und aus dem Alten Testament. Kulturhistorisch kaum zu unterschätzen sind seine jeden nur möglichen Anlaß besingenden Gelegenheitsgedichte. Als Dokumente der Freundschaft sind seine Trauergedichte anzusehen, die er auf Mutian, Reuchlin, Dürer, Pirckheimer, Erasmus und Hutten verfaßt hat. Mit Pirckheimer und Erasmus verband ihn ein Stoff, der auch von Hans Sachs satirisch aufgegriffen wurde: die Gicht – Eoban schrieb 1534 den dramatischen

Ludus podagrae. Zu Erasmus hatte er 1518 die obligatorische Pilgerfahrt nach den Niederlanden unternommen. In der Judenfrage stand er auf seiten Reuchlins. Den Freund Ulrich von Hutten forderte er auf, die Bücher beiseite zu legen und zu den Waffen zu greifen, sich also Luther anzuschließen. Zu Luthers Lob und zu dessen Verteidigung schrieb Hessus vier längere Gedichte. Er war es auch, der als erster Huttens Gedichte sammelte und 1538 herausgab.

Eobanus Hessus ist heute nur noch den Fachleuten als bedeutender Dichter bekannt – kein Wunder, da sein ganzes Werk (auch die vielen hundert Briefe, die Camerarius in zwölf Büchern herausgegeben hat) in Neulatein verfaßt ist, einer Sprachstufe, die besonders in der Versform selbst von Absolventen eines humanistischen Gymnasiums kaum entschlüsselt werden kann. Nahezu nichts aus diesem umfangreichen Werk liegt ins Deutsche übersetzt vor.

Ebenso schwer zu entschlüsselnde Gelehrtenpoesie, gleichfalls im elitären Humanistenlatein abgefaßt, ist das Trauergedicht auf Hessus, das 1540 ein anderes Mitglied des Erfurter Mutian-Kreises schrieb und das die Biographie Eobans nacherzählt: Es stammt von Jacobus Micyllus (eigentlich Molsheim oder Moltzer), einem Freund des Camerarius, einem Lyriker, der die kleinen Formen der Gelegenheitsdichtung bevorzugte, wenig aggressive Satiren schrieb, Epigramme dichtete, übersetzte und auch ein Drama verfaßte.

Gleichfalls in esoterisch-schwierigem Latein schrieb Euricius Cordus, Arzt, Dichter und Botaniker, der mit Idyllen, Hirtengedichten und einer Paracelsus verwandten Schrift *De abusu uruscopiae* (»Über den Mißbrauch der Harnschau«) hervortrat und dessen Epigramme später dem Faust-Dichter Lessing als Vorlagen für seine Sinngedichte dienten.

Innerhalb dieses elitären Zirkels um Mutian war ein Mann ganz besonders eng mit Ulrich von Hutten verbunden. Er war zugleich die größte satirische Begabung des »Bundes«, ein Dichter, der als Verfasser großer Partien des ersten Teils der *Dunkelmännerbriefe* auch heute noch einige Bekanntheit genießt – jener Briefsammlung, die in Reuchlins Kampf für die Erhaltung der wichtigsten jüdischen Schriften seine fanatischen Gegner, die Kölner Dominikaner-Inquisitoren und Judenjäger Pfefferkorn und Hochstraten, bloßstellte. Der Name dieses eleganten Satirikers war Crotus Rubeanus (oder Rubianus; eigentlich Johann Häger), wie Hessus ein Bauernsohn, gebürtig aus Dornheim bei Arnstadt in Thüringen. Auch er kam durch sein Studium in Erfurt mit Mutianus Rufus in Kontakt, wurde 1503 der Mentor Ulrich von Huttens und verbrachte mit diesem das Wintersemester 1505 in Köln. Von 1510 bis 1516 war er Schulleiter und Mitarbeiter des Fürstabtes Hermann Burggraf von Kirchberg. 1517 promovierte er in Bologna zum Doctor theologiae und traf dort erneut mit Hutten zusammen. Diesen sah er auch zu Ostern 1520 in Bamberg wieder – fast zur gleichen Zeit, da Faust dem Bamberger Fürstbischof das Horoskop stellte. Im selben Jahr wurde er Universitätsrektor in Erfurt, und am 6. April 1521 empfing er seinen Studienfreund Martin Luther feierlich bei dessen Durchreise in Erfurt. Die weiteren Amtsstationen des Crotus sind für uns unerheblich, wichtig aber ist festzuhalten, daß er sich 1531 in einer Schrift öffentlich von Luther distanzierte. Luther, erzürnt über diesen Angriff und nie verlegen um deftige Worte, schimpfte Crotus »Kröte und des Kardinals zu Mainz Tellerlecker«. Bei Kardinal Albrecht von Mainz stand Crotus die letzten anderthalb Lebensjahrzehnte in Diensten.

Crotus hat Mutian sehr geliebt. Als dieser starb, schrieb er an Camerarius: »Mutians Tod ist mir nach dem meiner Eltern der bitterste gewesen. Keines Menschen Freundschaft war mir jemals teurer, mit keinem stimmte meine Gemütsart mehr überein.«[4] Mutian war es großer Wahrscheinlichkeit nach gewesen, der mit seiner Parteinahme für Reuchlin und gegen die Scholastiker – die »Sophisten«, wie er sie nannte – bei Crotus die Idee entwickelt oder jedenfalls bestärkt hatte, den bornierten Antisemiten in Köln einmal anders zu kommen als mit den Mitteln rationaler Auseinandersetzung, wie es Reuchlin vergebens versucht hatte. Nachdem dies also nicht verfing, nachdem die mächtigen Kölner Theologen weiterhin ihre böse Judenhetze betrieben und statt auf Faust – so heißt es in Mutians Zeugnis – lieber auf Reuchlin losgingen, bot sich ein anderer Weg an, der mehr Erfolg versprach, wenn er nur gekonnt begangen wurde: der Weg nämlich, die überfrommen Widersacher der Lächerlichkeit preiszugeben. Dies sollte geschehen, indem man stilisierend und übertreibend die christlichen Eiferer beim eigenen Wort nahm und dieses dem allgemeinen Spott auslieferte.

Eine der schlimmsten und verletzendsten Spielarten der Parodie, so hat Robert Neumann gezeigt, besteht im Zitat. Und Crotus Rubeanus lieferte in der Tat nichts anderes als gut erfundene Zitate, eine

Briefsammlung, gerichtet an den Kölner Professor Ortwin Gratius und angeblich verfaßt von so seltsam und sprechend klingenden Köpfen – wie sich erweist: von Hohlköpfen – wie Nicolaus Ziegenmelker, Matthaeus Honiglecker, Paulus Daubengigelius, Tilman Luemplein, Gingolf Holzhauer, Leopold Federfuchser oder Herbordus Mistladerius. Die fingierten Briefe dieser ehrenwerten Herren waren in einem schauderhaften, für jeden gebildeten Humanisten barbarisch

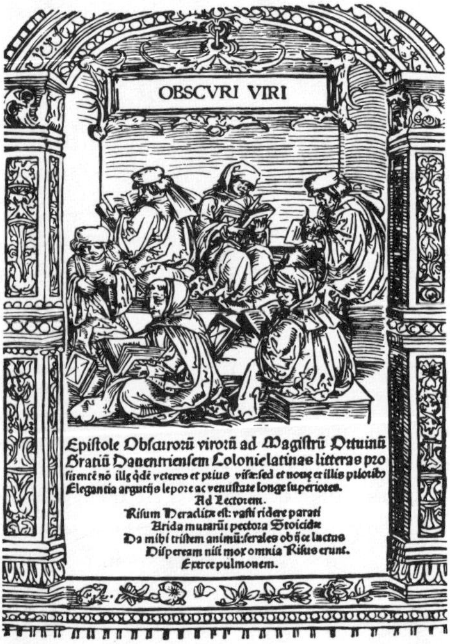
OBSCVRI VIRI
Epistole Obscurorũ virorũ ad Magistrũ Ortuinũ
Gratiũ Dauentriensem Colonie latinas litteras pro
fitentē nō illa q̃dē veteres et prius visę:sed et noue et illis p̄loribꝫ
Elegantia argutijs lepore ac venustate longe superiores.
Ad Lectorem.
Risum Heraclite est: vafri ridere parati
Arida mutarũt pectora Stoicide
Da mihi tristem animũ:ferales obijce luctus
Disperream nisi mox omnia Risus erunt.
Exerce pulmonem.

Titelblatt des zweiten Teils der Dunkelmännerbriefe *(1517).*

anmutenden Latein verfaßt, der Wortschatz zeigte sich ungeheuer beschränkt und primitiv, die Satzstellung hilflos der deutschen Syntax nachgebildet, voller verquälter Neuprägungen – kurzum, schon sprachlich zeigten diese *Dunkelmännerbriefe,* daß die Kölner Anti-Reuchlin-Partei nicht eben den Geist gepachtet hatte, daß sie engstirnig, verschroben und lächerlich war und daß sie sich nur aufplusterte mit ihrer eitlen Dünkelhaftigkeit, ihrem blamablen Unwissen und ihrer moralischen Verderbtheit. Daß die Attackierten bald das kirchliche Verbot der *Dunkelmännerbriefe* erreichten, kann kaum verwundern. Dies geschah 1517, im selben Jahr, als deren zweiter Teil erschien, verfaßt von Ulrich von Hutten.

Mit Justus Jonas, einem weiteren »Erfurter«, der Luthers an Erasmus gerichtete Schrift *De servo arbitrio* (»Vom geknechteten Willen«) ins Deutsche übertrug und einige heute noch gesungene evangelische Kirchenlieder dichtete, stand ein anderes Mitglied des Kreises 30 Jahre lang im Briefwechsel: Georg Spalatin, der für den frühen Protestantismus und speziell für die Universität Wittenberg als Organisator, Archivar, Bibliothekar, Übersetzer, Kirchenvisitator, Prediger, Geschichtsschreiber, Jurist, Verhandlungsführer und theologischer Autor außerordentlich viel geleistet hat. Er war für Luther, der über 400 Briefe an ihn richtete, ein unentbehrlicher Mitarbeiter, schon deshalb, weil er für ihn den Verbindungsmann zum kursächsischen Hof Friedrichs des Weisen abgab. An dessen Hof war Spalatin als Prinzenerzieher und als vielseitig begabtes Faktotum tätig.

Die in neueren Volksbücher-Sammlungen oft mit der *Historia von D. Johann Fausten* zusammen abgedruckte *Geschichte von der schönen Magelone* machte Spalatin in der Übertragung von Veit Warbeck bekannt. Eine anonyme Dramatisierung des Magelone-Volksbuchs publizierte er mit einem Vorwort. Spalatin steht auch mit dem aus der Faust-Legende und aus Goethes Faust-Dichtung bekannten Besitzer eines berühmten Leipziger Kellerlokals in Beziehung: Er übersetzte Heinrich Stromer von Auerbachs *Eine getrewe, vleissige vnd ehrliche Verwarnung Widder das hesliche laster der Trunckenheit.* – Eines gelang Spalatin nicht: Mutianus Rufus aus seiner »beata tranquillitas« in Gotha auf eine Professur für Jurisprudenz nach Wittenberg zu locken und sich auf diese Weise dafür zu revanchieren, daß Muth Spalatin zu seinen beiden ersten Ämtern verholfen hatte. Besonders schwierig hatte sich für den verbindungsreichen und für seine Schülerfreunde unermüdlich sorgenden Kanonikus 1505 die Protektion für Spalatin gestaltet, dem er erst nach Überwindung vieler Einwände eine Präzeptorenstelle im Zisterzienserkloster Georgenthal südlich von Gotha verschaffen konnte.

Spalatin lebte hier drei Jahre lang unter einem Dach mit jenem Mann, an den Mutianus Rufus am 3. Oktober 1513 über seine Faust-Beobachtungen im Erfurter Wirtshaus schrieb: mit Heinrich Fastnacht aus Orb bei Gelnhausen, der sich nach seinem Heimatort den Humanistennamen Henricus Urbanus zulegte. Geburts- und Todesjahr dieses philosophisch und theologisch nicht sehr bedeutenden Mannes, der aber um so mehr praktischen Sinn und Geschäftstüchtigkeit und vor allem die Gabe selbstloser Freundschaft besaß, sind nicht bekannt. Die letzte sichere Nachricht datiert auf das Jahr 1538, und sein erstes belegbares Auftreten ist sein Studienbeginn in Erfurt 1494. Er unterbrach später sein Studium sehr lange und erwarb erst 1509 und 1510 in Leipzig die akademischen Grade eines Baccalaureus und eines Magisters. 1494 hatte er Mutianus Rufus als Hochschullehrer kennengelernt, aber die immer enger werdende freundschaftliche Bindung begann erst etwa 1505, als Urbanus in Georgenthal Oeconomus oder Cellerarius wurde – wir würden heute sagen, der Verwalter dieses an Grundbesitz reichen Klosters. 1510 wurde Urbanus von seinem Orden in ähnlicher Funktion in Erfurt eingesetzt: Er wurde Hofmeister der Georgenthaler Niederlassung in der Universitätsstadt.

Erfurt, mit jeweils 24 Kilometer Abstand gleichweit westlich von Weimar und östlich von Gotha gelegen, beherbergte die meisten Mitglieder aus Mutians Kreis. Der Kontakt zwischen ihnen und dem geistigen Oberhaupt ihres Kreises wurde seit Urbanus' Übersiedlung nach Erfurt wesentlich intensiver: Urbanus reiste oft zwischen Erfurt und Gotha hin und her, erledigte Mutians Buchbestellungen, überbrachte Grüße und Briefe, hielt Muth über die Geschehnisse an der Universität auf dem laufenden – kurz, er spielte den unentbehrlichen Kontaktmann für seinen früheren Lehrer und jetzigen Freund und für den ganzen »Bund« der Erfurter »Poeten«. Zwischen Urbanus und Mutian, der ihn 1515 förmlich zu seinem Bevollmächtigten ernannte, wurden viele Briefe gewechselt, und Urbanus schrieb aus Verehrung alle Briefe Mutians ab, sowohl die an ihn selbst wie auch die an andere Adressaten gerichteten Schreiben. 1516 besaß er bereits zwei volle Bände von Mutian-Briefen. In diesen mit schöner Schrift kopierten Briefbänden fand sich auch Mutians Faust-Erwähnung vom 3. Oktober 1513 – hätten wir nicht die Abschrift des Urbanus, so wäre der ohnehin äußerst dürftige Bestand an Faust-Zeugnissen noch geringer.

Mutian hat Urbanus in einem seiner zahlreichen Briefe einen »Ulysses in der Kapuze« genannt. Das soll wohl heißen, daß er mit »Ulysses« (also mit Odysseus) den geschäftlichen und organisatorischen Einfallsreichtum des Urbanus rühmen wollte. Die »Kapuze« bezog sich darauf, daß der Zisterziensermönch Urbanus stets im

Ordenskleid auftrat, das er erst nach der Aufhebung des Klosters 1525 ablegte. Während seiner klösterlichen Zeit hatte er zwar mit Luther wie mit Erasmus sympathisiert und mit Melanchthon sogar Freundschaft geschlossen, doch blieb er der katholischen Kirche treu. Als treu erwies er sich auch dem damaligen moralischen Standard der Mönche: Wiederholt wurde ihm der Vorwurf unerlaubter sexueller Beziehungen zu Nonnen und zu jungen Mädchen gemacht – offenbar zu Recht.

Faust taucht sechs Jahre nach dem verleumderischen Brief des gelehrten Abtes von Sponheim in der traditionsreichen Universitätsstadt Erfurt auf. Soweit es unsere wenigen Quellen erkennen lassen, kommt er damit erstmals mit akademischer Gelehrsamkeit in Berührung, an einem Ort, der für seine noch junge, aber bereits sehr kräftige humanistische Strömung bekannt ist, in einer Stadt, in der er damit rechnen muß, skeptischen und kritischen Geistern zu begegnen, Leuten, die ihm gehobenen Schabernack und großspurige Selbstanpreisungen nicht abnehmen würden – immer vorausgesetzt, Faust habe tatsächlich dem vernichtenden Psychogramm entsprochen, das Trithemius in seinem Brief an Virdung gezeichnet hatte.

Indessen ist es, wie wir gesehen haben, um den Wahrheitsgehalt des Trithemius-Steckbriefes recht dubios bestellt, und so muß zumindest die Möglichkeit erwogen werden, ob Faust nicht vielleicht versucht haben könnte, zu den Erfurter Universitäts- und Humanistenkreisen Zugang zu gewinnen. Ob man nun die weitgehende Vermutung äußert, Faust habe sich eine Stelle als akademischer Lehrer ergattern wollen, oder ob man die bescheidenere Überlegung anstellt, Faust habe als Gasthörer der Universität Fortbildung betreiben wollen – in jedem Fall zeigte Fausts Eintreffen in Erfurt sein Interesse an der geistigen Physiognomie dieser Stadt. Wie lange er sich hier aufhielt, ist unbekannt. Es mögen nur Tage gewesen sein; es spricht aber nichts dagegen, auch einen längeren Aufenthalt in Erfurt anzunehmen, wofür die reiche Sagenbildung um den Erfurter Faust sprechen könnte, vor allem der vergebliche Bekehrungsversuch des Sünders und Teufelsbündlers durch den Mönch Dr. Klinge – darüber wird im Kapitel über den legendären Faust noch zu sprechen sein.

Etwa am 25. September 1513 findet das Zusammentreffen mit Mutian statt, über das dieser dem Urbanus brieflich berichtet. Aus Fausts Perspektive handelt es sich freilich gar nicht um ein Zusammentreffen, weil der feine Herr am Nebentisch nur ißt und trinkt, schweigt, zuhört, beobachtet und sich nicht zu erkennen gibt: *»Non castigavi iactantiam«*, »Ich habe seine Anmaßung nicht gestraft«; *»quid aliena insania ad me?«*, »denn was kümmert mich fremde Torheit?«.

Der Vorgang ist seltsam genug: Aus Gotha geht ein Brief nach Erfurt, der einen Chiromanten – einen Weissager aus der Hand – schildert »namens Georgius Faustus Helmitheus Hedelbergensis«, der *»in hospicio«* auftritt, in einer Herberge, einem Wirtshaus, und der mit seinen Wahrsagekünsten prahlt. Eigenartig mutet zunächst an, daß eine solche Sensationsmeldung von Gotha nach Erfurt berichtet wird, denn Urbanus saß ja dort am Platz des Geschehens, und er brauchte gewiß nur seine Ohren offen zu halten, um das Staunen der Menge, das aufgeregte Raunen über den hereingeschneiten Chiromanten mitzubekommen. Noch eigenartiger aber erscheint, daß Mutian, der höchst selten nach Erfurt kam und sich lieber von Gotha aus die notwendigen Besorgungen von Urbanus ausführen ließ, sich ausgerechnet in eine Herberge verirrte, in der er neben Faust auch auf die *»rudes«* stieß, auf die »Ungebildeten«, auf den Pöbel, den er ansonsten erklärtermaßen verachtete. Hatte er sich wider Willen in eine üble Spelunke verirrt, in eine Kaschemme jener kleinen und dummen Leute, denen ein aufschneiderischer Windhund wie Faust imponieren mochte? Oder hatte umgekehrt der fremde Chiromant Faust in einem Etablissement seine Zelte aufgeschlagen, das normalerweise solch spektakulärem Firlefanz nicht offenstand, sondern als Lokal galt, das den verwöhnt-gehobenen Ansprüchen eines Mutianus Rufus genügte?

Nicht genug des Eigenartigen: Gegen Faust, den er eben noch als puren Spruchbeutel und Narren bezeichnet hatte, sollten – so wünscht Mutian – die Theologen Front machen, statt gegen Reuchlin, den »Philosophen« Reuchlin, sich zusammenzurotten. Hier spielt in den beiläufigen Kneipenreport der theologische Tageskampf hinein, die Atmosphäre des Mißmuts über den offiziellen Katholizismus, der einen Mann wie Reuchlin verfolgte, um ungestört in scholastischer Dumpfheit und Unbelehrbarkeit verharren zu können – eine Atmosphäre, die sich in den Folgejahren immer mehr auflud und schließlich zu den *Dunkelmännerbriefen* führte.

Aber der Vergleich Fausts mit Reuchlin ist noch viel aufschlußreicher: Denn Fausts Name wächst durch den danebengestellten Namen eines der bedeutendsten Köpfe des Zeitalters zu einer Größe, die wohl kaum in der Intention Mutians lag. Er erscheint herausgehoben aus der Masse der trivialen Schwindler und zu einer Bedeutung gesteigert, die erst den Reuchlin-Vergleich erlaubt, trotz Mutians Herablassung zu einer Ausnahmegestalt unter den Gauklern und Magiern. Gewollt oder ungewollt: Reuchlin in einem Atemzug zu nennen mit Faust, dessen »Physiognomie leichter als eine Wasserspinne« sei, das darf schon als verwegen gelten – oder als verräterisch.[5]

Im Kontext der Briefstelle Mutians über Faust erscheint der Reuchlin-Vergleich beiläufig, gleichsam unbeabsichtigt »hineingerutscht«, aber eben deshalb eine um so erhellendere Fehlleistung. Der übrige Tonfall der Briefstelle bezeugt das hohe Selbstwertgefühl des Gothaer Kanonikus. Daß er gleichwohl den Reuchlin-Vergleich benützt, muß nachdenklich machen. Hatte es mit diesem Faust doch mehr auf sich, als es die wegwerfende Handbewegung Mutians verbergen wollte – und doch gleichzeitig andeutete?

Der Bischof von Bamberg – 10 Gulden für den Sternenpaß

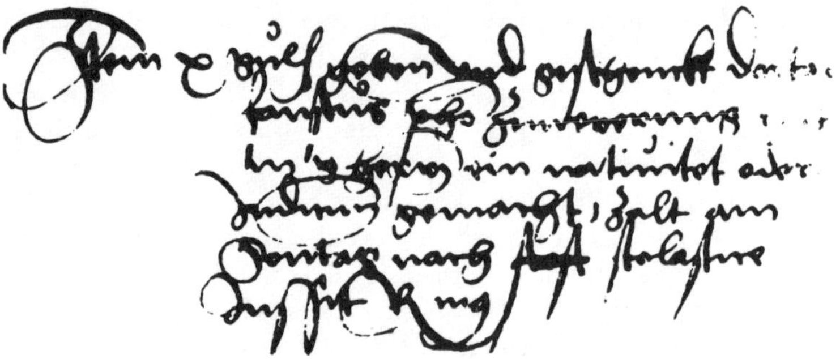

Kammerrechnung des Bischofs Georg III. von Bamberg, 1520 (Bamberg, Bayerisches Staatsarchiv).

»Item X guld[en] geben und geschenckt doctor faustus ph[ilosoph]o zuvererung hat m[einem] g[nedigen] herrn ein nativitet oder Indicium gemacht, zalt am Sontag nach stolastice Jussit R[everendissi]mus.«

In den frühen siebziger Jahren des 18. Jahrhunderts, zur selben Zeit, als Goethe am später so genannten *Urfaust* arbeitete, vollendete er sein dramatisches Erstlingswerk, das Schauspiel *Götz von Berlichingen mit der eisernen Hand* (1773). Vorangegangen war 1771/72 eine erste Fassung *Geschichte Gottfriedens von Berlichingen dramatisiert.* In für den Sturm und Drang kennzeichnende Prosadialoge brachte Goethe hier die *Lebens-Beschreibung Herrn Gözens von Berlichingen, Zugenannt mit der Eisern Hand, eines zu Zeiten Kaysers Maximiliani I. und Caroli V. kühnen und tapfern Reichs-Cavaliers, Worinnen derselbe 1. alle seine von Jugend auf gehabte Fehden, und im Krieg ausgeübte That-Handlungen, 2. seine in dem Bauern-Krieg A. 1525. widerwillig geleistete Dienste, und dann 3. einige andere, ausserhalb dem Krieg, und denen Fehden, gethane Ritter-Dienste aufrichtig erzehlet, und dabey seine erlebte Fatalitäten mit anführet.* Was der greise, verbitterte Götz auf seiner Burg Hornberg dem befreundeten Pfarrer als ein Mittelding zwischen Memoiren und Rechtfertigungsschrift diktierte, wurde für Goethes Stoff und für seine Wertung die wichtigste Vorlage. In Götzens *Lebens-Beschreibung* ist von vielen Kämpfen und Fehden die Rede; denn wenn der Ritter mit der eisernen Hand auch nicht voll unbändiger Rauflust war, so ging er doch keinem Strauß aus dem Wege. Zwei Fehden hatte er mit einem hohen Kirchenmann, den er spöttisch »den Pfaffen« und »das Männchen« nennt – was Goethe im *Götz* wörtlich übernommen hat –, mit ebendemselben, der als »Bischof von Bamberg« in mehreren Szenen des Goetheschen Schauspiels auftritt: Georg III., Schenk von Limpurg.

Bei Goethe kommt dieser Kirchenfürst, dem Faust eine generös entlohnte Nativität gestellt hat, der Götzschen Vorlage gemäß mehr als schlecht weg: Berlichingen nennt Weislingen, den einstigen Jugendfreund, den treulosen Verlobten seiner Schwester Maria und seinen späteren Gegner, den »ersten Hofschranzen eines eigensinnigen neidischen Pfaffen«. Der Bamberger Bischof, in dessen Palast die ersten Fäden gegen Götz gesponnen werden, scheint ungebildet und das Gegenteil von einem verläßlichen Ehrenmann zu sein, einer, der sich beim Kaiser lieb Kind zu machen bemüht, keine Intrige und keine erotische Kriegslist scheut und sich beim Schachspiel ablenkt von dem Unrecht, das er Götz durch die Gefangensetzung eines »Buben« angetan hat. Auch bei Goethe ist Georg III., Schenk von Limpurg, dargestellt als Wolf im Bischofsornat, als charakterlos, rechthaberisch und rachsüchtig, als ein Borgia-Päpstlein der bayrischen Kirchenprovinz. Der vierundzwanzigjährige Dichter macht sich voll und ganz die parteiische Optik des verbitterten achtzigjährigen Götz zu eigen. Gilt das für das ganze Schauspiel vom Ritter mit der eisernen Hand, so gilt es insbesondere für die Zeichnung des Bamberger Bischofs, die schon eher eine Verzeichnung genannt werden muß: Dichtung und Wahrheit klaffen hier ganz besonders weit auseinander.

Studiert man nämlich die zeitgenössischen Quellen, so gewinnt das Bild des von 1505 bis zu seinem Tode 1522 regierenden Bamberger Fürstbischofs sehr einnehmende Züge, die das abschließende Urteil seines Biographen Franz Friedrich Leitschuh bekräftigen: Er war »der vortrefflichste Regent, der kunstliebendste Bischof, der je in Franken herrschte«.

Georg entstammte der Speckfeld-Obersontheimer Linie der

Schenke von Limpurg,[1] deren berühmtester Vertreter bis zu Bischof Georgs Zeiten jener Konrad Schenk von Limpurg war, der für die zweite Hälfte des 13. Jahrhunderts als Fortsetzer des klassischen Minnesangs und als Begleiter des Stauferkaisers Konradin auf dessen Italienzug belegt ist. 1483 wurde der erst dreizehnjährige Georg Domherr in Bamberg, bald darauf auch in Straßburg, Würzburg und Köln, und 1501 wählte man ihn in derselben Stadt zum Domprobst, in der er dann von 1505 an als Fürstbischof wirkte.

Bald nach Regierungsantritt – die Fürstbischöfe waren in direktem Lehensverhältnis zum Kaiser stehende Landesherrn, verfügten also über eigene Soldaten – kam es zum ersten langwierigen Zwist mit Götz von Berlichingen, der 1508 durch einen Vergleich beigelegt wurde. Aber jener plünderte dem Bischof einige Handelsschiffe auf dem Main, so daß in der weiteren Folge der kleinlichen, aber blutigen Auseinandersetzungen dem Bamberger Kirchen- und Landesherrn nichts anderes übrigblieb, als gegen Götz die Reichsacht zu beantragen, die dann auch von 1512 bis 1524 über diesen verhängt wurde.

Wie konsequent sich Georg in den langjährigen Händeln mit Götz auch verhielt – seine wahren Interessen lagen nicht im kriegerischen Finassieren, im Legen von Hinterhalten, in Reiterattacken und in massiver Provokation. Vielmehr war er ein Mann der Ruhe, der künstlerischen Muße, ausgestattet mit feinem Gespür und Fingerspitzengefühl für Wertvolles und Förderungswürdiges im kulturellen Bereich. Er war eine so unauffällig wie wirkungsvoll agierende Figur, die in Bamberg einen humanistischen Kreis von Gleichgesinnten schaffen und lebendig halten konnte, gar nicht unähnlich der Funktion, die Mutian in Erfurt ausübte, und ein katholischer Kirchenmann von nie ernstlich beirrter Überzeugung, der gleichwohl Toleranz und eigenständiges Denken unter Beweis stellte.

Unnachgiebig erwies sich der Bischof jenen Geistlichen seiner Diözese gegenüber, die sich in der Ausübung ihres Priesteramtes oder in ihrem persönlichen Verhalten schwerer Vergehen schuldig gemacht hatten. Er sorgte dafür, daß an diesen schwarzen Schafen die Degradation vollzogen wurde, die Amtsenthebung, die den Betroffenen jeden weiteren Kirchendienst unmöglich machte. Aber nicht nur kirchliche Disziplinarmaßnahmen waren Georg III. wichtig, ebenso kümmerte er sich um den zivilen Rechtsbereich: Im Auftrage des Bischofs erarbeitete sein Hofmeister Johann Freiherr von Schwarzenberg die am

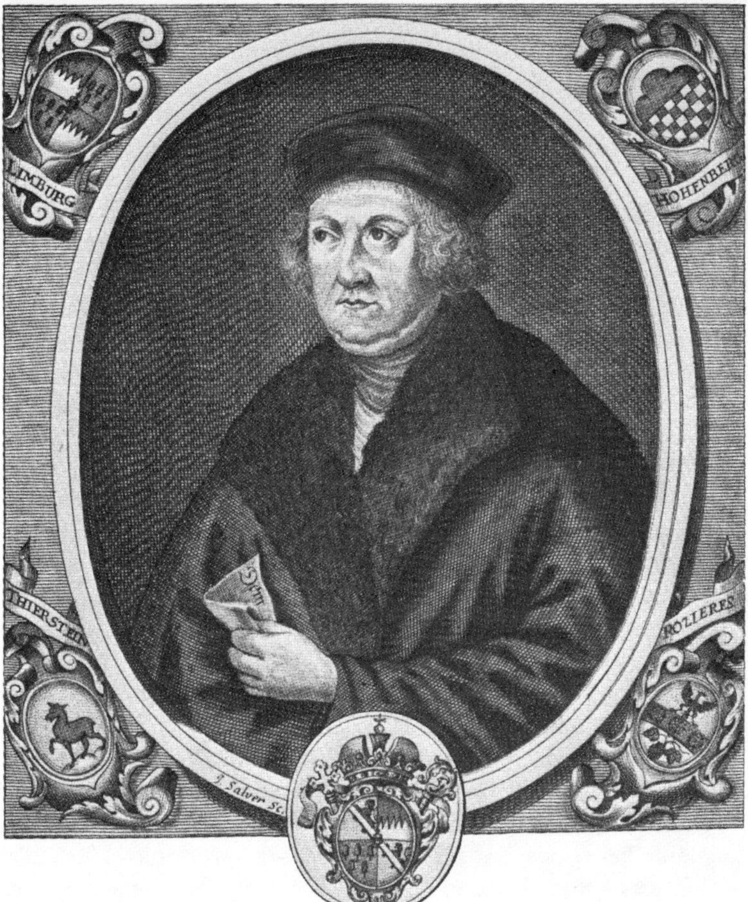

Georg III., Schenk von Limpurg, Fürstbischof von Bamberg. Kupferstich von Johannes Salver.

19. Juni 1507 veröffentlichte Bambergische Halsgerichtsordnung. Dieses Strafgesetzbuch wurde 1516 vom Markgrafen von Brandenburg für seine fränkischen Besitzungen übernommen und diente als Grundlage für die *Constitutio Criminalis Carolina,* die »Peinliche Halsgerichtsordnung« Karls V., die auf dem Regensburger Reichstag

1532 als Reichsgesetz verkündet wurde und im Grundsatz bis ins 19. Jahrhundert hinein für das deutsche Strafrecht allgemein verbindlich blieb.

Wenn Georg III. 1506 in einem Anhang zu den Diözesanstatuten den Verkehr zwischen Christen und Juden bis ins einzelne regelte und dabei den Juden feste Rechtsgarantien zusicherte, so bedeutete dies einen zukunftsweisenden einzigartigen Akt: Der grassierende Antisemitismus dieser Jahrzehnte sollte schon 1513 einen Höhepunkt erleben, als der Kölner Dominikaner und Großinquisitor Jakob von Hochstraten einen kirchlichen Prozeß gegen Johannes Reuchlin wegen Häresieverdachts anstrengte. Reuchlin hatte bei seinen italienischen Aufenthalten die Florentiner neuplatonischen Philosophen Marsiglio Ficino und Giovanni Pico della Mirandola kennengelernt und war von ihnen auf die kaum beachteten jüdischen Geheimlehren und insbesondere die Kabbala hingewiesen worden. Er hatte sich in diese Schriften vertieft, über sie geschrieben *(De verbo mirifico, De arte cabbalistica)*, und er pries die jüdischen Schriften als Bücher, welche die messianische Lehre Jesu Christi aufs fruchtbarste ergänzten.

Der zum Christentum konvertierte Kölner Jude Johannes Pfefferkorn aber, erfüllt von blinder Rachsucht gegen seine einstigen Glaubensgenossen, ließ sich mit Unterstützung der Kölner Dominikaner zum kaiserlichen Beauftragten machen. In seinen Pamphleten rief er zur Verfolgung der Juden auf, die seiner Meinung nach in ihren Schriften die Christen schmähten. Er betrieb die Verbrennung aller jüdischen Bücher mit Ausnahme des Alten Testaments und besaß 1509 die Unverschämtheit, Reuchlin in Stuttgart aufzusuchen und zur Hilfe bei seinem antisemitischen Feldzug aufzufordern. Reuchlin schlug dies natürlich ab und lieferte in einem vom Kaiser erbetenen Gutachten eine differenzierte Stellungnahme, die um Verständnis für die Juden und ihre Schriften warb. Dieses Gutachten geriet in Pfefferkorns Hände, worauf ein häßlicher Streit entbrannte, bei dem zwar fast das gesamte humanistische Deutschland auf seiten Reuchlins stand, dieser aber demütigende Verfahren und einen über die Instanzen Mainz, Speyer und Rom sich hinschleppenden Prozeß durchstehen mußte, der ihn immer mehr zermürbte. Zwei Jahre nach dem päpstlichen Urteilsspruch (1520) starb Reuchlin, der ohne bewußten Willen die Reformation vorbereiten half und den Luther in einem Brief als seinen »innig verehrten Lehrer« anredete. Ihm, der unbestritten als bedeutendster deutscher Gelehrter seiner Zeit galt und dem Goethe zurief:

Reuchlin! Wer will sich ihm vergleichen,
Zu seiner Zeit ein Wunderzeichen!

hatten während seiner Auseinandersetzung mit Pfefferkorn, Hochstraten und deren Partei viele gelehrte Anhänger geschrieben, ihm Mut gemacht und ihn ihrer Solidarität versichert. Eine Auswahl dieser Briefe gab er 1514 unter dem Titel *Epistolae clarorum virorum* (»Briefe berühmter Männer«) heraus. Im nächsten Jahr folgte der erste, 1517 der zweite Teil der *Epistolae obscurorum virorum* (»Dunkelmännerbriefe«), von denen wir schon hörten.

Ebenfalls im Vorfeld der Reformation wirkte ein weiterer finanziell

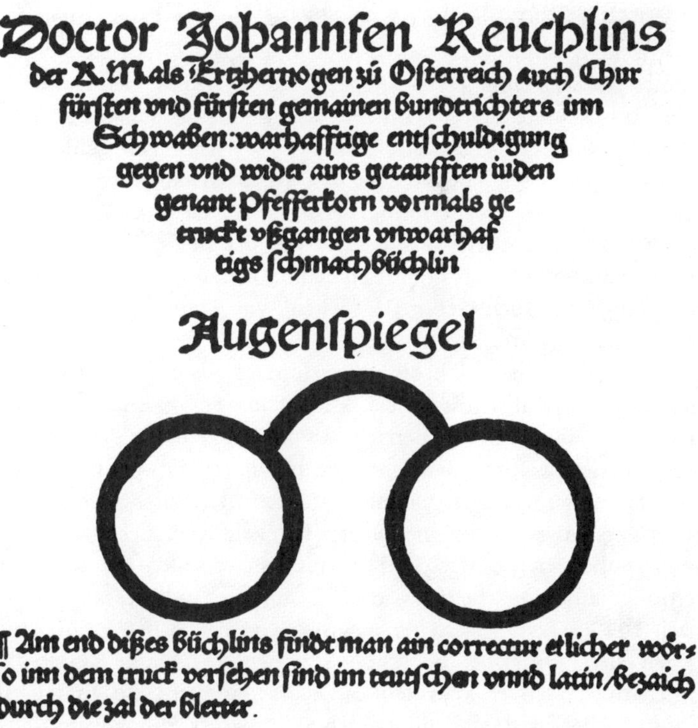

Doctor Johannsen Reuchlins
der K. Mt. als Ertzhertzogen zů Osterreich auch Chur
fürsten und fürsten gemainen bundtrichters im
Schwaben: warhafftige entschuldigung
gegen und wider ains getaufften iuden
genant Pfefferkorn vormals ge
truckt vßgangen unwarhaf
tigs schmachbüchlin

Augenspiegel

¶ Am end dißes büchlins findt man ain correctur etlicher wör-
ter so inn dem truck versehen sind im teutschen unnd latin/bezaich
net durch die zal der bletter.

Titelblatt von Johannes Reuchlins Augenspiegel *(1511), einer Anklageschrift gegen die fanatischen Antisemiten.*

überaus erfolgreicher Dominikaner, der Ablaßprediger Johann Tetzel. War ein Ablaß im Mittelalter ursprünglich an Anstrengungen wie einen Kreuzgang oder eine Pilgerreise nach Rom gebunden gewesen, so war er später sehr viel einfacher, ohne die bislang erforderte reuevolle Zerknirschung zu haben: für Geld. In der Zeit um 1500 mit ihrer Furcht vor Kometen, Sintfluten und dem Weltuntergang hatte es die Kirche nicht schwer, die Ängste und die in der Predigt gezüchteten Gewissensqualen der Gläubigen auszunützen: Mit einem Generalablaß wurde man seine ganze Sündenlast auf einmal los, bereinigte das irdische Schuldkonto und sicherte sich bei Eintritt einer Katastrophe einen Logenplatz im Himmel. Dieser simple Mechanismus erklärt, daß das Geschäft mit den sauberen Seelen aufs trefflichste funktionierte.

Viele Ablaßhändler zogen predigend durchs Land, allesamt in mehrfachem Sinne erfolgreich. Der Chefagent dieser stets liquiden Firma aber war ohne Zweifel jener Johannes Tetzel, den Luther über Jahre beobachtete und bekämpfte, am nachhaltigsten mit seinen am 31. Oktober 1517 an die Tür der Wittenberger Schloßkapelle angeschlagenen 95 Thesen über den Ablaß. Demselben Tetzel und seinem schäbigen Handel, ihm, der sogar für die zukünftig begangenen Sünden den Ablaß versprach, damit der Bau der Peterskirche in Rom finanziert werden könnte, diesem von Luther erbittert befeindeten Mönch trat auch Georg III., Schenk von Limpurg, entgegen, und zwar vor Kaiser und Reichstag.

Hier schon zeigte sich die später immer wieder bewiesene Skepsis des Bamberger Bischofs einem kirchlichen Selbstverständnis gegenüber, das einerseits im Bereich der Amtshierarchie Versagen und Verwilderung geflissentlich übersah, um andererseits die Gläubigen in einnem recht profitablen Schuldbewußtsein zu halten. Einem geistlichen Fürsten, wenn er wie Georg III. kein verbissener Parteimann war, mußte vieles, was Luther anprangerte, ebenfalls kritik- und reformbedürftig erscheinen. So ist es nur verständlich, wenn er auch nach 1517 jenem gegenüber gewisse Sympathien bewies und nichts gegen den Druck lutherischer Schriften in seiner Residenzstadt unternahm. Daß er kein Doktrinär war, sondern ein Pragmatiker, zeigte auch sein Rat an die beiden Nürnberger Humanisten Lazarus Spengler und Willibald Pirckheimer, sich durch einen Widerruf vom römischen Kirchenbann zu lösen: Dr. Johann Eck, der Leipziger

Disputationsgegner Luthers, hatte beide beim Papst erfolgreich angeschwärzt. Sie befolgten tatsächlich den Rat des Bamberger Bischofs und kamen somit im August 1521 vom Bann wieder frei. Georg III. tolerierte es sogar, daß im selben Jahr sein Domkapitel die Bannbulle gegen Luther und seine Ächtung als Ketzer im Wormser Edikt erst mit großer Verzögerung veröffentlichte – ein unter den deutschen Landesfürsten einmaliger Vorgang!

Der Bamberger Bischof war um 1500 keinem Erzbischof, sondern direkt dem Papst unterstellt. Seine Diözese war zwar im Vergleich mit den Bistümern von Mainz, Salzburg, Köln und Trier relativ klein, aber sie umfaßte neben Städten wie Bayreuth, Hof, Erlangen, Rothenburg ob der Tauber und Fürth doch auch die Stadt der deutschen Städte, Nürnberg. Kein Wunder, daß sich von jener berühmten Stadt an der Pegnitz nach der Bischofsstadt Bamberg an der Regnitz ein reger Verkehr und vor allem ein fruchtbarer künstlerischer Austausch entwickelte, den Georg nach Kräften förderte. Er wurde rasch zum gastfreundlichen Mittelpunkt des Bamberger Humanistenkreises, zu dem der Domdekan Andreas Fuchs gehörte, ein mit Ulrich von Hutten befreundeter Domherr, der von Lorenz Beheim – allerdings fälschlich – als ein Verfasser der *Dunkelmännerbriefe* bezeichnet wurde. Neben den Genannten zählte weiter dazu Eberhard Senft, ein großer Verehrer des Trithemius, und Crotus Rubeanus, der uns schon im Erfurter Kreis Mutians begegnet ist – er war es, der Ulrich von Hutten für Luther und die neue Lehre gewann.

Ulrich von Hutten hielt sich 1517 und 1520 jeweils für längere Zeit in Bamberg auf. Von hier berichtete er in einem Brief Erasmus von Rotterdam über die Krönung zum Dichter, die ihm soeben in Augsburg durch Kaiser Maximilian I. zuteil geworden war. Hier lernte er auch den jungen Joachim Camerarius kennen, der für uns als Faust-Zeuge wichtig ist. Hutten, der Waffengefährte und Asylant Franz von Sickingens, war 1505 der Klosterschule in Fulda entflohen, führte ein unruhiges Vagantenleben, suchte und fand an mehreren deutschen Universitäten und Humanistenzentren Anschluß, so auch in Erfurt, ließ sich in Italien für den Kriegsdienst anwerben, bekämpfte in Schrift und Krieg erfolgreich den württembergischen Herzog Ulrich, der Huttens Vetter Hans ermordet hatte, war ein tatkräftiger Anhänger Reuchlins und verfaßte den zweiten Teil der *Dunkelmännerbriefe*, setzte sich gegen das Papsttum und für eine grundlegende

Reichsreform ein, mußte aber nach eigenmächtigen und hoffnungslosen Unternehmungen schließlich die Zurückweisung durch den einstigen Freund Erasmus erfahren und starb im Exil auf der Insel Ufenau im Züricher See, das ihm der Schweizer Reformator Ulrich Zwingli verschafft hatte. Hutten war eine kämpferische Natur, nie zu Kompromissen bereit, ein Haudegen auch mit der Feder – und gleichzeitig ein Freund der schönen Künste und der Wissenschaften.

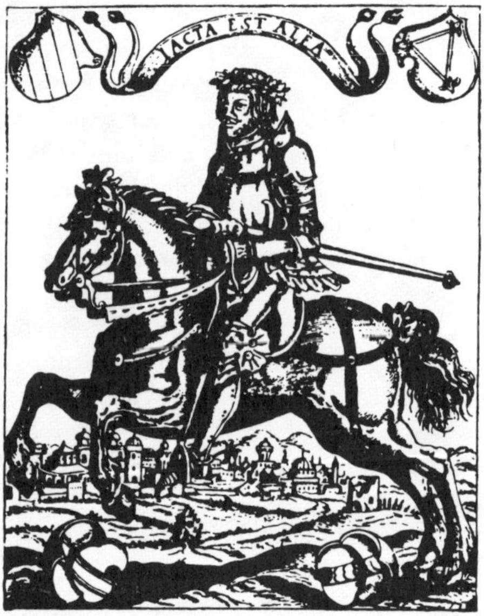

Ulrich von Hutten. Kupferstich des Monogrammisten PL (Anfang 16. Jahrhundert).

Georg III. wollte ihn, diese höchst unterschiedlich beurteilte, aber in jedem Fall faszinierende Gestalt, für immer in Bamberg heimisch machen, doch vergeblich: Hutten betrachtete Bamberg und den Kreis um den Bischof, diese »Hochburg des Humanismus, eine Zuflucht des deutschen Geistes« [2], nur als Zwischenstation.

1504, ein Jahr vor dem Regierungsantritt Georgs III., hatte sich in Bamberg ein Mann seßhaft gemacht, der vorher zwei Jahrzehnte lang einem der einflußreichsten und umstrittensten Männer dieser Epoche als Haushofmeister und dessen ebenso berühmt-berüchtigtem Sohn als Militärexperte gedient hatte: Lorenz Beheim, der seine letzten 17 Jahre von seiner ergiebigen Pfründe als Kanonikus von St. Stefan in

Bamberg leben sollte, war einer der wichtigsten Berater des Kardinals Rodrigo Borgia gewesen, des nachmaligen Papstes Alexander VI. Diese Personifikation eines perversen und genußsüchtigen Renaissance-Papsttums, die Friedrich Maximilian Klinger in seinem Roman *Fausts Leben, Taten und Höllenfahrt* (1791) als Superlativ scheußlichster Verkommenheit diente, war der Vater Lucrezia und Cesare Borgias.

Wird Lucrezia in heutigen Filmen oder Romanen oft unter allzu voyeuristischer Perspektive dargestellt, so gibt es von Cesare Borgia ein politisches Porträt, das als authentisch gelten darf: seine Darstellung in Niccolo Machiavellis *Il principe* (»Der Fürst«). Daß einem Fürsten alle Mittel recht und diese Mittel durch die Macht geheiligt seien – nach solchen Maximen hat sich der päpstliche Heerführer Cesare Borgia in der Tat gerichtet. Bei ihm war Lorenz Beheim Kriegsingenieur gewesen, ein Posten, den später Leonardo da Vinci übernahm. Beheim machte seine Sache so gut, daß ihn der Papst auch als Festungsbauer und Geschützmeister verpflichtete; und Cesare Borgia mochte auf die Erfahrung und technische Phantasie Beheims sogar dann nicht verzichten, als dieser nach dem Tod des Papstes nach Deutschland zurückgekehrt war und sich längst mit anderen Dingen beschäftigte. Was er jetzt nämlich mit großem Eifer betrieb, war neben der Medizin die »Königin der Künste«, die Astrologie, und die oft verdächtigte und befeindete, aber attraktive Alchemie. Über diese auch Faust nachgesagten Künste wird noch zu sprechen sein; hier aber darf festgehalten werden, daß ein weitgereister, welterfahrener Mann – ein Freund Dürers und Pirckheimers – Disziplinen nachging, die offenbar noch längst nicht ausgedient hatten und zu Erkenntnissen zu führen schienen, die den herkömmlichen »seriösen« Wissenschaften verschlossen waren. Es wäre müßige Spekulation, wollte man zwischen Beheim und Faust, der ja ein Jahr vor dessen Tod in Bamberg auftauchte, eine engere Beziehung konstruieren. Nimmt man aber die Tatsache zur Kenntnis, daß außer der Rechnung, die Fausts Horoskop für Georg III. belegt, nichts weiter über astrologische Neigungen des Bischofs bekannt ist, so scheint es nicht abwegig, daß der Bischof durch Beheim auf Faust aufmerksam gemacht und vielleicht sogar mit diesem zusammengebracht worden sein könnte.

Im Bereich der puren Mutmaßung bleibt auch die Behauptung, um Georg III. habe sich »eine Art Sodalität« gebildet, »welcher auswärtige Künstler und Gelehrte wie Albrecht Dürer, Ulrich von Hutten, Dr. Faust angehörten«[3]. Dafür fehlt jeglicher Beweis. Tatsache ist freilich, daß Dürer seit spätestens 1517 Beziehungen zum Bamberger Bischof pflegte, daß er ihn porträtierte, daß nach seinem Entwurf Loy Hering schon zu Lebzeiten einen Epitaph für Georg III. ausführte, und schließlich, daß sich Dürer 1520 zweimal in Bamberg aufhielt, einmal am 14. Juli und das andere Mal zu einem nicht bekannten Zeitpunkt vor dem 14. Juli.

Faust hat, das steht fest, am 12. Februar 1520 sein Honorar von zehn Gulden bekommen, und es kann als sicher gelten, daß er sich nicht nur an diesem Tage in Bamberg aufgehalten hat. So lange sich aber für die Dauer seines Aufenthalts keine genaueren Nachweise erbringen lassen, und so lange es ungewiß bleibt, wann sich Dürer im Jahr 1520 erstmals in Bamberg befand, kann ein Treffen Fausts mit Dürer allenfalls als interessantes Denkspiel angenommen werden. Eine »Sodalität«, die sich am Bamberger Hof mit Dürer, Faust und Hutten zusammengefunden hätte, bestand gewiß nicht als fester oder auch loser Zusammenschluß; die Verbindung der einzelnen Genannten untereinander ist fraglich; das Bindeglied bestand wohl ausschließlich in Bischof Georg III., der von Fall zu Fall den einen oder anderen von ihnen einlud, beschäftigte oder nur beherbergte.

Wie Dürer war auch Hans Wolf ein Schüler des Nürnberger Malers und Holzschnittzeichners Michael Wolgemut. Er hatte beim Bamberger Bischof die Stellung eines fürstlichen Hofmalers inne, porträtierte seinen Herrn (das Bild ist leider verschollen) und war leitend an der malerischen Innenausstattung der Altenburg beteiligt, wo sich Georg III. den Traum eines künstlerisch reich ausgestatteten Monrepos zu verwirklichen suchte. Paul Lautensack gehörte ebenfalls zu den vom Bamberger Bischof geförderten Künstlern; er war Maler, Illustrator, Musiker, apokalyptischer Mystiker und zählte – wie Thomas Münzer, Sebastian Franck, Kaspar von Schwenckfeld und Valentin Weigel – zur sektiererischen Geistkirche.

Daß Georg III. diesen Mann in seinen Kreis zog und ihm Aufträge verschaffte, spricht erneut für die Toleranz des katholischen Kirchenfürsten, der treu zu seinem Glauben stand und sich im weltanschaulichen Bereich doch liberal zeigte. Schließlich ist von den in Bamberg mäzenatisch betreuten Künstlern noch Peter Vischer zu nennen, und Erwähnung verdient auch der in Bamberg bereits seit 1461 heimische

Buchdruck, der in der späteren Drucker- und Verlegerstadt Nürnberg erst ein knappes Jahrzehnt danach eingeführt wurde. Zur Zeit von Georg III. hatte er seinen Meister in Johannes Pfeil. Aus seiner Werkstatt ging 1507 sowohl die *Bambergische Halsgerichtsordnung* hervor wie auch das *Missale Bambergense*, ein reich illustriertes Meßbuch.

Sich eine Nativität stellen zu lassen, war um 1500 keineswegs anrüchig oder gar als Teufelswerk verdächtig und verboten. Wenn sich der Bamberger Bischof bei dem damals offenbar recht berühmten Astrologen Faust ein Horoskop bestellte, dann mußte er nicht befürchten, damit etwas zu tun, was mit dem geistlichen Stande nicht zu vereinbaren war; vielmehr befand er sich damit auch unter Kirchenleuten in großer und guter Gesellschaft. Denjenigen, die fest an die Sterne glaubten, war diese kosmische »Porträtaufnahme« des Sternen- und besonders des Planetenstandes zur Stunde der Geburt (lat. *natus* – geboren; davon ist »Nativität« abgeleitet) eine Anleitung zur eigenen Lebensführung, so beispielsweise für Melanchthon jenes Horoskop, das sein Vater beim Briefpartner des Trithemius, Johann Virdung, hatte anfertigen lassen. Selbst diejenigen, die Zweifel hatten an einer allzu geradlinigen Entsprechung zwischen menschlichem Mikrokosmos und dem Makrokosmos der beseelten Himmelskörper, waren oft der Meinung, daß es zumindest nichts schaden könne, den Neigungswinkel des Sternengewölbes und die Beziehungen der vornehmsten Sterne untereinander zum Zeitpunkt des ersten Atemzuges schwarz auf weiß vor sich zu haben – in einer Anordnung übrigens, die noch nicht die heute gebräuchliche Kreisform zeigte, sondern ein mehrfach unterteiltes Quadrat.

Horoskope waren »eine Macht wie in anderen Jahrhunderten eine Zeitung.«[4] Man ließ sie nicht nur für den persönlichen Bedarf anfertigen, sondern tauschte sie aus, sammelte sie von Freunden und von Feinden – von letzteren, um auf dem Umweg über die Planetenkonstellation der Geburtsstunde ihre Stärken und besonders ihre Schwächen »objektiv« kennenzulernen. Kann man heutzutage mit einer gezielten Zeitungsente die Leserschaft und den politischen Gegner verwirren, so war um 1500 eine stattliche Anzahl gefälschter Horoskope in Umlauf. Sie dienten entweder dazu, durch ein retuschiertes Bild des Sternenstandes der eigenen Person erhöhte Bedeutsamkeit und Aufmerksamkeit zu verschaffen, oder aber dazu, einen Gegner durch »gefährliche« Planeten zu dämonisieren. Das berühmteste Beispiel dafür ist das von Lukas Gauricus gefälschte Horoskop Luthers, das um fast ein ganzes Jahr verschoben wurde auf ein Datum, dessen Nativität ein solches Maß astraler Feindschaften und Kollisionen zeigte, so daß es möglich wurde, Luther als üble Figur erscheinen zu lassen und ihm sogar die Schuld am Bauernkrieg anzulasten. Kein Wunder, daß sich Luther mit spöttischer Distanz über Nativitäten äußerte: »Es ist eine feine lustige Phantasei, und gefällt der Vernunft

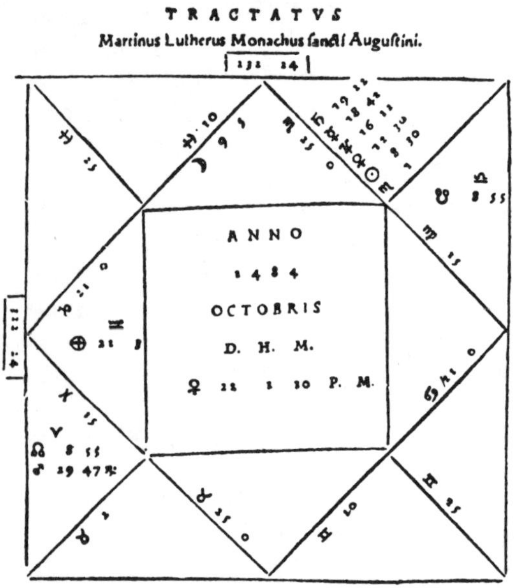

Die von Lucas Gauricus gefälschte Nativität Martin Luthers (1552).

wohl, denn man gehet immer fein ordentlich von einer Linien zur andern. Darumb ist die Art und Weise, Nativitäten zu machen und auszurechnen und dergleichen, dem Papstthum gleich, da die äußerlichen Ceremonien, Gepränge und Ordnung, der Vernunft wohl gefällt, als, das geweihte Wasser, Kerzen, Orgeln, Zimbeln, Singen, Läuten und Deuten. Es ist aber gar keine rechte Wissenschaft und gewisse Erkenntniss, und diejenigen irren sehr, die aus diesem Dinge eine gewisse Kunst und Erkenntniss machen wollen, da doch keine nicht ist; denn es gehet nicht aus der Natur der Astronomei, die eine Kunst ist; diess ist Menschensatzung.«[5]

Auf die von Luther säuberlich durchgeführte Unterscheidung

zwischen »der Astronomei, die eine Kunst ist« (»Kunst« hier verstanden als »Wissenschaft«) und der Astrologie wird noch ausführlich einzugehen sein, ebenso auf die Auseinandersetzung Luthers mit seinem Mitreformator Philipp Melanchthon, der in Wittenberg öffentliche Vorlesungen über Astrologie hielt. Hier genügt es zunächst festzuhalten, daß die Astrologie, die Altersliebhaberei von Lorenz Beheim, eine nicht mehr ganz unbestrittene, aber doch von vielen gelehrten Männern betriebene Disziplin war, die diese Männer durchaus für eine höchst wahre und aufschlußreiche »Kunst« ansahen. Professionelle Ausüber dieser »Kunst« wie Virdung, Gauricus oder Faust waren gesuchte und gut bezahlte Fachleute. Sie mußten, ausgestattet mit vielfältigen Recheninstrumenten, Tafeln und Tabellen, nicht nur die spezielle Geometrie exakter Planetenanordnung beherrschen, sie mußten vor allem aus den errechneten Daten auch deren Interpretation leisten, mit anderen Worten, die für den entsprechenden Menschen zutreffende »Wahrheit« der Sterne deuten.

Eine Nativität war ja nur im ersten Schritt die Momentaufnahme, die sich aus präziser Geburtszeit und genauem Geburtsort ergab; im zweiten, wesentlicheren Schritt mußte dann der Neugierde des Auftraggebers Genüge getan werden: Vom Nativitätsschema aus, das mit allen wichtigen Sternenständen versehen war, hatte der Astrologe den Charakter zu ermitteln, diesen Charakter mit der besonderen Komplexion (der Beschaffenheit des Körpers) in Zusammenhang zu bringen; er mußte aufgrund der individuellen und für jeden Menschen ganz einmaligen Anordnung der zwölf Häuser, des Regenten, der Ekliptik und aufgrund der hochkomplizierten Aspektenlehre das »Thema«, die Grundtendenz des künftigen Lebens herausfinden, besondere Neigungen und zu vermeidende Gefahren, günstige und verderbliche Zeitpunkte und Zeitphasen, Anfälligkeiten für bestimmte Krankheiten und weitere wichtige Eigenschaften.

Es darf als sicher gelten, daß der umfassend gebildete und interessierte Bischof Georg III. sich im Alter von knapp 50 Jahren – er wurde am 7. März 1470 geboren – die Nativität nicht von irgendeinem dahergelaufenen Dilettanten stellen ließ, von einem bloßen Honorarjäger, sondern von einem, der sein Handwerk beherrschte und dies bereits mehrfach unter Beweis gestellt hatte. Einem Betrüger aufzusitzen, konnte der Bamberger Bischof durch zuverlässige Informanten vermeiden, die er in seiner kritischen und abwägenden Art um Rat hätte fragen können. Wenn es Faust gelang, bei diesem Kirchenfürsten vorgelassen zu werden, um von ihm ein Konterfei aus den Sternen anzufertigen, dann mußte er erstens als vertrauenswürdig und zweitens als bewährter Experte in seinem Fach gelten.

Einiges spricht dafür, daß der Bischof den »Philosophen« und »Doctor« Faustus auf der Altenburg empfing, seinem oberhalb Bambergs gelegenen Altersdomizil. Ob er aber Faust nach Bamberg geholt hatte mit der Absicht, sich von ihm ein Horoskop deuten zu lassen, oder ob Faust auf seiner Wanderschaft mehr oder weniger zufällig bei ihm einkehrte, das ist ungewiß. Wie dem auch sei, Faust erhielt jedenfalls den höchst ehrenvollen Auftrag, dem Bischof in einem »Indicium«[6] die Zukunft vorauszusagen. Besäßen wir dieses Dokument, so wäre die Forschung über den historischen Faust einen großen Schritt weiter. Denn dann läge nicht allein Fausts Handschrift vor, sondern es könnten gesicherte Schlüsse gezogen werden auf Fausts Arbeitsweise, seine astrologische Kompetenz, seine psychologische Einfühlungsgabe, die bei der Formulierung der Nativitäten und Indicia eine große Rolle spielte, auf die von ihm verwendeten Titel und derlei Merkmale mehr.

Vorerst aber hat man sich zu bescheiden mit dem nüchternen Auszug aus einem Kassenbuch, aus »Hansen Mullers Cammermeysters Jahrrechnung von walburgis fonffzehenhundert vnd im Neunzehetten biss widerumb auff walburgis fonffzehenhundert vnd im zweintzigsten Jarn«, also mit dem Jahresauszug vom 25. Februar 1519 bis zum 25. Februar 1520 oder vom 1. Mai 1519 bis zum 1. Mai 1520. Der heiligen Waldburg oder Walpurgis waren damals zwei Feste zugeordnet – der zweite Festtermin ist dem Leser von Goethes *Faust* vertraut: In beiden Teilen dieses Werks ist eine Szenenfolge »Walpurgisnacht« überschrieben.

Hans Muller, der die Bücher des Bischofs gewissenhaft führte, hat in der »Rechnung vom Sontag nach purificacionis marie vff Sontag Reminiscere Anno XX« auf der Ausgabenseite unter »Pro diuersis« (Verschiedenes) verbucht, daß auf Allerhöchste Anordnung (»Jussit Reverendissimus«) »am Sontag nach Stolastice« dem Philosophen Doctor Faustus 10 Gulden bezahlt worden seien. Das Fest der heiligen Scholastika wurde am 10. Februar gefeiert, 1520 an einem Freitag. Faust erhielt also sein generöses Honorar am 12. Februar

1520. Wieviel wert dieses Honorar tatsächlich war, ist in heutiger Währung auch nicht annäherungsweise auszudrücken. Fest steht, daß der vom bischöflichen Kammermeister vermutlich ausbezahlte Reichs- oder Kaiser- oder Konventionsgulden 11,6935 g Feinsilber und der auch sehr gebräuchliche rheinische Gulden 9,744 g Feinsilber hatte. Wie der Name schon sagt, war der Gulden eine zunächst »goldgüldene« Münze; zur Zeit Fausts war man aber überwiegend zur Silbermünze übergegangen. Um wenigstens einen ungefähren Vergleichswert anzugeben: Der Betag, den Faust »zuvererung« erhielt, war so hoch, daß er, umgerechnet auf die damaligen durchschnittlichen Lebenshaltungskosten, bei einiger Mäßigkeit mehrere Monate gut damit auskommen konnte.

Allerdings dürfte für ihn, den übel Beleumundeten, weit mehr als die fürstliche Besoldung seiner Dienste die Tatsache von Wert gewesen sein, durch seine Leistungen für den Bamberger Bischof einen enormen Prestigezuwachs erzielt zu haben. Man darf annehmen, daß Faust sich neben dem reichlichen Geld auch eine schriftliche Bestätigung seiner Tätigkeit aushändigen ließ. Aber auch ohne sie durfte er fortan den Titel eines fürstbischöflichen Hofastrologen, wenn auch nur auf Zeit, für sich in Anspruch nehmen, konnte er künftig mit Stolz auf die nachprüfbare Tatsache hinweisen, bei welch hohem Herrn und mit welch erheblichem finanziellen Erfolg er seine Qualitäten vorgeführt hatte – offenbar zur vollen Zufriedenheit Georgs III., der ihm im Falle seiner Unzufriedenheit gewiß ein weit weniger gnädiges Salär hätte ausbezahlen lassen.

Faust war durch seine Tätigkeit am Bamberger Bischofssitz hoffähig geworden. Er hatte spätestens hier in Bamberg den Durchbruch geschafft von der Gasse und dem Wirtshaus zu den Gemächern der hohen Herren. Er durfte sich nun einen anerkannten Experten nennen, und er hatte im Bamberger Bischof einen Gönner gewonnen, der ihm durch Empfehlungsbriefe und durch Hilfe in materiellen oder juristischen Nöten nützlich werden konnte. Daß Georg III. im Alter von 52 Jahren 1522 starb, bereits zwei Jahre nach Fausts Aufenthalt in seiner Residenz, das traf den »Hofastrologen« gewiß hart. Seine 10 Gulden Honorar hatte er zu diesem Zeitpunkt längst verbraucht; was ihm aber sein Leben lang blieb, war die Auszeichnung, einem der höchsten und angesehensten kirchlichen Würdenträger Deutschlands als astrologischer Fachmann willkommen gewesen zu sein.

Kilian Leib –
Klimatische und andere Merkwürdigkeiten

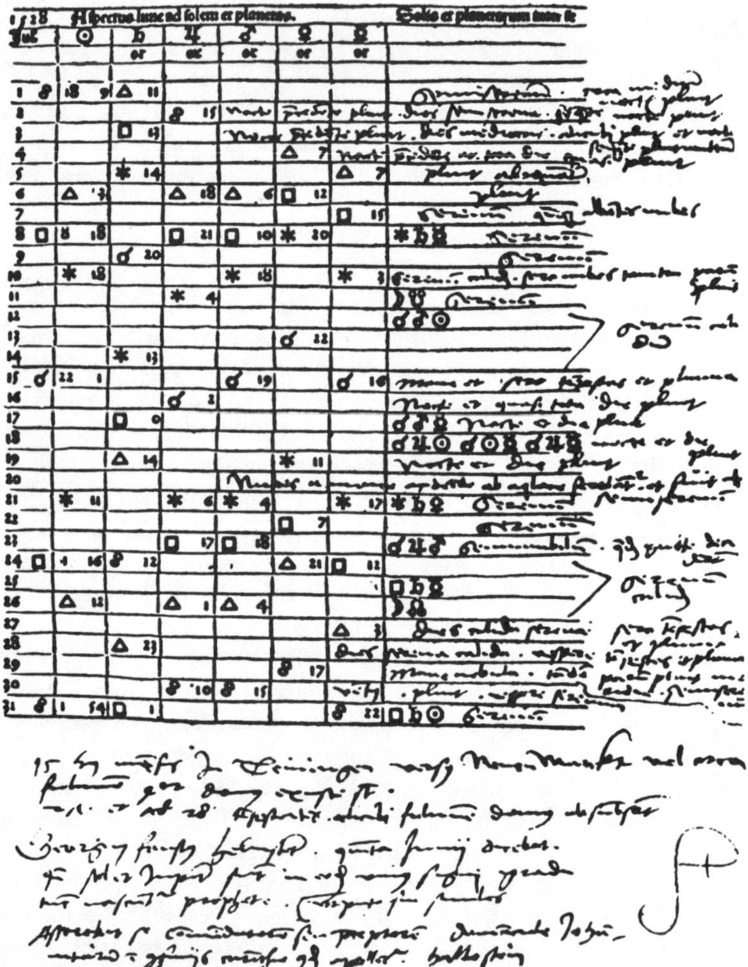

Seite aus dem Wettertagebuch des Priors Kilian Leib vom 5. Juni 1528 (München, Bayerische Staatsbibliothek).

»Georgius Faustus helmstet. sagte am 5. Juni: wenn Sonne und Jupiter im gleichen Grad eines Sternzeichen stehen, dann werden Propheten geboren (vielleicht wie seinesgleichen). Er versicherte, daß er Kommendator oder Präzeptor einer kleinen Niederlassung der Johanniter im Grenzgebiet Kärntens sei, namens Hallestein.«

Was hat man sich unter des Priors Kilian Leib »Wettertagebuch« vorzustellen? Um es vom heute Geläufigen abzuheben: keine bloßen, mit statistischer Exaktheit und naturwissenschaftlicher Nüchternheit vorgenommenen Aufzeichnungen, die in Daten und Kurven das meteorologische Geschehen festhielten. Denn eine wissenschaftliche Meteorologie samt den modernen Meßinstrumenten gab es noch nicht – erst im 17. Jahrhundert wurden Barometer und Thermometer erfunden. Was zur Zeit Kilian Leibs in der Wettervorhersage fast uneingeschränkte Geltung hatte, waren die Astrologie mit ihren besonderen, unheilbringenden Planetenkonstellationen und die Bauernregeln. Diese im 20. Jahrhundert liebevoll als Zeugnisse alten, naiven Volksglaubens zitierten oder als abergläubische Weisheiten verspotteten Sprüchlein – meist in zwei Zeilen und gereimt – bedeuteten im frühen 16. Jahrhundert und noch lange darüber hinaus ein System von Wahrheiten, an das man felsenfest glaubte und nach dem die vorwiegend agrarische Bevölkerung Saat, Felderbestellung und Ernte einrichtete – kurz, ein System, das neben den Zehn Geboten für den rechten Christenmenschen die Zehn Gebote für den Landmann darstellte.

Hier setzte Kilian Leibs Skepsis ein. Mittels empirischer Werte, die er über 28 Jahre lang, von 1513 bis 1531, fast täglich eintrug oder, wenn er selbst auf Reisen war, von einem Mitbruder im Rebdorfer Kloster eintragen ließ, wollte er, aufgrund langjähriger Naturbeobachtung, feste Wetterregeln aufstellen, die nicht dem Aberglauben verpflichtet waren. Die Bauernregel besagte, daß in den Rauhnächten oder Zwölfnächten zwischen dem 25. Dezember und dem 6. Januar die Wilde Jagd umginge und das Wetter der kommenden zwölf Monate angezeigt würde – und besonders gegen diesen Rauhnachtglauben zog Leib zu Felde. Das war nicht die versponnene Liebhaberei eines Abtes; vielmehr hatte dieser auch die Oberaufsicht über die recht weitläufige Landwirtschaft des Stiftes, und seine Aufzeichnungen verfolgten einen ganz praktischen Zweck.

Was er im einzelnen notierte, zeigt die Vielfalt seiner Interessen. Leibs Wettertagebuch wurde in der Tat über den eigentlichen Zweck hinaus zu einer wichtigen kulturgeschichtlichen Quelle, und wenn die Nachricht über Faust darin auftauchen konnte, mußte sein Augenmerk auf mehr gerichtet sein als nur auf die klimatischen Bedingungen. Leib schrieb über die ersten Schwalben, die ersten Knospen, das erste Abendessen ohne Licht, über Flurschäden, über das Wachstum der Früchte, über den Ernteertrag. Er beobachtete den Sternenhimmel, den Wechsel von Sonnenschein und Regen, erkannte die gute Sichtbarkeit der Alpen als Vorzeichen baldigen Regens, achtete auf die unterschiedliche Vernehmbarkeit der Glocken benachbarter Dörfer, registrierte das Quaken der Frösche, das Heulen der Wölfe und das Schwärmen der Bienen zu ungewohnter Zeit; er notierte Rauhreif und Ausdünstungen, das Feuchtwerden von Steinfliesen und Marmor, schrieb über heftige Gewitter, Dürreperioden, Überschwemmungen, Seuchen, Verbrechen, das Ansteigen der Lebensmittelpreise, vermerkte den Tod von Mitbrüdern und berühmten Zeitgenossen und trug eine Reihe weiterer besonderer Vorkommnisse ein – so zum Beispiel das Auftreten Fausts.

Fazit seiner Beobachtungen war, daß es gewisse Wahrscheinlichkeiten, aber keine Gewißheit der meteorologischen Vorhersage gebe, daß also den Bauern nichts anderes übrigbleibe, als den alten, abergläubischen Regelkanon fallenzulassen, fleißig zu sein, die Tage richtig zu nützen und im übrigen auf Gott zu vertrauen. Ein Ergebnis, das nach Resignation klingen mag, aber selbst in der Ära der Wettersatelliten kaum überholt scheint ... Als Sonderbarkeit muß bei der Entstehung von Leibs Wettertagebuch noch vermerkt werden, daß der Prior seine Eintragungen auf den breiten Rändern eines Werkes machte, dessem Verfasser er sonst kritisch gegenüberstand: Es handelt sich um den *Almanach nova plurimis annis venturis inservienta* (1499) des neben Reuchlin berühmtesten Universitätsgelehrten im Tübingen des frühen 16. Jahrhunderts, nämlich Johannes Stöffler, Astronom, Mathematiker, Geograph und Nativitätensteller für Reuchlin, Kaiser Maximilian I. und Ferdinand I. Es war »der gleiche Stöffler, der für den Februar 1524, auf 16 Sternzeichen wäßriger Natur verweisend, eine Veränderung für die ganze Welt, für Klima, Mensch und Tier vorausgesagt hatte, wie sie sich seit Jahrhunderten nicht mehr ereignet habe. ›Auf, erhebt die Häupter, ihr Christen!‹ rief Stöffler seinen

Lesern zu, und die, soweit sie in der Lage waren, seine Ephemeriden-Tabellen zu lesen, nahmen die Worte des Tübinger Mathematikers nicht nur metaphorisch (wie er's natürlich nur gemeint habe, erklärte der kleinlaute Stöffler nach der verpatzten Sintflut), sondern verstanden sie wörtlich, schafften, und das überall in Europa, die Vorräte aufs Dach, das Bier auf den Speicher, mieteten, wenn sie auf Reisen waren, Zimmer im oberen Stockwerk, bauten Archen und trafen alle Vorkehrungen, die nötig waren, um die Katastrophe zu überleben. So mächtig war anno 1524, fünfzig Jahre nach der Gründung der Eberhardina, das Wort eines Tübinger Professors!« [1]

Kilian Leib aber hielt seine gedruckte Schreibvorlage für die *Ephemeriden* des Johannes Müller, der sich nach seinem Geburtsort Königsberg in Franken Regiomontanus nannte. Dieser italienkundige Frühhumanist, der einige Jahre an den Hof des ungarischen Königs Matthias Corvinus berufen worden war und sich dann in Nürnberg niedergelassen hatte, wo er außer einer Sternwarte eine mechanische Werkstätte für astronomische Instrumente und eine Druckerei betrieb, hatte neben anderen Berühmtheiten auch für Kaiser Maximilian ein Horoskop gestellt. Seine *Ephemeriden* erschienen zuerst 1474 und umfaßten 896 Seiten mit über 300 000 Zahlen, galten für die Jahre 1475–1506 und berechneten die Sonnen-, Mond- und Planetenstände. Sie dienten für das anbrechende Zeitalter der Entdeckungen und Weltumseglungen zusammen mit Kompaß und Astrolabium als unentbehrliches »Handwerkszeug« der Seefahrer – auch Columbus hat sich ihrer in einer Ausgabe von 1481 mit den Erläuterungen von Bartholomäus Mariensüß bedient. Neben Jakob Pflaum hat auch Johannes Stöffler – und dies war Leib entgangen – Regiomontans *Ephemeriden* fortgesetzt: in seinem *Almanach*, den der Prior benutzte. Wenn auch der Schluß zu weit ginge, Leib hätte bei Kenntnis der wahren Verfasserschaft seiner Vorlage das Wettertagebuch gar nicht geschrieben – seine Aufzeichnungen wären dann nicht in dieser graphisch originellen Anordnung und Ausschmückung auf uns gekommen. Jedenfalls ergibt sich in der vorliegenden Form ein pikantes Nebeneinander zweier Repräsentanten der Zeit des »Doktor« Faust: des sternengläubigen Propheten einer neuen Sintflut und des um naturwissenschaftliche Erkenntnis bemühten Priors.

Kilian Leib zeichnet sich unter den Ordensleuten seiner Epoche als streitbarer Antilutheraner, als umfassend gebildeter Gelehrter und als

Freund und Berater bedeutender Zeitgenossen aus. Geboren am 23. Februar 1471 in Ochsenfurt am Main, besuchte er Schulen in seiner Heimatstadt, in Schweinfurt und Eichstätt, bevor er im Herbst 1486 in das Augustiner-Chorherrenstift Rebdorf in der Nähe von Eichstätt eintrat. Gegründet schon um 1156, kam es von einstiger Bedeutung während des 15. Jahrhunderts herunter. Den Anschluß des Klosters an die Windesheimer Kongregation erreichte der Eichstätter Bischof Johann von Eich im Jahr 1448, und Kilian Leib konnte bei seinem Eintritt in Rebdorf die Auswirkungen der Windesheimer Reform bemerken: Die Mönche lebten wieder arm und asketisch, pflegten Liturgie und Chorgebet, schrieben Bücher ab – trotz des aufkommenden Buchdrucks eine noch lange beibehaltene Übung – und widmeten sich theologischen Studien. Von Eichstätt herüber wirkte humanistisches Gedankengut in das Stift, in dem Kilian Leib unter strenger Wahrung der drei Ordensgelübde Armut, Keuschheit und Gehorsam heranwuchs. Sechsundzwanzigjährig, gleich nach der Priesterweihe, wurde er Prokurator, zwei Jahre später Prior im nahegelegenen Rebdorfer Tochterkloster Stift Schamhaupten, und nach weiteren vier Jahren, 1503, wählte man ihn zum Rebdorfer Prior, in das Amt, das er 50 Jahre lang bekleiden sollte, bis zu seinem Tod am 16. Juli 1553.

Er war ein glänzender Wirtschafter, so daß es ihm auch möglich wurde, neben einer großzügigen Almosentätigkeit den Eichstätter Bischöfen und anderen Fürsten mehrmals Geld vorzustrecken – ein kleiner Fugger. Selbst mildtätig und arm, war Leib durchaus berechtigt, im Vorfeld der Reformation am reichen Papsttum Kritik zu üben – wie er sich überhaupt mit manchen Vorwürfen der Reformatoren einig erklärte und sogar kurze Zeit Sympathien für Luther aufbrachte, die sich freilich schnell zerschlagen sollten.

Kilian Leib hatte nicht nur mächtige Schuldner, sondern auch angesehene Freunde und Bekannte. An erster Stelle ist hier Willibald Pirckheimer zu nennen, der, kurze Unterbrechungen abgerechnet, bis 1523 im Rat der Stadt Nürnberg als Experte für Wehrfragen wirkte – im selben Gremium, das zwei Jahre nach Pirckheimers Tod Fausts Bitte um Geleit ablehnte – und der für diesen Rat wiederholt in diplomatischer Mission unterwegs war. In Kaiser Maximilians Schweizerkrieg 1499 führte Pirckheimer das Nürnberger Hilfskontingent an. Bei seinen siebenjährigen Studien in Padua und Pavia hatte er die entscheidenden Anregungen erhalten, der Pirckheimerschen Familientradition treu zu bleiben: sich nämlich dem politischen Leben ebenso zu widmen wie dem Studium der Wissenschaften. In Padua lernte er den jungen Philosophen Giovanni Pico della Mirandola kennen, in Pavia verkehrte er am Hofe des Herzogs Ludovico Sforza und schloß Bekanntschaft mit Bramante und Leonardo da Vinci. Er wurde zu einem Hauptrepräsentanten der Renaissance und des Humanismus in Deutschland, ein ungemein umfassend orientierter Herausgeber, der beispielsweise im Trithemius-Nachlaß aufgefundene Handschriften zum Druck gab, ein vielseitiger Autor, ein produktiver Übersetzer aus dem Griechischen ins Lateinische und aus beiden alten Sprachen ins Deutsche, ein spendabler Mäzen, ein Förderer junger Gelehrter, Mittelpunkt für den Nürnberger Humanistenkreis, ein rühriger und findiger Büchersammler – kurzum, eine herausragende Instanz im deutschen Geistesleben. Kein Wunder, daß gerade an ihn der Bekenntnisbrief Ulrichs von Hutten vom 25. Oktober 1518 ging, der in dem Ausruf endet: »O Jahrhundert, o Wissenschaften! es ist eine Lust zu leben ... Die Studien blühen, die Geister regen sich. Barbarei, nimm deinen Strick und mach dich auf Verbannung gefaßt!«[2]

Wenn ein Mann wie Pirckheimer Kilian Leib unter die führenden und vor allem unter die »wahren, echten« Theologen deutscher Zunge rechnete, wenn er ihm – 1517 – bescheinigte, eine »doctrina trilinguis« zu besitzen, eine dreisprachige Gelehrsamkeit, dann bedeutete solches Lob viel. In der Tat beherrschte Leib neben seiner deutschen Muttersprache Griechisch, Hebräisch und Chaldäisch, worunter wohl Aramäisch zu verstehen ist. Er hatte sich diese Sprachen im Selbststudium angeeignet, um die Bibel im Original lesen zu können, die Quelle selbst, wie es der Humanismus forderte. Seine Sprachkenntnis gab dem Rebdorfer Prior die Kompetenz, die Übersetzung des Neuen Testaments durch Erasmus von Rotterdam heftig zu kritisieren.

Seit 1502 standen Pirckheimer und Leib im Briefwechsel, der sich freundschaftlich intensivierte, bis des ersteren Parteinahme für die Reformation einen zeitweiligen Bruch verursachte. Als sich aber Pirckheimer, auf den päpstlichen Exkommunikationsbullen neben Luther und Hutten genannt, wieder vom Protestantismus abwandte, erneuerte sich die Freundschaft. Kilian Leib hatte während der Zwischenzeit den alten Glauben standhaft verteidigt und scheute sich nicht, mit mehreren Schriften den »Ketzer« Luther selbst und dessen

Anhänger scharf anzugreifen. Vor allem wandte er sich gegen Luthers Anti-Bauern-Schriften. Über den Bauernkrieg, in dem der Prior vor marodierenden Rotten nie seinen Ordenshabit mit unauffälliger Kleidung vertauschte, ließ er eine zeitgeschichtliche Darstellung drucken. Er sah den Bauernkrieg in engem Zusammenhang mit der Reformation, die er als Werk des Teufels wiederholt verurteilt hatte. Bemerkenswert ist auch, daß er Johannes Stöffler, den Verfasser der Druckvorlage für sein Wettertagebuch, mit dem Bauernkrieg in Beziehung brachte, nämlich mit der Prophezeiung einer neuen Sintflut für 1524.

Gegen die Flut des neuen – und, wie er meinte, teuflischen – Unglaubens polemisierten mit Leib seine Freunde Cochläus und Eck. Johannes Cochläus hatte in Italien seinen theologischen Doktorhut erworben, war Inhaber verschiedener Pfründen und betätigte sich wiederholt als kirchlicher Diplomat. Von 1510 bis 1515 leitete er die Lateinschule zu St. Lorenz in Nürnberg – auf diesen Posten war er durch Vermittlung Pirckheimers gekommen. Pädagogisch überaus erfolgreich, veröffentlichte er Elementarbücher der lateinischen Grammatik, der Figuralmusik, der Geographie und Geschichte. Seine geschichtlichen und geographischen Kenntnisse kamen der »Kurzen Beschreibung Deutschlands« (*Brevis Germaniae descriptio*, 1512) zugute, in der er – Mitglied des Pirckheimer-Dürer-Kreises – Nürnberg als glänzenden Mittelpunkt Deutschlands beschrieb. Wie eng Cochläus mit Kilian Leibs Freund Pirckheimer verbunden war, zeigt die Tatsache, daß dieser ihn 1515 als Hofmeister seiner drei Neffen nach Italien schickte, wo er in engen Kontakt mit Ulrich von Hutten kam.[3] Seit 1521 stellte er sich offen und schroff gegen Luther, der wiederum gegen Cochläus schrieb. Dieser blieb als Hofkaplan Georgs von Sachsen und Domherr in Breslau, auch als Teilnehmer an den kirchenpolitischen Verhandlungen seit Augsburg 1530 bei seiner konsequenten Gegnerschaft des Reformators, die er 1549 mit seinen Luther-Kommentaren krönte – einem oft aufgelegten Werk, das Luthers Bild auf katholischer Seite bis ins 19. Jahrhundert hinein maßgeblich prägte.

Zusammen mit Luthers Namen wird stets Johann Eck genannt, seit 1510 Professor in Ingolstadt und zuvor neben Johann Geiler von Kaysersberg und Thomas Murner an der theologischen Fakultät der Universität Freiburg im Breisgau beschäftigt, Kollege also von zwei

Meistern der Satire. Eck selbst mochte in dieser Schule einiges gelernt haben, denn auch er bewährte sich als streitbarer Kämpfer nicht erst 1519 bei der berühmten Leipziger Disputation mit Luther über die Unfehlbarkeit von Papst und Konzilien, sondern schon 1514, als er in seinem *Chrysopassus* die astrologische Kardinallehre von der Beseeltheit der Himmelskörper bestritt. Gleich nach der Leipziger Disputation wurde ihm die zweifelhafte Ehre zuteil, seinen Namen im Titel eines satirischen Dramas zu entdecken, das von Fabius Zonarius unter erkennbarer Mitwirkung von Pirckheimer verfaßt worden war: im *Eckius dedolatus* von 1520, einem Meisterwerk, das die Tradition des mittelalterlichen Fastnachtsspiels mit der neuen Gattung der Dunkelmännerbriefe verband. Crotus Rubeanus, der prominente und streitlustige Vertreter des Erfurter Mutian-Kreises und Verfasser des ersten Teils der *Dunkelmännerbriefe*, ließ Johann Eck 1520/21 zum Gegenstand einer weiteren Satire werden: Innerhalb seiner »Sieben Dialoge« taucht Eck als einer von neun Professoren auf, die an der Kölner theologischen Fakultät unter dem Vorsitz Hochstratens ein »Conciliabolum Theologistarum« abhalten.

Der Ingolstädter Freund Kilian Leibs war also einer der bestgehaßten Vertreter des alten Glaubens, und für diesen alten Glauben war er an maßgeblicher Stelle bei den Gesprächen und Beschlüssen von Baden (1526), Augsburg (1530), Worms und Regensburg (1541) tätig, stets angegriffen und selber angreifend, gewitzt und schroff, zäh und unnachgiebig. Die geschichtlich wohl folgenreichste Mission übernahm er 1520, als er den deutschen Protestanten die päpstliche Bulle mit der Androhung des Kirchenbannes überbrachte. Daß aber seit 1519 der aus Württemberg geflohene Reuchlin in Ecks Haus in Ingolstadt Unterkunft gefunden hatte, muß jedem zu denken geben, der Eck allein als »schwarzes« Schaf zu sehen gewohnt ist. In Ecks Haus lernte Kilian Leib übrigens Reuchlin persönlich kennen, dessen Schriften und Briefe er längst schätzte und für den er im Pfefferkorn-Reuchlinschen Streit über die Verbrennung jüdischer Schriften Partei ergriffen hatte.

Der Rebdorfer Prior, der dem Kloster während seiner fünfzigjährigen Oberhirtenschaft immer größere Bedeutung und Ausstrahlung verschaffte, war für die Fürstbischöfe von Eichstätt als Mitglied wichtiger Verhandlungskommissionen und als unbestechlicher Klostervisitator ein gesuchter Mitarbeiter. Mit dem knapp 40 Jahre lang regierenden Bischof Gabriel von Eyb verband ihn zudem Freundschaft, die über das Amtliche weit hinausging. Die Gespräche an Eybs Tafel fanden breiten Eingang in Leibs *Diarien*, seinem persönlichen Tagebuch. Als im Juni 1539 Moritz von Hutten Eichstätter Fürstbischof wurde, war auch ihm Leibs Rat unentbehrlich. Moritz von Hutten, für uns wichtig als Adressat des Briefs seines Bruders Philipp mit der Vorhersage Fausts über die Geschicke der Kolonisatoren in Venezuela, berief Kilian Leib als Begleiter zum Regensburger Religionsgespräch Januar bis März 1546, das Hutten im Auftrag des Kaisers leitete, um die entzweite Christenheit wieder zu vereinen.[4]

Aus der Notiz in Kilian Leibs Wettertagebuch geht nicht eindeutig hervor, ob der Prior den »Propheten« selbst traf oder ob er einen Ausspruch Fausts notierte, den ihm ein Gewährsmann übermittelt hatte. Ist die letzte Möglichkeit zwar nicht auszuschließen, so ist doch eine persönliche Begegnung Leibs mit Faust nach all dem, was wir über die Stellung des Ordensmannes wissen, wahrscheinlicher. Daß sich Faust gerade an Kilian Leib wandte, wäre dadurch erklärbar, daß er von dessen Beschäftigung mit der jüdischen Geheimlehre der Kabbalistik und ebenso von seinem zwiespältigen Verhältnis zur Astrologie wußte. Dazu brauchte Faust nur Leibs Traktate gegen Luther und über den Bauernkrieg aufzuschlagen. Leibs Aussagen über die Sterne schwanken nämlich zwischen handfester Kometenfurcht und einer völligen Leugnung der Macht der Gestirne wie bei Pico della Mirandola. Fand Leib einerseits für das Unglück der Irrlehren Luthers[5] nur die Erklärung in einer verheerenden Planetenkonstellation und begründete er ganz ähnlich den Ausbruch des Bauernkrieges, so war sein Wettertagebuch andererseits ein empirisch geführter Gegenbeweis wider allen Sternenglauben und insbesondere gegen die Wetterprophezeiungen der umherwandernden Astrologen.

Was Faust weiter an Leib und am Stift Rebdorf reizen konnte, war die umfangreiche Bibliothek, in der gemäß den Interessen des Priors vor allem die antiken Schriftsteller gesammelt wurden. Ein Biograph hat Leib einen »Auch-Humanisten« genannt,[6] im Gegensatz zum Erzhumanisten Conrad Celtis. Diese Beurteilung stimmt sehr genau, aber auch in dem Sinne, daß sich Leib nicht nur der Erneuerung der Antike verpflichtet fühlte, sondern auch den katholischen Idealen ungebrochener Marienverehrung, klösterlicher Lebensweise, einer militanten Religiosität und Theologie. Die beiden letzten Aspekte stellte der Prior als Berater seines Bischofs Gabriel von Eyb auf dem Augsburger Reichstag 1530 unter Beweis, wo er – wie auch Cochläus – an der Ausarbeitung der katholischen *Confutatio* mitwirkte, die gegen Melanchthons *Confessio Augustana* gerichtet war. Melanchthon, den Leib in Augsburg kennenlernte, beschrieb er als klein, von schmächtigem Körper, aber von scharfsinnigem Geist, in dem der Dämon stecke.

Es spricht deshalb um so mehr für Leibs Toleranz, wenn er den unterbrochenen Kontakt zu Pirckheimer rasch wieder aufnahm und auch zu anderen Vertretern aus dem lutherfreundlichen Lager gute Beziehungen aufrechterhielt, so zu Reuchlin, zu den Brüdern Bernhard und Konrad Adelmann von Adelmannsfelden oder zu dem Historiker Konrad Peutinger. Man wird nicht fehlgehen, wenn man annimmt, daß der in den Quellen seiner Zeit fast nicht vorhandene, auf lange Monate oder sogar Jahre »verschwundene« Faust sich seine Gesprächspartner sorgsam aussuchte. Daß er nicht aufs Geratewohl irgendwo Station machte und einfach anklopfte, sondern genau recherchierte, sich bei Gewährsleuten erkundigte, die Wirte aushorchte, daß er also genau plante, mit welcher Aussicht auf Erfolg er wen wo treffen könne. Mag es im Falle des Rebdorfer Priors dessen bekannte Liberalität gewesen sein, das unausgewogene Verhältnis zu der Macht der Sterne, das Interesse für die Antike oder alles zusammen – Kilian Leib konnte Faust jedenfalls als eine Persönlichkeit erscheinen, die kennenzulernen sich lohnte, die außer einem Dach überm Kopf und bescheidener Klosterkost die Bereitschaft zu kompetentem Gespräch und Erfahrungsaustausch bot. Umgekehrt erlaubt das geistige Profil des Priors die Annahme, daß er als Empiriker Faust kennenlernen wollte, um ihn, den der Wormser Stadtphysikus Philipp Begardi elf Jahre später mit Paracelsus verglich, durch eigenen Augenschein zu überprüfen.

Es hat den Anschein, daß es ihm bei der Begegnung mit Faust – der sich wahrheitswidrig, aber der Situation dienlich als geistlicher Bruder im Herrn ausgab – nicht ganz geheuer war: Wenn nämlich Faust am 17. Juni 1528, knapp zwei Wochen nach Kilian Leibs Tagebucheintrag, als Wahrsager aus Ingolstadt ausgewiesen wurde, dann konnte dies bei den direkten Verbindungen zwischen Rebdorf und Ingolstadt auch auf Anraten Leibs zustande gekommen sein. In der Notiz des Wettertagebuchs könnte sogar ein einzelnes Wort in diese Richtung deuten: Bei einer bestimmten Konstellation würden Propheten geboren, heißt es da, mit dem Zusatz: *»utpote sui generis«*. Dieses »utpote« könnte man spöttisch verstehen: »Ja, allenfalls Propheten wie seinesgleichen.« Eine solche Interpretation entspräche der von Leib nicht eben konsequent, aber doch häufig praktizierten Skepsis gegenüber astrologischen Sätzen.

Es fragt sich aber, ob er eine solch allgemeine »Weisheit« überhaupt notierenswert gefunden hätte. Mehr scheint dafür zu sprechen, daß er Fausts Aussage als dessen »astrologische Geburtsurkunde« auffaßte, daß er Fausts Satz wiedergab in einem Sinn, in dem das *»utpote«* oder *»ut puta«* [7] nicht mit dem ironisch-abschätzigen »allenfalls« übersetzt werden muß, sondern: Es werden Propheten geboren, »nämlich« solche wie er. Es ist sehr wohl denkbar, daß Faust Leib einen verschlüsselten Hinweis auf seinen Geburtstag geben wollte, vor allem auf die bei seiner Geburt herrschende, das ganze Leben bestimmende Planetenkonstellation. Deren Ermittlung und Bewertung war ja gang und gäbe: Wie schon erwähnt, hatte Johann Virdung dem späteren Melanchthon das Horoskop gestellt, an das sich der Praeceptor Germaniae bekanntlich ein Leben lang sorgfältig hielt.

Man darf in diesem Zusammenhang daran erinnern, daß noch Goethe seine Autobiographie *Dichtung und Wahrheit* mit den Sätzen eröffnete: »Am 28. August 1749, mittags mit dem Glockenschlage zwölf, kam ich in Frankfurt am Main auf die Welt. Die Konstellation war glücklich; die Sonne stand im Zeichen der Jungfrau, und kulminierte für den Tag; Jupiter und Venus blickten sie freundlich an, Merkur nicht widerwärtig; Saturn und Mars verhielten sich gleichgültig: nur der Mond, der soeben voll ward, übte die Kraft seines Gegenscheins um so mehr, als zugleich seine Planetenstunde eingetreten war. Er widersetzte sich daher meiner Geburt, die nicht eher erfolgen konnte, als bis diese Stunde vorübergegangen. Diese guten Aspekten, welche mir die Astrologen in der Folgezeit sehr hoch anzurechnen wußten, mögen wohl Ursache an meiner Erhaltung gewesen sein.«

Und schließlich, so erinnern wir uns, hatte Faust 1520 selbst den Beruf des Nativitätenstellers ausgeübt und damals zweifellos schon einen Namen in diesem Metier. Was immer der Rebdorfer Prior von der Sternengläubigkeit seiner Zeitgenossen im allgemeinen und von Fausts Geschäften mit den funkelnden Ratgebern am Nachthimmel

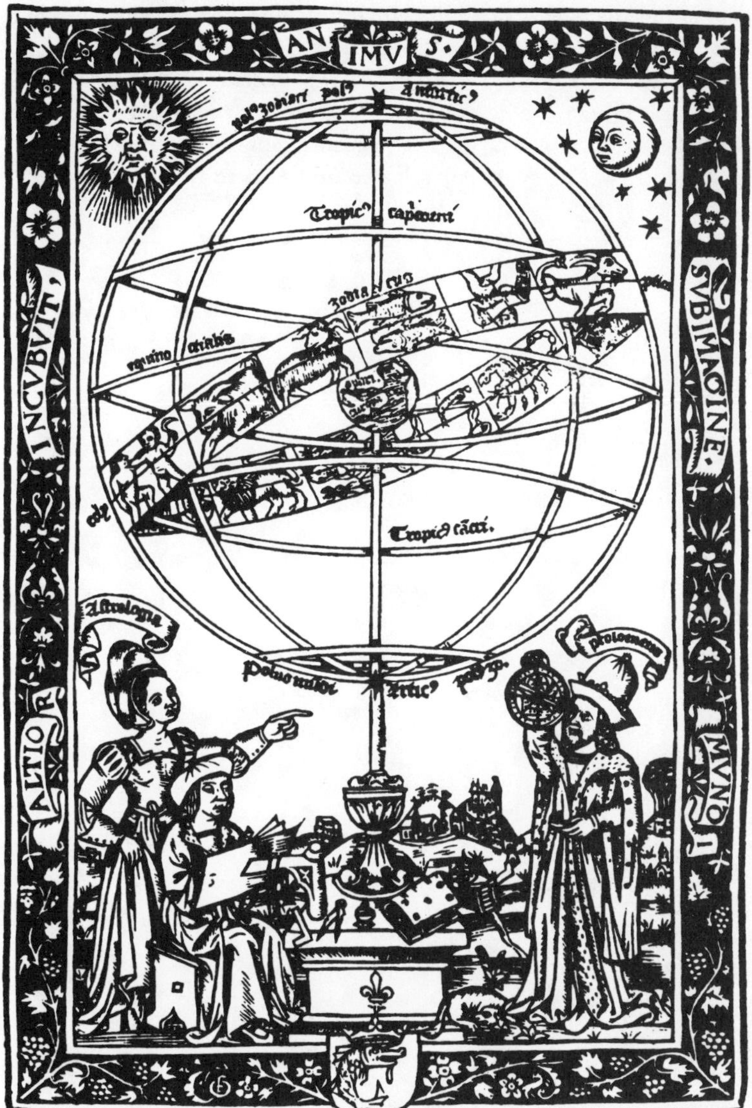

Titelholzschnitt zu einem Nativitätskalender, der von 1515 an in zahlreichen Neuausgaben erschien.

im besonderen auch halten mochte – jenes Engagement beim Bischof von Bamberg, das ihm der »Kommendator« sicher nicht vorenthielt, machte gewiß Eindruck auf ihn. Wenn Kilian Leibs Notat auch skeptische Distanz verrät, so hatte Faust es doch fertiggebracht, jene Schwelle zu überwinden, die der vorsichtig abwägende Kirchenmann in Rebdorf zwischen dem Alltäglichen und Außerordentlichen zog.

Ingolstadt –
Kein Platz für den Doktor aus Heidelberg

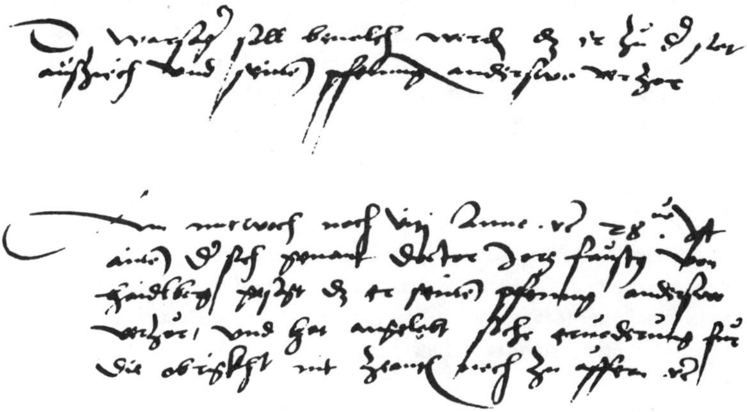

Protokolle des Ingolstädter Stadtrates, 1528 (Ingolstadt, Stadtarchiv).

»Dem warsager soll befolhen werden dass er zu der stat auszieh und seinen pfennig anderswo verzere.«
»Am mitwoch nach Viti Anno 1528 ist ainem der sich genant Doctor Jörg Faustus von Haidlberg gesagt dass er seinen pfennig anderswo verzer, und hat angelobt solche erforderung für die obrigkeit nit ze anten noch zu äffern.«

In einer Sondersparte der Ratsprotokolle von 1528, im Register der aus Ingolstadt Ausgewiesenen, findet sich der knappe Eintrag, »Doctor Jörg Faustus von Haidlberg« sei »Am mitwoch nach Viti« der Befehl zum Verlassen der Stadt überbracht worden. Am selben »mitwoch nach Viti« war, diesmal ohne Namensnennung des Betroffenen, der Ausweisungsbeschluß in einem anderen Ratsprotokoll festgehalten worden. Für den Zeitgenossen Fausts war die Datumangabe »nach Viti« sofort verständlich: Im 16. Jahrhundert gab man einen bestimmten Tag des Monats entweder nach der noch heute üblichen Durchzählung vom 1. bis zum 31. an oder nach der römischen Datierungsform (den Kalenden, Nonen und Iden) oder nach der hier im Ingolstädter Ratsprotokoll gebrauchten Art, nämlich ausgehend vom Festkalender der römisch-katholischen Kirche mit seinen jeweiligen Tagesheiligen oder besonderen Festen. Wenn es hieß, »An Mariä Geburt / Fliegen die Schwalben furt«, dann war jedermann klar, daß mit »Mariä Geburt« das entsprechende Fest am 8. September gemeint war. Der heilige Vitus war freilich längst nicht so bekannt wie die Gottesmutter Maria, und die Marienfeste hatte man gewiß eher im Gedächtnis als den Feiertag »Viti«; aber dieser sizilianische Heilige, der sich zu Beginn des 4. Jahrhunderts zusammen mit seinem Lehrer Modestus und seiner Amme Crescentia hatte taufen lassen und der mit ihnen gemeinsam den Martertod erlitt, stand immerhin als Schutzpatron gegen Feuer und Blitz in Verehrung – eine Zuständigkeit, die er sich zum Teil mit dem heute noch bekannteren Sankt Florian teilte. Gleichzeitig mit dem Fest des heiligen Bernhard von Aosta wird das Fest des heiligen Vitus und seiner beiden Mitmärtyrer noch heute am 15. Juni gefeiert. Dieser 15. Juni fiel im Jahr 1528 auf einen Montag. Der Mittwoch nach Viti war also der 17. Juni.

Wie lange sich Faust vor diesem Mittwoch nach dem Vitusfest 1528 in Ingolstadt aufgehalten hat, ist schwer einzugrenzen. Denn es ist ebenso möglich, daß Kilian Leib Fausts Bekanntschaft bei einem Aufenthalt in Ingolstadt (etwa beim Professor Johann Eck) machte und ihn dort von dem unter einer Sonne-Jupiter-Konstellation geborenen Propheten reden hörte, wie es denkbar ist, daß Faust am 5. Juni 1528 in Rebdorf selbst auftrat. Und es gibt außerdem die – wohl unwahrscheinliche – dritte Möglichkeit, daß Fausts Ausspruch dem Prior Leib nur durch Dritte überliefert wurde. Somit könnte Faust bereits am 5. Juni in Ingolstadt gewesen oder aber erst nach diesem Datum dorthin gewandert sein.

Von Rebdorf nach Ingolstadt war es nicht weit. Die gut dreißig Kilometer konnte ein geübter Wanderer – und das war Faust gewiß – nötigenfalls in einem Tagesmarsch bewältigen. Einige Tage oder auch Wochen wird sich Faust gewiß in Ingolstadt aufgehalten haben, bevor der Ratsbeschluß seinem Bleiben ein Ende setzte. Auch damals pflegten die Mühlen der Behörden langsam zu mahlen, und der Amtsschimmel mußte schon gehörig gereizt werden, bevor er ausschlug ... Wäre Faust jedoch gleich nach seinem Eintreffen in Ingolstadt wieder ausgewiesen worden, dann mußte es sich aus der

Perspektive dieses erzkatholischen Zentrums an der Donau bei Fausts »Wahrsagerei« schon um ein kapitales Verbrechen handeln, um eine mit aller möglichen Teufelei und Seelengefährdung verbundene Tätigkeit, deren Ausüber man so rasch es nur ging aus den Mauern haben wollte.

An Ingolstadt hatte Celtis die reizlos flache Lage, das schlechte Bier und das ständige Auftischen von Rüben bemängelt. Cochläus indessen wußte Vorteilhafteres zu berichten, daß nämlich hier »die

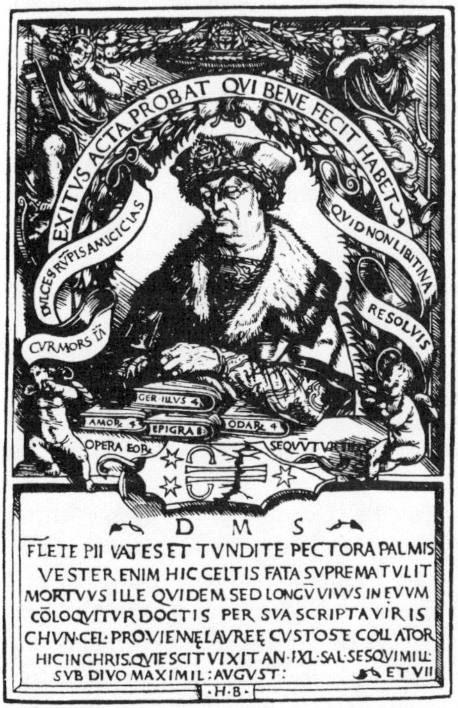
EXITVS ACTA PROBAT QVI BENE FECIT HABET
DVLCES RVPIS AMICICIAS
QVID NON LIBITINA
RESOLVIS
GER·ILLVS 4
AMOR 4
EPIGRA
ODAR 4
D M S
FLETE PII VATES ET TVNDITE PECTORA PALMIS
VESTER ENIM HIC CELTIS FATA SVPREMA TVLIT
MORTVVS ILLE QVIDEM SED LONGV VIVVS IN EVVM
CŌLOQVITVR DOCTIS PER SVA SCRIPTA VIRIS
SVB DIVO MAXIMIL: AVGVST:
·H·B·

Conrad Celtis. Holzschnitt von Hans Burgkmair (1508).

freien Künste blühen, besonders die Rechtswissenschaft.«[1] Im fruchtbarsten Jahrfünft deutscher Universitätsgründungen war in Ingolstadt 1472 auf Betreiben des humanistisch gesonnenen Kanzlers Martin Mayr von Herzog Ludwig dem Reichen von Bayern-Landshut eine Hohe Schule errichtet worden – erst im Jahre 1800 wurde diese

Universität nach Landshut und 1826 nach München verlegt: die heutige Ludwig-Maximilian-Universität.

Daß Faust mit Vorliebe Orte ansteuerte, die eine Hohe Schule oder auch ein Zentrum des Humanismus aufwiesen, geht aus unseren Quellen eindeutig hervor. Und man wird nicht fehlgehen, wenn man annimmt, daß er solche Städte aufsuchte, um dazuzulernen, um die neuesten Richtungskämpfe, die methodischen Kontroversen und die jüngsten wissenschaftlichen Erkenntnisse in Erfahrung zu bringen. Ebenso wahrscheinlich ist es, daß er mit anerkannten Vertretern jener Disziplinen, für die er sich selbst zuständig hielt, ins Gespräch kommen oder mit anderen wohlbestallten Magistern und Lehrstuhlinhabern in Disput treten wollte. All das konnte dazu dienlich sein, auch aus dem Universitätsbereich oder aus den Kreisen der Humanisten Leute anzulocken, die seinen Darbietungen neugierig folgten – insbesondere die jungen Studenten, die mit etwa fünfzehn Jahren die Universitäten bezogen, meist weltunerfahren waren und noch leichter zu beeindrucken als die wissenschaftlich Altgedienten, unter denen es freilich Abergläubische und Wundersüchtige genug gab. Jedenfalls kam und ging Faust als Wanderer, der für kurze Zeit großes Aufsehen und, wie hier in Ingolstadt, auch Anstoß erregte.[2] Er kam wohl nicht, um an einer Universität seßhaft zu werden und eine Lehrtätigkeit aufzunehmen, wie es vermutet wurde; denn dazu wäre ein akademischer Titel vonnöten gewesen, zumindest der eines Magisters. Ob aber Faust sich Magister oder gar Doktor nennen durfte, ist aufgrund der Quellenlage eher zu bezweifeln.[3]

Wenn Faust hier in Ingolstadt als »Doctor von Haidlberg« auftrat (wobei es unklar bleibt, ob damit ein Geburtsort angegeben werden oder ob Heidelberg als Ort der Promotionsprüfung gelten sollte), verschaffte er sich natürlich in einer Universitätsstadt mehr Reputation; dann konnte er als Kollege gelten, als reisender Akademiker, der vom Neckar kam, um an der vor allem mit Salz und Getreide handelnden Stadt an der Donau ein Gastspiel zu geben. Aber die Ingolstädter Ratsherren hatten offenbar gewisse Zweifel, ob sich da nicht ein landfahrend wahrsagender Wolf den akademischen Schafspelz nur zum Schein übergestülpt hatte; denn im Ausweisungsprotokoll ist mit deutlicher Skepsis und Distanz die Rede von *»ainem der sich genant Doctor* Jörg Faustus«. Man hatte also wohl beträchtliche Zweifel an Fausts universitärem Titelschmuck. Für einen seriösen

Mann hielt man Faust bestimmt nicht und ebensowenig für einen gerngesehenen Gast – dafür war er schon seiner Profession wegen eine zu schillernde Gestalt. Daß er aber vom Rat der Stadt ausgewiesen wurde und nicht vom Senat der Hohen Schule, dem die akademische Gerichtsbarkeit unterstand, auch nicht vom geistlichen Gericht, das die inquisitorischen Verfahren und vornehmlich die Ketzerfälle behandelte, spricht dafür, Fausts Wahrsagertätigkeit in Ingolstadt im nicht-akademischen, kommunalen Rahmen einzuordnen: als eine schließlich mit der Ausweisung geahndete Unternehmung, die zwar an einem Hochschulort stattfand, aber ganz in städtische Zuständigkeit fiel.

Jedenfalls schlug Faust zwei Fliegen mit einem Schlag, wenn er sich Universitätsstädte wie Ingolstadt zum Wirkungsort erkor: Er fand Gelegenheit zum Kontakt mit den akademischen wie mit den städtischen Bürgern. Heute erinnert an dem Haus Harderstaße Nr. 7 eine vor kurzem angebrachte Gedenktafel an seinen Aufenthalt. Sie hat folgenden Wortlaut: »DR. JÖRG FAUSTUS AUS HEIDELBERG HIELT SICH 1528 IN INGOLSTADT AUF. SO MELDET UNS DAS INGOLSTÄDTER RATSPROTOKOLL VOM MITTWOCH NACH VITI 1528. GLAUBWÜRDIGER ÜBERLIEFERUNG NACH HAT DIESER DR. JÖRG FAUSTUS IN DIESEM HAUS GEWOHNT.« Mit dem eben genannten Haus hat sich übrigens ein Nachbarhaus (Johannesstraße Nr. 1) um die Ehre gestritten, Faust beherbergt zu haben. In beiden Fällen war aber Fausts Domizil – wenn immer die Lokalisierung durch die örtliche Überlieferung als gesichert gelten darf – strategisch außerordentlich gut gewählt, in »bester Lage« nämlich, wie man heute sagen würde: »In der breiten Harderstraße mit ihrem großen Platz vor dem alten Franziskanerkloster spielte sich das Hauptleben ab. Hier befanden sich die sogenannten Brotbänke und der Tändelmarkt, hier wurden Vieh- und sonstige Märkte abgehalten, und hier strömte an Schrannentagen[4] das Bauernvolk in Massen zusammen. Mit kluger Berechnung also hatte Faust gehandelt, wenn er sich in einem der Häuser an der Harderstraße niederließ, um von da seine Beobachtungen zu machen und sich gelegentlich den vielen Besuchern auf offenem Platze oder in den anliegenden Gasthäusern zu nähern. Auch war dadurch manchem Neugierigen, manchem Glücksuchenden das Ein- und Ausgehen bei dem Wahrsager erleichtert.«[5]

Ob sich Faust in Ingolstadt allein als Wahrsager betätigte oder noch andere Künste betrieb, geht aus den Quellen nicht hervor. Vielleicht war die Wahrsagerei der einzige Anklagepunkt, in welchem Faust nach den damaligen Gesetzen als überführt und schuldig gelten konnte. Um einen solchen Schuldbeweis zu provozieren, genügte schon ein einziger Denunziant, der im Auftrag der Behörden sich eingeschlichen hatte oder sich bei den städtischen Amtsinhabern beliebt machen wollte: Er brauchte Faust nur ein falsches Geburtsdatum anzugeben und mit dem »falschen« Ergebnis den »Beweis« in die Hand zu bekommen, daß der astrologische Wahrsager sein Handwerk gar nicht beherrsche und den Leuten nur das Geld aus der Tasche ziehe. Wurde Faust als »Wahrsager« zum Verlassen der Stadt verurteilt, so konnte diese Bezeichnung all jene Praktiken umfassen, deren er sich nach dem Zeugnis des Abtes Trithemius gerühmt hatte, also Nekromantie, Chiromantie, die Weissagung aus der Luft, dem Feuer und dem Wasser; ebenso konnte die Wahr- und Weissagung aus den Sternen darunterfallen und die schon damals vorwiegend unter den Zigeunern verbreiteten und von ihnen bis heute praktizierten Wahrsagungsarten aus der Kristallkugel und aus den Handlinien – diese Künste übte Faust nach dem Zeugnis des Wormser Stadtphysikus Philipp Begardi (1539) gleichfalls aus. Doch damit sind noch längst nicht alle Mantiken und Wahrsagetechniken aufgezählt, die zu Fausts Zeiten gebräuchlich waren und auch von ihm angewandt wurden – über sie soll ein eigenes Kapitel informieren.

Das in den Ingolstädter Quellen ganz pauschal genannte Vergehen der Wahrsagerei will uns heute nicht mehr recht strafwürdig erscheinen, eher als eine Trickbetrügerei, bei welcher der Geldbeutel der allzu Gläubigen »gestraft« wird. Und Fausts Wahrsagerei wurde offenbar auch damals nicht als ein Verbrechen gewertet, das eine Kerkerstrafe nach sich gezogen hätte. Am besten schien allen Beteiligten gedient, wenn der zwielichtige Mann für immer außerhalb der Stadtgrenzen blieb. Faust hatte keine Wahl: Er mußte den Schuldspruch und die auferlegte Strafe akzeptieren und Ingolstadt verlassen, nicht ohne zuvor Urfehde zu schwören – dies besagt sein Gelöbnis, das Urteil des Rates *»nit ze anten noch zu äffern«*. Dieser formelhafte Ausdruck der Urfehden bedeutete den ehrenwörtlich ausgesprochenen Verzicht auf Rache oder Regreß, also den Schwur, das verhängte Urteil anzuerkennen, ohne es mit Gewalt gegen Ankläger oder Richter zu »revidieren.«[6] Durch eine spätere Rückkehr nach Ingolstadt hätte Faust die beeidete Urfehde gebrochen, und das hätte zumindest eine harte Haftstrafe zur Folge gehabt.

So war sein Gastspiel im Donaumoos am Mittwoch nach Viti vorbei, das Kapitel Ingolstadt für alle Zukunft abgeschlossen. Als man am 21. Juni 1528 das Fest des heiligen Aloysius von Gonzaga feierte, des Patrons der Jugend, war der achtundvierzigjährige Faust bereits wieder irgendwo im bayerischen Raum auf der Wanderschaft.

Nürnberg –
Für Nigromanten Eintritt verboten

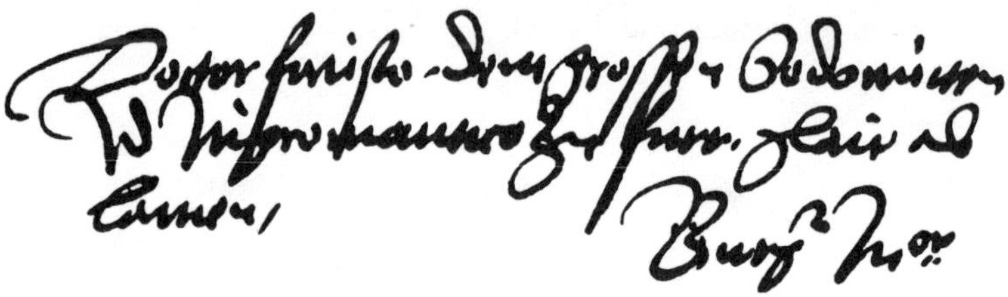

Ratsbeschluß der Stadt Nürnberg, 1532 (Nürnberg, Bayerisches Staatsarchiv).

»Doctor fausto, dem grossen Sodomitten und Nigromantico zu furr, glait ablainen. Burg[ermeister] Ju[ni]or.«

Das knappste aller zeitgenössischen Zeugnisse über den historischen Faust gibt trotz (oder auch wegen) seiner Schnörkellosigkeit einige Rätsel auf. Nicht so sehr wegen der Bezeichnungen, mit denen der Doktor Faust hier bedacht wird: »Nigromant«, was im strengen Sinn Teufelsbeschwörer heißt, ist hier mit einiger Wahrscheinlichkeit wie auch in vielen anderen Quellen der Epoche statt »Nekromant« gebraucht, und das bedeutet Totenbeschwörer – andernfalls hätten wir hier die erste und zu Fausts Lebzeiten einzig notierte Stelle vorliegen, die ihn mit dem Teufel in Verbindung brächte. »Sodomit«, was im strengen Wortsinn eine der übelsten Perversionen bedeutet, die Unzucht mit Tieren: Das war ein ebenso bösartiger Vorwurf wie der, den einst Trithemius gegen Faust erhoben hatte: er sei aus Kreuznach wegen Unzucht mit Abhängigen verjagt worden. Beidesmal, ob mit Knaben oder Tieren, ging es wohl darum, Faust durch den Makel der Abartigkeit zu desavouieren. Solche Prangerformeln waren schnell zur Hand, wenn es darum ging, nach dem alten Lateiner-Prinzip *semper aliquid haeret* (etwas bleibt immer hängen) Rufmord zu betreiben.

Was Trithemius schrieb und was der Bürgermeister Junior in Nürnberg[1] unterfertigte, das waren gewiß nicht Päderastie und

Sodomie[2], wie man sie in medizinischen Handbüchern beschrieben findet, sondern lediglich Kraftwörter, durch die beim Leser die Ablehnung Fausts erreicht werden sollte.

Was an dem lapidaren Satz aus den »Verlässen des inneren Rates« mehr als der knappe Steckbrief des Doktor Faust irritiert, ist das Fehlen jeglicher Begründung für Fausts Bitte um Geleit. Eine solche Bitte war keineswegs der Regelfall, wenn man sich 1532 von einer Stadt in eine andere begeben wollte. Vielmehr war diese Rechtshilfe im Mittelalter dafür geschaffen worden, um angesichts der unsicheren Verkehrswege gegen Bezahlung bewaffneten Schutz zu erhalten. Gegen Ende des Mittelalters wies der Geleitbrief – eine Vorform des Reisepasses – aus, daß sein Inhaber berechtigt sei, ungehindert eine bestimmte Route zurückzulegen: Mit dem Geleitbrief kaufte man sich Sicherheit. Eine weitere, rechtsgeschichtlich nicht sehr häufige, aber doch vereinzelt nachgewiesene Bedeutung des »Geleits« war die amtliche Garantie, daß jemand ungehindert und ohne Gefahr einer Festnahme in seine Heimat zurückkehren könne. Daraus entwickelte sich die juristische Bezeichnung »Geleit« für Gerichtsfrieden, Freistatt. Beide Wortbedeutungen – Rechtsschutz oder Gerichtsfrieden – können in Fausts Fall eine Rolle gespielt haben.

Faust wollte *nach* Nürnberg – das muß unstrittig sein, wie immer man auch »Geleit« interpretieren will. Mithin sind all jene Forscher zu korrigieren, die von einem Aufenthalt Fausts *in* Nürnberg 1532 sprechen. Er wollte in eine Stadt, in deren Lobpreisung die Zeitgenossen wetteiferten. Ulrich von Hutten urteilte, die Stadt sei der Kunst und der Wissenschaft hold und jene Stadt in Deutschland, die am reichsten an guten Köpfen sei. Derselbe Hutten teilte in dem schon erwähnten Brief vom 25. Oktober 1518 an Pirckheimer ein venezianisches Sprichwort mit: Alle Städte in Deutschland seien blind, nur Nürnberg sehe wenigstens noch auf einem Auge. Conrad Celtis hatte der Stadt an der Pegnitz eine ausführliche und rühmende Beschreibung gewidmet; Cochläus hob in seiner 1512 erschienenen *Kurzen Beschreibung Deutschlands* in einem langen und begeisterten Kapitel Nürnbergs zentrale Lage hervor, die politische Leistungsfähigkeit, seinen auch außerhalb Deutschlands bekannten Reichtum, seine weitgespannten Handelsbeziehungen, den Fleiß seiner Bürger und das für ganz Europa vorbildliche städtische Regiment. Was schließlich Hans Sachs in seinem *Lobspruch auf die Stadt Nürnberg* (1530) und auf ihren weisen Rat – mit versteckter Ironie – niederschrieb, wurde zum Teil übernommen in die Schilderung Nürnbergs im ersten Dokument der literarischen Faust-Tradition, in die 1587 publizierte *Historia von D. Johann Fausten.*

In dieser wirtschaftlich autarken, auf seine Handwerker, Handelsleute und Künstler stolzen Reichsstadt hatte sich bereits Kaiser Friedrich III. gern und oft aufgehalten; sein Sohn Maximilian I. folgte diesem Beispiel. Nürnberg als glänzender Mittelpunkt des Reiches, mit seiner Burg, seinen Türmen, Kirchen, Mauern und Wällen mußte dem »letzten Ritter« als Bilderbuchstadt erscheinen, ein Stein gewordener Traum, den er sonst nirgendwo in gleichem Maße verwirklicht sehen konnte. 1524 war Nürnberg der Reformation beigetreten, im Jahr darauf wurden die Klöster aufgehoben, und ein weiteres Jahr später wurde hier ein Gymnasium eingerichtet, an welchem neben Hessus auch Joachim Camerarius unterrichtete – jener Camerarius, dem wir ein Zeugnis über Faust verdanken. 1532, im Jahr von Fausts Petition an die Stadt, wird auf dem hier stattfindenden Reichstag der »Nürnberger Religionsfriede« unterzeichnet: Kaiser Karl V. braucht angesichts der drohenden Türkengefahr (die Türken standen 1529 vor Wien und hatten Ungarn in ihre Hand gebracht) die Hilfe der protestantischen Reichsstände, die sich im Jahr zuvor im Schmalkaldischen Bund zu einem Verteidigungspakt gegen die Religionspolitik des Kaisers zusammengeschlossen hatten. Nun wird den Protestanten bis zu einem Konzil freie Religionsausübung gewährt. Der Kompromiß im Inneren des Reiches kommt also durch den Druck von außen zustande.

Wie dieser Beschluß weit über die Stadtgrenzen hinaus von Belang war, so waren einige Namen im Nürnberg des frühen 16. Jahrhunderts ein Begriff für den gesamten deutschen Kulturraum. Hier in Nürnberg wirkten, um nur einige zu nennen: der Steinmetz Adam Krafft, der beispielsweise das Sakramentshaus in der Lorenzkirche schuf und neben Veit Stoß und Tilman Riemenschneider der bekannteste Bildhauer der Spätgotik war; der Erzgießer Peter Vischer der Ältere, der unter anderem das Sebaldus-Grab in der gleichnamigen Kirche schuf; dessen Schüler Pankraz Labenwolf, der den Brunnen im Hof des Rathauses gestaltete; der Maler Michael Wolgemut, der Altarbilder für Zwickau, Feuchtwangen und Schwabach malte und zusammen mit Wilhelm Pleydenwurff die Holzschnitte für Hartmann

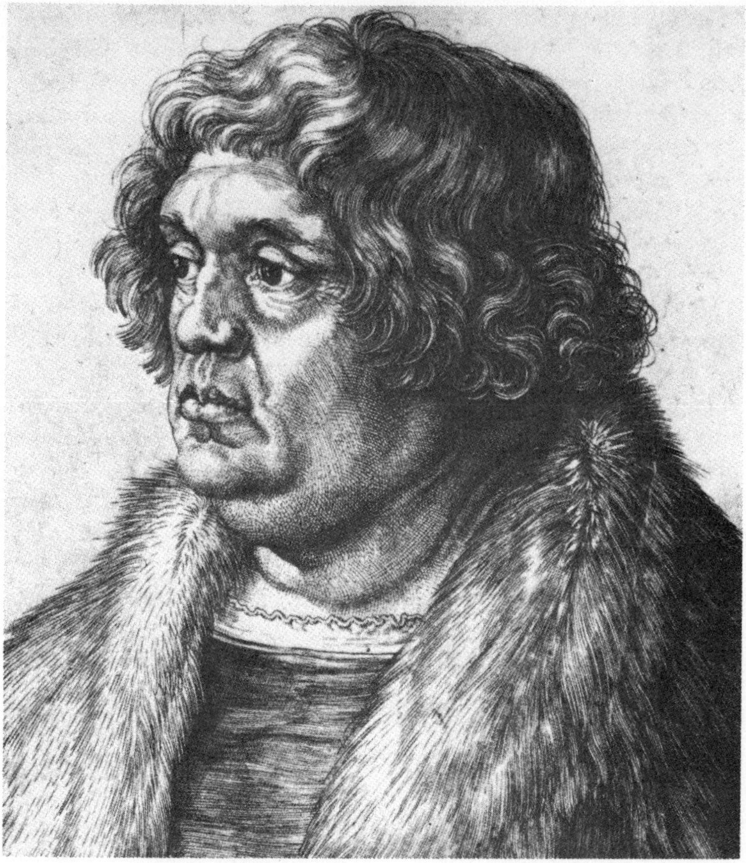

Willibald Pirckheimer. Kupferstich von Albrecht Dürer (1524).

Schedels 1493 publizierte *Weltchronik* anfertigte, das umfangreichste Holzschnittwerk des 15. Jahrhunderts. Wolgemuts Schüler war Albrecht Dürer, der bedeutendste Künstler seiner Zeit, Maler, Graphiker, Kunstschriftsteller und daneben Militärtheoretiker. Er stand seit 1512 in enger Beziehung zu Kaiser Maximilian I., porträtierte ihn mehrmals und bekam von ihm 1515 ein jährliches Ehrengehalt von 100 Gulden bewilligt. Seit 1509 saß er im Großen Rat des Stadtstaats, im erweiterten Kreis jenes Gremiums, das 1532 den

Beschluß faßte, Fausts Bitte um Geleit abzulehnen. Er war eng befreundet mit Willibald Pirckheimer, von dem er das bekannte Kupferstichporträt schuf. Pirckheimer zog das prominente Mitglied in seinen Humanistenkreis; als Dürer 1528 starb, schrieb Pirckheimer, »die entscheidende Schlüsselfigur im Leben Dürers«,[3] in Latein die *Elegie auf den Heimgang Dürers,* in der die Zeilen stehen:

Der du mir so viele Jahre mein vertrauter Freund warst,
Albrecht, du bester Teil meiner Seele,
Mit dem ich holde Zwiesprache pflegen durfte,
Und dessen Busen ich unbekümmert jedes Wort anvertrauen konnte . . .

Neben den Humanisten Regiomontanus und Pirckheimer – beide sind uns schon im Leib-Kapitel begegnet – sind von den führenden Köpfen in Nürnberg des frühen 16. Jahrhunderts weiter zu nennen: Peter Henlein, der um 1510 die ersten tragbaren Uhren samt Schlagwerk in Dosenform herstellte, aus denen sich dann die Taschenuhren entwickelten; Martin Behaim, der bereits Ende des 15. Jahrhunderts seinen berühmten Erdglobus anfertigte; als Vorläufer und Anreger des Hans Sachs der älteste Meistersinger Nürnbergs, Hans Rosenplüt, genannt »der Schnepperer«, der volkstümliche Fastnachtsspiele schrieb und neben derb-zotigen Schwänken als Verfasser von historisch-politischen wie auch religiös-moralischen Reimreden hervortrat; der Barbier und Drucker Hans Folz, der den Meistersang reformierte, wie Rosenplüt drastische Schwänke und daneben lehrhafte Spruchgedichte schrieb und ebenfalls Fastnachtsspiele verfaßte; schließlich Hans Sachs, »Schuh-macher und Poet dazu«, der mit Pirckheimer befreundet war, sich schon früh für die Reformation einsetzte (am berühmtesten: *Die Wittenbergisch Nachtigall,* 1523), sich auch an anspruchsvolle Dramen und Tragödien mit Stoffen antiker, biblischer oder mittelalterlicher Herkunft wagte, aber populär wurde durch Fastnachtsspiele, Meisterlieder und Spruchgedichte – ein ungeheuer fruchtbarer Schriftsteller, der rund 200 Dramen, 1800 Spruchgedichte und 4275 Meisterlieder zustande brachte.

Doch nur ein einziger Künstler Nürnbergs ist Albrecht Dürer ebenbürtig: Veit Stoß, der zwar in Nürnberg geboren wurde und dort auch starb, aber zwischen 1477 und 1496 meist in Krakau lebte, wo er den Hochaltar der Marienkirche schuf. Er war vor allem Bildhauer, arbeitete in Holz und Stein, hinterließ in seinem umfangreichen und weit verstreuten Werk jedoch auch Kupferstiche und Gemälde. In der

Nürnberger Sebalduskirche – wo Peter Vischers Grabmal zu sehen ist – findet sich ein 1520 geschaffenes Kruzifix von Veit Stoß, dessen Christuskopf die expressive Leidenschaftlichkeit seiner Kunstwerke beispielhaft zeigt. Seit 1503 blieb dem am Schluß seines Lebens wahrscheinlich erblindeten Künstler nichts anderes übrig, als stets in und vornehmlich für Nürnberg zu arbeiten: Um in einem Streitfall zu seinem Recht zu gelangen, hatte er durch Wechselfälschung Selbstjustiz geübt – am Anfang des 16. Jahrhunderts, in dem auch Hans Kohlhase sein Recht ertrotzen wollte. Er kam in Haft, wurde durch beide Backen gebrannt und mußte geloben, Nürnberg auf Lebensdauer nicht mehr zu verlassen. Seit 1503, so wird glaubwürdig berichtet, lebte er mit dem Rat der Stadt in dauerndem Streit.

Im Jahr bevor Veit Stoß starb, versuchte Faust, in diese Stadt zu kommen; aber das wurde ihm verweigert, kurz und in knöchernem Amtsdeutsch: »glait ablainen«. Die beiden vorausgehenden der insgesamt nur dreizehn Wörter des Ablehnungsbescheides heißen: »zu furr«. Das kann offenbar nur übersetzt werden mit: »zu Fürth« – jedenfalls stimmen hierin alle neueren Kommentatoren dieser Stelle überein, und eine andere plausible Erklärung wurde nicht gefunden. Wir müssen also annehmen, daß sich Faust *in Fürth* aufhielt und daß er von dort aus mit seiner Eingabe an den Rat versuchte, *nach Nürnberg* zu gelangen – wohlgemerkt mit dem gewöhnlich völlig unnötigen und überflüssigen Geleitbrief. Die Ablehnung von Fausts Ansuchen kommentiert Theodor Hampe so: »Dieser offenbare Tatbestand läßt doch fast darauf schließen, daß ihm bei einer früheren Gelegenheit, aus einem besonderen Anlaß, wegen einer schweren Verfehlung die Stadt verboten worden war. Sonst wäre eine solche Bitte um Geleit wohl kaum nötig gewesen. Die archivalische Notiz könnte sich also auf einen vorangehenden Aufenthalt des Abenteurers in Nürnberg . . . beziehen.«[4]

In der Tat: So könnte es gewesen sein. Aber nicht nur der zaghafte Tonfall dieses Erklärungsversuchs (»doch fast«, »könnte«) macht skeptisch und auch nicht allein das Fehlen einer Aktennotiz, die sich auf eine früher erfolgte Ausweisung Fausts aus Nürnberg bezöge, sondern der pauschale Wortlaut des Nürnberger Ratsbeschlusses: Die Vorwürfe der Sodomiterei und der Nigromantie klingen nicht so, als ob in Nürnberg selbst bereits »polizeiliche Erkenntnisse«, wie man heute sagen würde, hinsichtlich des Antragstellers vorgelegen hätten.

In diesem Fall wäre es ja eine unerhörte Dreistigkeit gewesen, hätte sich Faust – einschlägig amtsbekannt – um eine nochmalige Einreise nach Nürnberg bemüht. Nein, die beiden Vokabeln der Sodomiterei und der Nigromantie klingen eher so, als ob sie von fern her kämen. Diese Termini waren offenbar nicht auf Nürnberger Mist gewachsen, sondern in die Versammlung der würdigen Ratsherren importiert.

Aber nicht nur im nahen Fürth, sondern auch andernorts hatten die Nürnberger Ratsherren genug Zuträger. Es spielte keine Rolle, ob das Gerücht aus Erfurt oder Kreuznach oder eben aus Fürth kam. Das Fürth dieser Jahre war alles andere als eine einheitlich strukturierte Kommune. Vielmehr bestand diese Stadt aus einem Fleckerlteppich verschachtelter Zuständigkeiten und Besitzverhältnisse, um die sich zu etwa gleichen Teilen die markgräflich-ansbachischen, die dompropsteilich-bambergischen und die reichsstädtisch-nürnbergischen Herren kümmerten. Wer hier wann und wo die Oberaufsicht und wer die Polizeigewalt hatte, war nichts weniger als klar; und es läßt sich leicht vorstellen, daß der auf bambergischem oder ansbachischem Terrain sitzende Faust – am ehesten auf bambergischem, denn dort hatte er ja mit dem Honorar für die Nativität des Bischofs Georg III. etwas Rühmliches vorzuweisen – von einem Vertreter der nürnbergischen Drittelobrigkeit beim Rat angeschwärzt wurde.

Dieser Mann mußte Faust nicht einmal aus eigenem Augenschein kennen; es genügte ihm vielleicht schon, in den Kneipen Anrüchiges über ihn gehört zu haben. Möglicherweise hatte er auch auf Befehl observiert; denn der Rat mochte sich zuerst absichern wollen, bevor er den Antragsteller in die Stadt ließ.

Aus der Perspektive Fausts mochte sich die Angelegenheit entsprechend darstellen: Wußte er von den Gerüchten über sein Treiben, mußte er damit rechnen, daß ihm ein eindeutiger Ruf nach Nürnberg vorauseilte, dann empfahl es sich, vorsorglich alle Eventualitäten auszuschließen; dann war ein korrekter Antrag das beste und unverdächtigste Mittel der Verteidigung gegen eine Abstempelung als menschliches Ungeheuer.

Normalerweise mußte ihm ein bizarres Image willkommen sein, gelang es doch auch durch Negativwerbung, Neugierige und Schaulustige anzulocken. Aber für sein Vorhaben, nach Nürnberg zu kommen, war ein solches Renommee eher hinderlich. In dieser durch dreifache Mauern, einen Graben, 200 Türme, sechs große und zwei kleine Tore nahezu hermetisch abgesicherten Stadt mit ihren drei sorgsam abgestuften Volksklassen (den Patriziern, den Kaufleuten und dem »gemeinen Volk«) wurde, wie sonst nirgendwo in deutschen Landen, auf Sitte, Ordnung und Recht geachtet. Dafür sorgten die Fünferherren, die Inhaber der Polizeigewalt, die Rugherren, die neben anderen Aufsichtspflichten auch mit vielen Bewaffneten die öffentlichen Wege zu schützen hatten, und im Grunde die gesamte Bürgerschaft, die in ihren Stadtgrenzen nichts dulden wollte, was deren stolzes Gleichgewicht hätte gefährden können. Sich hier hereinzustehlen und sich unbemerkt Kunden zu angeln, war unmöglich. Wollte Faust in Nürnberg mehr als einen Besuchsaufenthalt einlegen, dann tat er gut daran, sich schon vorher um »Geleit«, um »Gerichtsfrieden« zu bemühen und sich eine »Freistatt« zusichern zu lassen. – Dies aber lehnte der Nürnberger Rat ab.

Wenn auch die Möglichkeit nicht völlig auszuschließen ist, daß gegen Faust von einem früheren, in den Akten nicht belegten Aufenthalt her etwas anhängig war – in diesem Fall hätte sich Faust damals einer drohenden Festnahme durch Flucht entzogen oder wäre gar aus dem Kerker entkommen –, so scheint es doch wahrscheinlicher, daß er in Kenntnis der besonderen Rechtspflegeverhältnisse in Nürnberg vorsorglich um die Garantie eingegeben hat, sich hier aufhalten und betätigen zu dürfen.

Beide Auslegungen stehen in keinem Widerspruch zur Auffassung des Nürnberger Stadtarchivs, »daß es sich bei diesem abgelehnten Geleit um Gerichtsgeleit gehandelt haben muß – die Stadt hat sich demnach geweigert, Faust zu garantieren, daß er anläßlich eines offenbar bevorstehenden Gerichtsverfahrens in Nürnberg nicht verhaftet würde.«[5] Ein Gerichtsverfahren konnte Faust drohen, wenn der Rat Sodomiterei und Nigromantie zu Anklagepunkten gegen Faust erhob. Gegen die Möglichkeit eines von früher her anhängigen Gerichtsverfahrens spricht jedoch, daß es in diesem Fall den Nürnberger Behörden ein leichtes gewesen wäre, Fausts in Fürth habhaft zu werden oder ihn in die Stadt zu lassen und ihn dann der Strafe zuzuführen.

Daß Fausts Gesuch nicht stattgegeben wurde, kann eigentlich kaum verwundern. Humanistisches Elitebewußtsein, patrizische Vornehmheit, kaufmännische Korrektheit und bürgerliche Reputierlichkeit verbanden sich in Nürnberg zum Stolz auf ein Gemeinwesen, das man rein erhalten wissen wollte. Elemente wie Faust waren hier nicht erwünscht. So mußte er nach dem Ratsbeschluß die nürnbergischen Bereiche der Stadt Fürth meiden, denn dort konnten übereifrige Häscher auf ihn warten. Als Faust der ablehnende Bescheid aus Nürnberg bekanntgemacht wurde, packte er in Fürth vermutlich seine Siebensachen und zog weiter.

Joachim Camerarius – Prognosen zum Kriegsausgang

Prid. Non. noctem mœſtiß.
ſuſtinui cum Luna Marti obijceretur in Piſcibus.
Fauſtus enim tuus facit, ut tecum lubeat iſta diſſere-
re, qui utinam docuerit te potius aliquid ex hac ar-
te, quam inflauerit uentulo uaniſſimæ ſuperſtitio-
nis, Aut neſcio quibus præſtigijs ſuſpenſum tenue-
rit. Sed quid ille ait nobis tandem? Quid etiam?
Scio enim te diligenter de omnibus percontatum.
Cæſar ne uincit? Ita quidem fieri neceſſe eſt.

Brief des Joachim Camerarius an Daniel Stibar, 1536.

»Vor kurzem hatte ich eine sehr schlimme Nacht, als der Mond dem Mars in den Fischen gegenüberstand. Dein Freund Faust hat es fertiggebracht, daß ich Gefallen daran finde, diese Dinge mit Dir zu besprechen. Er hätte Dich allerdings besser etwas aus dieser Disziplin gelehrt, als daß er Dich aufgeblasen hätte mit dem Windchen hohlsten Aberglaubens und Dich in Spannung gehalten hätte mit ich weiß nicht was für Blendwerk. Aber was sagt er uns eigentlich? Was also? Ich weiß nämlich, daß Du Dich über all das sorgfältig erkundigt hast. Wird der Kaiser siegen? Das muß allerdings geschehen.«

Lagen zwischen dem vom Rebdorfer Prior Kilian Leib aufgezeichneten Ausspruch Fausts über eine bestimmte Planetenkonstellation und seiner Ausweisung aus Ingolstadt nicht einmal zwei Wochen, so vergingen vier Jahre bis zu Fausts abschlägig beschiedener Bitte um Geleit nach Nürnberg; und weitere vier Jahre verstrichen, bis wieder ein zeitgenössisches Zeugnis über Faust berichtet. Zwischen dem 5. Juni 1528 und dem 13. August 1536, also in reichlich acht Jahren, ganze vier Mitteilungen: Das ist wahrlich keine große

Ausbeute! Die Aussagekraft dieser insgesamt 20 oder 30 Zeilen ist obendrein noch dadurch geschwächt, daß – mit der Ausnahme Kilian Leibs, aber nicht einmal hier ist es sicher – kein einziges Dokument darunter ist, das Faust aus eigenem Augenschein beschreibt. Die amtlichen Dokumente aus Ingolstadt und Nürnberg scheiden von vornherein aus; Leibs Notiz beschränkt sich auf einen Ausspruch Fausts und auf dessen angeblichen Beruf, und der Brief des Joachim Camerarius an Daniel Stibar läßt zwar sehr stark vermuten, daß der Adressat Faust kannte, der Absender aber nur über Dritte – oder durch Gerüchte – von Fausts Ruf und Tätigkeit wußte.

Wenn man dazu noch bedenkt, daß auch Trithemius Faust nicht selbst gesehen hatte und daß weiter die fürstbischöflich bambergische Hofkammerrechnung lediglich die Dienstleistung Fausts und das Honorar festhielt – dann bleibt als einziges der Zeugnisse über Faust, das mit dem Anspruch einer tatsächlichen Begegnung auftritt, der merkwürdige Besuch Mutians in der Erfurter Herberge übrig. Tausende, möglicherweise Zehntausende von Zeitgenossen müssen Faust gesehen, seine Dienste in Anspruch genommen, über ihn gesprochen, Gerüchte verbreitet und Legenden in Gang gesetzt haben – und dennoch fand sich außer Mutian bis 1536 und sogar bis zu seinem Tod 1540 niemand, der ihn zweifelsfrei aus eigener Anschauung beschrieben hätte. Wüßte man nicht amtlicherseits aus Ingolstadt und Nürnberg von seiner Existenz und wären nicht die wenigen Zeugen glaubwürdige Leute: Man müßte Faust für ein Phantom halten, für ein Fabeltier wie das Ungeheuer von Loch Ness, das nie jemand zweifelsfrei sah, von dem aber jedermann spricht . . .

Die vielen, die Faust kannten, schrieben nicht über ihn – und es muß unter ihnen Schreibkundige doch genug gegeben haben. Diejenigen aber, die über ihn schrieben, kannten ihn nicht selbst – mit der einen, einzigen Ausnahme. Camerarius war also in »guter«, das heißt, in der Gesellschaft der meisten Faust-Zeugen, wenn er vom Schreibtisch aus über ihn urteilte.

Als Joachim Camerarius (eigentlich Kammermeister) am 13. August 1536 an den Würzburger Domherrn Daniel Stibar schrieb, war er gerade ein Jahr Professor in Tübingen, wo er auch bald einer der beiden von Herzog Ulrich ernannten Kommissare werden sollte. Den Lehrstuhl hatte ihm Melanchthon verschafft, und er wirkte hier ungemein fruchtbar als Erneuerer der Universität im Geiste der

Reformation und als Lehrer der griechischen und römischen Literatur sowie der antiken Rhetorik. Hier in Tübingen gewann Camerarius die Freundschaft des ebenfalls 1535 als Professor berufenen Leonhart Fuchs, einer der hervorragendsten Mediziner und Botaniker seiner Zeit, dem zu Ehren der französische Botaniker Charles Plumier 1703 einem hübschen amerikanischen Nachtkerzengewächs den Namen »Fuchsie« gab. Camerarius arbeitete mit Fuchs eng an der reformatorischen Erneuerung der Universität zusammen und blieb mit ihm von 1542 bis 1565 im Briefwechsel.[1]

Intelligent und frühreif, hatte Camerarius bereits mit 13 Jahren sein Studium in Leipzig begonnen. Seit 1516 lernte er Griechisch, die Sprache, die einen Großteil seines Lebenswerkes bestimmen sollte. Von Tetzels Ablaßhandel wurde er in jenen Jahren genauso abgestoßen wie die Reformatoren der ersten Stunde. 1518 kam er nach Erfurt, wo er als Griechischlehrer wirkte und zum Magister promoviert wurde. Hier gehörte er zum Kreis um Mutianus Rufus und Eoban Hessus, mit dem ihn dann lebenslange Freundschaft verband. Nach seiner Übersiedlung nach Wittenberg gewann er in Melanchthon einen weiteren Freund, der ihn auch mit Luther bekannt machte. Auf seine Empfehlung wurde Camerarius an das neuerrichtete Nürnberger Gymnasium berufen, wo er von 1526 bis 1535 Griechisch unterrichtete und als Schulleiter tätig war – mit solchem Erfolg, daß auch einige Ratsherren die Schulbänke drückten und man ihn sogar zum Sekretär der Stadt machen wollte. Von 1535 bis 1541 Professor in Tübingen, wurde er dann nach Leipzig berufen, wo er bis zu seinem Tod 1574 lehrte.

Die Zeitgenossen wie die Biographen des Camerarius hoben einhellig Eigenschaften hervor, die ihn zum mustergültigen Gelehrten des deutschen Humanismus, zum überaus erfolgreichen Pädagogen, zum umworbenen Freund und Berater, zum begehrten Briefpartner, zum treuen Familienvater, zum einfühlsamen Biographen und insgesamt zu einem vorbildlichen Menschen machen mußten: Frömmigkeit, Klugheit, Besonnenheit, beispiellosen Fleiß, Bescheidenheit, Ehrlichkeit, Patriotismus, Wahrheitssuche, Versöhnungsbereitschaft. Was ihm zu erreichen versagt blieb, wofür er sich aber nach Kräften einsetzte, war die Wiedervereinigung der beiden getrennten christlichen Religionsgemeinschaften. Ebenso wie er hier um die Verständigungsbereitschaft seiner protestantischen Glaubensgenossen auf der

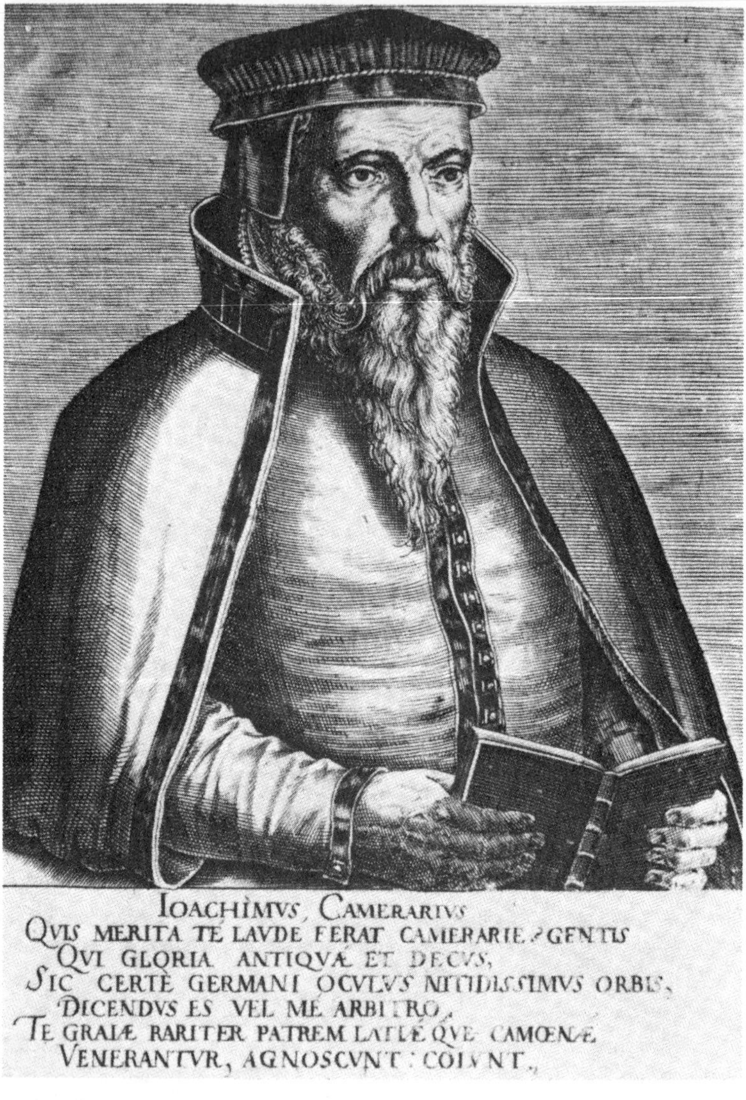
IOACHIMVS, CAMERARIVS
QVIS MERITA TE LAVDE FERAT CAMERARIE, GENTIS
QVI GLORIA ANTIQVÆ ET DECVS,
SIC CERTE GERMANI OCVLVS NITIDISSIMVS ORBIS,
DICENDVS ES VEL ME ARBITRO,
TE GRAIÆ PARITER PATREM LATIÆQVE CAMŒNÆ
VENERANTVR, AGNOSCVNT, COLVNT.

Joachim Camerarius, nach Melanchthon der bedeutendste Altphilologe. Kupferstich (Bamberg, Staatsbibliothek).

einen Seite und der Katholiken auf der anderen warb, so versuchte er, Luthers schroffe, parteiische Ausfälle *Wider die räuberischen und mörderischen Rotten der Bauern* (1525) durch Verständnis zu relativieren – vor allem in einer Ekloge über die Verzweiflung der Bauern, lateinisch abgefaßt und somit an die Adresse der Gebildeten gerichtet.

In welchem Maß Camerarius die Gabe besaß, Freundschaft zu schließen und zu bewahren, zeigt das keineswegs vollständig erhaltene Briefwerk: Briefe von und an mehr als 200 Zeitgenossen kennt man heute, und den Freunden Eobanus Hessus und Philipp Melanchthon hat er über das Grab hinaus mit Biographien seine Zuneigung bezeugt. Die zuletzt genannte Biographie enthält scharfe Angriffe auf Johann Manlius und seine Geschichtsklittereien – dieser Manlius hatte sich als Erbwalter Melanchthons aufgespielt; und bei ihm findet sich auch die Stelle über Knittlingen als Fausts Geburtsort, die er Melanchthon in den Mund legt. Camerarius verfaßte auch auf Dürer einen Nachruf, nachdem er zu dessen Lebzeiten drei in deutscher Sprache erschienene theoretische Bücher Dürers in das Latein der internationalen Gelehrtenwelt übersetzt hatte.

Überhaupt war er ein außerordentlich vielseitiger Schriftsteller und Dichter: Sein Werk umfaßt Eklogen, Idyllen, Fazetien, ein Drama – *Ludus septem sapientum* (»Das Spiel der sieben Weisen«, Lebensregeln und Anstandsvorschriften in eine dialogisierte Handlung gebracht) –, Schriften zur Pädagogik, ein Handbuch der Emblematik und eines der Rhetorik, lateinische Gedichte, eine Ausgabe äsopischer Fabeln und Geschichtsdarstellungen, z. B. eine Geschichte Jesu Christi und seiner Apostel sowie eine Geschichte des Schmalkaldischen Krieges. Daneben galt er als gründlicher Mathematiker und insgesamt als ein universal gebildeter und interessierter Gelehrter, dem von allen Seiten großer Respekt und tiefe Verehrung entgegengebracht wurden. Seinen Humanismus, *den* Humanismus verstand er als Einheit von *pietas, doctrina* und *virtus* – von Frömmigkeit, Gelehrsamkeit und Tugend. Nach dem Tod des Erasmus von Rotterdam am 12. Juli 1536 galt Camerarius unbestritten als der bedeutendste Philologe im Deutschland des 16. Jahrhunderts.[2]

Das gedruckte Verzeichnis seiner Schriften umfaßt 37 Seiten und mehr als 150 zu Lebzeiten veröffentlichte Werke. Aber dieser beeindruckenden Summe aus Fleiß, Gelehrsamkeit und Vorbildlichkeit ist noch ein weiterer Zug hinzuzufügen, der uns Heutigen widerspruchsvoll erscheinen mag, den Zeitgenossen des Camerarius aber keineswegs. Jedenfalls galt es im 16. Jahrhundert nicht als ausgemachter Makel, wenn Männer wie Melanchthon oder Camerarius an die Macht der Sterne und an ihre Wirkung auf den Menschen glaubten. Gerade in seiner Melanchthon-Biographie hat Camerarius unmißverständliche Beweise astrologischen Glaubens geliefert. Gewiß, das Berechnen von Planetenkonstellationen und von ähnlichen himmlischen Fingerzeigen für irdisches Geschick war nicht jedermanns Sache, und seit Pico della Mirandolas Kampfschrift gegen die Astrologie[3] mehrten sich die kritischen Stimmen. Aber wenn beispielsweise Luther gegen die Astrologen wetterte, es sei »ein Dreck mit ihrer Kunst«, war das noch lange kein endgültiges Wort oder gar das eines anerkannten Experten gegen den Aberglauben – dazu stand der Reformator in seinen Predigten, Reden, Gesprächen und Schriften denn doch auf zu vertrautem Fuß mit allerlei Teufeln und sonstigem Höllengeschmeiß . . . Nein, im 16. Jahrhundert glaubte man noch an die Sterne – man: das heißt, bis auf wenige Ausnahmen alle, das sogenannte Volk ebenso wie die Herren, wie der Fürstbischof von Bamberg oder Melanchthon oder Camerarius.

Melanchthon, der in Wittenberg sogar Vorlesungen über Astrologie gehalten hatte – zum Unwillen Luthers, was ihn aber offenbar nicht weiter störte –, empfahl im Mai 1532 dem Camerarius einen Mann, der sich ausgerechnet als Fälscher von Luthers Horoskop hervorgetan hatte: Lucas Gauricus. Wenn der Herr Philippus, der um die Geschichtsfälschung des brandenburgischen Hofastrologen wußte, diesen Gauricus trotzdem an Camerarius empfahl, dem die Manipulation gleichfalls bekannt war, dann mußten beide schon sehr unbeirrt an die Wahrheit der Sterne glauben. Melanchthon stand übrigens mit fast allen prominenten Sternguckern seiner Zeit in brieflichem oder persönlichem Kontakt, und er versäumte nicht, am 17. August 1531 den Astrologen Johann Carion zu konsultieren, als ihm gerade eine Tochter geboren worden war – deren genaue Geburtsstunde er vorsorglich mitteilte – und zur gleichen Zeit ein Komet beobachtet werden konnte. Im selben Brief erwähnt Melanchthon einige astrologische Berühmtheiten, darunter den uns bekannten Johann Virdung, den er nach seinem Geburtsort »Haßfurt« nennt.

Wie sein jahrzehntelang vertrauter Freund Philipp war auch Camerarius für Wunderzeichen sehr empfänglich[4] und nach astrologischen Auskünften sehr begierig. Daß er bei Melanchthon um die Nativitäten von Kaiser Karl und König Ferdinand bat, steht, wie wir sehen werden, möglicherweise in engem Zusammenhang mit seinem Brief an Daniel Stibar, also mit unserem Faust-Zeugnis. Camerarius mußte aufs äußerste gespannt sein, als er von seinem langjährigen Vertrauten Stibar erfuhr, daß dieser Faust offenbar gut kannte und vielleicht sogar als Gast beherbergte.

Stibar muß sich als intimer Kenner Fausts ausgegeben haben – nur so ist es verständlich, wenn Camerarius in seinem Brief Faust als *tuus* charakterisiert: als »dein Faust«, »dein vertrauter Freund Faust«.[5] Leider sind die Briefe Stibars an Camerarius verlorengegangen, so daß Rückschlüsse auf das Verhältnis des Würzburger Domherrn zu Faust nur aus dem Brief des Tübinger Professors möglich sind. Das ist um so mehr zu bedauern, als Stibars Bericht über Faust das einzige Zeugnis dargestellt hätte, in welchem Faust nicht als Scharlatan oder als Sodomit abgestempelt, sondern aus der Perspektive eines Freundes und vielleicht sogar eines ehrlichen Bewunderers geschildert worden wäre. Stibars Urteilsfähigkeit – er war im Hauptberuf Richter – und seine unbezweifelbar aufrichtige Haltung als treuer Katholik hätten Fausts Bild korrigiert.

Daniel Stibar (oder Stiebar) von Buttenheim lebte von 1503 bis 1555. Über seine Großmutter Kunigunde von Künsberg und deren Schwester Elisabeth war er ein entfernter Vetter Weigands von Redwitz, der als Amtsnachfolger Georgs III. 1522 Bischof von Bamberg wurde. Schon mit zwölf Jahren kam Daniel auf die Erfurter Universität, wo er 1518 mit dem drei Jahre älteren Joachim Camerarius beim Studium des Griechischen zusammentraf. Als Camerarius 1521 nach Wittenberg überwechselte, blieb die Freundschaft trotz der konfessionellen Unterschiede weiter bestehen. Stibar erhielt 1517 als Domizellar des Würzburger Domkapitels die erste Pfründe, der im Lauf seiner Tätigkeit als Jurist und Kirchendiplomat weitere folgen sollten: Er wurde Chorherr im Kollegiatsstift St. Veit in Herrieden im Altmühltal, Domherr in Bamberg, Eichstätt und Würzburg. In Würzburg, wo er im profanen Bereich als Ratsherr und Richter fungierte, wurde er außerdem Dompropst und Propst im Kollegiatsstift Haug.

Seit 1526 wechseln Stibar und Camerarius in kurzen Abständen Briefe – von denen, wie schon gesagt, nur diejenigen des berühmten

Gräzisten und Polyhistors erhalten sind. 1527 wird Stibar ausführliche und sicherlich begeisterte Schilderungen aus Basel geschickt haben: Er treibt dort Rechtsstudien und erwirbt sich die Zuneigung des Erasmus von Rotterdam, der ihn an seiner Tafel aufnimmt und ihn in einem Brief an Bonifaz Amerbach vom August 1528 als einen Mann

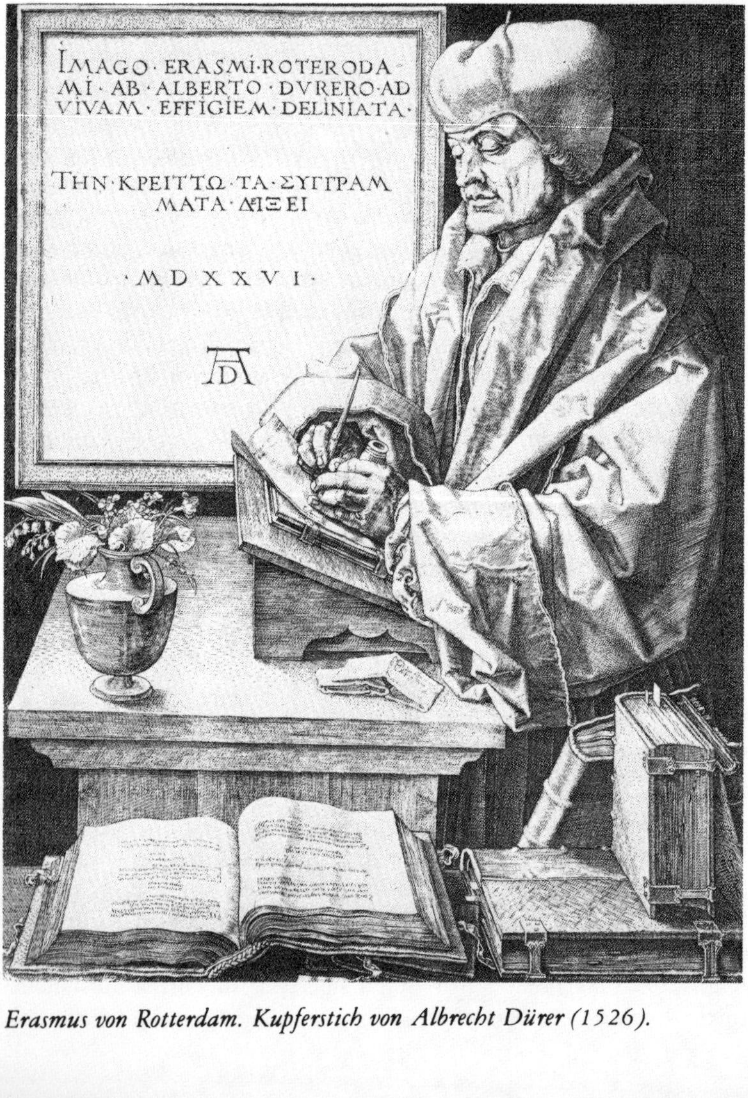
IMAGO · ERASMI · ROTERODA
MI · AB · ALBERTO · DVRERO · AD
VIVAM · EFFIGIEM · DELINIATA ·
THN · KPEITTΩ · TA · ΣΥΓΓΡΑΜ
MATA · ΔΕΙΞΕΙ
· MDXXVI ·

Erasmus von Rotterdam. Kupferstich von Albrecht Dürer (1526).

»moribus humanissimis« schildert, als einen Mann von durch und durch humanistischer Denkart. Die Freundschaft dauert an, bis Erasmus 1536 stirbt. Eine humorvolle Erzählung macht deutlich, wie vertraut ihr Verhältnis war: In einem Brief aus Paris – Camerarius hatte den Freund für seinen Frankreich-Aufenthalt großzügig ausgerüstet – schreibt er an Erasmus, er lerne die fremde Sprache mit großem Fleiß, aber nicht aus Büchern oder auf einer Schule, sondern in Barbierstuben und an ähnlichen Orten mit bodenständiger Atmosphäre. 1529 kehrt Stibar nach Würzburg zurück, 1529/30 vollendet er in Freiburg seine Studien und trifft hier wieder mit Erasmus zusammen.

Ein weiterer Freund Stibars aus den Studienjahren in Basel und Freiburg wird uns im Kapitel über Philipp von Hutten ausführlicher begegnen: Moritz von Hutten, der ältere Bruder Philipps. Er ist in den dreißiger Jahren wie Stibar in Würzburg und häufiger Gast auf der Domherrenkurie Stibars, einem Hof, den dieser 1532 kaufte. Moritz von Hutten, von 1539 bis zu seinem Tod 1552 Bischof von Eichstätt, besucht im März 1536 Camerarius in Tübingen und kündigt ihm an, auch Stibar werde bald an den Neckar kommen. Als dieser eintrifft, gibt es lange Gespräche bis in die Nächte hinein. Ein zweiter Besuch noch im selben Jahr wird vereinbart; aber es kommt nicht dazu. Am 12. Juli stirbt Erasmus, und am 13. August antwortet Camerarius auf einen Brief Stibars: Es handelt sich um den Brief mit der auffälligen Formulierung *»Faustus tuus«*. Wäre es, wie vorgesehen, zum zweiten Stibar-Besuch bei Camerarius gekommen, dann hätte dieser seine Anfrage über Fausts Prophezeiung mündlich an Stibar richten können. Wir verdanken also unser Faust-Zeugnis einem Zufall: der Trauer Stibars über des Erasmus Tod, einer Erkrankung oder was auch immer. Jedenfalls blieb Stibar in Würzburg, und Camerarius mußte seine Neugierde auf schriftlichem Wege zu stillen versuchen.

Mit Moritz von Hutten zusammen war Stibar auf kirchenpolitischen Kongressen einige Male bemüht, zwischen den immer mehr verfeindeten Religionsparteien zu vermitteln, also durch diplomatische Intervention eine Auseinandersetzung mit Waffen zu vermeiden – und wir haben gesehen, daß sich auch Camerarius für dieses Ziel einsetzte. Doch die Anstrengungen von katholischer wie von evangelischer Seite fruchteten nichts: Im Juli 1546 brach der Schmalkaldische Krieg aus. Damit wurde der letzte Einigungsversuch zunichte, der mit dem Regensburger Religionsgespräch vom Januar bis zum März desselben Jahres unternommen worden war. Moritz von Hutten hatte diesem Gespräch präsidiert, und Stibar hatte sich genau wie der Rebdorfer Prior Kilian Leib als Berater um Vermittlung bemüht. Zuvor hatte Stibar, immer viel auf Reisen – besonders oft zum großen Freund nach Freiburg und Basel –, 1532 am Regensburger Reichstag teilgenommen, 1534 als Gesandter eine Mission in Sachsen durchgeführt und den Bischof Konrad von Bibra auf den Reichstagen in Regensburg (1541) und Nürnberg (1542) vertreten.

Mit dem Ausbruch des Schmalkaldischen Krieges mußte Stibar nun, wie viele andere um Einigung Bemühte aus beiden konfessionellen Lagern, zur Kenntnis nehmen, daß die Tage der *einen,* heiligen Kirche gezählt waren. Um so mehr Zeit fand Stibar für sein Mäzenatentum und für seine Freundespflichten. 1547 nahm er vorübergehend Camerarius und dessen vielköpfige Familie bei sich in Würzburg auf. Seine von den Zeitgenossen gerühmte Gastfreundschaft und Großzügigkeit stellte er erneut unter Beweis, als er 1549/50 den ihm von Camerarius empfohlenen jungen Dichter Petrus Lotichius in sein Haus nahm, ihn zum Lehrer seiner Neffen bestellte und diese mit Lotichius vier Jahre zum Studium nach Frankreich schickte. 1554, ein Jahr vor seinem Tod und seit zwei Jahren nach einem Schlaganfall halbseitig gelähmt, finanzierte er Lotichius eine Italienreise. Lotichius rief ihm in einem Trauergedicht dankbar und erschüttert nach:

Tu studium lususque meos, tu gaudia vitae
Omnia fragisti morte, Stibare, tua.

(Du, Stibar, hast meinen Ernst und meine Spiele und alle Freuden meines Lebens durch deinen Tod zerbrochen.)

In seinen Briefen an Stibar hat Camerarius die unterschiedlichsten Materien berührt, vom Amtlichen bis zum Intimen – ganz, wie es selbstverständlich gewordener Freundschaft eigen ist. Er erteilt ihm schwierige Nachforschungsaufträge und bittet Stibar vor neuen Veröffentlichungen um seine Meinung und sein Urteil – angesichts der immensen Produktivität des Philologen eine häufige Bitte, die gleichzeitig die Hochachtung vor der Kompetenz des Freundes belegt. Er läßt Stibar an seinem Familienglück teilnehmen, schreibt ihm über sein Beinleiden mit der gleichen Ausführlichkeit wie über die Türkengefahr, und er zeigt sich enttäuscht über einen ausgebliebenen Besuch des Domherrn. Er widmet Stibar, was nicht wenig bedeutet, eine Ausgabe von Ciceros Werken und zwei eigene lateinische Gedichte astrologischen Inhalts. Wenn Erasmus in einem Brief die Anrede gebraucht: *»Stibare charissime«* (»liebster Stibar«), dann entspricht solche Herzlichkeit auch dem fast lebenslangen und immer ungetrübten Verhältnis von Camerarius und Stibar, von zwei Männern, die ihre Freundschaft trotz des unterschiedlichen Glaubensbekenntnisses zu erhalten verstanden.

Stibar war wie Camerarius an astrologischen Fragen interessiert, und er versäumte ebensowenig wie sein Freund, mit kundigen Vertretern der Sterndeutung in Kontakt zu kommen, so oft sich Gelegenheit dazu bot. Diese Annahme scheint zwingend; denn wäre er ein eingefleischter Anhänger Picos gewesen und einer, der Luther zumindest in seinen Ausfällen gegen die »heillose und schebichte astrologia« zugestimmt hätte, dann hätte sich Camerarius mit der Widmung jener zwei astrologischen Gedichte Stibar gegenüber eines sehr schlechten Scherzes schuldig gemacht: Damals zerbrach manche Freundschaft und sogar manche Familie nicht nur am konfessionellen Konflikt, sondern auch an der kontroversen Stellungnahme zur Astrologie. Noch nicht zu romantischen »Sternlein« verwinzigt, die brav in gottgezählter Ordnung am »Himmelszelt« stehen, herrschten die Sterne noch – beseelt und mächtig – über jede Stunde und beeinflußten jedes Menschen Schicksal und waren für Dürren, Überschwemmungen, Seuchen und Kriege verantwortlich. Und um einen Krieg ging es in der Tat bei des Camerarius Anfrage an Stibar, die dessen *»Faustus tuus«* betraf.

Der erste Kommentator der Camerarius-Briefstelle ist noch weiter gegangen: Für Georg Ellinger (1889) »ergibt sich aus dem Briefe des Camerarius mit ziemlicher Gewissheit, daß Stibar ganz unter dem Banne Fausts gestanden hat. Nicht allein daß er mit Faust befreundet gewesen zu sein scheint – die Bezeichnung Faustus tuus deutet darauf hin –, er gehörte auch offenbar zu den gläubigen Bewunderern und Schülern des Magiers.« Und Ellinger fährt fort: »Die Stelle ist deshalb so bemerkenswerth, weil wir aus ihr deutlich ersehen, wie es Faust an einer gläubigen Gemeinde nicht gefehlt hat und wie er aller Wahrscheinlichkeit nach das Zeug dazu gehabt haben muss, auch auf lebenserfahrene und gebildete Männer einen gewissen Eindruck zu machen.«[6] Wenn Ellinger hier überaus vorsichtig Hypothesen formuliert (»mit ziemlicher Gewissheit«, »offenbar«, »aller Wahrscheinlichkeit nach«), so verhält er sich damit dem Brieftext des Camerarius gegenüber ganz angemessen: Solange wir die Schilderungen Fausts durch Stibar nicht kennen, dürfen aus den wenigen Sätzen des Camerarius-Briefes allenfalls vorsichtige Schlüsse gezogen werden. Klar ist zunächst nur, daß Camerarius seinen Freund unter Fausts starkem und für seine Begriffe allzu starkem Einfluß wußte, und klar ist weiterhin, daß Camerarius sich zwar von Fausts Aberglauben und Gaukelei energisch distanzierte, aber eifrig darum bemüht war, dessen aus den Sternen gewonnene Zukunftsprognosen zu erfahren – auf diesem Gebiet hielt er ihn unzweifelhaft für eine Koryphäe.

Es scheint nötig, aus dem Camerarius-Brief an Stibar außer der Faust-Passage ein paar ihr vorausgehende und einige ihr folgende Sätze zu zitieren; denn das Schreiben aus Tübingen enthält möglicherweise noch mehr Bezüge zu Faust, die allerdings Stibar kaum erkennbar sein konnten:

> Wo ist denn unser lieber Hutten? Er wollte sich doch als mein Begleiter beigesellen. Einzig und allein die Erwartung seiner Ankunft hält mich hier fest, und er schrieb doch niemals so ausdrücklich wie neulich, daß er kommen werde. Vor kurzem hatte ich eine sehr schlimme Nacht, als der Mond dem Mars in den Fischen gegenüberstand. Dein Freund Faust hat es fertiggebracht, daß ich Gefallen finde, diese Dinge mit Dir zu besprechen. Er hätte Dich allerdings besser etwas aus dieser Disziplin gelehrt, als daß er Dich aufgeblasen hätte mit dem Windchen hohlsten Aberglaubens und Dich in Spannung gehalten hätte mit ich weiß nicht was für Blendwerk. Aber was sagt er uns eigentlich? Was also? Ich weiß nämlich, daß Du Dich über all das sorgfältig erkundigt hast. Wird der Kaiser siegen? Das muß allerdings geschehen. Freilich erzählen einige Leute, der Papst wolle seine gleichsam friedensstiftende Person einschalten und von jedem der beiden 20 000 Soldaten anfordern, um mit ihrer Hilfe das Konzil – das er demnächst einberufen wird – schützen und die Widerspenstigen zur Ordnung rufen zu können. Das jedenfalls behaupten einige Franzosen, die sich bei uns hier mit Literatur beschäftigen. Ich habe kleinere Preisgedichte auf den Kaiser herausgegeben, und zwar in aller Eile; deshalb sind sie nicht ganz durchgefeilt. Aber ich wünsche, daß mein guter Wille Anerkennung findet. Ich habe sie Dir gewidmet, und ich habe Philipp von Hutten erwähnt, eher beiläufig, wie ich

sehe, aber dennoch ehrenvoll. Deswegen bin ich sicher, damit seinem Bruder eine Freude gemacht zu haben.

Im gleichen Brief, in dem sich Camerarius mit kaum verhohlener Ungeduld nach Fausts Prognose über den Ausgang des 1536 begonnenen und bis 1538 andauernden dritten Krieges zwischen Kaiser Karl V. und dem französischen König Franz I. erkundigte, taucht mit dem erwarteten Reisebegleiter Moritz von Hutten ein Mann auf, von dem schon wiederholt die Rede war. Außerdem wird Philipp von Hutten erwähnt, den wir noch als Faust-Zeugen kennenlernen werden. Die Forschung zum historischen Faust hat sich stets allein auf die Kriegsausgangsprognose bezogen und immer angenommen, Camerarius interessiere lediglich der Sieger in jenem Ringen um die europäische Hegemonie, das mit der Kaiserwahl von 1519 eingesetzt hatte – damals hatte der Spanier den Franzosen mit dem gewaltigen Zuschuß der Fugger und Welser ausgestochen, der ganz trivial als Schmiergeld für die sieben Kurfürsten verbraucht worden war. Wir erinnern uns, daß sich Camerarius von Melanchthon die Nativität Kaiser Karls hatte besorgen lassen. Auf seiner Seite stand er, seinen Sieg im Konflikt der Mächtigen wollte er erleben. Diesen Sieg hatte er – so können wir annehmen – prognostiziert, und für den Lobpreis seines geliebten Kaisers hatte er seine flüchtig zusammengebrachte, aber doch die gute Absicht zeigende Gedichtsammlung herausgegeben, die er Stibar widmete. Im Verhältnis zum Kaiser ganz und gar Partei, war er um so begieriger zu erfahren, welche Partei Faust ergriffen habe.

Aufs Geratewohl fragte er bei Stibar sicherlich nicht an; vielmehr wußte er diesen über Faust genau informiert. Faust, so können wir annehmen, hielt sich bei Stibar in Würzburg auf – sein zweiter Aufenthalt in der Bischofsstadt am Main nach jenem von Trithemius für das Jahr 1506 berichteten Gastspiel. Vielleicht war Faust sogar noch häufiger hier tätig; vielleicht hatte er in der fränkischen Metropole so etwas wie einen Stützpunkt, einen Platz, den er immer wieder ansteuern, und Freunde, bei denen er gern gesehen war und von Zeit zu Zeit unterschlüpfen konnte, vielleicht auf Monate, vielleicht auf Jahre.

Jedenfalls gibt es keine andere zeitgenössische Quelle, die erkennen ließe, daß Faust solche Sympathien entgegengebracht worden wären, wie sie der Tübinger Gräzist beim Würzburger Domherrn und

Richter mit einer Sicherheit unterstellt, die über eine bloße Annahme weit hinausgeht. Wenn man den Brief wörtlich nehmen kann, und nichts spricht dagegen, so steht für Camerarius fest, daß Stibar unzweifelhaft zu Faust hält – auch wenn dieser von Camerarius als ein äußerst suspektes Individuum angesehen wird. Die Bedenken des Professors mochten einem uneingestandenen Konkurrenzdenken entspringen. Aber trotz der Verdammung von Fausts Aberglauben erscheint dieser in der distanzierten Optik des Tübinger Gelehrten als ein Mensch, mit dem seriöse Leute wie Stibar unbefangenen, freundschaftlichen, vielleicht gar intensiven Umgang pflegen können. Ein solches Zugeständnis steht in beträchtlichem Gegensatz zur totalen Disqualifizierung Fausts durch Trithemius, zum Nürnberger Image des Gauklers oder zum Bild des Kneipenschreihalses bei Mutian.

Philipp Begardi –
Standesstolz und Scharlatane

Es wirt noch eyn namhafftiger dapfferer mañ erfunden: ich wolt aber doch ſeinen namen nit genent haben/ ſo wil er auch nit verborgen ſein/ noch vnbekant. Dann er iſt vor etlichen jaren vaſt durch alle landtſchafft/ Fürſtenthůmb vnnd Königreich gezogen/ ſeinen namen jederman ſelbs bekant gemacht/ vñ ſeine groſſe kunſt/ nit alleyn der artznei/ ſonder auch Chiromancei/ Nigramancei/ Viſionomei/ Viſiones im̃ Criſtal/ vñ dergleichen mer künſt/ ſich höchlich berümpt. Vnd auch nit alleyn berümpt/ ſonder ſich auch eynen berümpten vnd erfarnen meyſter bekant vnnd geſchriben. Hat auch ſelbs bekant/ vnd nit geleugknet/ daß er ſei/ vnnd heyß Fauſtus/ do mit ſich geſchriben Philoſophum Philoſophorum ꝛc. Wie vil aber mir geklagt haben/ daß ſie von jm ſeind betrogen worden/ deren iſt eyn groſſe zal geweſen. Nůn ſein verheyſſen ware auch groß/ wie des Teſſali: dergleichen ſein rhům/ wie auch des Theophraſti: aber die that/ wie ich noch vernim̃/ vaſt kleyn vnd betrüglich erfunden: doch hat er ſich im̃ gelt nemen/ oder empfahen (das ich auch recht red) nit geſaumpt/ vnd nachmals auch im̃ abzugk/ er hat/ wie ich beracht/ vil mit den ferßen geſegnet. Aber was ſoll man nůn darzů thůn/ hin iſt hin/ ich wil es jetzt auch do bei laſſen/ lůg du weiter/ was du zuſchicken haſt.

Stelle aus Philipp Begardi, Index Sanitatis, *1539.*

»Es wirt noch eyn namhafftiger dapfferer mann erfunden: ich wolt aber doch seinen namen nit genent haben / so wil er auch nit verborgen sein / noch unbekant. Dann er ist vor etlichen jaren vast durch alle landtschafft Fürstenthuomb vnnd Königreich gezogen / seinen namen jederman selbs bekant gemacht / vnd seine grosse kunst / nit alleyn der artznei / sonder auch Chiromancei / Nigramancei / Visionomei / Visiones imm Cristal / vnd dergleichen mer künst / sich höchlich berümpt. Vnd auch nit alleyn berümpt, sonder sich auch eynen berümpten vnd erfarnen meyster bekant vnnd geschriben. Hat auch selbs bekant / vnd nit geleugknet / daß er sei / vnnd heyß Faustus, domit sich geschriben Philosophum Philosophorum etc. Wie vil aber mir geklagt haben, daß sie von jm seind betrogen worden, deren ist eyn grosse zal gewesen. Nuon sein verheyssen ware auch groß / wie des Tessali: dergleichen sein rhuom / wie auch des Theophrasti: aber die that / wie ich noch vernimm, vast kleyn vnd betrüglich erfunden: doch hat er sich imm gelt nemen, oder empfahen (das ich auch recht red) nit gesaumpt / vnd nachmals auch imm abzugk / er hat / wie ich beracht / vil mit den ferßen gesegnet. Aber was soll man nuon darzuthuon, hin ist hin / ich wil es jetzt auch do bei lassen / luog du weiter / was du zuschicken hast.«

Drei Jahre waren seit dem Brief des Camerarius an Stibar vergangen, als 1539 in Worms ein Buch erschien, das heute nur noch in ganz wenigen Bibliotheken zu finden ist: *INDEX SANITATIS. Eyn Schöns und vast nützlichs Büchlin, genant Zeyger der gesundtheyt, Den jhenen, so kranck seind, und nit wissens haben, wie, wo und mit was massen sie widerumb bekommen mögen und erlangen recht volkommende gesundtheyt zu trost gemacht und an tag geben. Durch Philippum Begardi der Freien kunst und Artznei Doctorem, der zeit der Löblichen Keyserlichen Reichstatt Wormbs Physicum und Leibartzet. – Zu Wormbs truckts Sebastian Wagner.* [1]

Der Verfasser, Philipp Begardi, datierte seine Widmungsvorrede »an Stettmeyster, Burgemeyster u. gemeynen Radt der Reichstadt Wormbs« auf den 8. Januar. Der Druck des Buches wurde allerdings erst am 20. August 1539 abgeschlossen. Wenn das Manuskript schon am 8. Januar fertig vorlag, denn die Widmung wurde in aller Regel erst ganz zum Ende formuliert und datiert, dann mußte es zum größten Teil bereits 1538 niedergeschrieben worden sein. Diese Überlegungen sind nicht überflüssig: Manche Interpreten haben aus Begardis Text geschlossen, zur Zeit seiner Abfassung sei Faust bereits tot gewesen. Ob dieser Schluß aber zwingend ist oder ob man aus Begardis Äußerungen höchstens mutmaßen kann, Faust habe 1538 schon nicht mehr gelebt, muß erst noch überprüft werden.

Zunächst können wir festhalten, daß mit Begardis Buch nach der 1536 im Druck veröffentlichten Briefsammlung des Trithemius das zweite Faust-Zeugnis vorliegt, das sich jeder Lesekundige beschaffen konnte. Alle anderen Zeugnisse – auch der Brief Philipps von Hutten, über den noch zu sprechen sein wird – lagen lediglich handschriftlich vor, entweder bei den Adressaten der Briefe (Urbanus und Stibar) oder in einem privaten Wettertagebuch (Leib) oder in amtlichen Archiven (Ingolstadt und Nürnberg). Wer sich 1539 über Faust erkundigen wollte, fand ihn lediglich bei Trithemius und Begardi öffentlich charakterisiert, beide Male aber recht ausführlich und mit überwiegend negativem Akzent. Manche Forscher haben mit einigem Recht angenommen, daß Begardi den Trithemius-Brief in der

Druckfassung gekannt habe. Freilich muß das nicht so gewesen sein, denn bei aller Übereinstimmung im Grundtenor und bei etlichen von Trithemius wie von Begardi erwähnten Künsten Fausts unterscheiden sich doch die Ausführungen des Wormser Stadtphysikus sowohl durch die Aufzählung weiterer Künste als auch durch den Vergleich Fausts mit Thessalos und Paracelsus.

Philipp Begardi ist in der Geschichte der Medizin kaum bekannt; und fände sich nicht die Faust-Stelle in seinem *Index Sanitatis,* so hätte man seinen von großem Eifer und hohem Standesethos geprägten Traktat längst vergessen.[2] Ganz zu unrecht: Denn was der am 19. Januar 1518 in Mainz promovierte Mediziner nach zwei Jahrzehnten ärztlicher Praxis zu Papier brachte, verrät einen ungewöhnlichen Weitblick und eine erstaunliche Urteilsfähigkeit, die nicht nur im Vergleich mit seinen Zunftgenossen im 16. Jahrhundert außerordentlich erscheinen. Außerdem zeigt sein Buch ein scharfes Problembewußtsein über das Verhältnis Arzt – Patient, das selbst für unsere Gegenwart noch weitgehende Gültigkeit beanspruchen darf. So fordert er beispielsweise, daß die Ärzte sich allenfalls den armen Leuten aufdrängen dürften und sich nicht allein um reiche Patienten bemühen sollten. Begardi, der sein Buch auch für Laien verständlich abfaßte, leitet Arznei und Arztberuf von einem göttlichen Ursprung ab, nennt die Ärzte Nothelfer und Diener der Natur und verlangt vom Arzt Gottesfurcht und einen tadellosen Lebenswandel – sie seien die Voraussetzungen für das unabdingbare Vertrauensverhältnis zwischen Patient und Arzt.

Als zeitgebunden erweist sich dagegen Begardis Haltung gegenüber den Chirurgen: In Deutschland etablierte sich in diesen Jahrzehnten gerade erst sehr zaghaft die auf genauer Kenntnis der Anatomie fußende Chirurgie. Dazu aber war – das erkannte Begardi richtig – eine sorgfältige Ausbildung vonnöten, die man bisher nur an den gut ausgestatteten medizinischen Fakultäten Frankreichs oder Italiens erwerben konnte.

Breiten Raum in Begardis Buch nimmt die Klage darüber ein, daß es statt dessen hierzulande noch allzu viele Kurpfuscher und Betrüger gebe: Vaganten, also fahrende Schüler, die sich rasch etwas abgeguckt, vielleicht in Italien den Doktorhut erschwindelt hatten, sich vom Patienten schon vor der Behandlung bezahlen ließen und dann schnell Reißaus nahmen; ferner Geistliche und Klosterbrüder, frühere Scherer oder Apothekergesellen, die mit Harnschau, Pflastern und Salben die Leute recht zweifelhaft kurierten, und Alchemisten, die gegen die Franzosenkrankheit (die Syphilis) oder gegen den Aussatz Wundermittel anpriesen; weiterhin Apotheker, die ihre Kompetenzen weit überschritten; Scharlatane, die mit dem Kristall hantierten und oft gefährliche Gifte verabreichten; Juden, die angeblich seit Jahrtausenden bewährte Mittelchen feilboten – kurzum, Wilderer aller Art im Revier jener echten Ärzte, die sich der Forderung Begardis gemäß als vor Gott und vor den Menschen integre Persönlichkeiten zu bewähren hatten.

Die Stelle über Faust findet sich im vierten Kapitel, das Begardi überschrieb: »Von den bösen ungeschaffenen, untüglichen, trugkhaftigen, unnützen, und auch ungelarten ärtzten usw. und auch, wo bei man sie erkennen mag.« Faust ist also für den Wormser Stadtphysikus das Paradebeispiel eines gefährlichen medizinischen Dilettanten,[3] eines betrügerischen Strolchs, eines vorgeblichen Alleskönners, der sich als Universalgenie anzupreisen und natürlich die Dummen haufenweise auf seinen Leim zu locken versteht. Ob Begardi Faust jemals selbst und aus der Nähe gesehen hat, ist seinem Text nicht zu entnehmen; wahrscheinlich aber kannte er den Vielgereisten nur vom Hörensagen. Daß ein Mann wie Faust ihm als zweifelhafte Figur erscheinen mußte, ist klar. Wenn er seine Kollegen dazu ermahnt, Charakterfestigkeit und äußerste Zurückhaltung an den Tag zu legen, dann kann er nicht anders, als den laut auf die Pauke hauenden und kräftig Eigenwerbung betreibenden Faust zum schlechthin exemplarischen Fall von einem Quacksalber zu stempeln. Wenn man mit derart dreistem Selbstlob auch eher Kunden fangen könne, so bedeutet er seinen Kollegen, so müsse ein redlicher Physikus – heute würde man sagen: ein Allgemeinmediziner und Internist – sein Handwerk oder vielmehr seine Kunst seriöser betreiben, unauffälliger, diskreter, jedenfalls ohne Fanfarenstöße, eben nicht wie Faust oder – wie anderthalb Jahrhunderte später – der sprichwörtlich gewordene Doktor Eisenbart.

Nimmt man die Schilderung Begardis wörtlich, dann trat Faust in der Tat ähnlich wie jener auf: marktschreierisch, mit großem Reklamerummel und gewaltigen Versprechungen. Allerdings war Johannes Andreas Eysenbarth ein zum Augenarzt voll ausgebildeter Mediziner; Faust aber betrieb »seine grosse kunst, nit allein der artznei« nach

Begardis Zeugnis nur nebenher, nur als ein Metier neben vielen anderen. Der Haupttitel, den Faust sich nach Begardis Bericht zulegte, hatte mit der Medizin nur sehr entfernt zu tun: Er nannte sich *»philosophus philosophorum«,* bezeichnete sich also mit einem nicht mehr zu überbietenden Superlativ, wie etwa Nürnberg die »Stadt deutscher Städte« sein wollte oder heute noch die Bibel als das »Buch der Bücher« gilt.

Wir erinnern uns: Den Titel des Philosophen hatte Trithemius 1507 Faust ausdrücklich versagt, in der Bamberger Kammerrechnung war dieser Titel aber als Fausts alleinige »Berufs«-Bezeichnung aufgetaucht, und auch Philipp von Hutten verwendet später wieder dieses Wort. Hier, bei Begardi, 1538/39, begegnet es uns in seiner höchsten Steigerungsform: Es mag viele Philosophen geben, so ist es zu übersetzen, aber ich bin der größte von allen! Wenn Faust tatsächlich diesen Titel gebrauchte, dann behauptete er nicht weniger, als ein neuer, ein zweiter, ja, ein bedeutenderer Aristoteles zu sein. Denn dem griechischen Denker hatte das ausgehende Mittelalter jenen einmaligen Ehrentitel zuerkannt als Ausdruck der Bewunderung und der Dankbarkeit gegenüber diesem Erzvater der Weisheit. Nach Trithemius soll sich allerdings auch ein Italiener namens Johannes, der um die Jahrhundertwende am Hof des französischen Königs lebte, denselben Titel eines *»philosophus philosophorum«* zugelegt und erklärt haben, alles menschliche Wissen zu besitzen. Daß Faust mit demselben ungeheuerlichen Titelanspruch auftrat, paßte nur zu gut in das übrige Bild.

Gleich nach dieser anmaßenden Selbsteinschätzung Fausts heißt es bei Begardi: *»sein verheyssen ware auch grosz/wie des Tessali«.* Angespielt wird hier auf Thessalos von Tralles, der in der ersten Hälfte des 1. nachchristlichen Jahrhunderts in Lydien, Kleinasien, als Sohn eines Wollwirkers geboren wurde und der zunächst den väterlichen Beruf erlernte. In Rom trat er später, zur Zeit des Kaisers Nero, als Arzt auf, und zwar unerhört selbstbewußt. Er war schnell bei der Hand mit Diagnosen, rasch berühmt, nachweislich sehr erfolgreich und Gesprächsstoff der armen Leute auf dem Forum wie der reichen Patrizier in ihren Palästen, war von Bewunderern mehr umlagert als die bekanntesten Schauspieler und Wagenlenker; und seinen zahlreichen Schülern versprach er, sie das Wissen von der Medizin in sechs Monaten zu lehren. Seine Schriften, Kaiser Nero gewidmet, sind nur noch in Fragmenten erhalten. Er griff darin die bislang unerschütterte Autorität des Hippokrates und seiner Säftelehre an, und auf seinem Grabstein ließ er sich als Bezwinger der traditionsverhafteten Ärzte verewigen. Er suchte die Patienten am Krankenbett auf, was für die damalige Medizin völlig neu war, und betonte den Vorrang der ärztlich-praktischen Erfahrung vor aller Fachbuchgelehrsamkeit. Wenn er auch nicht der erste war, der dies forderte, so war er doch der erste »Methodiker« (so nannte man seine Schule), der diese Reformideen zu verkaufen und eindrucksvoll zu beweisen verstand. All dies zog ihm den Haß der Traditionalisten zu, insbesondere des Medizinerpapstes und Leibarztes von Kaiser Marc Aurel, Galenus (129–199), der Thessalos gehässig einen Esel, Dummkopf und Toren schalt – ein Urteil, das so ungerecht wie langlebig war. [4]

Begardi, der seinen Galenus gut studiert hatte, sah durch die Brille dieses medizinischen Idols, wenn ihm zum Faust des 16. Jahrhunderts der Vergleich mit Thessalos aus dem 1. Jahrhundert n. Chr. einfiel. Und er versäumte nicht, zur Diskreditierung Fausts noch einen weiteren Vergleich mit einem »Thessalos« seiner eigenen Epoche hinzuzufügen, wenn er Fausts Ruhm als ebenso groß bezeichnete *»wie auch des Theophrasti«*. Gemeint war Theophrastus Bombastus Philippus Aureolus von Hohenheim, der sich später den Beinamen Paracelsus zulegte. [5] Unter diesem Namen ist er bekannt geworden und über seine Zeit hinaus berühmt geblieben als ein immer wieder mit Faust verglichener[6] und Faust verwandter Geist. So lebte er auch in der Dichtung nicht nur deutscher Sprache fort. Man ist sogar so weit gegangen, Faust und Paracelsus als ein und dieselbe historische Figur anzusehen, die einmal unter diesem und dann wieder unter jenem Namen aufgetreten sei. [7] So sehr hier Übereifer am Werk war – in mancherlei Beziehung zeigen Paracelsus und Faust, oder genauer der Ruf, den beide Männer unter den Zeitgenossen hatten, tatsächlich auffallende Ähnlichkeiten, Parallelen, zuweilen sogar zwillingsbrüderhafte Züge. Vor ihrem etwa gleichzeitigen Tod setzt über Faust wie über Paracelsus eine mächtige, bald eigengesetzliche Legendenbildung ein, die das Bild beider bis heute mitprägte. Die Etikettierungen, die man für Paracelsus wie für Faust fand, die Schimpfwörter und Verdächtigungen – sie waren oft für beide gleichlautend und mithin gegenseitig austauschbar. Während wir aber für Faust nur sehr dürftige Lebensspuren nachweisen können und bisher auch keinerlei

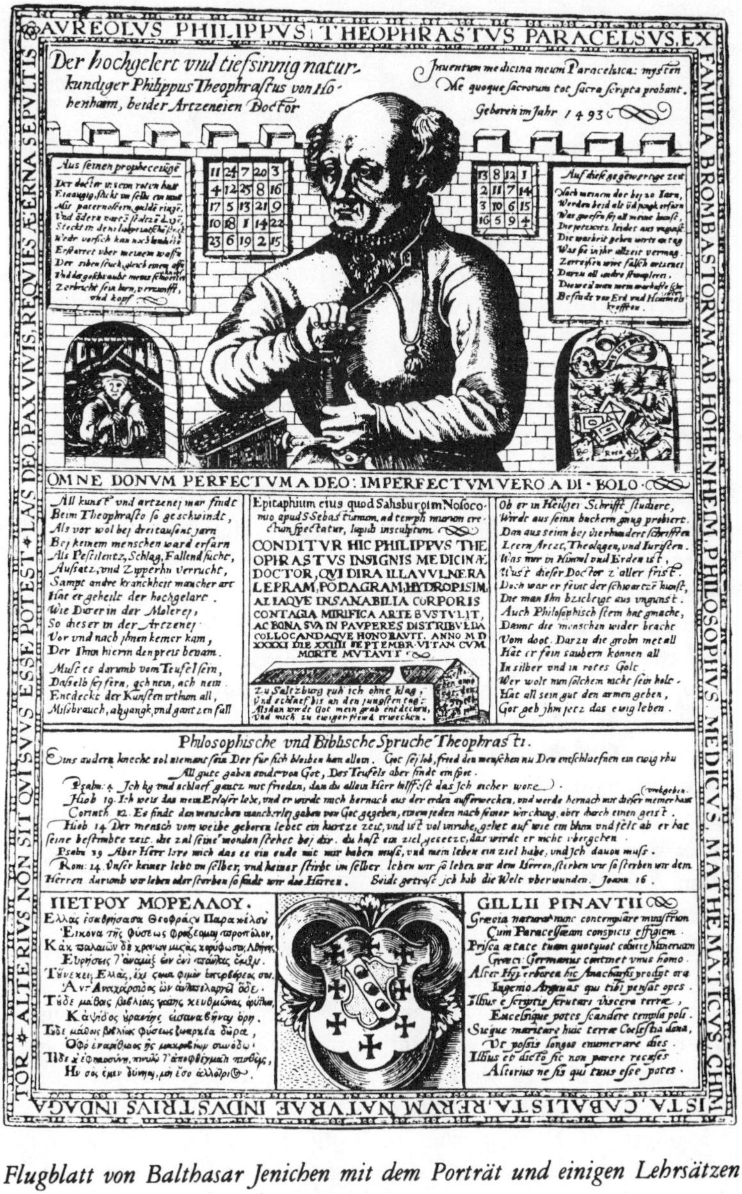
AVREOLVS PHILIPPVS THEOPHRASTVS PARACELSVS, EX FAMILIA BROMBASTORVM AB HOHENHEIM, PHILOSOPHVS, MEDICVS, MATHEMATICVS, CHIMISTA, CABALISTA, RERVM NATVRAE INDVSTRIVS INDAGATOR ✠ ALTERIVS NON SIT QVI SVVS ESSE POTEST ✠ LAVS DEO, PAX VIVIS, REQVIES AETERNA SEPVLTIS
Der hochgelert vnd tiefsinnig naturkundiger Philippus Theophrastus von Hohenheim, beider Artzeneien Doctor
Geboren im Jahr 1493
Aus seinen propheceiunge
Auf diese gegenwertige zeit
OMNE DONVM PERFECTVM A DEO: IMPERFECTVM VERO A DIABOLO
Epitaphium eius quod Salsburgi in Nosocomio apud S. Sebastianum, ad templi murum erectum spectatur, lapidi insculptum
CONDITVR HIC PHILIPPVS THEOPHRASTVS INSIGNIS MEDICINAE DOCTOR, QVI DIRA ILLA VVLNERA LEPRAM, PODAGRAM, HYDROPISIM, ALIAQVE INSANABILIA CORPORIS CONTAGIA MIRIFICA ARTE SVSTVLIT, AC BONA SVA IN PAVPERES DISTRIBVENDA COLLOCANDAQVE HONORAVIT. ANNO M D XXXXI DIE XXIIII SEPTEMBR. VITAM CVM MORTE MVTAVIT
Philosophische vnd Biblische Spruche Theophrasti.
ΠΕΤΡΟΥ ΜΟΡΕΛΛΟΥ.
GILLII PINAVTII

Flugblatt von Balthasar Jenichen mit dem Porträt und einigen Lehrsätzen des Paracelsus. Kupferstich (vor 1565).

schriftliche Hinterlassenschaften gefunden wurden, liegen für die meisten biographischen Stationen des Paracelsus gesicherte Zeugnisse vor, und er hat auch zahlreiche Schriften hinterlassen, weit mehr, als man bei seinem unruhigen Wanderleben vermuten würde.[8]

Weil Paracelsus nicht nur ein unmittelbarer Zeitgenosse Fausts ist, sondern seine unruhige Art zu leben und seine für viele Humanisten allzu laute Art, sich zu geben, all dem entspricht oder doch sehr nahekommt, was uns die spärlichen Quellen über Faust berichten, muß von ihm etwas ausführlicher die Rede sein. Denn er trieb über die von Begardi erwähnte berufliche Kollegenschaft hinaus in mehrfacher Hinsicht Dinge, die offenbar auch Faust geläufig waren, und schließlich brachte er vieles zu Papier, was Fausts Tätigkeit oder doch den Einschätzungen der Zeitgenossen über Fausts Tätigkeit entsprach. Ein Treffen von Faust und Paracelsus ist zwar nach unserer Quellenlage nicht beweisbar, aber man sollte es auch nicht vorschnell ausschließen – denn beider Biographien belegen, daß sie gut zu Fuß waren. In der Tat könnte sie ihr gleich großer Ruhm, von dem Begardi erzählt, sehr wohl neugierig aufeinander gemacht haben.

Paracelsus entstammte einem unbegüterten Elternhaus und wurde in Einsiedeln in der Schweiz geboren. Der Vater hatte ein Medizinstudium zwar begonnen, aber nicht abgeschlossen – er war jedoch nach dem Bekenntnis des Sohnes einer seiner wichtigsten Lehrer, der ihn mit ins Bergwerk nahm und ihm die Anfangsgründe der Alchemie beibrachte. Die Mutter hatte wohl eine manisch-depressive Veranlagung. Paracelsus selbst war von kleiner Gestalt, rachitisch, nach Ansicht mancher Forscher ein Eunuch. Was man von Faust immer wieder angenommen, aber nicht bewiesen hat, das gilt für seinen Zeitgenossen Paracelsus ganz bestimmt, wie seine Schriften und sein ganzes Wirken zeigen: Er war eine Gestalt zwischen den Epochen, zwischen Tradition und Revolution, zwischen Mittelalter und Neuzeit. Daß er auf seinen unglaublich weitschweifenden Wanderungen durch deutsche Universitätsstädte und Zentren des Humanismus – zwischen 1507 und 1512 kommt er unter anderem nach Heidelberg, Ingolstadt und Erfurt, wo er Crotus Rubeanus und Eobanus Hessus kennenlernt, sowie nach Wittenberg, wo er Luthers theologische Vorlesungen hört – die alten und die neuen Geistesströmungen studieren konnte, zeigt sich in seinem späteren Werk. Längst Überlebtes wie Zukunftsweisendes lernte Paracelsus auch beim Medizinstudium in Ferrara kennen, das er 1516 mit dem Doktortitel »beyder artzneyen« abschloß. Er war somit sowohl zum Physikus qualifiziert, zum Leibarzt oder Arzt für innere Krankheiten, wie auch zum Chirurgus, dem in Deutschland noch lange verachteten Wundarzt. Während aber an Italiens Universitäten ein direkter Vergleich zwischen Vertretern der Schulmedizin, die in sterilem Dogmatismus erstarrt war, und jenen modernen Wissenschaftlern möglich war, die mehr auf die Erfahrung am Krankenbett und auf die selbsterforschten Zusammenhänge der Krankheiten vertrauten, beherrschten in Deutschland nahezu ausnahmslos die konservativen Dogmatiker die akademische Lehre und die Ausbildung der künftigen Ärzte.

Sich gegen diese Übermacht aufzulehnen, mußte dem Paracelsus bald Anfeindungen einbringen. er, der als Feldarzt einige Kriegszüge mitgemacht und sich eine reiche Erfahrung chirurgischer Fertigkeiten erworben hatte, bekannte öffentlich, weit mehr als aus dem starren Regelkanon medizinischer Autoritäten von Alchemisten und Schwarzkünstlern, Badern und Scherern gelernt zu haben – von den oft sehr erfolgreich kurierenden und praktizierenden Vertretern der inoffiziellen Heilkunde, von Außenseitern der Gesellschaft, von amtlicherseits höhnisch belächelten und mancherorts sogar verfolgten Existenzen. Nimmt man hinzu, daß damals die Scherer oft gleichzeitig das Henkeramt ausübten, dann wird vollends deutlich, welchen Affront es den bürgerlichen Amtskollegen gegenüber bedeutete, wenn sich Paracelsus mit jenen auf eine Stufe begab. Er wurde noch deutlicher: »Die höchste Lehrerin Erfahrung« (die bei Paracelsus aber nur zur Hälfte Anschauung ist, zur anderen Hälfte Intuition) stellte er der Schulmedizin gegenüber, die »nichts dan fantasei« bedeute. Ein Arzt, der nur Physicus sei, so sagte er, sei lediglich »ein gemalter affe«; die Apotheker verdienten allenfalls den Namen »Sudelköche«; und die von Hippokrates entwickelte und bis ins 16. Jahrhundert als unumstößliche Kathederweisheit weitergegebene Vier-Säfte-Lehre[9], dieses höchste Glaubensgebäude herkömmlicher Medizin, sei nichts als »fliegende speculation«. Daß Paracelsus, dem Beispiel Luthers folgend, der 1520 die Bannankündigungsbulle in Wittenberg verbrannt hatte, 1527 als Stadtarzt und Professor medicinae in Basel die Lehrbücher der Medizinerpäpste Avicenna und Galen den Flammen übergab, um die allerhöchsten Kapazitäten symbolisch zu vernichten, das brachte ihm nicht nur den zweischneidigen Ehrentitel eines

»Lutherus medicorum« (»Luther der Ärzte«) ein, sondern disqualifizierte ihn für immer in den Augen derer, die sich für honorig hielten und im Besitz der echten und ewigen Wahrheit wähnten.

Als provokant hatten diese Leute schon empfunden, daß Paracelsus die Armen umsonst behandelte und als erster Hochschullehrer eine akademische Vorlesung in deutscher Sprache hielt: 1527 in Basel »Über Geschwüre, offene Wunden und andere Gewächse am Leib«. Zu provozieren verstand Paracelsus trefflich, so, wenn er Luther und den Papst mit zwei Huren verglich, die sich miteinander über ihre Keuschheit zankten . . . »Wahrheit trägt Haß ein«, notierte er; und dies galt auch für sein eigenes Auftreten: Um so größer mußte der »Haß« werden, je rabiater und je bissiger (und je besser) formuliert die »Wahrheit« unter die Leute gebracht wurde. Dieser Haß mußte noch weiter zunehmen, wenn Paracelsus die Armen nachliefen, die Bader und die Alchemisten, aber auch berühmte Leute wie der Basler Verleger Johannes Froben oder Erasmus von Rotterdam. Nach Basel war Paracelsus aus Straßburg berufen worden, wo er das Bürgerrecht erworben hatte und dem auch von Kornhändlern und Müllern bevölkerten, also gering angesehenen Stand der »Lucerne« angehörte. Das Basler Gastspiel dauerte nur ein gutes Jahr. Er hatte sich für bürgerliche Begriffe unmöglich gemacht und mußte wieder auf Wanderschaft.

Erst seit 1529 nannte sich Theophrastus Bombastus von Hohenheim »Paracelsus«, was meist so gedeutet wird, daß er sich als »über Celsus hinausweisend« verstanden wissen wollte, über jenen Celsus, der im 1. Jahrhundert n. Chr. lebte und ein bedeutender Medizinschriftsteller war. So sehr diese Namenswahl anzeigen mochte, wie deutlich Paracelsus mit der Medizin der Alten brechen und sie von Grund auf erneuern wollte, so blieb dieser streitlustige Reformer und grimmige Spötter doch in vielen Bereichen dem Alten verhaftet, dem, was aus unserer Perspektive zum krassesten Aberglauben zu rechnen ist, was aber damals zum Allgemeingut eines magischen Weltverständnisses gehörte. Mit dem sogenannten Volk und auch mit vielen Gelehrten teilte Paracelsus den Glauben an den Teufel, der Gewitter, Hagel, Schnee und Regen machte. Wie jene glaubte er an die Existenz von Hexen, die zwar nicht mit dem Teufel im Verein wären, aber vom Aszendenten bestimmt seien und mit Hilfe von Mondstrahlen die Pest brächten. Er sah Elementargeister am Werk, die wie

Menschen aufträten, doch ohne Seele seien; und er hielt auch an der tätigen und ins Menschenleben ganz konkret eingreifenden Wirksamkeit der Heiligen fest.

Wenn einer seiner prominentesten Biographen, Friedrich Gundolf, Paracelsus »neben Luther die ursprünglichste und vielleicht gewaltigste deutsche Seele der Reformationszeit« nannte,[10] dann ist zunächst Skepsis am Platz. Wenn man aber einräumt, daß »Ursprünglichkeit« in der deutschen Reformationsepoche paradoxerweise dadurch gekennzeichnet ist, daß sehr viel Mittelalterliches und für heutige Begriffe Abstruses immer noch und mehr denn je Geltung besitzt, dann ist Gundolf beizustimmen – gerade hierin hat ja Luther keine Ausnahme gemacht.

Paracelsus, dessen umfangreiches Werk neben den medizinischen, insbesondere den psychiatrischen, balneologischen, pharmakologischen, physiologisch-chemischen Abhandlungen auch ein Buch über die Homunculi und Schriften astrologisch-politischen, soziologischen, sozialethischen und vor allem philosophischen Inhalts umfaßt, wurde von seinen Zeitgenossen zu Recht *»philosophus et medicus«* genannt. Er hat ein eigenes denkerisches System entwickelt, das hier nicht ausführlich dargestellt werden kann. Einige Elemente dieses Systems und einzelne Denktraditionen aber, auf denen Paracelsus fußte und die er fortsetzte, verdienen Erwähnung.

Kabbalistisches Denken fließt in dieses System ein, also die Vorstellungswelt der jüdischen Geheimlehre, die Reuchlin in Deutschland bekannt gemacht hatte; ebenso Gnostisches, die Annahme, daß alles Irdische böse und erlösungsbedürftig sei; Gedanken der natürlichen Magie, welche die Naturzusammenhänge ohne dämonische Mitwirkung erkennen und nutzen wollte; Praktiken der Mantik, der Kunst treffender Vorhersage; astrologische Entsprechungslehren, von denen sich Paracelsus distanzierte, obwohl er sie immer wieder unersetzlich fand; philosophische Autoritäten des Mittelalters; astronomische Erkenntnisse; alchemistische Experimentierfreude – und vieles andere mehr. Das System des Paracelsus ist vieldeutig, zusammengesetzt aus heterogenen Einzelteilen, von ihm aber konsequent verknüpft zu einem Ensemble von Einsichten, Denkanstößen und fruchtbaren Provokationen.

Paracelsus betonte immer wieder, daß der Mensch als Mikrokosmos zu betrachten sei, im kleinen ein Spiegelbild des Makrokosmos darstelle. Er hielt nicht nur den Menschen, sondern das ganze All für beseelt, teilhabend an der *»prima materia«,* dynamisch und vitalistisch hinstrebend zur *»ultima materia«,* zur Quintessenz, die mit der Quintessenz des Aristoteles nur noch den Namen gemeinsam hatte. Er forderte, daß die Alchemisten sich nicht länger der Goldmacherei, sondern der Herstellung von Medikamenten widmen sollten. Er revolutionierte die alte Zweierlehre von Schwefel und Quecksilber als alleinigen Leitsubstanzen des menschlichen Körpers und aller Materie, indem er das Salz hinzufügte – wobei diese drei Bestandteile nicht im Sinne materiell-chemischer Substanzen zu verstehen waren, sondern als »Kräfte« oder »Tugenden«. Er begriff den Menschen als ganzheitliches Wesen, als nicht nur Körper und nicht nur Seele, und legte damit den Grund zur psychosomatischen Behandlung der Patienten. Er wies den Menschen einen elementischen, einen siderischen (den Sternenkräften verbundenen) und einen ewigen Leib zu. Er war ein Alleskönner und Allesdenker – und doch ein Kopf seiner Zeit. Daß er vor ärztlichen Operationen den Mondstand prüfte und danach den Zeitpunkt seines Eingriffs bestimmte, das will uns heute nicht mehr begreiflich erscheinen.

Auf dem Sockel des Denkmals in seiner Heimatstadt Einsiedeln wird Paracelsus gefeiert als Erneuerer der Medizin, als Vater der Chemotherapie, Förderer der Biologie und der Wundarznei, Retter der Geistesumnachteten, Künder des ärztlichen Ethos, eigenwilliger Denker, demütiger Christ und Freund der Armen – man könnte diese Liste um einige weitere Ehrentitel ergänzen, um das in der hier gebotenen Kürze natürlich nur sehr fragmentarisch angedeutete Bild eines *»uomo universale«* [11] zu vervollständigen, eines umfassend gebildeten Menschen, wie er dem Humanismus als Idealvorstellung vorschwebte. Jedes einzelne noch so kennzeichnende Etikett – Theosophie, Panpsychismus, Pansophie, Okkultismus, »Luther der Medizin« usw. – verkürzt notgedrungen den Gesichtskreis und den Anspruch, auch die immense Wirkung dieses Mannes, dessen ruhige und gerechte Bewertung erst seit wenigen Jahrzehnten eingesetzt hat.

Für den eine Generation jüngeren Heidelberger Universitätsrektor und kurfürstlichen Leibarzt Thomas Erastus war er eine »Bestie«, ein »grunzendes Schwein«. In seinen *Epistolae medicinales* (»Medizinische Briefe«) von 1561 beschuldigte der große Schweizer Naturforscher Conrad Gesner Paracelsus wie Faust des Umgangs mit Dämonen, und ganz genau Informierte wollten auch von Paracelsus wissen, daß er mit dem Teufel in Verbindung gestanden hätte. Überhaupt hat die Volksphantasie schon zu Lebzeiten ihrer Helden Züge von Paracelsus, Faust, Trithemius und Agrippa von Nettesheim miteinander vertauscht. Daß sich von diesen die meisten schließlich und endgültig bei Faust festsetzten, mag man als Zufall nehmen. Sicherlich nämlich war Faust genau wie Paracelsus ein »Verkannter« [12], ein »Außenseiter par excellence« [13]; und gewiß war auch weder der eine noch der andere ein Mann, der sich in bereitstehende Schemata hätte fügen oder pressen lassen wollen. »Die an Paracelsus so oft bemängelte Prahlsucht, der Geltungsdrang, die Selbsteinschätzung sind im Grunde humanistische Stilformen« [14] – das stimmt im Ansatz, aber nicht für die extremen Ausprägungen bei Faust wie bei Paracelsus. Dazu hatten beider Provokationen zu viel Methode, dazu verstanden beide zu gut, ihr gelebtes Außenseitertum gegen die Formen und Normen der ehrbaren Zeitgenossen auszuspielen. Daß sich Faust und Paracelsus »im Leben anscheinend nirgends, aber auch in ihren Gedankenwelten nie begegnet« [15] seien, das soll hier zunächst nur als behauptendes Zitat angemerkt werden. Ob eine solche Behauptung stichhaltig ist, kann erst die Analyse von Fausts gesamter Tätigkeit und »Gedankenwelt« erbringen.

»Aber was soll man nun darzu thun«, so beschließt Begardi seinen Faust-Abschnitt, »hin ist hin.« Aus diesem abschließenden »hin ist hin«, das der Wormser Arzt über seinen dubiosen Kollegen und dessen allzu vertrauensselige Kundschaft mit resigniertem Achselzucken und wohl auch mit einiger Belustigung ausruft, aus dieser Bemerkung und der im Perfekt gehaltenen Beschreibung Fausts haben einige Interpreten des Begardi-Textes geschlossen, er spreche von einem Verstorbenen; der tote Faust diene als abschreckendes Beispiel für den Mißbrauch der ärztlichen Kunst und weiterer nichtmedizinischer Fertigkeiten. Man habe dank Begardis Zeugnis einen *»terminus ante quem«* für Fausts Tod, einen Zeitpunkt, vor dem Faust bereits gestorben sein müsse. So plausibel diese Schlußfolgerung dem ersten Anschein nach auch sein mag: Zwingend ist sie keineswegs. Ganz abgesehen davon, daß wir später in der Chronik der Grafen von Zimmern eine zuverlässige Quelle kennenlernen werden, nach welcher Faust zum Zeitpunkt des Erscheinens von Begardis Buch noch am Leben gewesen sein muß – auch die aus Begardis Text abgeleiteten

Begründungen für die Faust-ist-1538/39-tot-Hypothese sind alles andere als stichhaltig.

Daß im Perfekt berichtet wird, entspricht durchaus der von Begardi auch sonst für die Schilderung von Beispielen gebrauchten Zeitform. Ihm geht es im betreffenden Kapitel »von den bösen ... und auch ungelarten ärtzten« um eine Aufzählung aussagekräftiger Exempel, die ihm begegnet oder zu Ohren gekommen sind. Und innerhalb dieser Aufzählung »hat« der eine dies, der andere jenes »gemacht«: Stets sind es Fälle, die wirklich stattgefunden haben, die also nicht erfunden sind und die als mehr oder weniger schon bekannte Beweise die Funktion haben, Begardis Plädoyer gegen die trickreich auftretenden Pfuscher und für die wahren Ärzte zu belegen. Ob die dabei genannten Leute zum Zeitpunkt der Manuskriptabfassung noch leben, ist völlig unerheblich: Begardi legt Beweismittel vor, weist auf Vorgänge hin, die es erwiesenermaßen »gegeben hat«. Im Falle Fausts sind diese Beweise offenbar schon älteren Datums: »Vor etlichen jaren« sei jener *»philosophus philosophorum«* durch die Lande gezogen. Konsequenterweise müßte man als Vertreter der Faust-ist-tot-Hypothese den Tod etwa auf die Jahre zwischen 1530 und 1535 ansetzen. Verwirft man aber diese Hypothese, dann sagt Begardi lediglich, daß seine Beweise über Faust schon längere Zeit in seinem Notizbuch standen oder im Gedächtnis waren.

Auch die abwinkende Schlußformel »hin ist hin« kann nicht für die Faust-ist-tot-Hypothese in Anspruch genommen werden. Denn der Textzusammenhang macht es unmißverständlich, daß hier von nichts anderem die Rede ist als von den nach Meinung Begardis auf Faust Hereingefallenen, von den Dummen, denen er mit großartigen Titeln imponierte und das Geld aus der Tasche zog, um dann auf Nimmerwiedersehen zu verschwinden. »Hin ist hin« – das bezieht sich keineswegs auf Fausts Existenz, sondern ausschließlich auf den raffinierten »Zechpreller«, der das Gast-Haus der Medizin mißbrauchte, um im Trüben fischen und die Tölpel um ihr Erspartes bringen zu können. »Hin ist hin« – das ist ein abschließendes ökonomisches Argument. Nicht nur, so ruft Begardi seinen Lesern zu, daß ihr euch in medizinischer Hinsicht »untüglichen, truogkhafftigen, unnützen« Ärzten anvertraut habt, nein, ihr könnt auch noch eure Kreuzer und Batzen in den Wind schreiben. Aber ihr habt's ja nicht besser verdient. »Hin ist hin« für dieses Mal – macht es also in Zukunft besser und wendet euch an die ausgebildeten, die redlichen Doktoren!

Kein Zweifel: Faust lebte noch, als sich der Wormser Stadtphysikus engagiert für die Reinerhaltung des Arztberufes einsetzte. Für ihn war Faust »aufgeblasen mit dem Windchen hohlsten Aberglaubens«, wie es Camerarius seinem Freund Stibar zum Vorwurf gemacht hatte. Doch trotz aller verbotenen Praktiken war Begardi der Windbeutel Faust doch den – verräterischen – Vergleich mit Thessalos und den aufschlußreichen Vergleich mit Paracelsus wert. Wider Willen eröffnete er mit diesen Vergleichen Perspektiven für eine andere Sicht Fausts: Denn was er, bewußt parteilich, Faust aufs Schuldkonto schrieb, das wandelte sich zu Activa Fausts an der Börse einer nicht mehr zeitgebundenen und nicht mehr berufsparteilichen Bewertung. Unbeabsichtigt also sammelte der Wormser Standesvertreter Punkte für Faust.

Philipp von Hutten –
Böse Tage in Venezuela

Hie habt ihr von allen Gubernationen ein wenig, damit ihr sehet, daß wir hie in Venezola nicht allein bißher unglücklich gewest sein, diese alle obgemelte Armata verdorben seind jnnerhalb 3. Monathe, vor und nach uns zu Sevilla ausgefahren, daß ich bekennen muß, daß es der Philosophus Faustus schier troffen hat, dann wir ein fast bößes Jahr antroffen haben, aber Gott hab Lob ist uns fast unter allen andern am besten gangen.

Brief Philipp von Huttens aus Coro in Venezuela an seinen Bruder Moritz, Bischof von Eichstätt, vom 16. Januar 1540.

»Hie habt ihr von allen Gubernationen ein wenig, damit ihr sehet, daß wir hie in Venezola nicht allein bißher unglücklich gewest sein, diese alle obgemelte Armata verdorben seind jnnerhalb 3. Monathe, vor und nach uns zu Sevilla ausgefahren, daß ich bekennen muß, daß es der Philosophus Faustus schier troffen hat, dann wir ein fast bößes Jahr antroffen haben, aber Gott hab Lob ist uns fast unter allen andern am besten gangen.«

Im selben Brief vom 16. Januar 1540 aus der damaligen venezolanischen Hauptstadt Coro, in dem Philipp von Hutten seinem älteren Bruder Moritz über Fausts eingetroffene Prophezeiung schreibt, findet sich der Auftrag: »Bitt euch wollet Hernn Daniel Stieber mein Dienst sagen.« Der Freundschaftsgruß – sprachlich verwandt dem noch heute in Österreich gebräuchlichen »Ihr ergebenster Diener« – gilt dem uns aus dem Camerarius-Kapitel bekannten Würzburger Domherrn und Richter Daniel Stibar, der sich beim gemeinsamen Studium in Basel und Freiburg mit Moritz von Hutten angefreundet und auch dessen jüngeren Bruder Philipp kennengelernt hatte. Aufgrund der von Camerarius betonten guten Beziehung Stibars zu Faust ist die Annahme sicher nicht abwegig, daß Stibar Philipp von Hutten mit Faust zusammengebracht oder Philipp zumindest die Prognostikation des »Philosophus Faustus« beschafft habe. Das hieße, daß Stibars Bekanntschaft mit Faust nicht erst auf das Jahr 1536 anzusetzen wäre, sondern bereits auf das Jahr 1534: Denn in diesem Jahr schiffte sich Philipp von Hutten in Sevilla ein, und zu diesem Zeitpunkt lagen ihm sowohl die positive Vorhersage des Camerarius wie auch die negative Fausts vor. Während Fausts Papier bisher nicht wieder aufgetaucht ist, kennen wir den Text des Camerarius, der sich in seinen 1535 publizierten und Moritz von Hutten gewidmeten *Aeolia* findet. Wenn es darin heißt:

Ut quondam incolumi patriaeque tuisque reverso,
Nemo sit in terra par tibi Teutonide

– wenn Camerarius also dem jungen Philipp eine wohlbehaltene Rückkehr in die Heimat und zu seiner Familie und, daraus resultierend, einen unvergleichlich großen Ruhm verhieß, dann drückte er damit sowohl seine eigenen wie die Wünsche Moritz von Huttens und natürlich auch Philipps aus. Aber an dem schrecklichen Schicksal, das der junge Hutten in Venezuela erleiden sollte, ging die Prognose ganz und gar vorbei.

Wenn Stibar Faust tatsächlich schon 1534 kannte und schätzte, wenn er in diesem Jahr eine Prognostikation für Philipp von Hutten bei Faust in Auftrag gab, dann hat er sicherlich bei seinem Frühjahrsbesuch 1536 in Tübingen Camerarius ausführlich von Faust erzählt und nicht allein brieflich einige Bemerkungen über Fausts astrologische und sonstige Fähigkeiten eingestreut. Mit großer Wahrscheinlichkeit hat er dann dem Tübinger Professor, der schon zwei Jahre zuvor, noch als Gymnasialrektor in Nürnberg, seine Prognostikation für Philipp von Hutten in lateinische Verse gebracht hatte, auch von Fausts düsterer Vorhersage für ebendenselben berichtet; vielleicht auch davon, mit welchen nichtastrologischen Methoden und Praktiken diese Vorhersage zustande gekommen war. So konnten nämlich sowohl die Tatsache als auch die Art von Fausts Vorhersage in Camerarius unwillige Konkurrenzgefühle erwecken, die er dann in dem uns vertrauten Brief an Stibar vorwurfsvoll abreagierte: ›Astrologie‹, so kann man seine Zeilen deuten, ›das mag ja hingehen, die betreibe ich auch, dagegen ist nichts einzuwenden. Aber alles andere – die Mantiken, das Kristallgucken, die Zwiesprache mit Verstorbenen – geht entschieden zu weit: Das ist schwärzester Aberglaube!‹

Philipp und Moritz von Hutten kannten Stibar. Stibar kannte Camerarius. Camerarius kannte Mutianus Rufus. Mutianus Rufus kannte Trithemius. Trithemius kannte Virdung. Virdung kannte Sickingen. Virdung kannte Melanchthon (den wir noch als fragwürdigen Faust-Zeugen kennenlernen werden). Melanchthon kannte Camerarius. Camerarius kannte Moritz von Hutten. Moritz von Hutten kannte Kilian Leib. Mutianus Rufus kannte den Anti-Astrologen Pico. Mutianus Rufus kannte Reuchlin. Reuchlin kannte Eck und Kilian Leib. Kilian Leib kannte Melanchthon. Melanchthon kannte Luther (auch er wird uns noch als Faust-Zeuge begegnen). Trithemius kannte Agrippa von Nettesheim (auch über ihn ist noch zu sprechen). Sickingen kannte Ulrich von Hutten, den berühmten Vetter Philipps... Man könnte dieses Personenkarussell sich noch einige Runden weiter drehen lassen – klar wird bereits durch diese Namensmontage, daß alle uns bekannten Faust-Zeugen, mit Ausnahme des biographisch kaum bekannten Dr. Philipp Begardi, in mehr oder weniger direktem und persönlichem Zusammenhang standen. Einen oder sogar *den* Drehpunkt bildet dabei Daniel Stibar, der weitgereiste und oft kirchendiplomatisch eingesetzte, aber zumeist in Würzburg wirkende Domherr und Richter. Von ihm ging wohl der Auftrag aus, für Philipp von Hutten ein Prognostikon zu erstellen, und zu ihm laufen die Fäden zurück, als Philipp von Hutten in seiner *Zeitung aus India* von Fausts leider eingetroffener Vorhersage schreibt.

»Mein ganz freundlich Gruß und brüderliche Treu und Dienst zuvor, freuntlicher Herr und Bruder« – so beginnt Philipps Brief. Bei dem so herzlich Angeredeten handelt es sich um Moritz von Hutten, den wir im Kapitel über Kilian Leib bereits kennenlernten als Präsidenten des letzten Versuches, die getrennten Glaubensparteien mit Argumenten und Appellen wiederzuvereinigen: Das Regensburger Colloquium beriet von Januar bis März 1546. Während dieser Verhandlungen, die schließlich ergebnislos blieben, starb Luther am 18. Februar in Eisleben. Die Trennung Deutschlands in evangelische und katholische Territorien durch den Augsburger Religions- und Landfrieden vom 25. September 1555 brauchten weder Moritz von Hutten noch Kilian Leib noch Daniel Stibar zu erleben.

Als Philipp von Hutten in Coro an seinen acht Jahre älteren Bruder Moritz schrieb, war dieser seit einem guten halben Jahr Fürstbischof von Eichstätt. Diese höchste Sprosse einer deutschen Kirchenkarriere erklomm Moritz von Hutten als Nachfolger Gabriel von Eybs (dem Kilian Leib als Berater gedient hatte) und Christoph von Pappenheims. Geboren als ältester von vier Söhnen Bernhard von Huttens, wurde er zur geistlichen Laufbahn bestimmt, weil die Erbfolge durch die jüngeren Brüder gesichert schien. 1512 wurde er Kanonikus im Kloster Eichstätt, und von nun an führte eine geradlinige und äußerst erfolgreiche Laufbahn bis auf den Stuhl des heiligen Willibald in derselben Stadt. Weitere Höhepunkte bildeten der Besuch des Konzils von Trient 1543 und eine Audienz bei Papst Paul III. in Bologna.

Die Institution der Fürstbischöfe stammte noch aus der hoch- und spätmittelalterlichen Phase der deutschen Reichspolitik: Sie wurde von den Königen und Kaisern als Gegengewicht zum allzu sehr erstarkten Adel und als Stütze der Zentralgewalt eingerichtet. Entsprechende, seit der karolingischen Zeit vereinzelt vorhandene Abmachungen fanden in der 1220 von Friedrich II. verliehenen *Confoederatio cum principibus ecclesiasticis* (Bündnis mit den Kirchenfürsten) ihre formelle und für das ganze Reich verbindliche Bekräftigung. Danach wurden die Reichsäbte und Fürstbischöfe zu weitgehend selbständigen Territorialherren und auch zu Kriegsherren, die zu König oder Kaiser im Lehensverhältnis standen. Zur Erfüllung dieser Aufgaben war keine allzu große Vertrautheit mit theologischen Fragen oder gar mit den »schönen Künsten« vonnöten, und oft genug gaben militärtaktische und Verwaltungserfahrungen den Ausschlag bei der Wahl zum Fürstbischof.

Um so auffallender mußte es den Zeitgenossen erscheinen, wenn mit Moritz von Hutten ein Theologe auf den Eichstätter Bischofsstuhl kam, der umfassend gebildet war. Er hatte an deutschen und italienischen Universitäten kanonisches Recht studiert, sprach Italienisch und Spanisch und kümmerte sich, von seinem Freund Stibar mit Camerarius bekanntgemacht, mit diesem um den verstreuten literarischen Nachlaß seines 1523 verstorbenen Vetters Ulrich von Hutten. Daß ihm der lutherische Camerarius ein Buch widmete, zeigt seine Hochschätzung als Humanist und als respektabler Gegner im konfessionellen Konflikt. Als Kunstmäzen setzte sich Moritz von Hutten für die Bildhauer Loy Hering und Peter Dell mit fördernden Aufträgen ein. Er wurde zu Recht als einer »der allerbesten und gelehrtesten Bischöfe seiner Zeit« bezeichnet.[1]

Ritter Philipp von Hutten, der in spanischen Dokumenten und Geschichtsdarstellungen auch als Felipe de Utèn erscheint, war in seiner Jugend Edelknabe am Hofe Kaiser Karls V., wo ihn der Graf

Heinrich von Nassau erzog. Später wurde er Diener des Kaisers sowie kaiserlicher Oberst und Rat – mehr aus dieser Lebensepoche ist über ihn nicht bekannt. Und selbst aus der uns besonders interessierenden Zeit fließen die Quellen überaus spärlich: Nur acht Briefe aus Südamerika blieben erhalten; sie stammen aus den Jahren 1535 bis 1541. Nach Philipps gewaltsamem Tod 1546 hat Moritz von Hutten zwar versucht, seine Hinterlassenschaften und vor allem seinen schriftlichen Nachlaß zu retten, aber seinen vielen Eingaben und Briefen an amtliche Stellen und sogar an den Kaiser selbst war – aus nicht näher bekannten Gründen – kein Erfolg beschieden. Ergebnislos blieb auch die Suche nach Kindern, vor allem nach erbberechtigten Söhnen Philipps, der unbestätigten Berichten zufolge in Venezuela eine vornehme Eingeborene geheiratet haben sollte.[2] So blieb Moritz von Hutten nur die brüderliche Ehrenpflicht, Philipp in der Kirche von Maria Sondheim in der Nähe der unterfränkischen Stadt Arnstein eine Gedenktafel errichten zu lassen.

Nach Südamerika ging Philipp von Hutten als Mitglied einer Expedition des Augsburger Handelshauses der Welser. Diese reichen Kaufherren hatten für die 1519 erfolgte Wahl des neunzehnjährigen Königs Karl von Spanien zum deutschen Kaiser – ebenso wie die Fugger – immense Summen Geldes vorgestreckt, insgesamt nämlich 143 333 Gulden, nach heutigem Gelde etwa zehn Millionen Mark. 1526 war ihnen zur Ablösung dieser Schuld das Recht verliehen worden, Venezuela zu kolonisieren und auszubeuten, allerdings nicht ohne folgenreiche Auflagen: Das nach Süden hin unbegrenzte Gebiet der spanischen Kolonie, vom Magdalenenstrom bis nach Cumana, südlich der Insel Margarita (eine Küstenstrecke von ungefähr fünffachem Ausmaß der Entfernung Berlin – Wien), sollte erschlossen und besiedelt werden, das Amt des Statthalters dafür erbliches Vorrecht der Welser sein. Innerhalb der ersten zwei Kolonisationsjahre, so forderte es die Abmachung, waren zwei Städte und drei befestigte Plätze zu bauen. Diese mit dem Nutzrecht verknüpften Auflagen vermochten die Welser-Abgesandten Ambrosius Dalfinger, Nikolaus Federmann, Gonzalo Jimenez de Quesada und Sebastián Belalcazar aber nie zu erfüllen, und so fiel 1546 die Kolonie wieder zurück an den spanisch-deutschen Kaiser Karl V., in dessen riesigem Reich die Sonne nicht unterging – er tilgte somit seine Schuld an die Welser auf höchst bequeme Art.

Was die Statthalter und Expeditionsteilnehmer der Welser und was auch den taten- und ruhmdurstigen Philipp von Hutten weit mehr interessierte als die Errichtung schwarzer Punkte auf der weißen Landkarte, das war eine sagenhafte Verlockung, die ungeheure Energien freisetzte, unmenschliche Strapazen erdulden ließ und ein regelrechtes Fieber auslöste, größer und gefährlicher als der in vielen Filmen dargestellte Goldrausch von Nevada und Colorado: Im Inneren Südamerikas, so wollten es nicht mehr verstummende Gerüchte wissen, sollte sich ein dichtbevölkertes Reich befinden, dessen König El Dorado (»der Vergoldete«) genannt wurde. Er bestreute sich, wie es hieß, täglich mit Gold und spülte den Goldstaub nach einer Opferzeremonie im See von Guatavita wieder ab. Ein Haus der Sonne sollte dort stehen, aus purem Gold, und in den Bergen dieses »Eldorado« das Gold ohne jede Schwierigkeit zu holen sein.

Kein Wunder, daß für die Welser-Expeditionen vornehmlich Bergleute angeworben wurden: Was sonst noch lohnend schien, das Sammeln von seltenen Pflanzen und Drogen oder der Handel mit Neger- und Indianersklaven, das bedurfte keiner Fachleute; dafür genügten Männer mit guten Augen und starken Armen. Jenes lockende Goldland ließ alle Aufträge vergessen, die sich um die Zivilisierung des Gebietes drehten. Es wurde zum Magneten, der alle Konquistadoren ins Landesinnere hineinzog und somit die Küste veröden ließ.

Seit 1528 schickten die Welser ihre Vertrauensmänner meist von Sevilla aus auf die lange Reise, die auf einer seit Columbus bekannten Route über den Ozean zu einem Ziel ging, das seit 1507 den Namen Amerika führte. Amerigo Vespucci, dessen Vorname hier zu bleibenden Ehren kam – er hatte auf der zweiten seiner vier Entdeckungsreisen erkannt, daß es sich nicht um ein riesiges Inselsystem handelte, sondern um einen neuen Erdteil –, hatte seinen in ganz Europa gelesenen Bericht über den fernen Kontinent *Mundus Novus* (»Neue Welt«) genannt.

Auf Vespucci und seinen Expeditionsleiter Alfonso de Ojeda ging auch der Name »Venezuela« zurück, des Landes also, wohin die Welser ihre Flotten ausschickten: 1499 hatten sie an der Nordküste des südamerikanischen Halbkontinents einen günstig gelegenen Seehafen und in dessen Nähe ein Dorf entdeckt, das wie Venedig auf

Pfählen erbaut war. Deshalb nannten sie es Klein-Venedig, »Venezuela«. Dorthin machte sich Philipp von Hutten mit Jörg von Hohermuth aus Speyer und Nikolaus Federmann aus Ulm auf den langen und gefährlichen Weg. Man schiffte sich am 18. Oktober 1534 in St. Lucar an der Mündung des Guadalquivir ein, mußte jedoch wegen stürmischer See viermal umkehren. Der entscheidende Start gelang erst am 8. Dezember, und am 6. Februar legte man wohlbehalten in Coro an.[3]

Philipps Reisebegleiter Nikolaus Federmann machte die weite Fahrt nach Westen nicht zum ersten Mal: Am 8. März 1530 war er schon einmal in Coro gelandet, wurde vom fieberkranken Gouverneur Ambrosius Dalfinger zum Statthalter ernannt und trat am 15. September eine Expedition ins Landesinnere an. Am 4. April 1532 verließ er Venezuela wieder und kam fünf Monate später, am 31. August 1532, in Augsburg an, um dem Welserschen Hause zunächst mündlich Bericht zu erstatten. Die Zeit bis zur erneuten Fahrt nach Venezuela – mit Philipp von Hutten 1534 – nützte er dazu, seine südamerikanischen Erlebnisse und Erkenntnisse in einem Buch niederzuschreiben, das zwar erst 1557 im Druck erschien, dessen Manuskript aber 1533/34 entstand und den Welsern gewidmet und übergeben wurde: *Indianische Historia. Ein schöne kurtzweilige Historia Niclaus Federmanns des Jüngeren von Ulm erster raise so er von Hispania und Andolosia auß in Indias des Occeanischen Mörs gethan hat und was ihm allda ist begegnet biß auff sein widerkunfft inn Hispaniam aufs kurtzest beschriben gantz lustig zuo lesen.*

Allzu lustig waren freilich die Dinge nicht, die Federmann hier beschrieb; eher schon handelte es sich um einen Bericht über Gefahren, Härten, Listen und Menschenfallen, über Gewalttätigkeiten und standrechtliche Maßnahmen gegenüber den Indianern, über Krankheiten, Strapazen und vergiftete Pfeile – und über die Ergebnislosigkeit der so hoffnungsvoll begonnenen Unternehmung, die Gold und Ruhm bringen sollte. Kurzum, Federmanns *Indianische Historia* war alles andere als eine Einladung zur weiteren Suche nach »Eldorado«; aber nüchterne Gründe zählen nie, wo ein Traum Reichtum verspricht . . .

Kann und soll man ausschließen, daß Faust – über Stibar und Philipp von Hutten mit den Welsern in Kontakt und ganz gewiß neugierig auf den Expeditionsbericht – sich Einsicht in Federmanns

Manuskript verschaffte, daß er zumindest das Gesamtergebnis von dessen mühselig-ergebnisloser »raise ... in Indias« in Erfahrung brachte? Tat er dies, so war die ungünstig lautende Prognostikation für Philipp von Hutten weder Hexenwerk noch magisch-mantische Zauberei, sondern lediglich die konsequente Fortschreibung der von Federmann geschilderten schlimmen Realitäten, der betrogenen Hoffnungen und der erkannten Sinnlosigkeit des Unternehmens. Vielleicht aber brauchte Faust auch nur seinen gesunden Menschenverstand, um

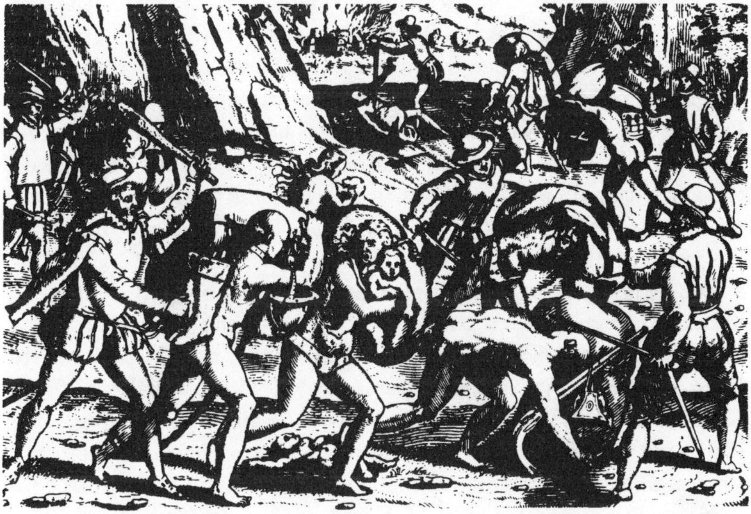

Christianisierung als brutale Indianerjagd: Frauen und Kinder werden niedergemetzelt, die Männer als Sklaven nach Europa verfrachtet. Radierung aus dem 16. Jahrhundert.

sich vorzustellen, daß die Eroberung jenes Märchenlandes eine Wahnidee war, die man überdies mit Blut erkaufen mußte. Wie auch immer: Er hat Philipp von Hutten wohl im Sommer 1534 seine ernüchternde Vorhersage gemacht – mündlich oder eher noch schriftlich. Daß aber Philipp von Hutten lieber der günstigen Prognostikation des Camerarius vertrauen wollte, liegt auf der Hand: Er war jung, er war mutig, die Welt lag vor ihm; und wenn er Glück hatte, dann sollte sie ihm bald gehören.

Wie schon erwähnt: Acht Briefe Philipp von Huttens aus den Jahren 1535 bis 1541 sind erhalten; aus seinen letzten fünf Lebensjahrzehnten aber fehlt jede Nachricht von eigener Hand. Die meisten der Briefe beziehen sich auf die dreijährige Expedition ins Landesinnere, die Hutten anfangs an der Seite Hohermuths und dann als Leiter eines Federmann nachgeschickten Suchkommandos unternahm. Ohne diesen finden zu können, kehrte er am 27. Mai 1538 nach Coro zurück. Hohermuth starb im Juni 1540; Hutten wurde daraufhin zum Generalkapitän der Provinz Venezuela ernannt. Am 1. August 1541 brach er mit einer großteils berittenen Truppe zu einem Zug unter eigenem Kommando nach »Eldorado« auf. Ohne greifbares Ergebnis und nach hohen Verlusten an Männern und Pferden trat er im Herbst 1544 den Rückmarsch nach Coro an. Etwa 100 Meilen vor Coro fiel er in der Karwoche 1546 einem heimtückischen Mord zum Opfer. Der Täter, Juan de Carvajal (oder Carabayal, oder Caravazal), der auch den jungen Bartholomäus Welser umbrachte, wurde 1547 zum Tode verurteilt. Das von ihm beiseite geschaffte Eigentum Philipp von Huttens wurde nie wieder gefunden.

Die vergleichsweise ruhigste Zeit hatte Philipp von Hutten in Venezuela in den Jahren 1538 bis 1541: Während dieser Zeit saß er in der Hauptstadt Coro sozusagen in der Etappe, nur ein paar Schiffstagesreisen entfernt von der spanischen Kolonialzentrale in Santo Domingo (auf Hispaniola, dem späteren Haiti; hier existierte seit 1494 die erste europäische Siedlung in der Neuen Welt), mit Verbindung zur christlich-abendländischen Zivilisation, auch mit Postverkehr in die Heimat. Vor und nach dieser Zeit aber stand Philipp von Hutten »an der Front«, im wörtlichen Sinn gegen den Widerstand der Indianer, die sich nur selten kampflos den Eindringlingen ergaben, und im übertragenen Sinn an der Gold-»Front«, der er einmal bis auf 30 Meilen nahegekommen zu sein glaubte.

Wenn er nun am 16. Januar 1540 seinem Bruder Moritz schrieb, »daß ich bekennen muß, daß es der Philosophus Faustus schier troffen hat, dann wir ein fast böses Jahr antroffen haben«, dann kann sich diese Angabe kaum auf das eben vergangene Jahr beziehen, wie einige Interpreten dieses Textes angenommen haben. Andere vermuteten, es müsse sich um das Jahr nach der Ausfahrt Philipps gehandelt haben, also um den Zeitraum 1534/35: Hutten kam am 6. Februar 1535 in Coro an und machte sich mit Hohermuth am 13. Mai desselben

Jahres auf den Marsch nach dem Gold. Aber bei diesem Zug – über den Hutten in mehreren Briefen berichtet – handelte es sich nicht allein um *ein* »fast bößes Jahr« (ein recht schlimmes, ein ziemlich schlimmes Jahr), sondern um *drei* Jahre voller Kämpfe, Verluste und selbstverständlich gewordener Grausamkeiten. Das Jahr 1539 und der Zeitraum 1534/35 allein passen demnach nicht so recht zu Fausts Vorhersage oder vielmehr zu dem, was Philipp von Hutten darüber berichtet. Eher schon wird an den ganzen mörderischen Aufenthalt im Landesinneren zu denken sein, an die Jahre 1535 bis 1538, die Philipp in seinen Briefen ausführlich beschrieben hat.

Endgültiges ließe sich über diese Stelle mit dem »ziemlich schlimmen Jahr« erst sagen, wenn wir Huttens Brief mit dem Wortlaut von Fausts Prognostikation vergleichen könnten. Es stellt aber gewiß keine pure grundlose Spekulation dar, wenn wir annehmen, daß Faust sich nicht auf eine Vorhersage für einen bestimmten kalendarischen Abschnitt eingelassen haben dürfte, sondern daß er für Philipp von Huttens gesamte Unternehmung Schlimmes prophezeite. Daß es aber mit Hutten ein so grausiges Ende nehmen würde, das war sicherlich nicht Gegenstand seiner Prognostikation. Prophetisch ist da eher Philipp von Hutten selbst zu nennen, der im letzten seiner erhaltenen Briefe – an Moritz von Hutten, Coro, 10. März 1541 – schrieb: »Ich fürcht mehr den Krieg mit den Christen [als mit] den Indiern.«

Dem Vater berichtet Philipp am 20. Oktober 1538 – im ersten Brief, den wir von ihm besitzen –, daß man ihn und Hohermuth längst für tot gehalten hätte, nachdem drei volle Jahre lang keine Nachricht von ihnen nach Coro drang. Nur 160 von zuerst 400 Expeditionsteilnehmern hatten überlebt, zwei von fünf. »Gott allein«, so schrieb Philipp dem Vater, »und die gemein so es versucht haben Wissen, was Noth und Elend, Hunger, Durst, Mühe und Arbeit die armen Christen in diesen 3. Jahren erlitten haben, ist zu verwundern daß es menschlich Körper so lang haben ertragen mögen. Ist ein Grau, was Ungeziefers als Schlangen, Kroten, Heydexen, Ottern, Lacerdas, Wurm, Kraut und Wurzel, auch viel einerley Geschlecht und unachtende Speiß die armen Christen auf diesen Zug gessen haben, auch etlich wider die Natur Menschen-Fleisch gessen haben.« Mit gleichem Datum und in ähnlichem Wortlaut schreibt er an Sebolt Geuder, einen Neffen Willibald Pirckheimers.

Das sind wahrlich bittere Berichte, die nicht dadurch ausgeglichen werden, daß als unerhörte Abenteuer ein Amazonenstaat, ein Stamm von Unsterblichen oder ein Menschenfresservolk auftauchen, daß es einen Indianersegen gibt, der alle Wunden rasch heilen läßt, daß man mit »Tigern« zu tun hatte (gemeint ist wohl die in Südamerika vorkommende, etwa 80 cm lange, fahlgelbe Tigerkatze, *Felis tigrana),* daß man schließlich kleine Goldfunde machte und, durch Erfolgsmeldungen von Federmann verlockt, immer weiter in die Berge marschierte – freilich ohne jeden greifbaren Erfolg.

»Dieses Land ... läßt Niemand mit Kranckheit unversucht«, berichtet Philipp von Hutten; und immer wieder ist von großen Opfern und Verlusten an Menschen und Tragtieren die Rede, von Hunger, »groß Jammer und Noth«, von fast unmenschlichen Strapazen »mit großem Elend und Noth, so ich achte, vormals Christen nie erlitten«. Klingt das schon nach märtyrerhaftem Selbstbewußtsein, und stellt Philipp mit Stolz fest, er habe sich in diesen Jahren stets »wohl und ehrlich gehalten«, so wird er auch nicht müde, seinen Briefpartnern die Motivation seiner Ausfahrt in die Neue Welt und seines Ausharrens dort deutlich zu machen: »Weiß Gott, kein Geitz Gelds hat mich bewegt diese Reiß zu thun, dann allein ein sonderlicher Lust, so ich vor langer Zeit gehabt, dünckt mich auch wäre nicht mit Ruhe gestorben, wo ich Indien [Amerika] nicht erst gesehen, reuet mich auch wahrlich noch nicht«; »Wolt je gern, dieweil ich fast all mein Leben unter dem Fremden verzehrt hab, unserm Namen und Stamm und mir selbs zu Ehren heimkommen«; »daß sie mich Gubernator nenneten, wär mir und unserm Geschlecht ehrlich, und so bald ich solche Ehr erlangt hät, wollt ich mich hinaus thun«; »Hoff soll mir und unsern Stammen und Geschlecht zu Nuz und Ehren reichen«.

Bei allem ritterlichen Ehrverlangen und christlichen Selbstbewußtsein zeigt Philipp von Hutten dennoch die Mentalität der Eroberer und das Überlegenheitsgefühl der Weißen über die Eingeborenen: »Ein Christ so sie uns verwunden und umbringen thät uns mehr Schaden und Verhindernuß dann Tausend Indier so wir ihnen umbringen.« Vom Umbringen ist ebensooft und stereotyp die Rede wie von der Versklavung: »Erstachen ihr etlich, wurden bey 60. Stuck gefangen« – solche Liquidierungsberichte finden sich häufig. Man hat sich vor den Indianern in acht zu nehmen, »denn es ein sehr Ernst und wehrhafft Volk ist«, so daß gegen giftpfeilschießende Aranacomos, gegen Überfälle und Meutereien der Indianer nichts hilft, als Exempel zu statuieren. Recht ungerührt wird davon berichtet, renitente Eingeborene vor aller Augen von Hunden zerreißen zu lassen. Der Kontrast ist sehr grell, wenn ein paar Zeilen weiter »unser liebes alts Mutterle« gegrüßt oder in einem Postskriptum als »Freundlichs herzliebes Mutterlein« angesprochen wird. Doch bestand für Philipp von Hutten keinerlei Anlaß, unter inneren Konflikten zu leiden: Die eigene Ehre schloß die der Schwächeren aus. Durchkommen konnte nur, wem die eigene Haut am wichtigsten war.

Als Philipp 1546 seinen Traum von Gold und Ehre und Ruhm für das Haus Hutten mit seinem Leben bezahlte, lag Fausts wohl schon 1534 in Augsburg gestellte Prognostikation ein Dutzend Jahre zurück. Faust hatte mit seiner pessimistischen Vorhersage auf grausige Weise recht behalten. Auch er war 1546 schon einige Jahre nicht mehr am Leben. Alle, die von Philipp von Huttens Brief aus Venezuela und von seinem schrecklichen Tod erfuhren, fanden nun Faust als jenen unfehlbaren Propheten bestätigt, als den er sich immer ausgegeben hatte.

Echte Spuren oder falsche Fährten? – Mögliche Quellen zum historischen Faust

Der vornehmste Schwartz-Künstler wird ins gemein D. Johann Faust gehalten / und unter seinen Nahmen ein geschriebenes Büchlein von der Necromantia ümher getragen: aber man könne nicht gewiß sagen / daß es von ihm gemacht / oder daß alles wahr sey / was von ihm erzehlet wird.

Wilhelm Ernst Tentzel, 1706

Neben den ganz wenigen Zeugnissen über Faust, die beglaubigt sind und die zweifelsfrei Stationen von Fausts Biographie erhellen, gibt es eine Reihe von Angaben, Berichten und Erzählungen über Faust, deren Authentizität im doppelten Sinne fragwürdig zu nennen ist. Man hat diese Quellen schon deshalb immer wieder als »echt« ausgegeben, um das dürftige Belegmaterial über den so berühmten und zugleich so ungreifbaren Mann wenigstens um ein paar Mosaiksteine zu bereichern. Doch allen diesen Texten, die im folgenden betrachtet werden sollen, ist ein gewisses Schwebemoment eigen: Einerseits scheinen sie sich ohne weiteres in das Bild zu fügen, das durch die gesicherten zeitgenössischen Zeugnisse über Faust vorgegeben ist; andererseits ist ihre Zuordnung oder ihre Zuverlässigkeit nicht so zweifelsfrei gegeben, als daß man nicht begründete Bedenken haben müßte.

Am berühmtesten geworden ist die Quelle, die ganz zum Schluß diskutiert werden soll: die von Johannes Manlius seinem akademischen Lehrer Philipp Melanchthon in den Mund gelegte Aussage über Fausts Geburtsort, sein spektakuläres Leben und seinen scheußlichen Tod. Hier wird zu zeigen sein, daß in diesem einen Zeugnis verläßlicher Befund, legendenhafte Ausschmückung bis hin zur diabolischen Abstempelung Fausts und Vorwegnahme der späteren literarischen Tendenzen unvermittelt nebeneinander stehen. Dasselbe Muster einer Vermischung von realer Gegebenheit und fabulierender Modelung taucht übrigens auch bei den Gäßchen, Türmen, Häusern oder sonstigen Plätzen auf, die in verschiedenen Städten mit einer Anwesenheit Fausts in Verbindung gebracht werden. In keinem dieser Fälle ist die Verwendung solcher Faust-Zuweisungen außerhalb der mündlichen Überlieferung verbürgt – deren Alter aber ist lediglich zu mutmaßen und nur selten über das 19. oder bestenfalls das 18. Jahrhundert hinaus zurückzuverfolgen. Beim bekanntesten Beispiel aus dieser Reihe, bei den auf 1525 datierten Bildern in Auerbachs Keller in Leipzig, handelt es sich um eine Fälschung, die wohl genau 100 Jahre später vorgenommen wurde – rückdatiert auf einen Zeitpunkt, zu dem Auerbachs Keller noch gar nicht gebaut war.

In der literarischen Tradition ist stets von einem »Doktor« Faust die Rede, der im Gegensatz zum Georg oder Jörg Faust der historischen Zeugnisse stets den Vornamen Johann führt. Und auch Faust selbst hat sich offenbar wiederholt mit den akademischen Titeln eines Magisters oder Doktors geschmückt – von der Berechtigung solcher Titel wird noch die Rede sein. Kein Wunder, daß sich bereits die Forscher des 19. Jahrhunderts energisch auf die Suche danach machten, wo denn Faust seine Universitätsjahre verbracht und wo er seine akademischen Titel erworben haben könnte. Wenn man auf dieser Suche schließlich auf zwei Heidelberger Eintragungen eines »Joannes Fust de Symera moguntinensis dyoceseos« (1505) und eines »Johannes Faust ex Simmern« (1509) stieß, dann glaubte man um so mehr eine Identität des 1505 immatrikulierten und 1509 zum Baccalaureus promovierten Johann Faust mit dem bekannten »Doktor Georg Faust« behaupten zu können, als der letztere sich 1513 in Erfurt mit dem hochtrabenden Markenzeichen eines Halbgotts aus Heidelberg und dann 1528 in Ingolstadt mit dem »Ausweis« eines Doktor Jörg Faustus aus Heidelberg vorgestellt hatte.

Für viele Forscher ließ sich die aus Manlius/Melanchthon bekannte Geburtsangabe Knittlingen mit der neuen Entdeckung des Heidelberger Studenten Johann Faust unschwer harmonisieren, da Knittlingen zur Zeit von Fausts Geburt zur Pfalz gehörte und zeitweilig dem Fürstentum Pfalz-Simmern unterstand. Allerdings wurde dabei übersehen, daß Knittlingen niemals zur Mainzer Diözese gehörte, sondern stets zur Diözese Speyer. Unbeachtet blieb auch, daß der Briefpartner des Trithemius, Johann Virdung, schon vor 1505 und nach 1509 in Heidelberg lebte und wirkte. Wenn aber Virdung bei seinem Freund Trithemius Auskünfte über einen offenbar ganz fremden Menschen einholte, den er in Heidelberg zu Besuch erwartete, dann konnte es sich wohl doch nicht um jenen Johann Faust handeln, der bereits zwei Jahre am Ort so brav studierte, daß er 1509 bei der Baccalaureats-Prüfung als bester von 16 Kandidaten abzuschneiden vermochte. Diesen fleißigen Studiosus kannte Virdung sicherlich schon lange: Die Universitäten waren damals noch kleine, überschaubare Einrichtungen. Bei jenem Faust, dessen Eintreffen in Heidelberg Virdung so gespannt entgegensah, konnte es sich aber nie und nimmer um einen regelmäßig und solide und um gute Examina bemüht sein Studium absolvierenden jungen Mann handeln, sondern nur um einen Burschen ganz anderen Kalibers.

Der Johann Faust aus Simmern – das war ganz offenbar ein später nicht weiter hervorgetretener ehrgeiziger Milchbart von vermutlich 14 bis 18 Jahren: In diesem Alter studierte man damals. Der Faust Virdungs aber oder noch eher der Georg Faust des Trithemius – der war längst kein unbeschriebenes Blatt mehr und auch kein junges Bürschchen. Das war nach allem, was die Leute von ihm erzählten und was der fromme Abt an Virdung weitergab, ein höchst selbstbewußter Mann, der seine Lehrjahre hinter sich hatte und etwa 25 Jahre alt sein mochte, ein Mann also, der nach der damaligen Lebenserwartung in den »besten Jahren« stand. Der Johann Faust oder Fust aus Simmern war, von seinem vorzüglichen Examen her geurteilt, ganz gewiß im doppelten Wortsinn ein ordentlicher Student; einer, der wacker die Bank drückte und die Nase in den Büchern ließ und der es gut bürgerlich zu etwas bringen wollte. Der »Doktor« Georg Faust aber, der sich bei Trithemius noch bescheiden als »Magister« einführte, war das Gegenteil eines beflissenen Stubenhockers und wissenschaftlichen Biedermannes. Er war aus akademischer Perspektive der Inbegriff eines Bummelanten, der sich zudem noch mit Dingen abgab, die von keiner Lehrkanzel herab verkündet wurden und gar an der geheiligten Institution der Kirche nagten.

Merkwürdig bleibt, daß jener mit dem »Doktor« Georg Faust kaum identische Johann Faust aus Simmern, der im Baccalaureats-Examen als bester von 16 Kandidaten abschneidet, in der 1587 erschienenen *Historia von D. Johann Fausten* den literarischen Faust zum Nachfahren hat. Dort heißt es, Faust habe als Bester von 17 Magister-Kandidaten im Examen »gesieget«. Zwar stimmt die Konkurrentenzahl nicht genau, und es handelt sich beim Magister-Examen auch um eine schwierigere und fortgeschrittenere Prüfung als beim

Baccalaureat – aber die Ähnlichkeit der beiden Angaben von 1509 und 1587 bleibt doch frappierend genug. Hat der unbekannte Autor der *Historia* die Heidelberger Akten gekannt? Hat er aus Zufall Faust einen Superlativ zugeschrieben, der zwar dem akademischen Alltag entstammte, aber doch eine besondere Pointe bedeutete?

Der um 1480 in Knittlingen geborene Faust hätte sich durchaus »ex Simern« nennen können: Es war üblich, seinem Namen statt des unbekannten Heimatortes das Land beizufügen. Aber, wie schon betont, die Diözesanangabe »paßte« ganz und gar nicht zu »unserem« Faust. Dieser tat ja zumindest 1506/07 nachgewiesenermaßen alles andere, als regulär, still und fleißig das Kolleg zu besuchen und dort jene Fächer zu pauken, die jeder Student im Trivium (Grammatik, Rhetorik, Dialektik) und im Quadrivium (Arithmetik, Geometrie, Musik, Astronomie) durchlaufen mußte, bevor sein eigentliches Fachstudium begann. Nach allem, was wir von ihm wissen, hat Fausts »Studiengang« andere Inhalte und Schwerpunkte gehabt . . .

1516 soll Faust in Maulbronn versucht haben, Gold zu machen. Woher diese genaue Jahresangabe stammt, ist freilich nicht zu ermitteln – die einzige Quelle, die von einer Verbindung Fausts mit der fünf Kilometer von Knittlingen entfernt liegenden Klosterstadt berichtet, nennt überhaupt keine Zahl, sondern lediglich den Namen eines Abtes:

Johannes Entenfuß de Evisheim . . . ist Dr. Fausten deß Zauberers Collega gewesen, welcher diesen Abbte zu Maulbronn besucht.

Der genannte Abt Entenfuß, der ganz aus der Nähe von Knittlingen und Maulbronn stammte, aus Unteröwisheim, stand der Zisterzienserabtei Maulbronn von 1512 bis 1518 vor. Bei der Datierung 1516 handelt es sich vermutlich um ein willkürlich herausgegriffenes Jahr. Die zitierte Stelle stammt übrigens bereits aus dem 17. Jahrhundert und ist im *Fürstlich Württembergischen Dienerbuch* zu finden. Von dort hat sie der Redaktor eines Maulbronner Äbteverzeichnisses wörtlich übernommen; und in dieses Verzeichnis des 18. Jahrhunderts hat ein aufgeklärter Geist den Zusatz *»sancta simplicitas«* (heilige Einfalt) an den Rand geschrieben, nachdem er das Wort »Zauberer« doppelt unterstrichen hatte.

Die einzige Quelle, die Fausts Aufenthalt in Maulbronn belegt, reicht also nicht weiter als bis ins 17. Jahrhundert zurück. Aber

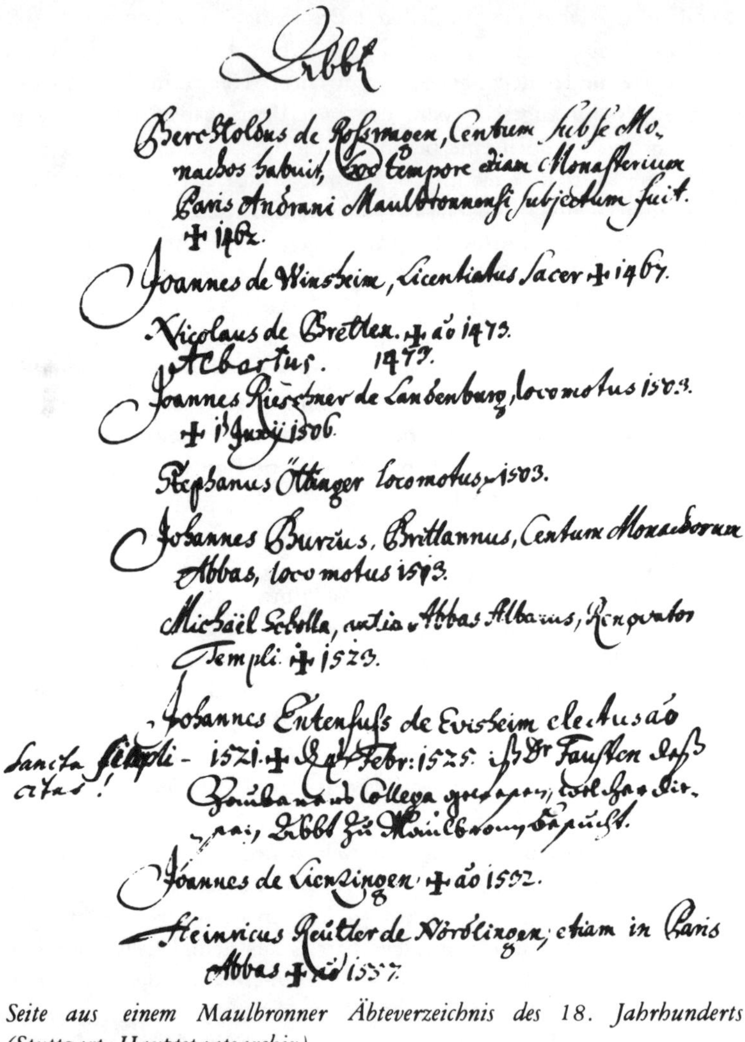
Abbt

Bercktoldus de Roßwagen, Centum sub se Monachos habuit, eo tempore etiam Monasterium Paris Andreani Maulbronnensi subjectum fuit. † 1462.

Joannes de Winsheim, Licentiatus Sacer † 1467.

Nicolaus de Bretten. † ao 1473.

Albertus. 1473.

Joannes [illegible] de Laubenburg, locomotus 1503. † 1. Junii 1506.

Stephanus Öttinger locomotus 1503.

Johannes Burius, Brittannus, Centum Monachorum Abbas, loco motus 1513.

Michaël Scholla, antea Abbas Albanus, Renovator Templi. † 1523.

Johannes Entenfuss de Unisheim electus ao 1521. † [illegible] Febr: 1525. ist Dr Fausten dess [illegible] Collega gewesen, [illegible] Abbt zu Maulbronn besucht.

Sancta simplicitas!

Joannes de Lienzingen † ao 1532.

Heinricus Reütter de Nördlingen, etiam in Paris Abbas † ao 1557.

Seite aus einem Maulbronner Äbteverzeichnis des 18. Jahrhunderts (Stuttgart, Hauptstaatsarchiv).

handelt es sich tatsächlich nur um eine einfältige Geschichte aus der voraufklärerischen Finsternis, um eine Ansiedlung des Knittlinger »Zauberers« in Maulbronn aus lokalpatriotischen Gründen? Bis heute zeigt man in Maulbronn den »Faustturm«, die »Faustküche«, das

»Faustloch«, alles Plätze innerhalb des Klosterbezirks. Am eindrucksvollsten wirkt der Faustturm, dessen unterer Teil zur mittelalterlichen Befestigungsanlage des Klosters gehörte, dessen oberer, wohnlich-heimeliger Teil freilich erst 1604 hinzukam. Wann dieser Turm erstmals »Faustturm« genannt wurde, ist nicht mehr zweifelsfrei festzustellen. Aber wenn auch die schriftlichen Belege für diese Benennung kaum übers 18. Jahrhundert hinausreichen dürften, so ist doch die Rolle der mündlichen Überlieferung nicht zu unterschätzen.

Die drei im Maulbronner Klosterbezirk gezeigten Faust-Plätze erhielten jedenfalls ihre Benennung zu einer Zeit, als die Suche nach Faust-Spuren noch nicht zum professionellen Gelehrtensport geworden war, noch vor Goethes *Faust,* der erst die systematischen Recherchen nach dem Urbild in Gang setzte. Gab es aber die drei Faust-Benennungen bereits im 18. und womöglich im 17. Jahrhundert – als das stets knappe, seriöse und zuverlässige *Dienerbuch* vom Archivar Philipp Jacob Zeitter geführt wurde –, dann liegt es nahe, der mündlichen Überlieferung in Maulbronn mehr Glauben zu schenken als andernorts aufgekommenen Faust-Sagen, die nachweislich sehr spät »aufgesetzte« Traditionen waren, was etwa für die Faust-Häuser in Roda bei Weimar, in Wien oder in Salzburg gilt.[1]

Nun beschränkt sich die Maulbronner Überlieferung nicht nur auf die knappe Angabe, die das Äbteverzeichnis des 18. Jahrhunderts dem *Dienerbuch* des 17. Jahrhunderts entnahm. Mündliche Überlieferungen – darin liegt sowohl ihr Reiz als auch ihre Gefahr – halten sich nur dann, wenn sich in ihnen über Ort und Person hinaus Handlungen mit einem Anfang und einem Ende ausdrücken. Und so hat auch der Maulbronner Faust seine Geschichte, von der einzelne Bestandteile geschichtlich nachprüfbar sind. Faust, heißt es, sei vom hochverschuldeten Abt Entenfuß – mit dem er vielleicht sogar gemeinsam die Knittlinger Lateinschule besucht hatte – nach Maulbronn gerufen worden, um dort Gold zu machen und damit dem bedrängten Klostervorsteher aus der finanziellen Patsche zu helfen. Entenfuß ist übrigens 1518 wegen seiner ruinösen Wirtschaftsführung tatsächlich zu Fall gekommen: Seine Mönche setzten ihn ab und degradierten ihn zum einfachen Ordensmann, als der er dann 1525 starb.

Daß der Abt Entenfuß kein ausgeglichenes Konto in der klösterlichen Ökonomie zustande brachte, lag an seiner Bauwut: In den nur sechs Jahren seiner geistlichen Regentschaft baute er – heute noch beim Rundgang durch das Kloster zu bewundern – das Fürstengemach, das Herrenbad, den Winterspeisesaal, einen mit Säulen geschmückten Saal im Erdgeschoß des Herrenhauses, einen Erker, eine Wendeltreppe zwischen Herrenhaus und Oratorium – und er vollendete das Schmuckstück des Maulbronner Kreuzganges, die Brunnenkapelle.

Kein Wunder, daß der seine genuin-schwäbische Leidenschaft zur Selbstverewigung in Festgemauertem so überkräftig austobende Abt schnell in die roten Zahlen geriet, daß seine Mönche wegen der fortschreitenden Verdünnung der ohnehin schon schmalen Klosterkost zu murren begannen und daß man ihm wohl bald schon mit der Absetzung drohte. So bedrängt, war es nun ebensowenig ein Wunder, daß sich der Maulbronner Abt wie viele geistliche und weltliche Herren vor, neben und nach ihm auf jenen finanziellen Jungbrunnen besann, den die Alchemisten zu kennen vorgaben und der darin bestand, durch geduldige Laborarbeit aus unedlen Metallen Gold herzustellen. Daß dies gelingen könnte, daran glaubte noch bis ins 18. Jahrhundert jedermann; und wenn es bisher noch keiner geschafft hatte, so mußte man eben auf den richtigen Könner noch warten und derweil das Gold mühsam aus den Bergen schürfen oder es jenseits des Großen Ozeans suchen ...

Der Abt Entenfuß lud also jenen »Doktor« Faust zu Gast, der sich als der bedeutendste Alchemist ausgab, der am ehesten der katastrophalen Finanzsituation des Maulbronner Klosters aufhelfen konnte. Als anrüchig galten die alchemistischen Operationen keineswegs allen Leuten. Es gab sogar genügend Theologen, die im Werk der Goldsucher den eindrucksvollsten Beweis dafür sahen, daß Gott seine Welt, die Menschen, Kräuter und Metalle, nach einem zugleich sinnvollen und geheimnisvollen Plane ersonnen habe. Im übrigen hatte Entenfuß bei Fausts Engagement nur zu gewinnen und nichts zu verlieren: Blieb der an seinen Kolben werkelnde Landsmann aus Knittlingen erfolglos, dann bedeutete dies lediglich den Schlußpunkt einer rapiden Talfahrt in den Bankrott. Hatte Faust aber Erfolg, dann war Entenfuß mit einem Schlage ein gemachter Mann.

Aber war Faust tatsächlich in Maulbronn? Stammt von ihm der einst im Kloster gezeigte große Blutfleck an der Wand? Ist er gar dort gestorben, wie manche wissen wollten? Es ist immerhin denkbar, daß der Knittlinger Faust zum nahen Maulbronn von Kindesbeinen an enge Kontakte unterhielt: Dort war nicht nur das schönste architektonische Denkmal weit und breit, dort waren auch Mönche, mit denen zu reden, von denen etwas zu erfahren sich lohnte. Wenn Faust später gelegentlich seine Mutter, seine Familie in Knittlingen besuchte, dann machte er gewiß auch in Maulbronn Station. Vielleicht hatte er im dortigen Kloster sogar eine asylrechtlich geschützte Zufluchtstätte, in die er sich zurückziehen konnte, wenn ihm die Büttel auf den Fersen waren, oder auch, um dort in aller Stille zu meditieren und jene

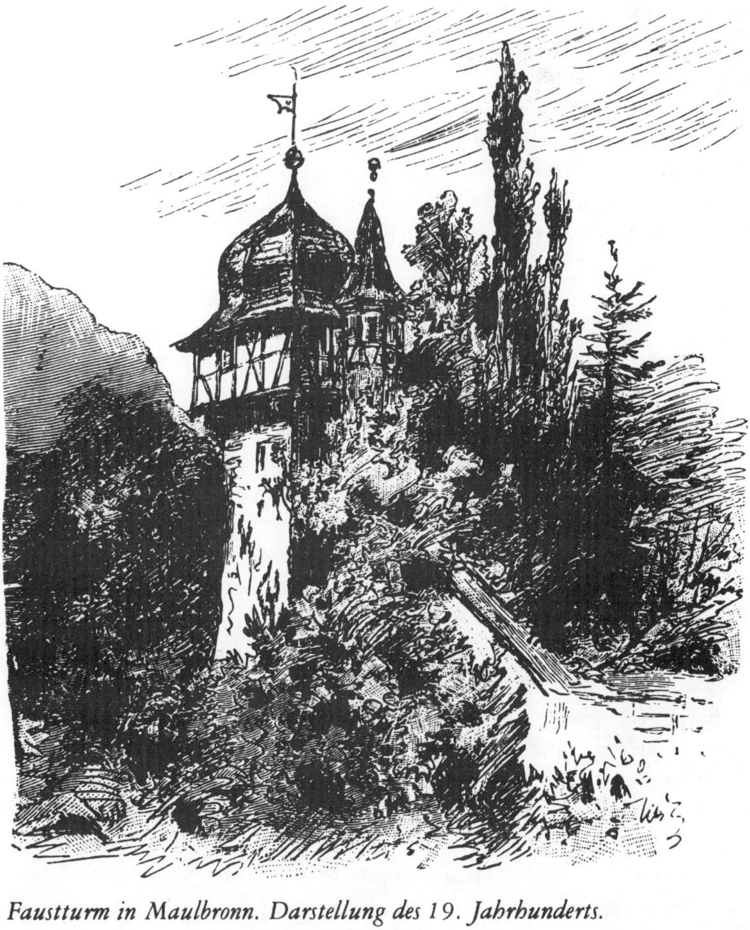

Faustturm in Maulbronn. Darstellung des 19. Jahrhunderts.

Forschungen und Übungen zu betreiben, wie sie den wahren Alchemisten eigen waren.

Aus solchen Aufenthalten Fausts zur Zeit der Regentschaft des Abtes Entenfuß konnte sich leicht eine Legende bilden, besonders dann, wenn sich Faust in Maulbronn verborgen hielt und möglichst mit niemandem in Kontakt treten wollte. Es brauchte da nicht mehr zusammenkommen als die Erinnerung an einen merkwürdig stillen und versteckten Mann im Kloster einerseits und der längst in deutschen Landen verbreitete Ruf vom Magier und Alchemisten Faust andererseits. An seinem Ruhm zu partizipieren, den landauf und landab so renommierten Zauberer aus dem Nachbarstädtchen Knittlingen einzugemeinden – dies bedeutete nicht mehr als ein lokalpatriotisches Bedürfnis.

Faust, so kann man resümieren, war gewiß mehrmals in seinem Leben in Maulbronn, auch zu der Zeit, als der Abt Johannes Entenfuß regierte. Vielleicht war er von diesem tatsächlich als Goldmacher engagiert. Vielleicht – plausibel wäre es, historisch sicher aber ist es nicht.

Am 13. Februar 1528 schreibt der als Kenner der Magie in ganz Europa berühmte Heinrich Cornelius Agrippa von Nettesheim in einem Brief aus Paris:

> Höre eine Sache, die eben so töricht als gottlos ist. Man hat neulich mit großen Kosten einen Zauberer aus Deutschland kommen lassen, welchem die Geister gehorchen sollen und von dem man hofft, daß er dem Kaiser ebenso Widerstand leisten werde, wie vormals [vgl. Ex. 7,11] Jamnes und Jambres dem Moses leisteten. Der Vater der Lüge hat die Leute überredet, daß jener die ganze Zukunft überschaue, daß er um die geheimsten Entschließungen und Pläne weiß, daß er Gewalt genug besitzt, um die königlichen Prinzen durch die Luft zurückzubringen – daß er Berge voll Heere, Wagen und Pferde erscheinen lassen, Schätze hervorziehen und versetzen, Ehen und Liebesbündnisse knüpfen und trennen und alle unheilbaren Krankheiten, wie eingewurzelte Schwindsuchten, ausgebildete Wassersucht und veraltete Syphilis durch sein stygisches Heilmittel kurieren kann. [2]

Die zeitgeschichtlichen Hintergründe und die verschiedenen Anspielungen sind für unseren Zusammenhang nicht so sehr von Bedeutung wie die Frage, ob der im Dienste der Mutter des französischen Königs Franz I. stehende Agrippa mit dem namentlich nicht genannten »Zauberer aus Deutschland« Faust gemeint haben könnte – so nämlich ist es immer wieder in der Forschung behauptet worden. Was Agrippa im letzten Teil dieses Briefabschnitts als Repertoire des deutschen Zauberers aufzählt, das schreibt er offenbar von einer Art Visitenkarte ab – und das hört sich ganz ähnlich an wie jenes Bündel toller Superlative, die Trithemius 1507 an Virdung berichtet hatte. Lediglich die wundermedizinischen Bestandteile sind neu hinzugekommen.

Schien dieser Katalog bereits auf Faust hinzuweisen, so sprach für eine Gleichsetzung Fausts mit dem ungenannten »Zauberer aus Deutschland« nach Meinung einiger Forscher noch mehr das Argument, daß es im Deutschland der damaligen Zeit keinen anderen *»magus«* (so der lateinische Brieftext des Agrippa) gab, der berühmter als Faust gewesen wäre und den man deshalb an den französischen Hof geholt hätte. Wenn Agrippa dieses Engagement als »töricht und gottlos« bezeichnete, dann mochte der selbst im Verdacht schwarzer Magie stehende und mit seinen Titeln nicht eben sparsame Mann sich aus Selbstschutz distanzieren oder aber seinen Zorn über den unerwünschten Konkurrenten zum Ausdruck bringen. Dies hätte auch erklärt, weshalb er den deutschen Kollegen mit dem Verschweigen seines Namens »bestrafte«.

Andererseits hatte der längst als Arzt, Jurist und Magie-Experte allenthalben berühmte Agrippa kaum die Konkurrenz eines Mannes zu fürchten, der nicht wie er wohlbestallt im Dienste der Königsmutter stand, sondern als eiliger Nothelfer herbeigeholt wurde – um Dinge zu vollbringen, über deren Vergeblichkeit gerade Agrippa am besten Bescheid wissen mußte. Warum verschwieg er den Namen des Neuankömmlings? Weil sein Briefpartner ohnehin wußte, von wem die Rede war? Oder wollte er seinem Briefpartner den Namen wirklich nicht preisgeben?

Diese Fragen lassen sich mangels weiterer Quellen nicht endgültig beantworten. Aber einmal den Fall gesetzt, es habe sich bei jenem Nichtgenannten tatsächlich um Faust gehandelt, so bieten sich zwei Möglichkeiten dafür an, warum Agrippa seinen Namen aussparte: Zum einen mochte es so sein, daß er für die Schaumschlägereien jenes Deutschen nur Verachtung übrig hatte; daß er keinen Augenblick daran zweifelte, es werde hier mit großem Aufwand ein Betrüger nach Paris geholt, der nur viel Wind, aber genausowenig wie er das Unmögliche möglich machen konnte. War es so, dann hatte er zwar keinen ernst zu nehmenden Konkurrenten zu fürchten, wohl aber einen allzu dreisten Spruchbeutel, der dazu angetan war, ihm das Geschäft zu verderben. Wenn der Alleskönner nur Versprechungen und keine Leistungen vorzuweisen hatte, dann hatte dies möglicherweise für Agrippas eigenen Ruf Konsequenzen. Dann verschwieg er also jenen Namen, um nicht mit ihm – mit Faust? – in einem Atemzug genannt zu werden, er, der anerkannte Spezialist, mit jenem Dilettanten.

Eine andere Erklärungsmöglichkeit bestünde darin, daß der in sicherer Stellung befindliche Agrippa den deutschen Zauberer – Faust? – schützen wollte. Agrippa wußte selbst nur zu gut, daß bei seinem von den Inquisitoren stets scharf beäugten Gewerbe Publizität am falschen Ort üble, gar tödliche Folgen haben konnte: Anklagen, Prozesse, Folter und womöglich eine öffentliche Verbrennung. Agrippa selbst, wiederholt der Scharlatanerie und der Ketzerei bezichtigt, war freilich im Augenblick so weit sozial aufgestiegen, daß der Arm der frommen Schergen ihn nicht erreichen konnte, aber er war sich klar darüber, daß er schnell vogelfrei werden konnte und jenen Verdächtigern und Anschuldigern preisgegeben, die sich mit Denunziation ein sicheres Plätzchen im Himmel verdienen wollten. Es kann sein, daß er dem Kollegen Schwierigkeiten ersparen, ihn durch Anonymität schützen und ihm die Rückkehr in die Heimat nicht unnötig erschweren wollte.

Nehmen wir an, Agrippa habe Fausts Namen ungenannt gelassen, Faust sei also tatsächlich in Paris gewesen – dann sind zwei weitere Überlegungen anzustellen. Die erste bezieht sich auf eine durchaus zeittypische Wander- und Reisefreudigkeit, wie sie etwa aus den Biographien von Paracelsus, Dürer und Hans Sachs vertraut ist. In kurzer Zeit Hunderte von Kilometern zurückzulegen, zu Pferd, im Wagen oder zu Fuß, war keine Seltenheit. Wenn Faust sich mitten im Winter in der französischen Metropole aufhielt, konnte er im späten Frühjahr des Jahres 1528 ohne Gewaltmärsche nach Rebdorf (5. Juni) und nach Ingolstadt (17. Juni) kommen. Gehörte aber Faust zur Gruppe derer, die ständig auf weiter Wanderschaft waren, dann ließe sich die Tatsache der für einen so auffälligen Mann so auffällig wenigen Zeugnisse vielleicht auch dadurch erklären, daß er im fremdsprachigen Ausland die in der Heimat gepflogene Übung beibehielt, unter immer wechselnden Namen und Herkunftsbezeichnungen aufzutreten. Wäre dies aber so, dann existieren über Faust möglicherweise eine ganze Reihe Zeugnisse, die lediglich den Nachteil hätten, nicht seinen bekannten Namen zu nennen, sondern einen Phantasienamen, dessen Auflösung unsere Kenntnisse vom historischen Faust beträchtlich erweitern könnten.

Die zweite Überlegung läuft freilich der ersten zuwider: Wäre Faust tatsächlich die höchst ehrenvolle Berufung nach Paris zuteil geworden, dann hätte er nach allem, was wir von ihm wissen, aus diesem königlichen Engagement sicherlich Kapital geschlagen und in seiner Selbstreklame bestimmt nicht vergessen, sich als französischer Hofmagier anzupreisen. Vielleicht aber verzichtete er aus Gründen der eigenen Sicherheit auf alle Renommiererei mit dieser Trumpfkarte: Der französische König Franz I. war ja vier mörderische Kriege lang der Erzrivale des deutschen Kaisers, und in deutschen Gauen hatte man – wie auch der Brief des Camerarius an Stibar zeigte – patriotisch für Karl V. Partei zu ergreifen . . .

Auf das Jahr 1532 wird, allerdings nach einem wesentlich später abgefaßten Bericht, ein gemeinsamer Aufenthalt Fausts und Agrippas in der Gegend von Bonn und Köln datiert. Der als zuverlässig geltende päpstliche Legat Minucci schrieb am 25. März 1583 an Herzog Wilhelm von Bayern einen Bericht »über den Stand der Kölner Dinge infolge des Abfalls des Erzbischofs Gebhard Truchsess«. Darin erwähnte er den früheren Kölner Erzbischof Hermann von Wied, der jahrelang reformatorische Absichten verfolgt hatte und deswegen sogar 1546 von Papst Paul III. mit dem Kirchenbann belegt worden war. Von diesem Grafen Hermann von Wied heißt es in Minuccis Bericht, daß er »zur Zeit seines Abfalls von der Kirche stets den Faust und den Agrippa um sich hatte, die in der magischen Kunst sehr berühmt waren und von denen er lernen wollte«.

Erwiesen ist, daß Agrippa längere Zeit als Gast des Erzbischofs auf dessen Landgut Poppelsdorf bei Bonn lebte und daß er ihm sein berühmtestes Werk widmete, das Buch *De occulta philosophia.* Es versteht sich von selbst, daß Minucci als Vertreter des Heiligen Stuhls jenem mit dem päpstlichen Bann belegten Kirchenfürsten alles andere als wohlgesonnen war und ihm der Magievorwurf sehr zupaß kam. Daß zwischen seinem Bericht und dem von ihm Berichteten zwei Generationen lagen, wird der Exaktheit seiner Angaben nicht eben förderlich gewesen sein.

Faust und Agrippa wurden in mehreren Quellen dieser Jahre in einem Atemzug genannt, so etwa auch im Zeugnis von Manlius/Melanchthon, über das noch zu sprechen sein wird und das zur Zeit von Minuccis Bericht bereits zwei Jahrzehnte im Druck vorlag. Wenn man in der zweiten Hälfte des 16. Jahrhunderts einen von beiden nannte, dann lag der Name des anderen gleichsam auf der Zunge, und so war es für Minucci naheliegend, zum verbürgten Aufenthalt des Agrippa bei Hermann von Wied auch noch Faust hinzuzugesellen: Die beiden diabolischen Dioskuren als Privatlehrer des magiebeflissenen bischöflichen Ketzers – das ergab eine treffliche Verteufelung. So jedenfalls könnte es am ehesten gewesen sein, und dies wäre geradezu ein Paradebeispiel dafür, wie sich legendäre Ausschmückung zur historischen Tatsache stilisiert, um verbürgt und beglaubigt zu erscheinen.

Andere Quellen über einen Aufenthalt Fausts in der Gegend um Bonn und Köln sind nicht gefunden worden. Dies muß um so merkwürdiger erscheinen, als Hermann von Wieds Leben außerordentlich gut belegt ist. Dieser unerschrockene Außenseiter hätte es seinem Hofchronisten gewiß nicht untersagt, von der Anwesenheit und gar vom »Lehrauftrag« Fausts Notiz zu machen. Minuccis Bericht läßt es sehr fraglich erscheinen, daß Faust dem Kölner Erzbischof ein magisches Privatissimum gehalten und sich diese Arbeit mit Agrippa geteilt haben könnte. Letzterer hatte es überdies kaum nötig, seiner unbezweifelbaren Expertenschaft in magischen Dingen durch einen zweiten »Hofmeister« aufhelfen zu lassen.

Etwa zur selben Zeit, um die Jahre 1532/33, findet eine fast schon eulenspiegelhaft zu nennende Geschichte statt, die der Arzt Johannes Wierus erzählt, allerdings merkwürdigerweise erst in der vierten Auflage seines weitverbreiteten Buches *De Praestigiis Daemonum* (»Von den Blendwerken der Dämonen«). In Babenberg an der Maas, so heißt es dort, sei Faust arretiert worden und habe dem Kaplan des Ortes als Gegengabe für reichliche Weinzufuhr ein Mittel verraten, mit dem er »on schermesser und alles des barts abkommen sollte«[3].

Was Faust empfahl, war Arsenik, und dieses Mittel war in der Tat in entsprechender Dosierung durchaus zur messerlosen »Rasur« geeignet und auch im 16. Jahrhundert längst erprobt. Der gute Kaplan Dorsten erwischte allerdings eine Überdosis, so daß Haut und Fleisch arg mitgenommen wurden.

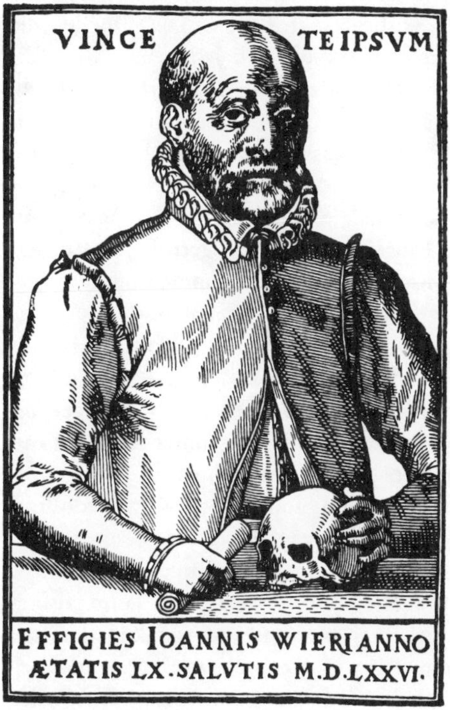
VINCE TEIPSVM
EFFIGIES IOANNIS WIERI ANNO
ÆTATIS LX. SALVTIS M.D.LXXVI.

Johannes Wierus (Weyer), Holzschnitt (1577).

Es ist schwer zu entscheiden, ob hier ein authentischer Bericht vorliegt. Der Grund für Fausts Inhaftierung wird in der Anekdote ebensowenig erwähnt wie die Folgen von Fausts Ratschlag. Die ganze Erzählung dreht sich ausschließlich um den Witz eines Häftlings, der selbst im Gefängnis nicht von seinem Schabernack lassen kann. Die Geschichte schwankt zwischen Lustigkeit und Häme – eine Atmosphäre, die in den sonstigen historischen Zeugnissen nirgends, aber in vielen Kapiteln der *Historia von D. Johann Fausten* von 1587 anzutreffen ist. Es liegt also höchstwahrscheinlich eine jener Legenden vor, die zwischen Fausts Tod um 1540 und dem Erscheinen des sogenannten Volksbuches 1587 mit Fausts Namen um so eher verbunden wurden, als man in ihm endlich einen Helden entdeckt hatte, dem Spaßiges ebenso anzuhängen war wie Magisches und Wissenschaftliches.

1535 soll Faust vom hessischen Korbach aus die Rückeroberung der westfälischen Stadt Münster vorhergesagt haben. Die Quelle, die darüber berichtet, stammt allerdings erst aus den Jahren um 1650. Es handelt sich um die *Waldeckische Chronik,* die ihr Verfasser Daniel Prasser laut eigener Angabe auf dem Titelblatt aus Archivmaterial, Manuskripten und anderen Büchern zusammengestellt hatte. Vieles, was der gräflich-waldeckische Kanzleirat Prasser in seiner Chronik berichtet, ist durch frühere oder parallele Quellen bestätigt. Woraus er allerdings seine Meldung von Fausts tatsächlich eingetroffener Vorhersage der Wiedereroberung Münsters schöpfte, konnte nicht festgestellt werden. Die Faust-Passage lautet im Zusammenhang:

> Franz I. von Waldeck, von Gottes Gnaden, Sohn Philipps II. aus zweiter Ehe, Bischof von Münster, der am 25. Juni 1535 die von den Wiedertäufern besetzte Stadt Münster durch Belagerung einschloß und mit Hilfe der Edlen des Reiches unter der Führung des Hans Hochstraten eroberte, ließ an dem Schneider Johann von Leiden, der sich König von Israel und Sion nannte, Knipperdolling und Krechting die Todesstrafe vollziehen. Ihre Körper, von feuriglühenden Zangen zerfleischt und in eisernen Käfigen eingeschlossen, wurden am 23. Januar 1536 am St. Lamberti-Turm aufgehängt. Zu dieser Zeit sagte jener bekannte Schwarzkünstler Dr. Faustus, der an eben jenem Tage in Korbach abstieg, voraus, es werde zweifelsohne geschehen, daß die Stadt Münster in der gleichen Nacht mit Gewalt vom Bischof erobert würde.[4]

Münster war sechzehn Monate lang in der Hand der Wiedertäufer, einer reformatorischen Sondergruppe, die durch eine extreme Theologie wie auch durch am Ende inhumane Machtausübung und überdies durch einen immer mehr massenhysterischen Fanatismus gekennzeichnet war. Als das »Neue Jerusalem«, wie die Wiedertäufer Münster umbenannt hatten, endlich den versammelten Heeren des Bischofs Franz, des Landgrafen Philipp von Hessen, des Herzogs von Kleve und des Kurfürsten von Köln nachgeben mußte, wurde an den Besiegten blutige Rache geübt.

Der Bischof von Münster, Franz I. von Waldeck, war der jüngere Bruder des in Korbach regierenden Grafen Philipp III., und so war es nur natürlich, daß die Münsteraner Geschicke für Korbach von hohem verwandtschaftlichen Interesse waren und deshalb auch in Daniel Prassers Chronik Eingang fanden. Aber wie steht es mit dem Aufenthalt Fausts in Korbach und mit seiner Prophezeiung? Da bestätigende Quellen fehlen, ist zunächst hypothetisch zwischen den zwei Möglichkeiten zu unterscheiden, daß Faust tatsächlich beim Waldeckischen Grafen Gastrecht genoß und sein Name in einer heute nicht mehr auffindbaren Quelle erwähnt wurde. Oder Faust war niemals in Korbach. Dann wäre zu fragen, weshalb er überhaupt mit diesem Ort in Verbindung gebracht werden konnte.

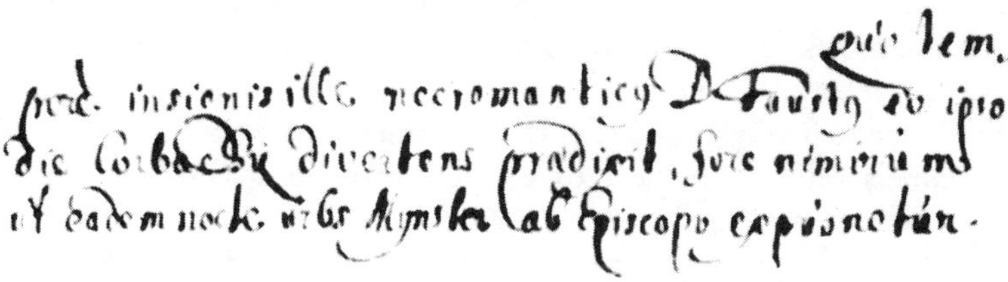

Eintrag in Daniel Prassers Waldeckischer Chronik (Weimar, Nationale Forschungs- und Gedenkstätten der Klassischen Deutschen Literatur).

Im ersten Fall, bei einem tatsächlichen Gastspiel im Nordhessischen und bei einer tatsächlichen Vorhersage der Rückeroberung Münsters, wären verschiedene Versionen von Fausts Prophezeiung möglich: Zum einen hätte er mit seiner Tagesangabe einfach Glück gehabt haben können – es wäre ihm also sozusagen ein visionärer Zufallstreffer gelungen. Zum zweiten konnte der um spektakuläre Propaganda nie verlegene Faust die Fama von seiner Vorauswisserschaft nachträglich selbst in die Welt gesetzt haben. Zum dritten verfügte er möglicherweise – am ehesten durch den gräflichen Bruder des Münsteraner Bischofs selbst, vielleicht aber auch durch Verbindungsleute innerhalb der Soldateska im waffenstarrenden Ring um Münster – über exakte taktische und strategische Informationen. Daß das »Neue Jerusalem« nicht mehr lange würde standhalten können, war auch für einen militärischen Laien unschwer zu erkennen; und möglicherweise gab es unter den vier Heerführern um Münster bereits

Wochen vor der Eroberung der Stadt Absprachen darüber, wann der endgültige Sturm stattfinden sollte. Vielleicht hatte Faust auch zu jenen Münsteraner Bürgern Kontakt bekommen, durch deren Verrat die Stadt schließlich in die Hände der Belagerer fiel. Wie man es auch wenden mag: Fausts angebliche Prophezeiung läßt sich ohne alle übernatürlichen Sehergaben nüchtern erklären.

War Faust aber nicht in Korbach, so sind für seine nachträgliche Verpflanzung dorthin und für seine den Ereignissen vorauseilende Kriegsberichterstattung ähnliche Überlegungen anzustellen wie im Falle der Maulbronner Goldmachergeschichte. Die Chronik Daniel Prassers, um dies nochmals zu erwähnen, datiert von der Mitte des 17. Jahrhunderts und berichtet im Falle Fausts über etwas, das 115 Jahre zurückliegt. Aber nicht nur das: In diesen 115 Jahren hat sich nicht allein ein riesiger Wust von Legenden und Anekdoten an Fausts Namen geheftet – seit 1587 gibt es zudem die ersten Bücher über Faust, die sich von jenen Geschichten nähren und die ihm nach dem Gesetz der Serie immer neue tolle Taten zuschreiben. Um 1650 ist es auch dem gewissenhaftesten Chronisten nicht mehr möglich, den biographischen Faust unter all seinen Kleidern und Mänteln und Kappen wahrzunehmen, die ihm von der Legende und der Literatur übergestülpt wurden und ihn am Ende gänzlich verschwinden ließen. Zu dieser Zeit war Faust als Prophet bekannt, als magischer Guck-in-die-Luft, als Mann, der nicht nur ins Gestirn und in die Hölle seine Ausflüge machte, sondern der durch seinen Pakt mit dem Teufel an dessen Allwissenheit auch über Zukünftiges partizipierte.

Solch einen Mann der eigenen Lokaltradition einbürgern zu können – ein solcher Zuzug bedeutete auch schon damals ein Plus an Attraktivität und Selbstbewußtsein. Womöglich war dies gerade um 1650 um so eher möglich, da man eben 30 Jahre grausiger Kriegszeiten hinter sich hatte und einen da der Höllen-Schluß der *Historia* von 1587 nicht mehr sonderlich beeindrucken konnte.

Der Korbacher Faust und seine Prophezeiung – das war gleichsam ein Zitat aus guter alter Zeit, ein Brückenschlag zurück in jene Tage, da es noch nicht um ganz Europa ging, sondern lediglich um das »Neue Jerusalem«.

Größere historische Wahrscheinlichkeit als die Korbacher Prophezeiung hat eine andere Geschichte aufzuweisen, die in zwei vermutlich voneinander unabhängigen Quellen auftaucht. Es handelt sich dabei um einen Streich Fausts, der aus Rache ausgeführt wird. Zunächst seien die beiden einschlägigen Passagen aus Johannes Gasts *Sermones convivales* (»Tischgespräche, 1548«) und aus der *Zimmerischen Chronik* (um 1565) vorgestellt.

> Einst kehrte Faust in ein sehr reiches Kloster ein, um dort zu übernachten. Ein Bruder setzte ihm gewöhnlichen, schwachen, nicht wohlschmeckenden Wein vor. Faust bittet ihn, ihm aus einem anderen Fasse besser schmeckenden Wein zu geben, den er Vornehmen zu reichen pflege. Der Bruder sagte darauf: »Ich habe die Schlüssel nicht. Der Prior schläft, und ich darf ihn nicht wecken.« Faust erwiderte: »Die Schlüssel liegen in jenem Winkel; nimm sie und öffne jenes Faß auf der linken Seite und bringe mir den Trunk.« Der Bruder weigerte sich; er habe keine Erlaubnis vom Prior, den Gästen anderen Wein zu geben. Als Faust dies hörte, sprach er: »Binnen kurzem wirst du Wunderdinge erleben, du ungastfreundlicher Bruder!« Am frühesten Morgen ging er voll Erbitterung weg, ohne zu grüßen, und sandte in das Kloster einen wütenden Teufel, der Tag und Nacht lärmte und in der Kirche wie in den Zellen der Mönche alles in Bewegung setzte, so daß sie keine Ruhe hatten, was sie auch anfingen. [5]

Soweit der Text bei Gast – nun die *Zimmerische Chronik:*

> Den münchen zu Lüxheim im Wassichin hat Faust ain gespenst in das closter verbannet, desen sie in vil jaren nit haben künden abkommen und sie wunderbarlich hat molestirt, allein der ursach, das sie ine einsmals nit haben wellen übernacht behalten, darumb hat er inen den unrüebigen gast geschafft. [6]

Beide Erzählungen laufen auf dasselbe hinaus: Mit einem Mann wie Faust läßt sich nicht spaßen. Er hat die Macht, ihm angetanen Tort mit zäher Rechnung zu quittieren, und er hat stets jenes Hilfspersonal parat, das gewiß nicht beim lieben Gott rekrutiert wurde.

Die Quellen unterscheiden sich lediglich im Anlaß: Geht es bei Gast um einen unbefriedigten Gaumen, so handelt es sich in der *Zimmerischen Chronik* um eine verweigerte Bettstatt. Was die Plazierung des Racheakts angeht, so wird allein von der *Chronik* das heutige Luxeuil bei Pfalzburg nahe dem Mosel-Ursprung als Ort des Geschehens genannt. Legt es das doppelte Vorkommen dieser Faust zugeschriebenen Strafaktion auch nahe, hier eine verbürgte biographische

Tatsache zu erkennen, so muß es doch zu denken geben, in welch pointensicherer Form Fausts langfristig wirkender Streich vorgetragen wird – besonders in der Gastschen Fassung mit ihren Dialogen und ihrer novellistischen Steigerung: Sie hat zweifellos literarischen, auf Leserwirkung abzielenden Charakter, weit mehr, als dies bei einem lediglich um biographischen Rapport bemühten Text der Fall wäre. Sprechen solche Überlegungen eher gegen eine historisch beglaubigte Rachetat Fausts in Lüxheim, so bleibt doch das Faktum der zwei Quellen bemerkenswert.

Allerdings könnten Bezüge zwischen Gast und der *Zimmerischen Chronik* bestanden haben, da der aus Breisach stammende Pfarrer Gast zu den Grafen von Staufen Kontakt hatte, die ihrerseits für den Grafen Froben von Zimmern die wichtigsten Informanten über Fausts Tod in Staufen waren. Möglicherweise war auch der einstige Lüxheimer Prior Musculus Gasts Gewährsmann.

Von allen bisher besprochenen möglichen Quellentexten, die in diesem Kapitel auf ihre historische Glaubwürdigkeit hin geprüft wurden, ist diese zweifach erwähnte Lüxheim-Episode am ehesten als – wenn auch bereits literarisch umgeformtes – biographisches Material anzusehen.

Übrigens siedelten die Benediktinermönche von Lüxheim 1550/51 nach Villingen im Schwarzwald über, einem Legatenbericht von 1552 zufolge wegen eines mysteriösen Spuks. Außerdem wurden noch im 19. Jahrhundert in Lüxheim zwei Häuser als die »remises« des Doktor Faust bezeichnet. Aber auch solche »Beweise« bringen für die Frage von Fausts Aufenthalt in Lüxheim keine endgültige Sicherheit.[7]

1563 in lateinischer Sprache als *Locorum communium collectanea,* 1565 dann deutsch als *Schöne ordentliche Gattierung . . . ,* erscheint ein Werk von Johannes Manlius, in dem über Faust offenbar Mitteilungen Philipp Melanchthons enthalten sind – jenes Mannes, dessen unbestrittene Anerkennung zumindest im protestantischen Deutschland des 16. Jahrhunderts ihm den Ehrentitel eines »Praeceptor Germaniae« verschaffte und dem somit auch für seine Aussage über den historischen Faust Bedeutung zukommt. Wenn auch nicht mehr zu klären ist, wie getreu der als nicht gerade immer zuverlässig geltende Manlius[8] die Äußerungen seines akademischen Lehrers in Wittenberg wiedergegeben hat, so scheinen doch den Aufzeichnungen des

Manlius vorwiegend authentische Aussagen des theologischen Kopfes der deutschen Reformation zugrunde zu liegen. Ob die Bemerkungen über Faust in einer Vorlesung Melanchthons fielen oder in einem Gespräch außerhalb des Hörsaals, ist nicht wichtig. Entscheidend ist, daß der Anfang der Textpassage eindeutig auf Melanchthon als Sprecher verweist, der im fünf Kilometer von Knittlingen (»Kundling«) entfernten Bretten geboren war – und nicht, wie in der Forschung bisweilen fälschlicherweise angenommen, auf Manlius selbst, der im fränkischen Ansbach zur Welt kam.

Die Manlius/Melanchthon-Stelle lautet im Zusammenhang:

Ich habe einen gekennt / mit namen Faust von Kundling / (ist ein kleines Stättlein / nicht weit von meinem Vatterland) derselbige da er zuo Crockaw in die schuol gieng / da hatte er die zauberey gelernet / wie man sie dann vor zeiten an dem orth sehr gebraucht / auch offentlich solche kunst geleeret hat. Er gieng hin unnd wider allenthalben / und sagte viel verborgene ding. Er wolt einsmals zu Venedig ein schauspiel anrichten / und sagte / er wolte hinauff in Himmel fliegen. Alsbald füret jn der Teuffel hinweg / und hat jn dermassen zermartert / unnd zerstossen / daß er / da er wider auff die erden kam / vor todt dar lag / Doch ist er das mal nicht gestorben.

Vor wenig jaren ist derselbige Johannes Faust / den tag vor seinem letzten ende / in einem Dorff im Wirtemberger land gantz traurig gesessen / Der Würt fragt jn / wie es keme daß er so traurig were / daß er doch sonsten nicht pflegte / (dann er war sonsten gar ein unverschämbter unflat / und fürete gar uber auß ein bübisch leben / also daß er etliche mahl schier umbkommen were von wegen seiner grossen huorerey) da hat er zum Würte gesagt: So er etwas in der nacht hören würde / solte er nicht erschrecken. Umb mitternacht ist im hause ein grosses getümmel worden. Des morgens wolte der Faust nicht auffstehen / Und als es schier auff den Mittag kam / hat der Würt etliche menner zuo jme genommen / und ist in die schlaffkammer gangen / darinn er gelegen ist / da ist er neben dem bette tod gelegen gefunden / und hatte jm der Teuffel das angesicht auff den rucken gedrehet. Bey seinem leben hatte er zwen hund mit jm lauffen / die waren Teuffelen / Gleich wie der unflat / der das büchlein geschrieben hat von vergebligkeit der künste / der hette auch alle wege einen hund mit jhme lauffend / der war der Teuffel. Derselbige Faust ist zuo Wittenberg entrunnen / als der fromme und löbliche Fürst Hertzog Johannes hette befelch gethon / daß man jhn fangen solte. Deßgleichen ist er zuo Nürnberg auch entrunnen / als er ubers Mittagmal saß / ist jm heiß worden / und ist von stundan auffgestanden / und hat den Würt bezalt was er jme schuldig war / und ist darvon gangen. Und als er kaum ist fürs thor kommen / waren die Stattknecht kommen / und hatten nach jm gefragt.

Derselbige Faust der zauberer / und ungehurig thier / und stinckend heimlich gemach des Teuffels / rühmete unverschempt / daß alle siege / die Keiserlicher Maiestet kriegßvolck im Welschenlande gehabt hetten / die waren durch jn mit seiner zauberey zuowegen gebracht worden. Das ist ein erstunckene lüge und nicht war. Solchs sage ich aber wegen der gemeinen jugent / auff daß sie sich nicht von solchen losen leuten verfüren und uberreden lassen.[9]

Den Eingangsbemerkungen über Fausts Geburtsort Authentizität abzusprechen, wäre sicherlich schon deshalb töricht, weil der Ansbacher Manlius den Ortsnamen »Kundling« (Knittlingen) niemals gekannt hätte, wäre er nicht tatsächlich vom Brettener Melanchthon erwähnt worden. Zumindest diese Angabe – Faust ist in Knittlingen geboren – muß also als zuverlässige Wiedergabe einer Aussage des Reformators gelten. Fraglich bleibt nur, ob die Bekanntschaft Melanchthons mit Faust durch persönliches Zusammentreffen zustande kam oder ob Faust dem Melanchthon lediglich seinem Ruf nach bekannt war.

Ob Manlius die Erwähnung Krakaus als Studienort Fausts hinzuerfand oder ob er sie von seinem Wittenberger Professor übernahm, ist nicht mehr zu entscheiden. Seit Hartmann Schedel in seiner 1493 veröffentlichten *Weltchronik* Krakau als akademischen Wallfahrtsort für alle Jünger der Astrologie gerühmt hatte, machten sich dorthin, an die Ostgrenze des Reiches, viele deutsche Studenten auf den Weg. Und die zurückkehrenden Studiosi und Baccalaurei, Magistri und Doctores wußten von Krakaus Wissenschaftsbetrieb so manches zu erzählen, das ganz und gar nicht zum Vorlesungsprogramm von Heidelberg oder Ingolstadt oder Wittenberg passen wollte: Hier, in der Residenzstadt der Könige von Polen, wo unter anderen Murner, Celtis und Kopernikus studierten und wo man Erasmus und Melanchthon Lehrstühle anbot, ohne daß einer von ihnen der

Berufung folgte, lehrte man die sogenannte natürliche Magie. Unter diesem Begriff verbarg sich ein Gemisch aus vorerst noch sehr unzulänglichen Kenntnissen der Chemie, Physik, Optik, Mechanik, des Magnetismus und Hypnotismus, der Suggestion und natürlich aus dem astrologisch-astronomischen Grenzbereich.

Gerade weil dieses Sammelsurium naturwissenschaftlich-experimenteller und psychologisch-erfahrungswissenschaftlicher Ansätze nicht so einfach unter einen Hut zu bringen war, geriet der Bericht der aus Krakau heimgekehrten deutschen Akademiker zum Geraune. Weil alles Geheimnisvolle zu jener Zeit sehr leicht für dämonisch und verboten galt und weil außerdem schon der Name »natürliche *Magie*« in Richtung des Diabolischen wies – deshalb hatte Krakau sehr schnell den Ruf, Zucht- und Brutstätte finsterster Machenschaften zu sein.

Für Manlius und/oder Melanchthon stand offenbar fest, daß Faust dort in Krakau »die zauberey gelernet« habe. Ein historischer Nachweis für Fausts Gastsemester in Polen hat sich jedoch nicht finden lassen, und vermutlich gab es diesen Nachweis auch niemals. Denn Manlius/Melanchthons Zeugnis, das, abgesehen von Fausts Geburtsangabe, deutlich mit nicht-biographischem Legendenmaterial durchsetzt ist, wird wohl auch im Punkte »Krakau« fabuliert haben. Wenn es den Autoren unzweifelhaft war, daß es sich bei Faust – bei *Johann* Faust – um einen »zauberer / und ungeheurig thier« und um ein »Scheißhaus vieler Teufel« (so lautet die wörtliche Übersetzung des lateinischen Textes *»cloaca multorum diabolorum«*) handle, dann mußte Fausts Weg in die »Kloake« ja irgendwann und irgendwo seinen Anfang genommen haben. Da war den Zeitgenossen »Krakau« schnell zur Hand.

Die für Manlius/Melanchthon kennzeichnende Absicht, die Legende eines bösen Teufelsbündlers zu erzählen, wird auch aus Fausts Flug-Episode in Venedig deutlich: Hier wird die von Simon Magus bekannte Geschichte auf Faust übertragen. Hatte sich Simon Magus – auf den sich Faust dem Trithemius-Brief zufolge als »Zweiter in der Magie« bezog – in Rom vor Nero und dem Apostel Petrus in die Luft erhoben, so tut Faust dasselbe in Venedig, allerdings ohne berühmte Gäste im Publikum. Simon Magus ließ damals sein Leben; Fausts Leben aber mußte weitergehen, um sich in weiteren Schandtaten zu erfüllen ... Es ist aber durchaus möglich, daß Faust tatsächlich einmal in Venedig war: Wenn er sich beim Rebdorfer Prior Kilian Leib 1528 als Johanniterkomtur von »hallestein« – Heilenstein – einführte, dann erwähnte er damit einen Ort, der in der Nähe von Cilli lag, und dieses Cilli lag nur wenig abseits der normalen Reiseroute nach Venedig, wie sie der zeitgenössische Kartograph Erhard Etzlaub beschrieben und gezeichnet hat.

Nicht durch parallele Zeugnisse belegt und deshalb wohl auch legendär sind die Fluchtberichte aus Wittenberg und Nürnberg. Unsere Quelle bringt sie erst im Anschluß an die Schilderung von Fausts Tod. Die Ortsangabe »in einem Dorff im Wirtemberger land« hat übrigens zu manchen Fehldeutungen Anlaß gegeben: Der Geburtsort Knittlingen wurde auch als Sterbeort genannt, daneben genauso Maulbronn und schließlich Wittenberg – man meinte, Manlius habe »Wirtemberg« mit »Wittenberg« verwechselt. Klarheit in dieser Frage erbrachte erst die in der zweiten Hälfte des 19. Jahrhunderts wiederentdeckte *Zimmerische Chronik,* die über Fausts Tod in Staufen im Breisgau berichtete.

Bei einiger Großzügigkeit mochte das Dorf im Württemberger Land sogar auf Staufen passen: Manlius war nicht orts- und landeskundig, und die bis heute spürbaren Vertracktheiten im Verhältnis zwischen Badenern und Württembergern waren ihm gewiß nicht geläufig. Aber vielleicht wußte auch sein Gewährsmann Melanchthon über Fausts Todesort nur Ungefähres, da er längst der schwäbischen Heimat fremd geworden war und aus der Wittenberger Ferne möglicherweise das badische Staufen mit dem württembergischen (Hohen-)Staufen verwechselte.

Doch jene unpräzise Ortsangabe ist ja nur der Auftakt zu einem episodischen Bericht, der verräterischerweise mit sehr exakten Angaben aufwartet, bis hin zu einem wörtlich wiedergegebenen Dialog zwischen Faust und dem Wirt. Kennen Manlius/Melanchthon den Ort des Geschehens nicht, so wissen sie doch über die Ereignisse vor und nach Faustens letztem Stündlein detailliert zu erzählen. Daß der Bericht durch einen längeren Einschub unterbrochen wird, der über Faust krachend den Stab bricht und aus der »huorerey« ein lebensbedrohendes Unterfangen macht, ist dabei weniger merkwürdig als die Tatsache, daß Faust – wie später in der *Historia* von 1587 – seinen Tod genau vorausweiß. Der Tod tritt denn auch ein, apokalyptisch orchestriert mit lautem »getümmel« und offenbar so furchterregend,

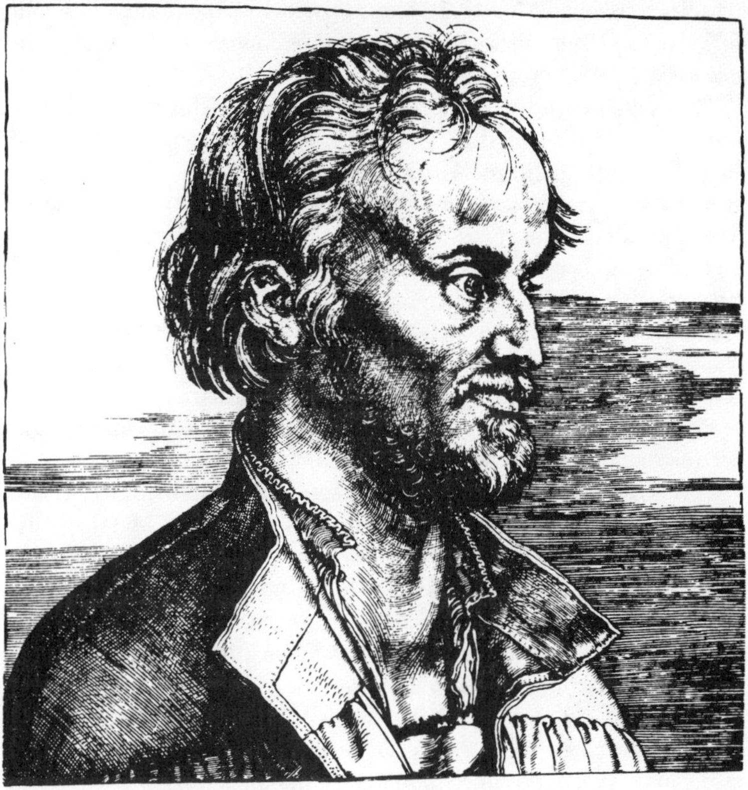

Philipp Melanchthon. Kupferstich von Albrecht Dürer (1526).

daß der biedere Wirt sich nicht ohne Geleit in des toten Fausts Zimmer traut. Was die Männer dort erblicken, das muß für sie und auch für Manlius/Melanchthon das Werk des Teufels sein: kein Toter, friedlich im Bett entschlafen, sondern eine gräßlich entstellte Leiche auf dem Fußboden.[10]

Daß es sich bei dieser Schilderung von Fausts Tod nicht um einen Tatsachenbericht handelt, sondern um Polemik, das geht auch daraus hervor, daß Faust gleich zwei teuflische Hunde beigesellt werden. Von Agrippa (»der unflat / der das büchlein geschrieben hat von vergeblichkeit der künste«) wußte man zu erzählen, daß ihm sein schwarzer Hund »Monsieur« alle magischen Kunststücke zustande bringen half; Faust aber wird durch die Verdoppelung des Teufelhundes zum Über-Agrippa stilisiert.

Die abschließenden Bemerkungen ziehen gleichsam die Summe unter dem Sündenregister. Der Hinweis auf Fausts vorgebliche Beeinflussung der Siege Kaiser Karls V. in Italien gegen Franz I. erinnert an die Anfrage des Camerarius bei Stibar 1536. Der letzte Satz schließlich, die Warnung an die Jugend, nimmt mit seinem predigthaften Ton jene Tendenz vorweg, die in der *Historia* von 1587 lang und breit artikuliert werden soll: die Warnung vor dem bösen, teuflischen Faust, dessen ausschweifendes Leben, tolle Streiche und übermenschliche Vergnügungen zum abschreckenden Exempel dienen, keineswegs aber zur lüsternen Nachahmung reizen sollen.

Das Zeugnis von Manlius/Melanchthon stellt sich als ein Text dar, der für die Zeit der Legendenbildung um Faust zwischen 1540 und 1587 als typisch bezeichnet werden kann: Biographisches erscheint allenfalls spurenhaft, vermengt mit anekdotischem Material; das phantastische Element überwiegt und verlangt nach weiterer Anhäufung unglaublicher Geschichten. In dieser Phase der Legendenbildung wird Fausts biographische Person – soweit sie überhaupt noch erinnerlich ist – zusehends blasser und unwichtiger. Und vermutlich ist die Reduzierung Fausts auf einen mit Assoziationen behängten Namen erst die Voraussetzung dafür, daß diesem historisch so miserabel belegten Magier sich so viele umherfliegende Anekdotenspäne magnetisch zuordnen konnten – mit dem Ergebnis einer auf diesen einen Mann konzentrierten Allesfresserei an wunderbaren, dreisten, entdeckungssüchtigen, erotischen, gastronomischen, theologischen oder rachsüchtigen Erzählungen.

»Was« im Manlius/Melanchthon-Text »von Doctor Faust gesagt wird, ist die erste zusammenhängende Erzählung, die von allen Neuern ohne weitere Untersuchung nachgeschrieben ward«, betonte schon im Jahr 1791 der Spätaufklärer Johann Friedrich Köhler in seiner ebenso langen wie gründlichen *Historisch-kritischen Untersuchung über das Leben und die Thaten des als Schwarzkünstler verschrieenen Landfahrers Doctor Johann Fausts, des Cagliostro seiner Zeiten.* In der Tat bestimmte dieser Text zusammen mit der Briefstelle des Trithemius das Faust-Bild bis in unsere Tage.

Das Zeugnis von Manlius/Melanchthon trug dazu bei, daß der

geschichtliche Faust vergessen und an seine Stelle ein Geschichten-Faust gesetzt wurde, dessen phantastisch zusammengebackene Legenden-Biographie natürlich ungleich schmackhafter zu konsumieren und außerdem besser von den Kanzeln herab jenen einzubleuen war, die wider den kirchlichen Stachel löckten. Je mehr Zeugnisse von der Art des Manlius/Melanchthon verbreitet wurden, desto lauter erscholl der Ruf nach einer literarischen Biographie Fausts, und desto weniger kümmerte es ein an Historie uninteressiertes Zeitalter, was es mit Fausts tatsächlicher Existenz auf sich gehabt haben mochte. Fausts Tod in Staufen um 1540 brachte keine einzige zeitgenössische Chronistenfeder in Bewegung. Der mit drastischen Details zur grausigen Sensation stilisierte Tod bei Manlius/Melanchthon aber schenkte jenem Faust das Leben, der ein gutes Jahrzehnt später erstmals aus Buchdeckeln hervortreten und eine beispiellose weltliterarische Karriere beginnen sollte.

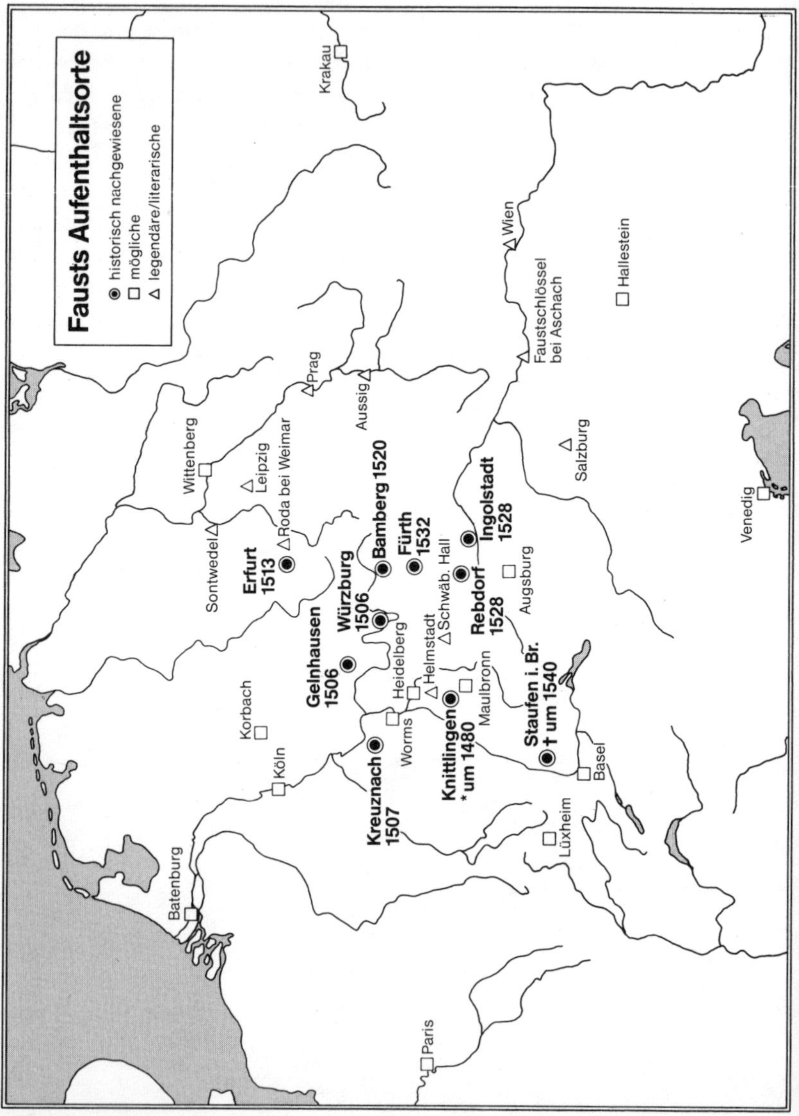
Fausts Aufenthaltsorte
historisch nachgewiesene
mögliche
legendäre/literarische
Krakau
Wien
Faustschlössel bei Aschach
Hallestein
Prag
Aussig
Wittenberg
Leipzig
Roda bei Weimar
Bamberg 1520
Salzburg
Ingolstadt 1528
Fürth 1532
Sontwedel
Erfurt 1513
Würzburg 1506
Schwäb. Hall
Rebdorf 1528
Augsburg
Venedig
Gelnhausen 1506
Heidelberg
Helmstadt
Maulbronn
Staufen i. Br. † um 1540
Korbach
Worms
Knittlingen * um 1480
Basel
Köln
Kreuznach 1507
Lüxheim
Batenburg
Paris

Zwei Knittel im Wappen – Fausts Name, Geburt, Vorname

Johann Faust / der berühmte Zauberer /
hat gelebt zu Lutheri und Melanchthonis Zeiten /
welcher von wohlgedachten Herrn Philippo
Melanchthone Cloaca multorum Diabolorum
ist genennet worden. Seiner Geburths-Stadt
nach ist er bürtig von Kundlingen /
aus dem Würtemberger-Lande / und kein Doctor,
sondern nur ein gemeiner Land-Streicher gewesen.

Misander, 1698

Daß der historische Faust um das Jahr 1480 geboren wurde, ist die Meinung des überwiegenden Teiles der Faust-Forscher. So steht es in den meisten Lexika, und von diesem Datum geht man aus, seit 1845 Emil Friedrich Julius Sommer in seinem für den damaligen Kenntnisstand vorbildlichen Artikel in Ersch/Grubers *Allgemeiner Encyclopädie der Wissenschaften und Künste* argumentierte, Faust müsse nach allem bei Trithemius Mitgeteilten anno 1507 etwa 25 Jahre alt gewesen sein. Bis in die dreißiger Jahre unseres Jahrhunderts blieb die Annahme von Fausts Geburt »um 1480« auch nahezu unbestritten. Dann aber wurde die bislang herrschende Einigkeit von einem Forscher durchbrochen, der sich als Goethe-Spezialist einen guten Namen gemacht hatte und nun – im *Goethe-Kalender auf das Jahr 1936* – unter dem provozierenden Titel »Georg Faust aus Helmstadt« behauptete, der als Faust berühmt Gewordene habe in Wirklichkeit Georg Helmstetter geheißen, wäre also ein Georg aus Helmstadt gewesen und habe sich den Namen »Faustus« (lat. *faustus:* »der Glückliche«) als einen »glückbringenden« Beinamen zugelegt. 1483 sei dieser Georg Faustus aus Helmstadt in der Nähe von Heidelberg Student geworden. Er dürfte demnach, geht man vom Durchschnittsalter der Erstsemester im 15. und noch im 16. Jahrhundert aus, zwischen 1465 und 1468 geboren worden sein. [1]

Zweierlei war durch diese Behauptung Ernst Beutlers, der sich später Thomas Mann und der amerikanische Faust-Fachmann Frank Baron anschließen sollten, ausgesagt: Erstens hieß – dieser Behauptung zufolge – Faust keineswegs Faust, sondern er wählte »Faustus« nur als Pseudonym, und zweitens war dieser Faustus weder in Knittlingen geboren, wie es das Zeugnis von Manlius/Melanchthon aus dem Jahr 1563 feststellte, noch in Roda bei Weimar oder in der Mark Sondwedel, Grafschaft Anhalt, wie es die sogenannten Volksbücher von 1587 und 1599 angegeben und verschiedene Historiker übernommen hatten. Worauf sich Beutler und die Anhänger seiner Hypothese stützten, das war eine einzige Stelle aus den Faust-Zeugnissen, der man zur vermeintlichen Absicherung gelegentlich noch eine zweite Stelle beigesellte. Bei der ersten, der Kronzeugen-Stelle, handelte es sich um die 1528 niedergeschriebene Notiz des Rebdorfer Priors Kilian Leib, der »Georgius Faustus helmstet.« habe gesagt, Propheten würden geboren, wenn am Himmel eine bestimmte Planetenkonstellation auftrete. Die zusätzlich herangezogene Stelle stammte aus dem Brief des Mutianus Rufus an Heinrich Urbanus aus dem Jahr 1513: Hier war vom »helmitheus hedelbergensis« die Rede. Nun, ein Wort »helmitheus«, das war jedem Altsprachler klar, existierte nicht. Man hatte dies längst bemerkt und den offensichtlichen Schreibfehler in »hemitheus« korrigiert: in »Halbgott«[2].

Die verunglückte Schreibung war indessen den Helmstetter-Verfechtern gerade recht. Sie schrieben flugs die Wörter

helmitheus
und
helmstetens

untereinander, um dann zu behaupten, das eine entspreche dem anderen. »Helmitheus«, so wurde argumentiert, sei nichts anderes als ein verschriebenes »helmstetens(is)«. Derlei philologische Manipulationen zeugen von einiger Unbekümmertheit: Wenn es nämlich im Brief des Mutianus heißt, vor acht Tagen sei *»quidam . . . nomine Georgius Faustus Helmitheus Hedelbergensis«* nach Erfurt gekommen, dann geht aus dem Kontext ohne jeden Zweifel hervor, daß die Namensangabe mit »Faustus« endet, während der »Helmitheus Hedelbergensis« zur weiteren Charakterisierung dieses »gewissen Georg Faust« dient – eher sogar noch eine Selbstcharakterisierung dieses Mannes darstellt.

Würde man »helmitheus« tatsächlich als »helmstetens« lesen, dann ergäben sich zwei weitere Probleme: Zum einen könnte es sich keinesfalls um einen Doppelnamen handeln, also um einen »Faust-Helmstetter« – denn das wäre grammatisch nicht möglich. Zum anderen würde eine Lesart mit doppelter Herkunftsangabe »Faust aus Helmstadt (bei) Heidelberg« allen Zeitgepflogenheiten der Selbstvorstellung widersprechen. Alles in allem: Urbanus hat, abgesehen von dem fälschlich eingefügten »l« in »helmitheus«, völlig korrekt abgeschrieben. Ob Urbanus das »l« deshalb in »helmitheus« hineinschmuggelte, weil er beim Schreibvorgang gedanklich schon beim nächsten Wort »hedelbergensis« war, oder ob er – wie zuweilen gemutmaßt wurde – Mutianus Rufus korrekt abschrieb, wobei dieser eine sprachliche Fehlleistung Fausts hämisch transportiert und damit dessen mangelnde humanistische Bildung karikiert hätte – das braucht nicht entschieden zu werden. Feststeht, daß allein das Prädikat eines »Halbgotts aus Heidelberg« in den Text des Mutianus paßt, dem es gar nicht darum ging, verläßliche Personenstandsfeststellungen zu treffen, sondern nur darum, an jenem Georg Faust exemplarisch den Schreihals zu brandmarken. Im übrigen paßt die Selbstvorstellung als »Halbgott aus Heidelberg« durchaus ins Bild Fausts, dem es bei seiner Eigenwerbung nicht auf leicht pikierte Gemüter ankommen konnte. Auch Agrippa von Nettesheim ließ sich gelegentlich als »deus«, als »Gott«, bezeichnen,[3] und ins Dreifache gesteigerte »göttliche« Ehrennamen schmeichelten der maßlosen Eitelkeit des Trithemius. Im Zusammenhang mit der Erfurter »Halbgott«-Stelle ist es erstaunlich, daß knapp 90 Jahre später der erste bekannte Dramatiker der Faust-Literatur, Christopher Marlowe, seinen Titelhelden einen »demigod« nennt und damit das englische Wort für das lateinische »hemitheus« gebraucht – und dies keineswegs spottend, sondern bewundernd.

Ist die Erfurter Stelle zur Stützung der Helmstetter-Hypothese denkbar ungeeignet, so muß nun geprüft werden, wie es mit der Kronzeugin dieser Forschungsmeinung bestellt ist, mit der Wortfolge »*Georgius Faustus helmstet.*« im Wettertagebuch des Rebdorfer Priors Kilian Leib. Wir erinnern uns: Nicht einmal zwei Wochen nach dem Zusammentreffen mit Leib wurde Faust aus Ingolstadt ausgewiesen. Das Protokoll vermerkt dazu, einer sei aus der Stadt abgeschoben worden, »der sich genant Dr. Jörg Faustus von Haidlberg«. Die Strecke zwischen Ingolstadt und Rebdorf war von einem geübten

Wanderer an einem Tag zurückzulegen, und zwischen Kilian Leibs Tagebuchnotiz und dem Ingolstädter Ausweisungsbeschluß lagen nicht einmal zwei Wochen. Warum, so muß gefragt werden, trat Faust das eine Mal, im Kloster bei Eichstätt, als »Georgius Faustus helmstet.« auf, das andere Mal aber als Träger eines akademischen Titels, der aus Heidelberg stammen wollte?

Nun, für Ingolstadt ist diese Frage recht leicht zu beantworten: Als Doktor aus Heidelberg, als Gelehrter einer berühmten Universität, konnte er sich in der längst nicht so bedeutenden Universitätsstadt an der Donau geradezu ideal einführen. Er erschien auf diese Weise den dortigen Herren als ein besonders verehrungswürdiger Kollege, der durch seine akademische Heimat gleichsam geadelt war. Daß Faust diesen Kredit sehr rasch verspielte, ob durch allzu dreiste Hochstapelei oder durch offenkundige Beutelschneiderei oder sonstwelche Untaten, das geht aus dem Ausweisungsbeschluß mit seiner deutlichen Skepsis gegenüber Fausts Akademikerstatus hervor.

Im Rebdorfer Zeugnis ist weder von einem Doktortitel noch von Heidelberg die Rede; vielmehr taucht, wie bekannt, Faust als »Georgius faustus helmstet.« auf – als Georg Faust aus Helmstadt, wie Beutler diese Stelle deutete. Nach dieser Auslegung war »Faustus«, der »Glückliche«, ein bloßer Beiname, nach dem Grundsatz *nomen est omen.* Ein Mann namens Georg Helmstetter versprach sich mit diesem Namenssymbol Glück und Wohlergehen. Er war keineswegs »um 1480« geboren worden, sondern etwa 15 Jahre zuvor. Der Schreihals und Lump, von dem Trithemius erzählte, war nach Beutlers Lesart keine 25 Jahre alt, sondern ein Mann um die 40. Dieser plötzlich so auffällige Mann war vorher offenbar niemandem aufgefallen, weil er augenscheinlich erst im Schwabenalter seine aufdringliche Gescheitheit unter die Leute brachte. Manlius hatte – folgte man Beutlers Theorie – dem Melanchthon eine ganz und gar falsche Angabe in den Mund gelegt, die nämlich, Faust sei nahe seiner Heimat in Knittlingen geboren. Schließlich hatte es jener »falsche« Faust verstanden, alle Zeitgenossen an der Nase herumzuführen und immer – außer vielleicht in Rebdorf – unter falscher Flagge zu segeln.

Das allerdings sollte doch stutzig machen: In jedem der Zeugnisse ist von »Faustus« die Rede – auch im Rebdorfer Zeugnis, aber allein in diesem Zeugnis erscheint das abgekürzte Wort »helmstet.«. Warum erscheint es nur dieses eine Mal? Und warum gerade hier?

Und vor allem, was berechtigt eigentlich zu der Annahme, es handle sich hier ohne jeden Zweifel um eine Namensbezeichnung? Es war einfach, einen »passenden« Mann aufzuspüren, wenn man dieses »helmstet.« als Familiennamen begriff und zusätzlich von der Annahme ausging, »Faustus« sei nichts anderes als ein selbstgewähltes Markenzeichen. Orte namens Helmstadt oder Helmstatt oder Helmstedt oder Helmstett gab es auf der deutschen Landkarte in genügender Zahl, und ein zum Ingolstadt-Zeugnis »Dr. Jörg Faustus von Heidelberg« passendes Helmstadt ließ sich mühelos finden. Nun brauchte es nur noch einen Georg aus diesem Helmstadt, der sich nach seinem Heimatort benannt hatte – was einer damals verbreiteten Sitte entsprach. Der gesuchte Georg aus Helmstadt fand sich: Die Heidelberger Universitätsakten wiesen einen Träger dieses Namens in den Jahren 1483–87 als Studenten aus.

Aber war das Faust? *Der* Faust? Der Mann, der in allen Quellen Faust genannt wurde oder der sich selbst Faust nannte? Man hat darauf hingewiesen, der Name Faust tauche erstmals 1565 auf, als des Manlius 1563 lateinisch erschienenes Buch mit der Melanchthon-Aussage über den »Faustus« aus Kundling/Knittlingen ins Deutsche übertragen wurde. Damals erst sei aus dem »Faustus« der Name »Faust« geworden. Mit anderen Worten: Aus dem lateinischen Beinamen »Faustus« = »Der Glückliche« habe sich erst infolge der Eindeutschung der Familienname »Faust« ergeben. Von einem »Faust« zu sprechen, sei also allein das Ergebnis jener Rückübersetzung ins Deutsche.

Diese Argumentation ist nichts weniger als tollkühn, weil sie Ursache und Wirkung vertauscht! Wenn ein Mann namens Faust in einer lateinischen Quelle – also etwa bei Trithemius oder Mutianus Rufus oder Kilian Leib oder Camerarius – erwähnt werden sollte, dann war dies nicht anders möglich, als daß ihm die lateinische Endung »-us« angehängt wurde. Aus »Faust« wurde so »Faustus«, wie aus Konrad Muth ein »Mutianus« geworden war, aus Tritheim »Trithemius«, aus Luther »Lutherus« oder aus Luthers Gegner Eck »Eckius«. Ebenso latinisiert wurden auch die Vornamen: Luther und Melanchthon sind, oft sogar in deutschen Texten, als die Herren Martinus und Philippus erwähnt. Dasselbe geschah mit dem einzigen Vornamen, der in den zeitgenössischen Quellen von Faust genannt wird: Stets heißt er »Georgius«, so bei Trithemius, bei Mutianus

Rufus, bei Kilian Leib. Allein die Ingolstädter Quelle kombiniert Deutsch und Latein zu »Dr. Jörg Faustus«.

Um es kurz zu machen: Ein Deutscher namens Faust hatte es so leicht wie kaum ein anderer Träger eines deutschen Namens, sich an seinen Namen ein aussagekräftiges »-us« anzuhängen. Diese kleine lateinische Endung zeigte seine humanistischen Ambitionen an und kennzeichnete ihn als einen Mann der Wissenschaft. Außerdem verhalf sie ihm auf die einfachste Art der Welt zu einem sprechenden Namen: Aus dem derb-deutschen »Faust« wurde ohne jeden Aufwand ein »Faustus«, ein »Glücklicher«.

Nun aber wieder zurück nach Rebdorf, zum skeptisch-gelehrten Prior Kilian Leib und zur Helmstetter-These: Die Franzosen haben eine Redensart, die sich nur schwer ins Deutsche übersetzen läßt: *corriger la fortune.* Man mag das mit »falsch spielen« wiedergeben oder mit »dem Glück nachhelfen«, als harmlose Schlitzohrigkeit deuten oder als arge Gerissenheit. Auf dieses *corriger la fortune* verstand sich Faust zweifellos, in Ingolstadt und in Rebdorf und an den sonstigen Plätzen deutscher Lande. Er wählte in Ingolstadt mit seinem »Heidelberger Doktor« den richtigen Schlüssel; und den für den Rebdorfer Prior passenden Schlüssel fand er auch, wie gleich zu zeigen sein wird. Wenn Faust irgendwo in bäuerlicher Gegend auftrat, auf Marktplätzen oder in Wirtshäusern, dann hatte er für diese Auftritte keine speziellen Vorbereitungen nötig; dann ließ er vor den einfachen Leuten sein Standardprogramm abrollen, seine Mischung aus Wahrsagerei, magischen und optischen Tricks, medizinischer Geschicklichkeit und verblüffenden Illusionen.

Wenn Faust aber mit städtischen Behörden oder mit gelehrten Herren in Kontakt kommen wollte, mußte er schon sorgfältigere Vorbereitungen treffen; dann mußte er recherchieren, welche Gesetze und Vorurteile in einer bestimmten Stadt herrschten und welche besonderen Vorlieben und Abneigungen der hohe Herr hatte, mit dem er gern zusammentreffen wollte. In Rebdorf und um Rebdorf herum war es alles andere als schwer, verläßliche Daten über den weitbekannten Prior Kilian Leib herauszufinden. Der war allen Leuten vertraut als ein Mann von ernsthafter Frömmigkeit, der es mit dem Wetter, mit den Bauernregeln, mit der Astrologie und wohl auch mit allen anderen Dingen sehr genau nahm, ein Mann demnach, den man nicht so leicht übers Ohr hauen konnte.

Wenn Faust diesem ehrwürdigen Kirchenmann Rede und Antwort stehen wollte, hatte es wenig Sinn, die hochtrabenden Titel aus der bei Trithemius wiedergegebenen Visitenkarte herunterzuleiern oder die Erfurter Unverfrorenheit eines »Halbgotts aus Heidelberg« zu wiederholen. Wenn Faust sich bei Kilian Leib situationsgerecht einführen wollte, dann gab es nur eine einzige Möglichkeit, sich nachdrücklich zu empfehlen: nämlich als geistlichen Mitbruder, als Priester, als Kollegen Leibs. Eben dies tat Faust: Er trat als Johanniterkomtur aus Hallestein auf.

Ob Kilian Leib diese ferne Kommende hinter den Alpen auch nur dem Namen nach bekannt war, ist ungewiß, doch kaum wahrscheinlich. Daß Leib allerdings geläufig war, daß nur adlige Herren Angehörige des geistlichen Johanniterordens werden konnten – dies darf man voraussetzen. Gleichermaßen kann unterstellt werden, daß diese Vorbedingung für den Eintritt in den Johanniterorden auch Faust nicht entgangen war. Es blieb daher nur eines: Er mußte in den Augen Kilian Leibs als Geistlicher *und* als Adeliger erscheinen, als ein adeliger Geistlicher, mithin als ein ganz besonders respektabler Mitbruder. Unter seinem eigenen Namen Faust war das schlechterdings unmöglich; da mußte ein anderer, klingenderer Name her – und dieser andere Name war »helmstet.«

Die Ritter von Helmstadt bei Heidelberg waren ein begütertes Adelsgeschlecht, deren Besitzungen nicht nur auf pfälzischem und später württembergischem Boden lagen, sondern weit in bayerisches Gebiet hineinreichten. Gerade um Eichstätt herum waren sie als Grundeigner bekannt, und im nahen Amberg hatten Angehörige der Familie von Helmstadt wiederholt hohe Beamtenstellen inne. Ihr Geschlechtername war in Rebdorf und gewiß auch Kilian Leib wohlbekannt. Sehr viel bekannter war ihr Name aber in Knittlingen, in der Stadt also, die Melanchthon als Fausts Geburtsort bezeichnete. Hier nämlich in Knittlingen gehörte um 1480, als der Ort noch zur Pfalz gehörte, ein Gutteil der Bevölkerung jenen pfälzischen Rittern von Helmstadt durch Leibeigenschaft an. Auch um Knittlingen herum waren die Herren von Helmstadt wiederholt als kurfürstliche Vögte tätig, etwa in Bretten, in Brurain und in Maulbronn.

Nun hat man sich einen Helmstädter wie jeden Leibeigenen dieser Epoche jedoch keinesfalls als ausgebeuteten Menschen dritter Klasse vorzustellen. Vor allem im bäuerlichen Bereich bedeutete die Leibeigenschaft damals nicht mehr als eine milde Form der Untertänigkeit einem bestimmten adeligen Hause gegenüber. Jährliche, meist nicht sehr hohe Abgaben waren daran geknüpft, und bei der Heirat gab es für den Leibeigenen gewisse Regeln zu beachten. Stets vererbte sich die Leibeigenschaft von der Mutter auf das Kind.

Neben anderen Grundherren hatten also die Ritter von Helmstadt in Knittlingen Leibeigene, und sie hatten besonders viele. Ob nun Faust selbst von einer Mutter geboren wurde, die ihm ihre Helmstädter Leibeigenschaft vererbte, oder ob er den für die Rebdorf-Situation günstigen Zufall ausnützte, daß dort wie in Knittlingen die Helmstädter Ritter Besitz, Einfluß und Ansehen hatten – ihm konnte die Präsenz der Helmstädter an beiden Orten nur recht sein. Wenn er für seine geistliche Räuberpistole von der Hallesteiner Präzeptorstelle die adelige Voraussetzung schaffen mußte, dann kam ihm die Übereinstimmung zwischen den heimatlichen Grundherren und den fränkischen Beamten von Helmstadt zupaß, dann brauchte er ins Gespräch mit dem stets abwägenden Prior nur einfließen zu lassen, er habe familiär mit den Helmstädtern zu tun. War er von seiner Mutter her ein »Helmstädter«, dann konnte er aus der Geburtsabhängigkeit eine adelige Standesbezeichnung machen. Aber auch, wenn eine solche durch Leibeigenschaft gegebene Verbindung zu den pfälzischen Rittern nicht bestand, konnte er mit ihrem Namen Punkte machen: Dann nützte er die Knittlinger Kenntnisse von deren Macht und Bedeutung aus, die er in der Gegend um Rebdorf erneut bestätigt gefunden hatte.

Ganz gleich also, ob er nur ein klein wenig am Rad der Fortuna drehte und sein Leibherrengeschlecht als die eigene Familie ausgab, oder ob er sehr kräftig in die Speichen griff und sich ohne jeden persönlichen Bezug zu einem Helmstädter ernannte – in jedem Fall schuf er mit diesem Wort »helmstet.« die Voraussetzung dafür, daß ihm der Rebdorfer Prior Kilian Leib den Hallesteiner Präzeptor abkaufte. Leib war kein Beamter einer Fremdenbehörde, und so konnte er weder nachprüfen, ob er bei diesem »Georgius Faustus helmstet.« einen »waschechten« Helmstädter vor sich hatte, noch konnte er feststellen, ob dieser Mann tatsächlich ein adlig-geistlicher Kollege aus einem Kloster am Rande des deutschen Sprachgebiets war.

Nun endlich kann gesagt werden, was es mit dem »helmstet.« im

Zeugnis Kilian Leibs auf sich hat – wobei erneut zu betonen ist, daß auch in diesem Zeugnis der Name »Faustus« vorkommt. Die Bezeichnung »helmstet.« war ein *Bei*name, der von Faust allein für Rebdorf gewählt wurde, und das mit gutem Grunde. Auch hier in Rebdorf gab Faust seinen richtigen Namen an, aber er tat dies dem Prior gegenüber so, daß dieser ihn nur für einen Beinamen hielt und »helmstet.« für den eigentlichen Namen. In Wirklichkeit war »helmstet.« nichts anderes als ein *nom de guerre,* um dem geistlichen Herrn Kilian Leib ebenfalls als – zudem noch adeliger – Geistlicher zu erscheinen. Hier in Rebdorf bekannte keineswegs ein gewisser Georg Helmstetter zum einzigen Mal Farbe, während er sonst seinen wahren Namen geflissentlich verschwieg – hier, dieses einzige Mal, schmückte sich vielmehr Faust mit dieser fremden Feder, mit einem Namen, der sowohl in seiner Knittlinger Heimat als auch im Gebiet um Donau und Altmühl einen guten Klang hatte.

Der in lateinischen Texten stets als »Faustus« Bezeichnete benutzte diesen sprechenden Namen gewiß auch selber, schon um als ein Humanist angesehen zu werden. Aber geboren war er als schlichter »Faust« in Knittlingen. Diese Stadt, zwischen Maulbronn und Bretten in der Nähe Pforzheims gelegen, zählt heute ungefähr 6000 Einwohner. Zur Zeit von Fausts Geburt lebten hier etwa 2000 Menschen unter pfälzischer Herrschaft, bis Knittlingen wie auch Maulbronn 1504 an Württemberg fiel. Seit dem späten 15. Jahrhundert existierte eine Lateinschule in Knittlingen, deren Tradition – wenn auch mit großen Unterbrechungen – bis ins 19. Jahrhundert reicht: der Maulbronner Klosterschüler Justinus Kerner kam zum Lateinunterricht nach Knittlingen.[4] Seit 1490 war die mit Mauern, Toren und Wassergraben doppelt befestigte Stadt Poststation der Route von den Niederlanden nach Italien. Die wehrhafte Stadt – Amtssitz des Klosters Maulbronn mit Rueg-, Vogt-, Hoch- und Halsgericht – war bis 1504 für die Pfalz und danach für Württemberg von hohem strategischen Wert. Die exponierte Lage an der Ländergrenze zog freilich in den kriegerischen Auseinandersetzungen des 17. und des 18. Jahrhunderts auch die Aufmerksamkeit von Truppen und Marodeuren auf sich, die Knittlingen mehrmals dem Erdboden gleichmachten und durch Plünderung und Brandschatzung möglicherweise Quellenmaterial über den berühmtesten Sohn dieser Stadt vernichteten.

Daß Knittlingen – in älteren Urkunden erscheint der 835 erstmals erwähnte Ort auch als Cnudelingen, Cnutelingen, Cnuddelingen, Cnuttelingen, Cludelingen, Cundlingen, Knutelingen, Kundtlingen, Cnütelingen, Knödling, Knüttling – der Geburtsort des historischen Faust sei, erfahren wir von keinem Geringeren als von Melanchthon, dessen Aussage uns Johannes Manlius überliefert hat. Weshalb sich der nicht immer ganz zuverlässige Manlius in seinem Buch *Locorum communium collectanea* gerade bei der sehr nüchternen Feststellung Melanchthons

Ich hab einen gekennet / mit nammen Faustus von Kundling (ist ein kleines stettlein / nicht weit von meinem Vatterland)

irgendwelcher ausschmückender oder verfälschender Eingriffe schuldig gemacht haben sollte, wie einige Forscher gemutmaßt haben, ist nicht recht einzusehen. Zumindest dieser erste Satz der Melanchthon-Aussage erweckt den Eindruck der Zuverlässigkeit – mögen sich, wie wir gesehen haben, in die folgenden Sätze auch schon legendenhafte Züge und reformatorischer Übereifer eingeschlichen haben.

Freilich: Ein Zeuge allein für Knittlingen als Geburtsort Fausts – das ist sehr wenig, mag der Zeuge auch noch so ehrenwert sein. Und dies war dann auch einer der wichtigsten Gründe, weshalb sich unter den Forschern Skepsis breitmachte und weshalb die Helmstädter-These so großen Zuspruch erhielt. Den Vertretern dieser These wollte es auch nicht viel bedeuten, daß man in geduldiger Archivarbeit mehrere Träger des Namens Faust in Knittlingen nachweisen konnte, die möglicherweise mit *dem* Faust in verwandtschaftlichen Beziehungen gestanden hatten: einen Michael Faust, der 1521 als wehrfähig bezeichnet wurde; einen Konrad Faust, der in einer Musterungsliste 1523 auftauchte; einen Georg Faust, der 1545 als Weingärtnersknecht auf dem seit Jahrhunderten für seinen guten Tropfen gerühmten Elfingerhof zwischen Knittlingen und Maulbronn tätig war. All diesen Nachweisen war entgegenzuhalten, daß der deutsche Familienname Faust allenthalben mehr oder weniger verbreitet war – ob er nun als »Faust« vorkam oder als »Fust« (wie der später oft mit Faust verwechselte Geldgeber und Prozeßgegner Johannes Gutenbergs im 15. Jahrhundert geheißen hatte).[5]

Den immer wieder neu geführten Streit um Fausts Geburtsort hat man oft verglichen mit dem Streit der sieben griechischen Städte um die Ehre, Homer hervorgebracht zu haben. Daß aber dem Melanchthon-Zeugnis von 1563 für Knittlingen ein weiteres Zeugnis hinzugefügt werden kann, das über 20 Jahre vorher in Knittlingen selbst niedergeschrieben wurde, so daß der Anspruch dieser Stadt erhärtet wird, das verdanken wir den geduldigen Nachforschungen eines Knittlinger Schulmannes, der sich auch für die dortige Heimatgeschichtsschreibung große Verdienste erworben hat. Ihm, dem Rektor a. D. Karl Weisert, gelang schon vor dem Zweiten Weltkrieg beim Stöbern nach alten ortsgeschichtlichen Akten ein Fund, den er

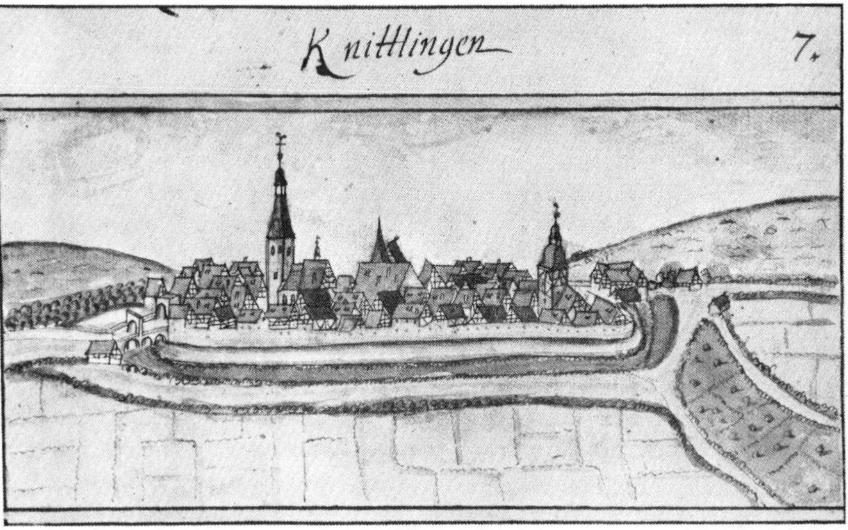

Stadtansicht Knittlingens aus dem Kieserschen Forstlagerbuch (1684).

zwar gelegentlich in den Knittlinger *Ortsnachrichten* bekannt machte, der aber – wohl wegen seiner lokalen Publikationsform – von der »offiziellen« Faust-Forschung bislang unbeachtet blieb. Was er fand, war ein Kaufbrief aus dem Jahr 1542: Es ging um ein Haus, das den Besitzer wechseln sollte, und zwar handelte es sich beim Käufer um die schon vor 1480 bestehende Knittlinger Lateinschule, die neue und größere Räume brauchte. Dem ersten Anschein nach entdeckte Karl Weisert eine unscheinbare privatrechtliche Quelle: ein Papier, das die Veräußerung eines Hauses betraf, mehr nicht. Und doch mehr! Denn in dieser Quelle tauchte ein kurzer Nebensatz auf, der für uns von höchstem Interesse ist. Der Text des Kaufbriefes lautet (im Auszug):

> ... Frühmeßhaus vnd Hofraytin samt Keller vnd übrig zugehord, alles an vnd beyeinand rechter hand vf dem berg neben der Cappel, eynseit des Jörgen Gerlachen seelig behausung, allwo Fausten born, auch neben der Wagenhüttin vnd beym kleinen gestaffelten Wandelgäßlen ... zu eynem vffrechten, steten, vesten vnd ewigen Kaufs verkauft ...[6]

Um welches Knittlinger Gebäude es sich bei dieser Beschreibung handelte, kann man auch heute noch leicht feststellen, obgleich die als Grenzfeste ausgebaute Stadt vor allem im Dreißigjährigen Krieg wiederholt radikale Verwüstungen zu erleiden gehabt hatte: Die Beschreibung des Jahres 1542 geht von einem Betrachter aus, der das zum Kauf stehende Haus von der platzartig geweiteten heutigen Marktstraße aus beschaut. Der Betrachter stand vor dem Alten Rathaus der Stadt, das nach den Zerstörungen des 17. Jahrhunderts an gleicher Stelle erweitert wiederaufgebaut, nach dem Zweiten Weltkrieg für die Amtsgeschäfte zu eng, vermietet und einige Jahre gewerblich genutzt wurde. Heute ist in diesem Alten Rathaus Knittlingens das Faust-Museum und Faust-Archiv untergebracht. Von einem Standort auf der Marktstraße und vor dem Alten Rathaus aus betrachtet, liegt das fragliche Gebäude in der Tat »rechter hand«, wobei die Bezeichnung »vf dem berg« etwas sehr alpin anmutet; und es befindet sich »neben der Cappel«, der heutigen evangelischen Stadtkirche, deren einstige Verwendung als katholisches Gotteshaus noch an einer Madonnenstatue zu erkennen ist. Auch das im Jahr 1542 seinen Besitzer wechselnde Haus hat die mehrmaligen Zerstörungen Knittlingens nicht überdauert. Erhalten blieben lediglich die Grundmauern, auf denen seit dem 18. Jahrhundert ein neues Haus steht.[7]

Unser Augenmerk hat aber nicht so sehr diesem Haus als vielmehr jener knappen Einfügung zu gelten, die innerhalb des in allerschönstem Amtsdeutsch gehaltenen Textes so beiläufig steht, daß man sie leicht überlesen könnte:

allwo Fausten born.

Wenn eine solche Bemerkung in einem Knittlinger Text des mittleren 16. Jahrhunderts auftauchte, in Knittlingen, wo es neben drei nachgewiesenen Trägern des Namens Faust gewiß noch mehr

Menschen dieses Namens gab, dann konnte mit diesem »Faust« ohne jeden Vornamen und ohne jede nähere Kennzeichnung nicht irgendein Faust gemeint sein; dann mußte es sich um einen Faust handeln, dessen Nachname allein völlig zur Charakterisierung ausreichte; dann konnte nur *der* Faust gemeint sein. Dem Knittlinger Amtsschreiber, der diesen Kaufbrief vermutlich aufsetzte, war im Jahr 1542 wie jedem anderen Bewohner dieser für damalige Verhältnisse gar nicht so kleinen Stadt vertraut, wer vor gut 60 Jahren innerhalb ihres doppelten Mauerrings und des Wassergrabens zur Welt gekommen war: *der* Faust, der ganz Deutschland in Staunen versetzt hatte.

Mündlichen Knittlinger Überlieferungen zufolge soll Faust gar als unehelicher Sohn des Hausbesitzers Jörg Gerlach zur Welt gekommen sein; die Mutter sei eine Frau namens Faust gewesen. Solchen sehr plausibel klingenden Aussagen gegenüber ist Vorsicht am Platz. Mündliche Traditionen reichen in aller Regel nicht so weit zurück, daß sie als verbürgte Nachrichtenträger gelten dürften. Oft sind mündliche Traditionen erst sehr spät entstanden; doch bereits die nachfolgende Generation will glauben und glauben machen, daß es sich um »uralte«, um »schon immer« erzählte Geschichten von unbezweifelbarer Authentizität handle. Zudem zeigen mündliche Traditionen die Tendenz, ganz genau, sogar übergenau Bescheid geben zu wollen, also nicht nur etwas längst Vergangenes sozusagen von weit her zu erzählen, sondern mit exakten Details. Manchmal allerdings enthalten solche örtlichen mündlichen Traditionen auch einen Wahrheitskern, zu dessen Bestätigung es aber des Glücksfalls neu aufgefundener schriftlicher Quellen bedarf. Solange ein solcher in Knittlingen nicht vorliegt, muß man die örtliche Erzähltradition, deren Alter niemand anzugeben weiß, über die Vater-Sohn-Beziehung Jörg Gerlach – Faust mit einiger Zurückhaltung werten. Scheint eine solche Beziehung durch den Kaufbrief von 1542 *»des Jörgen Gerlachen seelig behausung, allwo Fausten born«* auch naheliegend zu sein, so ist doch genausogut die Möglichkeit denkbar, daß in dem sehr geräumigen Haus außer der Familie des Jörg Gerlach noch eine Dienstbotenfamilie mit Namen Faust wohnte. Man hauste ja damals noch dicht auf dicht beieinander, zumal in befestigten Städten, die mit ihrer begrenzten Grundfläche sparsam umgehen mußten. Alles in allem: Daß Jörg Gerlach Fausts Vater gewesen sei und Faust demzufolge das uneheliche Kind einer Mutter namens Faust, liegt zwar im Bereich des

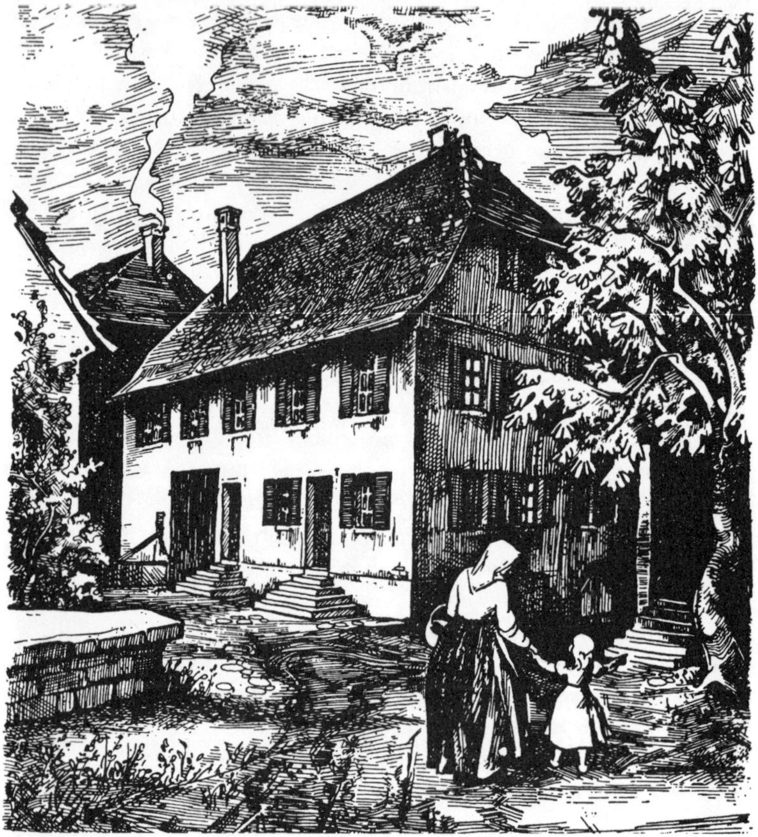

Das Geburtshaus Fausts in Knittlingen. Anonyme Darstellung des frühen 19. Jahrhunderts.

zu Erwägenden; so zwingend ist die Annahme jedoch nicht, daß man sie ohne jedes Fragezeichen als lexikalische Gewißheit ausgeben dürfte. [8]

Übrigens hat man in der Faust-Forschung noch eine weitere Herleitung des Namens »Faust(us)« versucht, die vom Geburtsort Knittlingen ausging. Das Stadtwappen zeigt neben dem später hinzugekommenen goldenen Abtstab des Klosters Maulbronn von jeher zwei gekreuzte schwarze »Knittel« auf silberfarbigem Grund. Knittel oder Knüttel oder Knüppel – literarisch als Knittelverse bekanntgemacht durch Hans Sachs und später von Goethe in seinem *Faust* verwendet – heißt auf lateinisch *»fustis«*. Der Name der Stadt, versinnbildlicht in den zwei Knitteln ihres Wappens, habe Faust seinen Namen, seinen Bei- oder Wahlnamen gegeben – so behaupteten mehrere Forscher. Wie auch immer dieser Mann in Wirklichkeit geheißen habe, er benannte sich nach dem Wappenstock seines Heimatortes. Aus dem doppelten Prügel im Stadtemblem, aus dem lateinischen »fustis«, machte er sich den glückverheißenden Namen »Faustus« zurecht – wiederum also, wie bei der Helmstetter-These, wurde »Faustus« als Kunstname angesehen.

Nun, man braucht schon sehr viel Phantasie, um vom Knittel im Stadtwappen über dessen lateinische Rückübersetzung auf die nochmals lateinisch umformulierte Selbstdarstellung eines »glücklichen« Faustus zu kommen ... Mag diese Theorie auch für sich haben, daß sie von Knittlingen ausgeht und nicht andere Geburtsorte Fausts in Vorschlag bringt, so ist sie doch als reichlich überanstrengt zu bezeichnen.

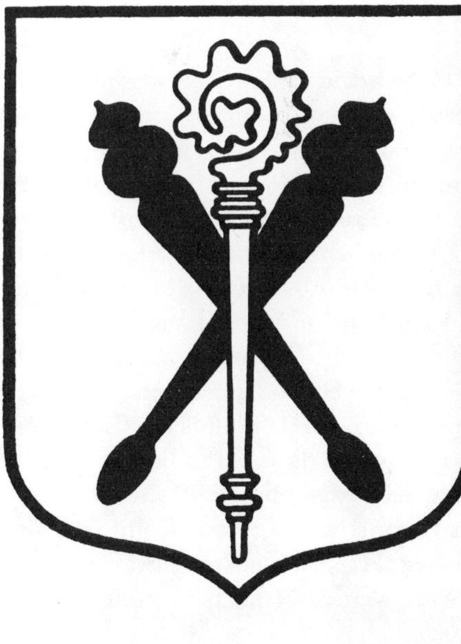

Heutiges Stadtwappen Knittlingens mit zwei gekreuzten Knitteln und dem Maulbronner Abtsstab.

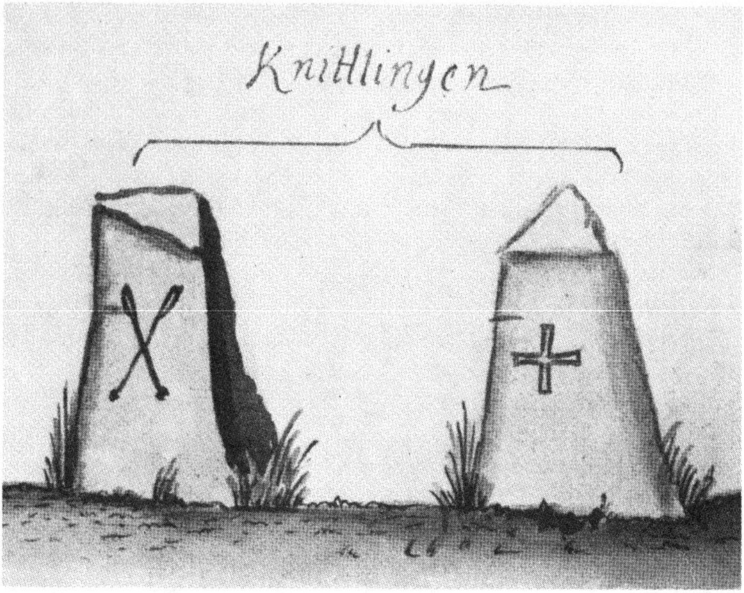

Vorder- und Rückseite eines alten Grenzsteins aus der Zeit, als Knittlingen noch nicht zum Kloster Maulbronn gehörte.

Faust brauchte keine umwegigen und übergeistreichen Sprachspielereien, um zum »Faustus« zu werden. Denn er hatte es mit solcher Umwandlung in einen vielversprechenden Namen nicht nur leicht, sondern er bekam diese Umwandlung geradezu gratis geliefert. Der deutsche Faust wurde »von selbst« zum lateinischen »Faustus«.

Ob freilich das Leben dieses »Faustus« dem Anspruch des im Namen »Faustus« versicherten Glücks entsprach – das steht auf einem anderen Blatt und darf in Frage gestellt werden. In der Literatur über Faust hat sich die Formulierung »infaustus Faustus« – das lateinische Wortspiel bedeutet im Deutschen »der unglückliche Faust« – seit Beginn des 17. Jahrhunderts als eine stehende Wendung eingebürgert.[9] Mochte diese Formulierung auch vornehmlich auf das höllische Ende der literarischen Faust-Gestalt Bezug nehmen, so war doch auch der historische Faust nach allem, was wir aus den Quellen entnehmen können, keinesfalls ein »Glücklicher«.

Eine weitere Namensableitung ist in der Faust-Forschung wiederholt und mit großem Anspruch vorgetragen worden. Auch diese Ableitung stützt sich wieder – dem Vorkommen des Namens »Faust(us)« in sämtlichen zeitgenössischen Zeugnissen zum Trotz – auf eine einzige Quelle, nämlich auf den Brief des Abtes Trithemius. Wir erinnern uns: Dort ist von einem *»Georgius Sabellicus Faustus iunior«* die Rede. Dem aus den anderen Quellen bekannten Namen Georg Faust ist ein bis heute umstrittenes »iunior« nach- und das Wort »Sabellicus« zwischengefügt. In diesem »Sabellicus« nun, so wollten es einige Forscher sehen, sei der wahre Name des Mannes verborgen, der, auch ihrer Meinung nach, »faustus« nur als Beinamen gewählt hatte. In »Sabellicus« stecke der deutsche Name »Zavel« – oder »Zabel«, »Sabel«, »Savel« – oder gar »Sand«, was auf Latein »sabulum« heißt.

Wie im Falle der Ableitungsreihe Knittlingen – Knittel – fustis – Faust(us) liegt auch hier wieder eine recht waghalsige philologische Operation zugrunde, die schon für sich genommen äußerst unbefriedigend bleibt, zudem durch das nur einmalige Vorkommen von »Sabellicus« noch mehr an Überzeugungskraft verliert.

Wenn Faust im Juni 1506 dem Abt in Gelnhausen seine Visitenkarte überbringen ließ und auf dieser Karte als »Sabellicus« firmierte, wohlgemerkt neben seinem richtigen Geburtsnamen »Georgius Faustus«, dann waren in diesem Beinamen mindestens zwei Signale verborgen, die stutzig machen sollten. Vor allem anderen aber wollte der Übersender der Karte durch die Verwendung dreier lateinischer Namen »Georgius Sabellicus Faustus« zum Ausdruck bringen, daß er als Mitglied der Humanisten-Gemeinde zu betrachten sei. Seit dem 15. Jahrhundert war es humanistischer Brauch, sich unabhängig von der Sprachzugehörigkeit mit lateinischen Namen zu benennen und sich auf diese Weise der römischen Antike und ihrer hoffnungsfrohen Renaissance verpflichtet zu bekennen. Der römische Universitätslehrer Pomponius Laetus hatte diesen Brauch aufgebracht. Daß es sich möglichst um drei lateinische Namen handeln solle, hatte Conrad Celtis gefordert, der erste in Deutschland zum Dichter Gekrönte, der zwei Jahre lang zu den Schülern des Pomponius Laetus in Rom gehört hatte. Über diesen bescheidenen, aber auch etwas kauzigen Römer sind wir durch ein einziges ausführliches Zeugnis unterrichtet, den Brief eines seiner Schüler, freilich eines Schülers, der es zu großer Berühmtheit bringen sollte. Dieser Mann führt uns wieder zu Faust und seiner dreinamigen Selbstvorstellung zurück: Marcus Antonius Sabellicus.

Gerade zwei Monate vor der Beinahe-Zusammenkunft von Faust und Trithemius in Gelnhausen war dieser Sabellicus am 18. April 1506 gestorben, vermutlich an Syphilis. 70 Jahre zuvor war er in Vicovaro, nordöstlich von Rom, als Marcantonio Coccio zur Welt gekommen, am Rande der Sabiner-Berge, an die sein späterer Humanistenname »Sabellicus« erinnern sollte. Dieser Sabellicus war Poet und Historiker; er wurde Professor der Beredsamkeit in Udine, schrieb Elegien zu Ehren der Muttergottes, setzte sich für die Reliquienverehrung ein und verfaßte eine Geschichte des Stadtstaats Venedig. Seine *Enneades* – eine Weltgeschichte in 92 Büchern, die bis zum Jahr 1504 reichte – erschien 1498–1504 in Venedig, wo er als Bibliothekar am Markusdom arbeitete.[10] Daß Sabellicus für Trithemius ein Begriff war, das steht fest: Im Nachlaß des Abtes fand sich eine von dem Italiener verfaßte historische Darstellung. Ob Faust und Trithemius im Juni 1506 schon vom eben erfolgten Tod des Sabellicus wußten – die Nachricht davon konnte durchaus schon in Deutschland eingetroffen sein –, ist nebensächlich. Wichtig ist, daß Faust, um bei Trithemius Neugierde zu wecken, den Beinamen einer der berühmtesten italienischen Humanisten zu seinem eigenen machte. Trithemius, wie jener venezianische Bibliothekar passionierter Geschichtsschreiber, wird bereits die Wahl dieses Beinamens durch Faust als eine freche Provokation empfunden haben. Darauf bezieht sich seine zornige Abkanzelung im Brief an Virdung, man dürfe jenen dahergelaufenen Kerl keinen Philosophen nennen – »Philosoph« hier als Synonym für Humanist gebraucht –, man müsse ihn vielmehr als Narren bezeichnen.

Fausts zweites Signal an Trithemius war nicht mehr auf einen einzelnen Menschen abgehoben, obgleich es über die Person des Sabellicus eine Brücke gab: Der als Marcantonio Coccio Geborene hatte sich nach seinem heimatlichen Bergland benannt, nach den Sabiner-Bergen. Die dortige Bevölkerung aber, die Sabiner, galten in Italien und darüber hinaus als Zauberer, die es mit okkulten und dämonischen Dingen hielten, als Hexer und Nekromanten. Hier in den zerklüfteten Regionen des Apennins, die bemerkenswerterweise Teil des Kirchenstaates waren, befand sich nach einem Brief des Kardinals Aeneas Sylvius Piccolomini, der sich später als Papst Pius II.

nannte, der italienische Venusberg, in dem nach einer Sage des 14. Jahrhunderts Tannhäuser festgehalten wurde. Er liege, so hieß es in jenem Brief, in der Nähe der Stadt Nursia (oder Norcia). Dort war auch, nach den Worten von Goethes Übersetzung der Autobiographie des Benvenuto Cellini, »der geschichtliche Ort zu Beschwörungen«. An gleicher Stelle war in Goethes *Faust* »der Nekromant von Norcia, der Sabiner« zu Hause.[11]

Den Belegen für die auch in Deutschland des frühen 16. Jahrhunderts bekannte Gleichung »Sabiner = Zauberer, Hexer, Nekromanten« ist gemeinsam, daß der Name dieses Gebirgsvolkes ganz gezielte Assoziationen weckte: Die Sabiner oder Sabeller waren Leute aus einer unwegsamen Gegend, wo es Hexen geben sollte und man es mit dem Satan hatte und mit der verbotenen Schwarzen Magie.

Wählte nun jemand wie Faust den Namen »Sabellicus«, dann sandte er dem für magische Dinge aufgeschlossenen Abt Trithemius ein gezieltes Signal: Diesem fiel dann nicht allein der Name des italienischen Historikers ein, sondern er hörte gleichzeitig eine ganze Fülle von Anspielungen mit, von Sagen und von Halbwahrheiten. Es ist sicher keine pure Spekulation, wenn wir annehmen, daß sich der Hexenspezialist Trithemius durch den Namen »Sabellicus« sowohl angezogen wie abgestoßen fühlen mußte. Angezogen, weil er hier auf einem seiner Spezialgebiete angesprochen wurde, und abgestoßen, weil er als Vertreter kirchlicher Autorität und zudem als ein selbst der Magie Verdächtiger auf Distanz zu gehen hatte. Faust hatte wieder einmal ein Meisterstück geliefert, sich situationsgerecht einzuführen: Ein neuer Sabellicus, nördlich der Alpen – das war die von Faust für Trithemius ausgelegte Leimrute; und der Abt blieb daran hängen: polternd, böse und ungerecht.

Fausts Geburtsjahr hat man, wie schon erwähnt, »um 1480« angesetzt. Man ging dabei vom Brief des Trithemius aus: Der »Georgius Sabellicus Faustus iunior«, der hier beschrieben wurde, konnte kein Milchbart mehr sein, aber ein Mann mittleren oder fortgeschrittenen Alters war er sicherlich ebensowenig. Am ehesten war aufgrund des von Trithemius ohne eigenen Augenschein gezeichneten Phantom-»Porträts« ein Mann um die 25 Jahre vorstellbar. Stimmte diese Annahme, dann ergab eine Rückrechnung, die von 1506/07 ausging, etwa das Jahr 1480. Eine genauere Festlegung schien nicht möglich, da sich keinerlei amtliche Eintragungen oder Zeugnisse von Fausts eigener Hand, von seinen Gesprächspartnern oder sonstigen Berichterstattern finden ließen. Und doch gibt es möglicherweise einen Weg, das Datum von Fausts Geburt sehr genau zu bestimmen – und dies erstaunlicherweise mit Hilfe des Rebdorfer Zeugnisses.

»Wenn Sonne und Jupiter im gleichen Grad eines Tierkreiszeichens stehen, dann werden Propheten geboren (solche wie er, wie ich glaube)« – das hatte der Rebdorfer Prior als Ausspruch des »Georgius faustus helmstet.« notiert. Die hinzugefügte Klammer war sicherlich skeptisch gemeint; wohl schon deshalb, weil sich der astrologiekundige Klostervorsteher auf eine solche eigenartige Behauptung keinen rechten Reim machen konnte. Sonne und Jupiter trafen nämlich, mit schöner Regelmäßigkeit, jedes Jahr in einem der zwölf Tierkreiszeichen zusammen; denn die Sonne brauchte ein Jahr, der Jupiter zwölf Jahre für einen Umlauf durch den gesamten Tierkreis.

1480 beispielsweise begegneten sich diese beiden Planeten[12] von Mitte Juni bis Mitte Juli im Zeichen des Krebses, 1481 von Mitte Juli bis Mitte August im Zeichen des Löwen, 1482 von Mitte August bis Mitte September im Zeichen der Jungfrau – und so gingen die aller Erstaunlichkeit entbehrenden, vielmehr mathematisch zuverlässigen Planetentreffen am Himmel weiter. Kilian Leib reagierte folgerichtig, wenn er Fausts Himmelskunde mitsamt der daran geknüpften Propheten-Behauptung nicht zwingend fand. Daß er sie dennoch in sein meteorologisches Journal eintrug, das sonst fast ausschließlich empirischen Daten vorbehalten war, ist verwunderlich genug. Faust muß schon sehr hartnäckig auf seiner Himmelsbotschaft insistiert und als ein Mann gewirkt haben, der wußte, wovon er sprach. War dieser »Georgius faustus helmstet.« am Ende selbst ein »Prophet«, oder verstand er sich zumindest als ein solcher? Steckte in seiner banalen Aussage doch ein tiefgründiger Hinweis?

Kilian Leib fand Fausts kleines Sternen-Einmaleins immerhin »buchenswert« – und er lieferte damit die Basis für eine wenn auch nur hypothetische Berechnung von Fausts Geburtstag. Nimmt man nämlich die alle Jahre wieder erfolgende und monatsweise vorrükkende Planetenkonjunktion von Sonne und Jupiter zum Ausgangspunkt und nimmt man die Tatsache hinzu, daß um 1500 Geburts- und Tauftag meistens zusammenfielen oder doch dicht beieinander lagen, dann ergibt sich aufgrund von Fausts in den historischen

Zeugnissen stets genanntem Vornamen Georg ein genaues Datum. Schon wegen der hohen Säuglingssterblichkeit war es noch weit über 1500 hinaus die Regel, die Kinder gleich nach der Geburt zu taufen, und auch in protestantischen Kreisen war es weiterhin üblich, die Kinder nach dem Heiligen zu benennen, dessen Fest eben im kirchlichen Kalender stand. [13]

Fausts Rufname war Georg. Das Fest des heiligen Georg wird am 23. April gefeiert. Astrologisch fällt der 23. April ins Tierkreiszeichen des Stieres. »Um 1480« gibt es ein einziges Datum, an dem Sonne und Jupiter im Zeichen des Stieres zusammentreffen: im Jahr 1478. [14] Faust könnte also, nimmt man seinen Ausspruch bei Kilian Leib als verdeckten Hinweis auf seine eigene »Propheten«-Geburt, im Jahr 1478 geboren sein, am Festtag des heiligen Georg, am 23. April. [15]

Hypothesen, das liegt in ihrer Natur, lassen immer Zweifel offen. Einige Zweifel können aber vielleicht doch noch durch den Hinweis darauf zerstreut werden, wann Faust diese bisher nicht näher untersuchte Aussage über die Propheten-Geburt machte: Er sprach darüber am 5. Juni 1528. Rechnet man nun zum ermittelten Geburtsdatum zurück, so ergibt sich, daß Faust eben 50 Jahre alt geworden war, als er mit dem Rebdorfer Prior sprach. Er hatte vor wenigen Wochen einen runden Geburtstag feiern können, der mehr Anlaß zur Rückschau und zum Nachdenken gibt als ein 42. oder 53. Geburtstag. Nimmt man hinzu, daß ein 50. Geburtstag im Jahr 1528 im Vergleich zur durchschnittlichen Lebenserwartung in unserem Jahrhundert eine noch sehr viel gewichtigere Zäsur darstellte, dann wird es unschwer einsichtig, daß sich der eben 50 gewordene Faust intensiv an seine Geburt und wohl auch an seinen Geburtsort Knittlingen zurückerinnerte, aus diesem Anlaß über sein bisheriges Leben nachdachte und Bilanz zog. [16]

Durch die Betonung des Vornamens Georg, der als Grundlage für die Geburtstagsberechnung diente, sollte nicht ausgeschlossen werden, daß Faust auch den von Melanchthon genannten Vornamen Johan-n(es) führte, daß er also Johann Georg Faust getauft wurde. Freilich, in allen zeitgenössischen Zeugnissen bis zum etwa 1540 erfolgten Tode Fausts taucht der Vorname Johannes nirgends auf; stets wird Faust nur Georg oder Jörg genannt. Nun kann es natürlich sein, daß Melanchthon Fausts Vornamen verwechselte, und es kann gleichfalls sein, daß Manlius den von Melanchthon richtig genannten Vornamen versehentlich austauschte. Sehr viel naheliegender ist es aber, Georg *und* Johann als Fausts angestammte Vornamen anzusehen.

Johannesfeste gibt es im katholischen Heiligenkalender mehrfach, und bis heute gibt es einige sehr beliebte Doppelvornamen mit einem »Hans« am Beginn: Hans-Georg, Hans-Joachim, Hans-Gerd, Hans-Ulrich usw. Die frühere Beliebtheit der Vornamen-Kombination von Johann mit einem weiteren Vornamen zeigt sich beispielsweise in der Namensgebung von Bach, Herder oder Goethe. Was man erst dem Taufregister entnehmen kann: Auch Mozart und Schiller hießen mit ihren ersten Vornamen Johannes! Außerdem sind Hans, Johann(es) und ihre Koseformen die beliebtesten Vornamen geblieben für Redensarten, Sprichwörter, Lied- und Märchentitel u. s. f. (Nebenbei: Ob Goethe den in der literarischen Tradition vorgegebenen Vornamen Fausts, Johann, deswegen in Heinrich änderte, weil zu seiner Zeit »Johann« *der* Dienername war, oder ob es andere Gründe dafür gab, mag dahingestellt bleiben.[17])

Daß es zu der großen Häufigkeit von Hans und Johannes kam, hängt wohl neben der allgemeinen Verehrung für den Ankündiger Christi vor allem damit zusammen, daß seit dem Ausgang des Mittelalters die meisten Taufkapellen und -altäre dem dafür »zuständigen« Johannes dem Täufer geweiht waren. Insofern lag es nahe, Knaben als alleinigen oder als ersten Vornamen den Namen »Johan-n(es)« zu geben. Allein drei Männer aus der kleinen Reihe der Faust-Zeugen tragen diesen Vornamen: Trithemius, Virdung und Manlius. Um 1500 war dieser Name überaus häufig. Daher war es ganz normal, daß ein Johann Georg den Georg zu seinem Rufnamen wählte. Wir können davon ausgehen, daß Melanchthon korrekt berichtete, wenn auch freilich unvollständig: Faust wurde zwar Johann Georg getauft; seinen ersten, allzu häufig vorkommenden Vornamen benutzte er jedoch nicht: Er nannte sich Georg oder Jörg.

»Heiße Magister, heiße Doktor gar« – Fausts Titel und Bildung

Daß er aber ein Doctor Medicinae gewesen / ist abermals ertichtet / es wäre denn / daß ihm die Bauern solchen Titel gegeben hätten.
Kristian Frantz Paullini, 1697

Bis ins 19. Jahrhundert hinein gibt es nicht sehr viele Fälle, in denen bei der Erwähnung eines Gelehrten gleichzeitig sein akademischer Titel genannt wurde. Von Luther etwa sprach man allenfalls wenige Jahrzehnte nach seinem Tod noch als vom »Dr. Martinus« oder vom »Dr. Martin Luther«; später blieb es beim Namen, oft allein beim Nachnamen. Daß Johann Christoph Gottsched, Lessings Widerpart, Professor war (zuerst der Poetik, später der Logik und Metaphysik) – dies wissen allenfalls die Leute vom Fach. Zum Begriff geworden ist nicht sein akademischer Grad, nur sein Name. Daß Felix Dahn Juraprofessor war, ist kaum bekannt; auch hier blieb allein der Name.

Einer der wenigen Fälle, in denen der auf einer Universität erworbene Titel stets genannt wird, wenn sein Nachname fällt, in denen der akademische Grad gleichsam als Vorname gebraucht wird, ist der schon erwähnte Doktor Eisenbart: Dr. med. Johannes Andreas Eysenbarth war ein voll ausgebildeter Arzt. Daß er im Gegensatz zu seinen Standeskollegen marktschreierisch auftrat, ließ ihn zwar schon für seine Zeitgenossen und noch mehr für spätere Generationen als Typus des Quacksalbers erscheinen; darüber wurde aber oft vergessen, daß er in seinem Beruf solide Arbeit leistete und in seinem speziellen Fach, der Augenheilkunde, durchaus eine Kapazität war. Freilich ist es nicht allzu verwunderlich, daß der Mann, der die Leut' auf seine Art kurierte – wie es in dem bekannten Lied heißt –, als »Doktor Eisenbart« lebendig blieb: Bis heute gilt »Doktor« als Synonym für »Arzt«, und ein in der Rechtswissenschaft oder gar in der Philologie Promovierter hat es bisweilen schwer, als »richtiger Doktor« anerkannt zu werden.

Wie aber stand es mit dem »Doktor Faust«, mit dem zweiten Mann neben dem Doktor Eisenbart, den die Nachwelt stets mit einem akademischen Titel nannte? Für den Verfasser der *Historia von D. Johann Fausten* von 1587 war er ein »Doctor Theologiae« und »nandte sich ein D. Medicinae«. Für Georg Rudolf Widmans *Warhaffte Historie* von 1599 war er »vom studio Theologiae abgetreten« und »letztlich in einen Doctorem Medicinae promoviert«. Der Widerspruch in der Bestimmung von Fausts akademischer Fachrichtung wird durch die zeitgenössischen Quellen vor 1540 nicht aufgelöst: Nirgendwo findet sich eine Andeutung darüber, daß der »Doktor« Faust seine Universitätsausbildung in der Gottesgelehrsamkeit oder in der Arzneikunst abgeschlossen habe. Nach allen erhaltenen Mitteilungen, insbesondere nach den blasphemischen Äußerungen in Würzburg, über die Trithemius berichtet, erscheint es als schlechterdings undenkbar, daß Faust als promovierter Theologe durch die Lande gezogen sein könnte. An der einzig überlieferten Stelle, an der Faust als Geistlicher auftritt, beim Rebdorfer Prior Kilian Leib, gibt er sich zwar als Johanniter-Komtur aus, »arbeitet« aber nicht mit dem Doktortitel.

Daß Faust sich auf medizinischem Gebiet betätigte, geht allein aus dem *Zeyger der gesundtheyt* des Wormser Stadtphysikus Philipp Begardi hervor. Freilich ist Faust bei ihm keineswegs ein seriöser »Dr. med.«, ein ehrenwerter und vom ärztlichen Standesbewußtsein getragener Kollege. Vielmehr erscheint »Faustus«, der hier ohne akademischen Titel auftritt, als ein Paradefall der »bösen / ungeschaffenen / untüglichen / truogkhafftigen / unnützen / und auch ungelehrten ärtzte«. Es geht in diesem Abschnitt also um Leute, »die sich ärtzte schelten lassen / dardurch dann die löblich kunst der artznei inn eyn verachtung kommen ist«; um Leute, die sich der ärztlichen Kunst »unbillicher weiß / underziehen / und sich des namens ja auch berümen«; um solche, die in aller Regel als »listige und betrügliche menschen« anzusehen sind.

Faust gehört also in die von Begardi scharf angeklagte Gruppe der Schwindler, die sich den Doktortitel anmaßen, um den Dummen das Geld aus der Tasche zu ziehen. Vor diesen geschäftemacherischen Scharlatanen will der Stadtphysikus energisch warnen.

Zu den meist nur finanziell höchst kunstfertigen »Ärzten« rechnen nämlich im 16. Jahrhundert

> auch etwa Münch / Nonnen / stolbrüder und Beginnen: auch handtwercks leut / als schneider / schuoster / böder / scherer / kürßner / keßler / maler / Apotecker / steynschneider etc. Dergleichen auch etwan verdorbne Alchimisten: auch etliche landtfärer / landstricher / wurtzelgräber / Triackers kremer / zänbrecher / und sunst allerley bettelvolcks / die nit arbeyten mögen / geben sich auß / wie daß sie ärtzet seiend ... Ja / was sol ich weiter sagen? es seind auch solcher gattung etwan alte weiber / hexin / und warsagerin / auch warsager / wie man sie heyßt / teuffel fenger / unnd sunst etwan heckmessige leut.[1]

Wenn nun Faust inmitten dieser noblen Gesellschaft erscheint, wenn er innerhalb dieser Gruppe falscher und geldgieriger »Doktoren« als ein ganz besonders auffälliger und zudem weithin bekannter Vertreter solcher ärztlicher Freibeuter charakterisiert wird, dann wird zwar einerseits deutlich, daß er sich auf dem medizinischen Sektor häufig betätigt hat; sein medizinischer Doktortitel aber, der ihm in den erwähnten »Volksbüchern« zugeschrieben wird, erscheint als literarische Erfindung. Wäre der historische Faust mit einem solchen Doktortitel aufgetreten, dann hätte dies einen Titelschwindel und eine aus Geldsucht geborene Zwecklüge bedeutet.

Aber vielleicht tat der Wormser Stadtarzt Faust doch unrecht, wenn er seine praktischen Fähigkeiten in der Heilkunde so vernichtend beurteilte. Daß Begardi Faust mit Paracelsus vergleicht, ist bezeichnend genug; und vielleicht ist es sogar verräterisch. Denn Paracelsus hatte seine Standesgenossen unter anderem auch dadurch verärgert, daß er öffentlich bekannte, er habe zur weiteren Vervollständigung seiner medizinischen Kenntnisse

> in allen den enden und orten fleißig und empsig nachgefragt, erforschung gehapt, gewisser und erfarner warhaften künsten der arznei. nicht alein bei den doctoren, sondern auch bei den scherern, badern, gelerten erzten, weibern, schwarzkünstlern so sich des pflegen, bei den alchimisten, bei den klöstern, bei edlen und unedlen, bei den gescheiden und einfeltigen.[2]

Das waren natürlich für einen Mediziner reichlich dunkle Wissensquellen; und es kann nicht verwundern, daß Begardi sich von allen Heilgewerbetreibenden distanzierte, die sich ähnlicher Methoden bedienten, wie sie Paracelsus empfahl und wie sie offenbar auch Faust zu nützen verstand.

Freilich war Begardis Perspektive parteiisch: Die in den Hörsälen der deutschen Universitäten gelehrte Medizin war in aller Regel eine höchst praxisfremde Wiederholung jener Lehren, die von den Autoritäten Hippokrates, Galen und Avicenna Jahrhunderte zuvor niedergelegt worden waren. Der Chirurgenberuf sollte erst 1548 durch einen Erlaß Kaiser Karls V. für »ehrlich« erklärt werden; vorher galten alle Hantierungen mit dem Skalpell eines »echten« Arztes für unwürdig. Ein honoriger Vertreter dieses Standes – so zeigen es unzählige Abbildungen der Epoche – diagnostizierte lediglich aufgrund der Harnschau, und entsprechend der Galenischen Vier-Säfte-Lehre verordnete er Medikamente und erteilte Verhaltensmaßregeln. Eine halbwegs regulär zu nennende Universitätsausbildung in der Anatomie begann in Deutschland erst in der zweiten Hälfte des 16. Jahrhunderts; und lange noch war es unüblich, daß der Medizinprofessor und seine Studenten im anatomischen »Theater« mit seinen halbkreisförmig übereinander angeordneten Sitzbänken Berührung mit dem toten menschlichen Körper hatten. Dies besorgten untergeordnete Gehilfen.

Wenn in dieser Situation der als Physikus wie als Wundarzt ausgebildete und überdies als Militärarzt erfahrene Paracelsus auf Arzneimittel und Heilverfahren zurückgriff, die sich in der Volksmedizin jahrhundertelang bewährt hatten, abseits der Hörsäle, der Lehrbücher und der alten Autoritäten – dann war dies kein Rückschritt ins »finstere« Mittelalter, sondern vielmehr ein später als richtig und bahnbrechend anerkannter Schritt nach vorn.

Begardi hat mit seinem Vergleich Faust – Paracelsus, sozusagen wider Willen, die Möglichkeit nahegelegt, Faust gleichfalls als ärztlichen Praktiker (wenn auch nicht als akademisch ausgebildeten Arzt) anzusehen, der wie Paracelsus nicht das Lehrbuchwissen einer lange schon stagnierenden Universitätsmedizin aufnahm und reproduzierte, sondern den verachteten Praktikern der Volksmedizin auf die Finger schaute und von ihnen lernte. Wie erfolgreich er die hier beobachteten Fertigkeiten selber anzuwenden wußte, läßt sich nicht mehr feststellen; sicher ist, daß er, erfolgreich oder nicht, für Begardi ein Dorn im Auge war und zum pseudoärztlichen Gesindel zählte. Und aus seiner Perspektive ist es begreiflich, daß Faust wie alle anderen »truogkhafftigen« Ärzte in den Verdacht bloßer Beutelschneiderei und übler Kurpfuscherei geriet.

Begardis Zeugnis ist dort mit Skepsis zu werten, wo der Stadtarzt von Worms selbst Wertungen vornimmt: dort, wo er Faust wie auch all die anderen auf dem flachen und medizinisch unterversorgten Land kurierenden Volksheilkundigen vom hohen Katheder des »ordentlich« ausgebildeten und um seine Besitzstandswahrung besorgten Mediziners herab pauschal diffamiert. Aber Begardis Zeugnis ist gewiß darin zuverlässig, daß Faust kein »Dr. med.« im amtlich diplomierten Sinne war.

Den »Doktor« Faust gab es also gar nicht? Weder einen »Dr. theol.« noch einen »Dr. med.«? War er etwa nicht einmal ein Magister, als der er sich bei Trithemius ankündigte? Hatte er keine oder allenfalls eine gastspielartige Universitätsausbildung absolviert? Hatte er nur hineingeschnuppert ins akademische Milieu, gerade so lange, um mit den dort üblichen Gepflogenheiten vertraut zu werden? War er möglicherweise wie sein späterer berühmter literarischer Nachfahr, der allen Hochschulwissens überdrüssige vierfache Doktor Heinrich Faust bei Goethe, während seiner Universitätsstudien zur Einsicht gelangt, »daß wir nichts wissen können« (V. 364) – jedenfalls nichts aus den Hörsälen und aus den Folianten? Hatte er statt dessen, wie es Manlius/Melanchthon berichteten, in Krakau die Schwarze Magie studiert? Um es kurz zu machen: Nirgendwo existiert auch nur ein einziges zweifelsfreies Zeugnis dafür, daß Faust jemals als Student eine Universität bezogen hätte. Die Heidelberger Einträge von 1505 und 1509 beziehen sich aller Wahrscheinlichkeit nach auf einen ganz anderen Johann Faust.

Was nun ein mögliches Studium Fausts in Krakau betrifft, so ist zunächst zu bedenken, daß Manlius die diesbezügliche Melanchthon-Äußerung erst 1563 publizierte – zu einem Zeitpunkt, zu dem die Legendenbildung bereits in vollem Gange war. Weil für beide Autoren feststand, daß Faust als Teufelsbündler gelebt und geendet hatte, so mußte Fausts »Zauberey« auch irgendwo ihren Anfang genommen haben, und Krakau – neben Toledo und Salamanca berühmt als Zentrum von Magie und Zauberei – bot sich als biographische Station einer schwarzkünstlerischen Karriere förmlich an. Mit welchem Recht Polens Königsstadt dieses nicht nur rühmliche Ansehen genoß, ist schwer auszumachen. Vermutlich handelte es sich bei den Studien, die an der zunächst 1362 und dann erneut 1400 gegründeten Universität getrieben werden konnten, um die sogenannte »Magia naturalis« – ein Konglomerat aus chemischen, physikalischen, optischen, mechanischen, magnetischen, hypnotisch-suggestiven und weiteren Bestandteilen. Daß ein solches Gemisch den Eindruck schwarz-magischer Umtriebe erwecken konnte, liegt auf der Hand.

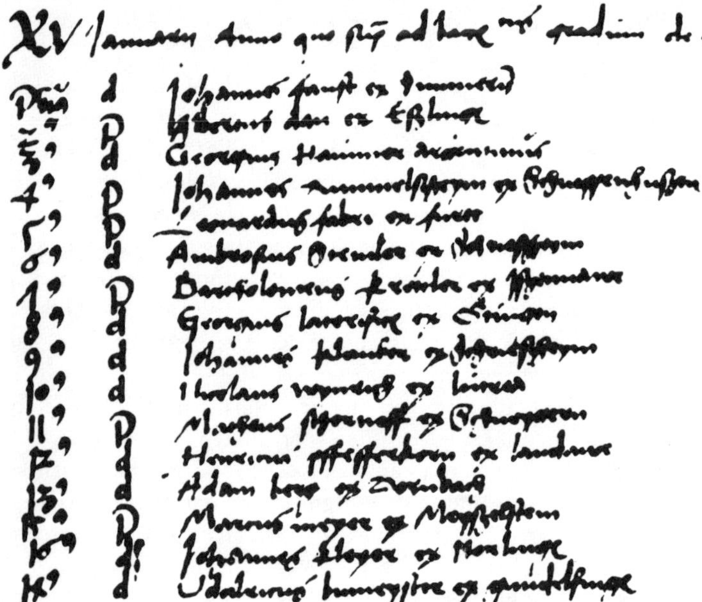

Johann Faust aus Simmern besteht die Baccalaureatsprüfung. Ausschnitt aus der Examinantenliste (Heidelberg, Universitätsarchiv).

Seit dem frühen 15. Jahrhundert, verstärkt dann seit 1490, kamen deutsche Studenten nach Krakau, das von seiner Grenznähe zum Deutschen Reich und zu Ungarn profitierte. Hartmann Schedel meldete 1493 in seiner *Weltchronik,* »die gros treffenlich hohschuol« in Krakau sei »mit vil klaren hochberümbten und wolgelerten mannen besetzt«. Was der Universität besonderen Ruhm brachte, waren die humanistischen und vor allem die mathematisch-astrologischen Fächer. Ob Faust einmal zu der stattlichen deutschen Studentenkolonie Krakaus zählte? Und wann? Vor 1506, nach 1509, zwischen

1516 und 1520, wie gemutmaßt wurde? Hinweise außer dem einen bei Manlius/Melanchthon finden sich keine; und eine zusätzliche Schwierigkeit stellen die Krakauer Universitätsbücher dar, die lediglich den Vornamen und den Herkunftsort der Studenten vermerken. Deshalb konnten von Hunderten deutscher Studierender im 15. und 16. Jahrhundert nur 57 ermittelt werden.[3] Faust befand sich nicht darunter.

Daß der Doktor Faust der Literatur bereits für seine Zeitgenossen zum »Doktor« werden konnte, ohne je studiert zu haben, läßt sich unschwer erklären. Zum einen konnte um 1500 (und auch später noch) ein intelligenter und lernbegieriger junger Mensch auch abseits der wenigen Universitäten zu Kenntnissen kommen und Wissen erwerben. Wenn Faust auch nur die Knittlinger Lateinschule durchlaufen hatte, dann gehörte er bereits zu den wenigen »Gebildeten« im damaligen Deutschland. Wenn er sich weiterbildete, durch Bücher, durch Lehrer, vielleicht durch die Mönche im nahen Maulbronn; und wenn er schließlich Erfahrungen und Fertigkeiten aus dem volksmedizinischen Bereich erwarb und mit wachen Augen und offenen Ohren all das verarbeitete, was an den Hecken und Zäunen zu sehen und zu hören war, was man fingerfertigen Leuten abgucken und gewitzten Köpfen nachmachen konnte – dann war er sehr schnell auch ohne Universitätsausbildung ein Mann, der sich sehen und hören lassen konnte.

Wird durch solche Überlegungen auch keineswegs die Faszination erklärt, die von Faust ausgegangen sein muß, so stellt doch die Annahme, Faust habe sich als ehrgeiziger Autodidakt selbst aus- und weitergebildet, nur die intellektuelle Basis für seine Ausstrahlung dar. Die Dummen waren gewiß schon mit ein paar Brocken Latein, mit geheimnisvollem Brimborium und mit ein wenig Krach und Dampf zu beeindrucken. Aber der immense Ruhm Fausts, den ihm selbst sein erklärter Gegner Begardi attestierte, war ganz gewiß nicht das Ergebnis eines Dutzend-Scharlatans. War Faust kein Universitätsdoktor, dann doch ebensowenig ein ungebildeter Maulheld.

Zum zweiten war es neben der Möglichkeit, sich einen Doktortitel zu kaufen, im 16. Jahrhundert wie in späteren Zeiten gang und gäbe, auf nicht-akademische Art zum »Doktor« zu werden: Die Leute konnten jemanden, den sie aufgrund seiner Fähigkeiten bewunderten, mit der respektvollen Anrede »Doktor« beehren. »Er selbst wird sich ja nicht darzu gemacht haben«, meinte 1714 im *Neu-eröffneten Museum* ein Autor, der über Faust schrieb. Obwohl auch eine solche Selbsternennung nicht ganz auszuschließen ist,[4] ging die »Promotion« für Faust sehr wahrscheinlich von seiner Klientel aus: Für sie war er so tüchtig und gescheit, daß er einfach ein »Doktor« sein mußte.

Johann Friedrich Köhler stellte 1791 fest:

> Wahrscheinlich ertheilte ihm der Pöbel diese hohe Würde, der auch in unsern Tagen jeden, der sich mit Heilung der Kranken beschäftigt, selbst Marktschreyer, Empiriker, Bauerärzte mit dem ehrenvollen Namen eines Doktors zu bezeichnen pflegt.[5]

Ähnlich hatten schon frühere Autoren geurteilt,[6] und diese Erklärung dürfte auch die richtige sein.

Den »Doktor Faust« gab es nicht aufgrund eines Universitätsdiploms mit Wappen und Siegel; ihn gab es vielmehr im Bewußtsein der Zeitgenossen, zumindest der sogenannten kleinen Leute. Wenn die *Historia von D. Johann Fausten* diesen Doktortitel bereits auf dem Umschlagblatt nannte, dann vollzog sie lediglich nach, was längst Usus geworden war. Daß die *Historia* zu Fausts Doktortitel auch noch das entsprechende reguläre Universitätsstudium dazuerfinden mußte, war eine folgerichtige Ergänzung innerhalb einer Erzählung, in der einer um so tiefer fiel, je höher er anfangs gestanden hatte: Aus dem »Doctor theologiae« von 1587 wurde am Schluß der gräßlich verstümmelte Teufelsbraten – für den Leser eine drastische Warnung, Ähnliches zu beginnen, und gleichzeitig eine vom Autor gewollte oder ungewollte Entlastung, weil hier ein Gelehrter fiel, einer jener Gelehrten, die man vordem für gefeit angesehen haben mochte, sich an den Bösen zu verlieren.

Faust, der »Doktor Faust«, könnte als ehrgeiziger Autodidakt charakterisiert werden; als einer, der sich sein umfangreiches Wissen und sein verblüffendes Können nicht auf der Königsstraße der Hohen Schulen aneignete, der es vielmehr auf Schleichwegen erwarb: allein für sich aus Büchern, mit Hilfe einzelner Lehrer und Lehrmeister, durch wache Beobachtung und durch jenen großen und oft übergroßen Eifer, der den Selfmademen auch heutzutage noch eigen ist, wollen sie sich und ihrer Umwelt doch beweisen, wie weit man es durch Zähigkeit auch ohne die normalen Bildungsgänge bringen kann. Auf Gebieten, die sonst die Domäne der Fachleute und der akademisch dafür Ausgebildeten sind, autodidaktisch so voranzukommen, daß man das Niveau der Spezialisten erreicht und gar noch übertrifft, das setzt auch bei heutigen »Dilettanten« (eine bei uns allzusehr ins Negative abgeglittene Bezeichnung) neben Intelligenz und Ausdauer eine gewisse Ausschließlichkeit und Konzentration voraus. Dem Autodidakten eignet ein monomanischer Zug, in dem sich restlose Hingabe an die eine Sache und scheuklappenartige Ausblendung anderer Bereiche bedingen und verschränken. Jeder, der irr seinem Bekanntenkreis einem solchen Autodidakten oder auch einem enthusiastischen Sammler begegnet ist, wird den folgenden Symptomekatalog bestätigt finden:

Begeisterung, die sich mitteilen möchte und der es unbegreiflich wäre, würden die so Angesprochenen nicht gleichfalls Begeisterung zeigen; ein Mitteilungsdrang, der alles in »Eigenarbeit« Gelernte und vor allem das jüngst Hinzugelernte vorführen und bis in kleinste Einzelheiten hinein ausfalten möchte; eine Intoleranz, die sich recht unverhohlen beim Ansprechen fremder Sachgebiete zeigt, die nichts mit dem einen geliebten Bereich zu tun haben; Stolz und Selbstbewußtsein, deren Berechtigung unbezweifelbar ist, die aber schnell in übertriebene Formen der Selbstdarstellung übergehen; ein Drang nach Anerkennung, nach Applaus und bewundernder Honorierung des ohne orthodoxe Hilfe Zustandegebrachten; ein ausgeprägter und rasch ins Tragikomische gleitender Hang zur Überschätzung des eigenen Ranges, die aus der autodidaktischen Vereinzelung und dem Fehlen kollegialer Vergleichs- und Korrekturmöglichkeiten resultiert; schließlich oft eine entweder heimliche oder ganz offen und manchmal aggressiv ausgesprochene Verachtung der an den Fachhochschulen oder Universitäten Ausgebildeten.

Der fachliche Außenseiter, der es aus eigener Kraft – tatsächlich oder nur vermeintlich – zu etwas gebracht hat, ist als Typus heute wie auch schon im 16. Jahrhundert häufig vertreten. Auch damals gab es schon den »Halbgebildeten«: Zwischen den regulär »Gebildeten« und den vielen »Ungebildeten« war gerade in Fausts Epoche eine ganze Reihe von Abstufungen möglich. »Halbgebildet« waren bereits diejenigen, die ein wenig lesen und schreiben konnten, auch die fahrenden Schüler oder zumindest jene unter ihnen, die es nach kurzem Aufenthalt an den Universitäten auf die Straßen trieb. Dazu gehörten solche Studenten, die irgendwann aus Überdruß oder aus Angst vor dem Examen ihr Studium an den Nagel gehängt hatten und dann als städtische Ratsschreiber oder fürstliche Archivare ihr Leben fristeten; und hierzu zählten schließlich jene Autodidakten, die sich ohne Prüfungen und Diplome selbst vorangebracht hatten bis zu dem Punkt, an dem sie das Gefühl hatten, im Kreis der Fachleute mitreden oder ihre diplomierten Konkurrenten sogar übertreffen zu können.

Nehmen wir an – und alles spricht für diese Annahme –, Faust sei ein Halbgebildeter der zuletzt genannten Art gewesen, einer, dem die Ehre widerfuhr, daß seine Kenntnisse durch einen Doktortitel anerkannt wurden, wenn auch »nur« durch einen Doktortitel von der Straße – dann erklärt sich eine ganze Reihe der in den Zeugnissen enthaltenen Bemerkungen. Aus der Mehrzahl der zeitgenössischen Quellen geht klar hervor, daß es sich bei Faust nicht um den Dummkopf und den abgeschmackten Schreihals handeln konnte, zu dem ihn Trithemius und Mutianus Rufus hatten abstempeln wollen. Die Protektion durch Franz von Sickingen, das »sehnliche« Interesse Virdungs, das astrologische Auftragswerk beim Bischof von Bamberg, die Freundschaft mit Daniel Stibar, der Kontakt mit Philipp von Hutten und Begardis ausgesprochene Superlative – all das sind Punkte, die ganz eindeutig für eine nicht eben alltägliche Begabung und Ausstrahlung Fausts sprechen.

Trithemius schrieb wohl, bewußt oder unbewußt, gegen einen an, den er als ebenbürtig begriff – und fürchtete. Ebenbürtig waren sich Trithemius und Faust in ihrer bildungsmäßigen Herkunft: Beide hatten keinen Studienabschluß an einer Universität absolviert, sondern sich ihr Wissen mehr oder weniger selbst erworben. Zum Kreis der Gebildeten wurde Trithemius bekanntlich vor allem dank seiner Sponheimer Bibliothek gerechnet: Der gastliche Herr dieses Bücher-Wallfahrtsortes durfte sich bald als Gleichrangiger all der herangepilgerten Geistesgrößen betrachten. Kein Wunder, daß er Sponheim immer mehr als Nabel der Welt ansah und sich selbst als Hohenpriester im Tempel der hier versammelten Wissensfülle.

Ebensowenig war es dann ein Wunder, daß Trithemius nach seinem Hinauswurf aus Sponheim und nach seinem Überwechseln ins armselige Würzburger Schottenkloster, also gerade zur Zeit seines Beinahe-Zusammentreffens mit Faust, nur noch vom Ruhm vergangener Zeiten zehren konnte. Er mußte begreifen, daß es endgültig vorbei war mit der Hohenpriesterschaft und mit dem Nabel-der-Welt-Nimbus. Aber Begreifen-Müssen und Nicht-wahrhaben-Wollen sind zweierlei. Wie ein verarmter Adeliger oder ein bankrotter Firmenbesitzer durch Haltung, Auftreten und Kleidung den Verlust der einstigen Herrlichkeit zu verschleiern sucht, so konnte auch Trithemius nicht von einem Tag auf den anderen den Gestus der umworbenen Mittelpunktsfigur ablegen – ganz im Gegenteil: Weil ihm die Bibliothek in Sponheim und damit auch der Hintergrund seiner persönlichen Attraktivität genommen war, blieb ihm nur jener Gestus. Da er sich ohne die Sponheimer Bibliothek nicht mehr als das gesuchte Ziel gelehrter Pilgerscharen darstellen und bewundern lassen konnte, da er nun wieder auf seinen im akademischen Sinn tatsächlich nur halbgebildeten Status zurückgefallen war, mußte er – man könnte sagen: aus geistigen Selbsterhaltungsgründen – jetzt um so mehr den Gebildeten hervorkehren, den Weisen, den Humanisten, den Intellektuellen, den Wahrer von Geist, Religion und Moral.

Dieser verstärkten und womöglich schon erstarrten hohenpriesterlichen und zudem noch richterlichen Attitüde entsprach es sehr genau, wie Trithemius nun, 1506/07, auf Faust reagierte: auf einen Halbgebildeten, der nie eine Bibliothek, keine ehrenden und von Berühmtheiten stammenden Eintragungen ins Gästebuch, keine weitreichenden Verbindungen zu gekrönten Häuptern und zu Mitraträgern aufzuweisen hatte. Des Abtes Reaktion auf Faust resultierte nicht allein aus der willkommenen Gelegenheit, sich selbst vom Verdacht der Schwarzen Magie reinzuwaschen, indem er mit ausgestrecktem Zeigefinger auf einen wahren Übeltäter zeigte – vor allem anderen war diese Reaktion ein Akt der Selbstvergewisserung, der Selbstbespiegelung, der Selbstentlastung. Denn hier glaubte Trithemius endlich einmal einen anprangern zu können, dessen Halbgebildetsein im Gegensatz zu seinem eigenen ganz und gar verwerflich war. Hier glaubte er den Unterschied exemplifizieren zu können zwischen sich, dem ehrenwerten und hochangesehenen Autodidakten, und jenem »Georgius Sabellicus Faustus iunior«, der für ihn nichts war als ein Wirrschädel. Hier klopfte er sich um so spürbarer auf die eigene Schulter, je deutlicher er jenen Narren in die Ecke der hirnlosen Möchte-gern-Gelehrten stellte.

War es aber, auf der anderen Seite, nicht geradezu die lebensermöglichende und lebenserhaltende Voraussetzung für Faust, bei seinem Geschäft auf den Plätzen und in den Wirtshäusern Pfauenräder zu schlagen? Mußte er nicht möglichst bunte Federn zeigen, wenn er die Leute anlocken und fesseln wollte, bis der Hut herumging und damit dieser Hut sich füllte? Konnte er überhaupt anders, als schreiend zu werben, mit großartigen Versprechungen zu ködern und den Alleskönner zu mimen? Hätten die Leute nicht Abstand gewahrt oder sich schnell zurückgezogen, wäre er als Humanist aufgetreten, als vornehmer Geistesträger, deutlich »etwas Besseres« als die Leute, kühl und unnahbar, eingehüllt in seine Wissenschaft und seine Würde? Hätte er durch solches Auftreten nicht Scheu erzeugt, gemischt aus Unterlegenheitsgefühlen und kopfschüttelndem Unverständnis? Konnte er, der keine feste Bestallung und auch keine sprudelnde Pfründe hatte, vom puren Selbstgefühl leben, bedeutender zu sein als das Volk? Und hegte er, der aus einfachen Verhältnissen Stammende und in einem kleinen und recht unbekannten Nest Geborene, Überlegenheitsgefühle diesem Volk gegenüber, wie es ganz deutlich Mutianus Rufus tat und mit ihm die Mehrzahl der Humanisten? »Odi profanum vulgus et arceo«, so hatte einst Horaz das dritte Buch seiner *Oden* eröffnet: »Ich hasse den gemeinen Pöbel und meide ihn.« Diesem Pöbelhaß, diesem oft betonten Ekel vor dem Niedrigen, Schmutzigen und Gemeinen entsprach 1500 Jahre nach Horaz sehr genau das Sondermenschen-Bewußtsein der Geistesfürsten – jener Humanisten also, die »im Gehäus« saßen, die den Idealen der »meditatio« und der »contemplatio« huldigten. Dieser Elite, die in ihren Bücherkabinetten über kostbaren Handschriften und prachtvollen Folianten saß und nur untereinander, hier freilich lebhaft, ihre lateinische oder griechische Konversation pflog – dieser Elite mußte alles zuwider sein, was sich mit dem Volk verband, mit dem »vulgus«, mit dem Vulgären: die plumpen Bauernhochzeiten, das Kreischen auf den Märkten, die groben Umgangsformen, die derbe Kleidung, die Lust an der Zote, der enge Gesichtskreis, die schon vor 1525 grollende Unbotmäßigkeit in der Tasche geballter Fäuste, die holpernde Sprache.

Faust, der aus der Bauern- und Weingärtnerstadt Knittlingen stammte, verachtete die kleinen Leute gewiß nicht. Ihm waren die Umgangsformen der Dörfler, der Bauern, der Handwerker und der kleinen Gewerbetreibenden vertraut. Den Leuten aufs Maul zu schauen, war kein Privileg Luthers; auch Faust kannte ihre Hoffnungen, ihre bescheidenen Freuden und Sehnsüchte. Er wußte, wie ihnen ein kleiner Ausguck aus dem Alltag zu schaffen war, farbig, laut, stark, sensationell: ein magisches Zauberbild nach ihrem Geschmack.

Faust wußte aber sicherlich auch, wie er sich zu verhalten hatte, tauchten in seinem Publikum gelegentlich Vertreter jener Humanistenkaste auf, die ihn ebenso verachteten wie das ganze Volk um ihn herum. Geschah dies, dann war – Trithemius berichtet es für Gelnhausen und Würzburg, Mutianus Rufus für Erfurt – eine fast archetypisch zu nennende Konstellation gegeben: Auf der einen Seite Faust, der Halbgebildete, der Gaukler, der nicht seiner Eitelkeit wegen Publikum brauchte, sondern um leben zu können; auf der anderen Seite die Humanisten oder die Priester, wohlbestallte Herren, schon durch den äußeren Habitus vom bunten Faust und vom grauen Volk abgehobene Standesvertreter; und dazwischen, rundherum, gespannt auf die kommende, unvermeidliche Auseinandersetzung, die einfachen Leute, die Dummen, die Krämerseelen. Die Rollen innerhalb dieser Konstellation waren verteilt: das Volk, murmelnd, tuschelnd, die Kontrahenten im Auge, eher auf seiten Fausts; die Priester und Gelehrten, abwartend, ihre Mißbilligung schon durch ihre Haltung demonstrierend, voll scharfer Aufmerksamkeit, ob nicht etwas Kirchenwidriges oder Antihumanistisches unterliefe, Herren, die nur zur Beobachtung und Kontrolle anwesend waren, die aber nicht dazugehörten; und schließlich Faust, vorn, allen sichtbar, einer allein, das Volk im Blick und zugleich diejenigen, die unterm Volk standen, ohne Teil des Volks sein zu wollen.

Vielleicht begann Faust routinemäßig mit seinem Programm: mit ein paar Tricks, ein paar Illusionen, mit hypnotischem Schabernack oder chemischen Knalleffekten. Irgendwann aber warf er plötzlich eine Frage dazwischen, eine beiläufige Frage, die nicht mehr das Volk zum Adressaten hatte, vielmehr die vereinzelten Herren dazwischen: Ob er, durch sein bisheriges Programm bereits als staunenswerter Magier ausgewiesen, jetzt vielleicht zur Abwechslung einmal die Wunder Christi nachstellen solle, eines wenigstens, die Heilung eines Lahmen etwa?

Man kann sich unschwer vorstellen, daß bei einer solchen fragenden Ankündigung in die ohnehin schon gespannten Leiber noch mehr Spannung kam. Es läßt sich leicht denken, daß die Herren Geistlichen und Gelehrten an dieser Stelle ruckartig ihre bisherige Haltung aufgaben und Entsetzen zeigten. Geschah dies, dann triumphierte Faust gewiß innerlich, hatte er sie nun doch an einer Stelle erwischt, an der sie nicht mehr in vornehmer Reserve bleiben konnten. Jetzt waren sie gezwungen, Farbe zu bekennen und *sein* Spiel zu spielen: Nun mußten sie einschreiten und das angekündigte Sakrileg unterbinden – das, was Faust wohl nie und nimmer hätte zeigen und zaubern können. Aber wenn sie sich den Spielregeln fügten und mit einer »Polizeiaktion« Fausts »Wunder« verhinderten, dann blieb diesem – ohne daß er etwas getan hätte – der Ruhm und ihnen die Blamage: Faust hatte etwas unmöglich Scheinendes versprochen, und sie hatten es »von Amts wegen« blockiert.

Die Leute – auf wessen Seite sie standen, ist leicht auszumalen: Wenn Faust den Herren nachgab, beugte er sich derselben Gewalt, unter der die Kleinen tagtäglich zu leiden hatten. Faust war einer der Ihren, wenn er daran gehindert wurde, die Wunder Christi zu zeigen; und er konnte ihre Solidarität genießen: die Solidarität all derer, die nicht zu den Gescheiten und Reichen und Mächtigen zählten. Er, Faust, der »Doktor« Faust, blieb für die »rudes« einer, der die Wunder Christi zu zeigen imstande war – und der sie auch gezeigt hätte, wären ihm nicht die Zensoren in die Quere gekommen.

Wie hier mit den Wundern Christi, so reizte Faust andernorts die Gelehrten und Geistlichen mit der Versicherung, die Schriften des Plato und des Aristoteles wieder ans Licht zu bringen, *wenn* sie verloren wären. Er könne sie alle aus dem Gedächtnis niederschreiben. Daß er hier – die Schriften der beiden Philosophen waren ja vorhanden – von einer »getürkten« Voraussetzung ausging, merkte man in Gelnhausen nicht. Und so schritt man pflichtschuldigst ein, weil man Teufelswerk witterte. Auch hier untersagten die Herren Faust auszuführen, was er angekündigt hatte, und wieder einmal war er auf bequeme Art der Beweislast enthoben.

Es darf angenommen werden, daß den Herren zumindest nachträglich ins Bewußtsein kam, wie sie Faust auf den Leim gegangen waren. Denn dies war gewiß der Grund derartiger coram publico inszenierter Auseinandersetzungen: den kleinen Leuten zu demonstrieren, wie hilflos-exakt die Maschinerie von Zensur, Verbot und Höllendrohung funktionierte. Da mußte nur einer kommen, der genau den humanistischen oder geistlichen Nerv traf – und schon war es aus mit der abgeklärten Haltung und mit der Überlegenheit der weisen Häupter.

Natürlich machte sich Faust mit derartigen Aktionen, mit solchen kleinen oder größeren Provokationen bei den »Herren« nicht gerade beliebt. Und es war kein Wunder, daß sie ihre Wut über die Bloßstellung nicht für sich behielten: Wenn ihnen schon die Rolle der Bösewichte aufgedrängt worden war, dann wollten sie sich zumindest hinterher schadlos halten. So hatten sie nichts Eiligeres zu tun, als alle Gleichgesinnten über Faust zu informieren. Je herabsetzendere Worte sie fanden, um so wohler mußte ihnen sein – die Briefe des Trithemius und des Mutianus Rufus passen in dieses Bild einer Selbsterhöhung auf Kosten eines üblen Subjekts.

Aber es war wohl nicht allein Fausts lustvoller Haß auf die etablierten Herren, der ihn provozieren und sie zurückschlagen ließ. Es kam noch ein anderer Punkt hinzu, der mit dem Spannungsverhältnis zwischen einem Halbgebildeten und den festgefügten Institutionen im kirchlichen und im akademischen Bereich zu tun hatte. Der Würzburger Volkskundler Dieter Harmening hat 1973 in einer kleinen Studie mit dem Titel *Faust und die Renaissance-Magie* den Brief des Trithemius im Blick auf die verschiedenen Magievorstellungen des frühen 16. Jahrhunderts analysiert und die These aufgestellt, die Empörung des Abtes über Faust rühre daher, daß dieser »die Profanierung (und Popularisierung) von Arkana« betrieben habe.[7] Faust habe in aller Öffentlichkeit Gegenstände der »Geheimen Philosophie« und der »Magia naturalis« ausgeplaudert, Wissen jener Art unter die Leute gebracht und für Geld »verkauft«, das die wahren Geheimphilosophen für sich reserviert sehen wollten. Er habe also gleichsam Geheimnisverrat begangen, indem er Dinge, die nur einem kleinen Zirkel »Eingeweihter« vorbehalten bleiben sollten, auf dem Markte feilbot.

Ganz anders erschien dieser Vorgang freilich aus Fausts Perspektive: Er teilte ja keineswegs ihr konspiratives Verständnis von Bildung, das sich nach außen und nach unten sorgsam abschirmte, damit nur ja nichts an die falschen Ohren käme. Er, der Dilettant, unterstand weder dem hippokratischen noch einem sonstigen Eid, der es ihm auferlegt hätte, ein Schweigegebot zu beachten. Er, der Autodidakt, hatte sich sein Wissen um Geheimes nicht auf Schleichwegen zusammengeholt, um sich dann hinterm Schreibpult zu verkriechen – nein, er handelte mit diesem Wissen, er verkaufte es an jedermann, er verlangte Geld dafür.

Der »Doktor« Faust, der sogar das geheime Wissen popularisierte, mußte den etablierten Gelehrten als gefährlicher Außenseiter erscheinen – um so gefährlicher und systemstörender, je mehr er tatsächlich im hochgeistigen Disput der Wenigen mitreden konnte, je mehr er intellektuell in der Lage war, zu begreifen und verständlich zu machen, was als Vorrecht der Gebildeten galt. Faust war für die bisher allein Privilegierten ein ganz und gar unberechenbarer Faktor, denn er betrieb auf seine Weise eine Demokratisierung von Geheimwissen, scherte sich nicht um die »Exklusivrechte« und um die konspirativen Absprachen der Herren und war mit der die Institutionen verachtenden Lust des erfolgreichen Autodidakten aus eigener Anstrengung zu einem »Philosophen« der Straße geworden. Die Herren »im Gehäus« aber haßten alles, was von der Straße kam.

Trithemius, der wichtigste Gewährsmann für alle Bemühungen um den historischen Faust, legt diesem in seinem Brief an Virdung zwei kommentierungsbedürftige Vergleiche in den Mund: Faust gebe sich als »Faust der Jüngere« aus und spreche von sich als von einem »zweiten Hebräer Esra«.

Die Forschung hat sich mit der Selbstvorstellung Fausts als »Faustus iunior« sehr schwer getan: Wer, so fragte man, versteckt sich hinter dem »Faustus senior«, auf den hier offenbar angespielt wurde? Gab es einen älteren, einen zweiten Faust, auf den sich der »jüngere« berief? Heinrich Heines Auflösung des Rätsels erfuhr jedenfalls scharfen Widerspruch: »Der Umstand, daß derselbe auf einer Visitenkarte, die er an Tritheim schickte, sich Faustus junior nannte, verleitete viele Schriftsteller zu der irrigen Annahme, als habe es einen älteren Zauberer dieses Namens gegeben. Das Beiwort ›iunior‹ soll aber hier bedeuten, daß der Faust einen Vater oder älteren Bruder besaß, der noch am Leben gewesen, was für uns von keiner Bedeutung ist.« [8]

Die Suche nach älteren Magiern mit Namen Faustus führte zwar zu verschiedenen Personen, allerdings ohne daß einer dieser Funde letztlich überzeugt hätte. Man nannte Publius Faustus Andrelinus, den 1517 in Paris gestorbenen Freund des Erasmus. An den Manichäer Faustus wurde erinnert, der um 400 lebte und gegen den der Kirchenvater Augustinus polemisierte. Den Herausgeber einer 1522 in Straßburg publizierten Terenz-Edition, Lucius Victor Faustus, zog man in Betracht; auch der immer wieder zu Verwechslungen einladende Mainzer Buchdrucker Johann Fust sollte der gesuchte »senior« sein. Neben weiteren Namensvettern kam das Geschlecht der Fauste von Stromberg ins Spiel, die in der näheren Heimat des Trithemius ansässig waren. Schließlich war da noch der polnische Gelehrte Faustus Socinus. Weil aber keiner von all denen so recht zu passen schien, suchte man sich mit einer philologisch-gewitzten Übertragung von »Faustus« zu »Fortunatus« zu helfen, oder man konstruierte: »Vielleicht soll das ›iunior‹ eine magische Fähigkeit Fausts, sich ewig zu verjüngen, andeuten.«[9] Es wurde auch an einen in alchemiegeschichtlichen Schriften auftretenden »Senior, den Philosophen« erinnert, doch erschien dieser Hinweis angesichts von Fausts Selbsteinschätzung in der Alchemie wenig plausibel: Faust hätte sich kaum das eine Mal den Bedeutendsten und das andere Mal nur einen »iunior« genannt.

Daß nach so vielen unbefriedigenden Hypothesen auch der Verdacht geäußert wurde, Faust habe sich mit diesem »iunior« einen mystifizierenden Scherz erlauben wollen und durch die Erfindung eines »senior« nur die Leute verwirrt, kann nicht verwundern. Nur der Kuriosität halber sei die vollends abwegige Mutmaßung von August Holder (1907) erwähnt, der eine Identität von »Faustus iunior« und »Faustus senior« postulierte mit der Begründung, der »Faustus iunior« habe seine bisherige übelbeleumundete Biographie gleichsam verabschieden wollen, um unter dem neuen Namen eine unbescholtene Existenz beginnen zu können.

Es gibt aber noch eine weitere Erklärung des »Faustus iunior«, auf die neben anderen Forschern auch Thomas Mann aufmerksam gemacht hat, nämlich die Annahme, daß sich Faust hier wie auch in seinem Titel »Zweiter in der Magie« in »mythischer Wiederkehr«[10] auf Simon Magus bezog. In der Tat hat sich dieser Erzzauberer mehrfach als »Faustus« bezeichnet, was jedem Leser der weitverbreiteten *Recognitiones* geläufig war, jenes spätantiken Abenteuerromans, der das Heilswerk des Apostels Petrus und das Unheilswerk des teuflischen Zauberers Simon schilderte.[11] In Simon Magus den »Faustus senior«, den »Ur-Faust«, zu sehen, hat die meiste Wahrscheinlichkeit für sich und entspricht am ehesten Fausts programmatischer Unbescheidenheit, sich nur dann an andere Namen anzulehnen, wenn deren Träger längst zu mythischen Größen geworden sind.

»Wie ein zweiter Hebräer Esra«, so heißt es im Trithemius-Text, wollte Faust in Gelnhausen die Werke von Plato und Aristoteles wiederherstellen, »wenn alle Werke« der beiden Philosophen »durchaus aus der Menschen Gedächtnis verlorengegangen wären«. Esra (oder Esdras) zählt zu den biblischen Propheten des Alten Testaments. Ein Buch der Heiligen Schrift trägt seinen Namen, weist also Esra als kirchlich anerkannten Autor aus. Esra ist geschichtlich verbürgt als ein jüdischer Priester und Schriftgelehrter, der im Jahre 458 v. Chr. an der Spitze seiner aus der babylonischen Gefangenschaft zurückwandernden Glaubensgenossen die Gemeinde in Jerusalem aufgrund des mosaischen »Pentateuch«, der Fünf Bücher Mosis, reformierte. Esra ließ zum ersten Mal das Laubhüttenfest feiern und begründete zur Reinerhaltung der religiösen Lehre den Stand der Schriftgelehrten. Diese Aktivitäten hätten Esra freilich kaum als Vorläufer Fausts geeignet erscheinen lassen: Der Esra der offiziellen Kirche war ein geschickter Organisator, ein kluger Reformer und ein korrekter Beamter.

Aber es gab sozusagen eine zweite Ausgabe dieses Esra – und auf diese bezog sich Faust. Über den »zweiten« Esra ist in den sogenannten apokryphen oder auch pseudepigraphischen Büchern berichtet, in jenen biblischen Schriften geheimen oder auch verbotenen Charakters, denen die Amtskirche die Anerkennung verweigert hat mit dem Argument, sie seien nicht vom Heiligen Geist eingegeben worden. Daß aber solche Bücher – etwa das Thomas-Evangelium, das Sechste und Siebte Buch Moses, auch die Schriften der gnostischen und manichäischen Sektierer – gleichwohl gelesen und geglaubt wurden, konnte die Kirche nicht verhindern. In den apokryphen Esra-Büchern war nun davon die Rede, daß der Prophet, ähnlich wie Moses auf dem Berg Sinai, entrückt wurde und vom Engel Uriel all jene heiligen Texte geoffenbart bekam, die er danach aus dem Gedächtnis aufschreiben und überliefern sollte: die Texte der Kabbala, der jüdischen Geheimlehre. Esra, so wird weiter berichtet, habe den Auftrag des Engels erfüllt und zusammen mit fünf Gehilfen insgesamt 70 Bücher niedergeschrieben, Bücher, die aber streng gehütet werden mußten und deren Inhalt nur mündlich an wenige Auserwählte weitergegeben werden durfte.

Auf *diesen* Esra konnte sich Faust mit gutem Grund berufen, wollte er als ein Gedächtniskünstler erscheinen, der auch die riesigen

Textmengen der platonischen und aristotelischen Schriften zu speichern verstand. Daß er außerdem das Moment entrückter Inspiriertheit als willkommene Assoziation hervorrief, konnte ihm nur recht sein; und daß Esra zudem als Begründer der soeben von Pico della Mirandola und Johannes Reuchlin neu ins Bewußtsein gebrachten Kabbala fungierte, das machte ihn für Faust vollends zum idealen Ahnherrn. Eine solche Nachkommenschaft bedeutete ererbten Ruhm, sozusagen ein vorgegebenes Adelsprädikat. Wie bei der Berufung auf Simon Magus diente auch die verbale Verneigung vor Esra zur Steigerung von Fausts eigener Bedeutsamkeit. Wer im Glanz von großen Namen steht, kann sein eigenes Licht um so strahlender erscheinen lassen . . .

Obwohl das Buch von Philipp Begardi 1539 noch zu Lebzeiten Fausts erschien, geriet es erst sehr spät ins Blickfeld der Faust-Forschung, vermutlich wegen seiner Seltenheit. Aber auch nach seiner »Entdekkung« blieb der Text stets nur einer unter anderen, die allesamt im Schatten der Trithemius-Aussage standen. Der Wormser Stadtarzt hebt als zentrale Selbstcharakterisierung Fausts hervor, er habe sich *»philosophus philosophorum«* genannt. Mit dem Titel eines Philosophen

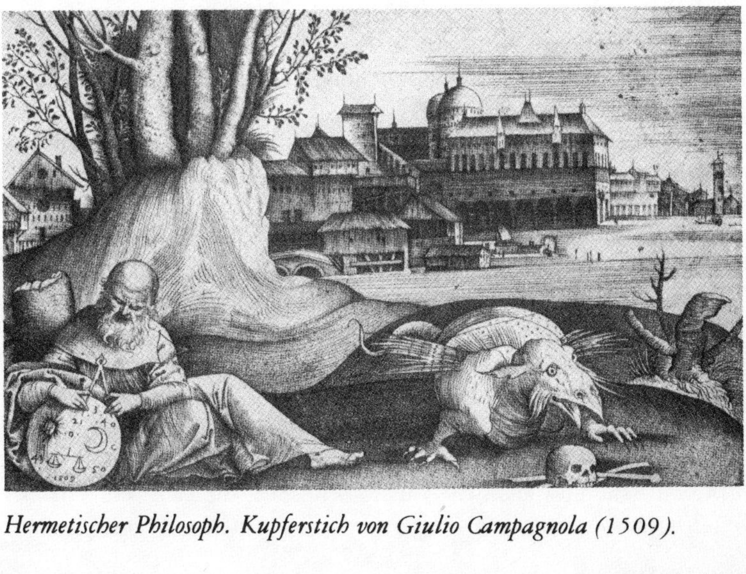

Hermetischer Philosoph. Kupferstich von Giulio Campagnola (1509).

tauchte Faust bereits andernorts auf: in der Kammerrechnung des Bamberger Bischofs 1520 und im Brief Philipp von Huttens 1540. Offenbar hat sich Faust mit besonderer Vorliebe – und sicherlich auch mit besonderem Bedacht – dieser Bezeichnung bedient, die schon um 1500 sozusagen gesetzlich nicht geschützt war: Ein Philosoph genannt zu werden oder sich selbst so zu nennen, bedeutete oder verlangte Respekt, handelte es sich doch dabei eher um eine Berufung als um einen Beruf. »Philosoph« wurde man also nur aufgrund eigener Anstrengung und Leistung.

Mit »Philosoph« war, übersetzte man die griechische Vokabel wörtlich, ein »Liebhaber der Weisheit« gemeint; aber eine inhaltliche, etwa an bestimmten Einzeldisziplinen orientierte Ausfüllung dieser »Weisheit« gab es nicht. Die Weisheit des Philosophen war umfassend, überlegen, abgeklärt; sein Standpunkt war jener archimedische Punkt, von dem aus sich das Treiben der Welt überschauen und – ein Ausdruck von Theodor Fontane – in »heiterem Darüberstehen« ertragen ließ. Allerdings gab es seit dem Mittelalter unterschiedliche Nuancen des Wortes »Philosoph«: Einmal nannte man so die Mathematiker und Astrologen (in Johannes Lichtenbergers Vorrede zu seinem oftmals aufgelegten und 1488 erstmals erschienenen Weissagungswerk *Prognosticatio*); dann den Arzt Paracelsus (Valentin A. Sileranus bezeichnet ihn als »großen philosophus und medicus«); dann jene Alchemisten, denen in England seit 1444 durch Schutzbriefe bescheinigt wurde, daß sie die »Kunst der Philosophie an gewissen Metallen ausüben«; dann die Priesterherren der alten Franken (»Philosophen« nennt sie Trithemius in seinem Geschichtswerk *De origine gentis Francorum compendium,* 1514). Ferner wurden die wirklich eingeweihten Magier nach einer aus dem Orient stammenden und über die Jahrhunderte verschwiegen vom Meister auf den Schüler weitergegebenen Tradition »Philosophen« genannt;[12] und schließlich ehrte man den griechischen Erzphilosophen Aristoteles mit dem dann wörtlich von Faust gebrauchten Titel eines »philosophus philosophorum«.[13]

Wenn sich Faust mit diesem Titel schmückte, hatte er aber wohl – trotz seines Angebots, die Schriften des Aristoteles wiederherstellen zu können – nicht den Griechen im Sinn. Eher waren es die Anklänge an alchemistische und magische Zusammenhänge, die Faust die Vokabel »philosophus« und deren Steigerung willkommen erscheinen ließen:

Auf diese Weise konnte er seiner durch nichts mehr zu übertreffenden Außerordentlichkeit einen Ausdruck verleihen, der gleichzeitig an die umfassende »Weisheit« erinnerte, die im Wort »Philosoph« mitschwang. Der Titel »philosophus philosophorum« enthielt somit die zusätzlichen Dimensionen und Bedeutungsebenen des geheimen und verbotenen Wissens sowie des Vertrautseins mit zukünftigen Dingen.

Weil Faust aufgrund dieser und anderer Formeln, Titel, Versprechungen oder vollbrachter »Wunder« auch noch in dem halben Jahrhundert zwischen seinem Tod um 1540 und dem Erscheinen der *Historia* 1587 im Gespräch der Leute blieb, bis der »Doktor« Faust endgültig seine beispiellose Karriere antrat, kamen auf diesem Weg Fausts Betätigungen als Mantiker und Prophet, als Arzt und Astrologe, als Alchemist und Magier variantenreich zur Darstellung. In jedem einzelnen dieser Berufe mochte es ein Könner zu einigem Ruhm bringen; und wenn einer gar mehrere dieser Disziplinen zu beherrschen und miteinander zu kombinieren wußte, dann stieg sein Renommee ganz gewiß. In Fausts Epoche gab es solche vielseitigen Begabungen genug. Wenn er sich von diesen abheben konnte, dann mußte noch eine weitere Qualität im Spiele sein: die Meisterschaft im situationsgerechten Verhalten, vor allem beim Umgang mit dem Publikum, die Beherrschung psychologischer Regeln und Kniffe.

Die zeitgenössischen Quellen lassen zwar nur wenig Aufschlüsse über Fausts Selbstdarstellung zu, aber zumindest an zwei von Trithemius geschilderten Beispielen kann deutlich gemacht werden, wie Faust sich ins Spiel brachte, wie er sein Programm präsentierte und wie entschieden er dabei den Faktor »Publikum« einkalkulierte. Das erste Beispiel mit der versprochenen Wiederherstellung der Werke Platos und des Aristoteles haben wir bereits kennengelernt als ein freches Verwirrspiel mit eulenspiegelhaften Zügen, auf die aber nicht nur die Gelnhausener Bürger prompt hereinfielen, sondern auch der mit allen Wassern der Weisheit gewaschene Abt Trithemius.

Das zweite Beispiel, ebenso im Bericht des Abtes enthalten, hat Würzburg zum Schauplatz: Hier rühmt sich Faust, wie wir sahen, »in Gegenwart vieler Leute«, die Wunder Christi beliebig oft wiederholen zu können. Benutzte der Magier in Gelnhausen den Hunger nach antiken Quellen als Köder, so bediente sich seine Würzburger Verheißung der Religiosität eines Zeitalters, in welchem zwar an den Formen der Kirchlichkeit immer lautere Kritik geübt wurde, in der aber die Person Jesu Christi unangefochten das Zentrum jeglicher Gläubigkeit geblieben war. Wollte Faust im kirchenreich-katholischen Würzburg die Wunder des Erlösers wie Tricknummern reproduzieren, so bedeutete dies nur auf den ersten Augenschein eine Blasphemie und eine tollkühne Todsünde. Es war lediglich die eine Seite der Medaille. Die andere Seite bestand darin, daß Faust solche gotteslästerlichen Ankündigungen nicht im stillen Kämmerlein tat, sondern auf dem Markt vor vielen Leuten. Durch diese Situation aber mußte aus der bloß individuellen Blasphemie sogleich eine kollektive werden, wäre Faust tatsächlich daran gegangen, seine ketzerischen Worte szenisch umzusetzen. Kein Würzburger Katholik, dessen konnte er sicher sein, würde ihn zu dem versprochenen Spektakel auffordern; und wenn sich einer wider alles Erwarten dazu verstiegen hätte, dann wäre er von den anwesenden Geistlichen oder treuen Kirchgängern im selben Moment energisch zur Räson gebracht worden.

Bevor aus diesen beiden Episoden weitere Schlüsse gezogen werden sollen, sei auf die zweite Faust-Erzählung in Zacharias Hogels *Chronik von Thüringen und der Stadt Erfurt* hingewiesen, die um 1550 notiert wurde und möglicherweise auf einen Auftritt Fausts in Erfurt zurückgeht. Hier wird bei einer Magisterpromotion beklagt, daß viele Komödien des Plautus und des Terenz verlorengegangen seien.

> D. Faust hörte zu, hub auch an, von beiden Poeten zu reden, erzehlte etliche Sprüche, die in ihren verlohrnen Comoedien stehen solten, und erbot sich, wo es ihm ohn gefahr und den Herrn Theologen nicht zu wieder seyn solte, die verlorne Comoedien alle wieder an dz liecht zu bringen und vorzulegen auf etliche stunden lang, da sie von etlichen vielen studenten oder schreibern geschwinde müsten abgeschrieben werden, wenn man sie haben wolte, und nachfolgends möchte man ihrer nützen, wie man wolte. Die Theologen und Rahtsherren aber ließen ihnen solchen vorschlag nicht gefallen: denn, sagten sie, der Teufel möchte in sollche newerfundene Comoedien allerley ärgerliche sachen mit einschieben, und man könte doch ja auch ohne dieselben aus denen, die noch vorhanden weren, gnung gut Lattein lernen. Dorfte also der Teufelsbanner hierinnen kein meisterstück sehen laßen.[14]

Aus allen drei Erzählungen geht zunächst hervor, daß sich Faust offenbar seinem jeweiligen Publikum anzupassen wußte und ganz augenfällig nie mit Kleingeld klimperte, sondern stets mit großen Scheinen winkte. Daß er nach superlativischen Versprechungen gleich in medias res ging und eine Séance begann, ist kaum vorstellbar. Vermutlich absolvierte er zunächst ein mehr oder weniger konventionelles Programm von Taschenspielereien, optischen Tricks und »magischen« Illusionen, bevor er mit jenen Dingen aufwartete, die den Leuten in den Ohren blieben und dann über Dritte den Weg auf das Schreibpult des Trithemius fanden.

Die aus Gelnhausen, Würzburg oder Erfurt erzählten Geschichten zeigen gleichsam nur die Spitze des Eisberges: Um derart gegen die kirchliche und die geistige Obrigkeit loslegen zu können, mußte ohne Zweifel »magische Knochenarbeit« vorausgehen – also eine handwerklich hieb- und stichfeste Revue seltener Kunststücke oder ehrfurchterregender Ausbreitung dunklen, geheimen oder sogar verbotenen Wissens. Zuerst mußte der Zauberer, der Alchemist, der Chiromant Faust seinen Mann stehen, bevor er sich seinem Privatvergnügen hingeben konnte, die Gelehrten mit scheinlogischen Schattenboxereien zu veralbern oder die überall den Teufel witternden Kirchenlichter zum Flackern zu bringen.

Faust hatte wohl bereits im Zauberteil seiner Show einige Kaninchen mehr im Hut als seine Kollegen. Was er freilich während der »Pflicht« im einzelnen bot, darüber wissen wir fast nichts. Daß aber gerade die »Kür« bekannt wurde, daß man darüber redete und schrieb, spricht für Fausts kluge Programmabfolge. Fausts Auftreten, das auf die jeweilige Kundschaft abgestimmt war, bildete ja erst die Voraussetzung für jene »Künste«, in denen er sich hauptsächlich betätigte: Einer, der aus den Sternen oder aus der Kristallkugel, aus der Hand oder dem Gesicht, auch aus den Elementen die persönliche Zukunft seines Klienten vorhersagen wollte – solch ein Mantiker kam allein auf dem Weg spontaner Sympathie dazu, seine Fähigkeiten an den Mann zu bringen. Hier ging es ja um die intimsten Sehnsüchte und persönlichsten Ängste dessen, der begierig war, hinter die Wolken zu schauen.

Man geht sicher nicht fehl, die Eingangsverhandlungen einer mantischen Séance mit einem therapeutischen Gespräch unserer Tage zu vergleichen. Beidesmal ging und geht es um eine unabdingbare Vertrauensbasis, die erst aufgebaut werden muß, soll im weiteren Verlauf Vergangenes oder Künftiges erhellt werden. Der in solchen psychologischen Konstellationen geübte Faust wird seine Begabung zuzuhören und zu beobachten sicherlich auch dann eingesetzt haben, wenn er Probestücke aus seinem Zauberrepertoire vorführte; auch dann, wenn er im Anschluß an seine Vorstellung den Magiermantel abwarf und die Schellenkappe des philosophischen Narren überzog, sich aufs Lesepult humanistischer Gelehrsamkeit stützte oder an den Soutanen der Geistlichkeit zerrte. All diese Übergriffe in Bereiche, die außerhalb der Zauberei lagen und die zudem von mächtigen Institutionen und klugen Köpfen streng als Reservate gehütet wurden, all diese methodisch kaltblütig eingefädelten Provokationen konnten nur dann auffallen und im Gedächtnis der Leute bleiben, wenn sich Faust als situationsgerechter Psychologe bewährte, wenn er durch sein ganzes Auftreten und Argumentieren glaubhaft zu machen verstand, daß er, der Fachfremde, der von seinen Bewunderern zum »Doktor« Promovierte, dennoch ein Recht habe, hier mitzureden.

Auf diese Weise ist im übrigen auch der maßlose und für vierzehn Monate sozusagen auf Eis gelegte Zorn zu verstehen, der in der langen und bösen Epistel des Trithemius zum Ausdruck kommt: Der durch autodidaktische Anstrengung »Studierte« und in seiner Gelehrsamkeit von vielen bestätigte Abt erfuhr zweifellos, daß jener »Magister« Faust nicht nur ein überdurchschnittlich begabter magischer Unterhaltungskünstler war, sondern daß er zudem und gleichsam so nebenher mit Dingen jonglierte, welche die Reviergrenzen des humanistisch-elitären Edelwilds keineswegs respektierten. Vor allem gegen diesen Eindringling in den engen, strengen Zirkel der »Weisen« wandte sich des Trithemius Epistel mit ihren Verdächtigungen, ihrer Galle und ihrer Kirchlichkeit.

Die trübe und schiefe Optik des Ex-Abtes von Sponheim wurde, wie schon mehrfach betont, von der Forschung meist ungeprüft übernommen. Und so hat man kaum jemals versucht, sich den historischen Faust bei seinem Broterwerb in den Dorfschenken und auf den Kirchplätzen als einen Mann vorzustellen, der sein natürlich auf klingende Münze bedachtes Geschäft mit einer sympathischen Form der Gerissenheit verrichtete. Man hat nicht einmal die Gegenprobe gemacht, also gefragt, ob denn das von Trithemius eingeschwärzte Scheusal überhaupt an Kunden und an deren Geld hätte kommen können. Und ebensowenig wurde die Frage gestellt, ob denn der von Trithemius als schäbiger Finsterling gebrandmarkte Faust den

Ruhm hätte erwerben können, von dem 1539 Begardi spricht, von dem nach 1540 ein immer rascher wachsender Legendenberg und schließlich 1587 die erste von aberhunderten literarischen Darstellungen dieses Faust zeugte.

Faust muß ein gewinnendes Wesen besessen haben, sogar Charme, Ironie, Witz, in Schmunzeln verpackte Aggressivität – oder doch zumindest die Fähigkeit, als einer zu erscheinen, der jene Eigenschaften besitzt. Ans Geld der Leute kam Faust nur, wenn sein Auftreten nicht brüskierte, sondern gewann, wenn er zu seinem nachweislichen Ruhm die Voraussetzung breiter Beliebtheit schuf. Der Faust des Trithemius – er wäre nie und nimmer berühmt geworden. Der Faust, der trotz des Trithemius berühmt wurde – er mußte anders gewesen sein als auf jener neidgelb verzerrenden Karikatur.

Seit dem 19. Jahrhundert hat die okkultistische Forschung immer wieder entschieden darauf hingewiesen, daß ein psychologisch hochbegabter Faust mit den Mitteln von Suggestion und Hypnose und mit mediumistischen Elementen gearbeitet habe. Unbestreitbar ist, daß diese Phänomene eine Tradition haben, die weit über Fausts Epoche zurückreicht und teilweise schon in antiken Zeugnissen dokumentiert ist. Suggestion und Hypnose erhalten neuerdings in der Medizin einen Wert als anamnetische oder therapeutische Hilfen, werden also nicht mehr als »mittelalterlicher« Hokuspokus abgetan. Und außerhalb der Medizin sind die zu kollektiven Hysterien führenden politischen und religiösen Massensuggestionen jedermann ebenso bekannt wie die mit Hypnose operierenden Bühnenshows, in denen gleichzeitig mehrere Menschen in Starre oder auch in den Glauben versetzt werden, sie äßen einen Pfirsich statt einer Zwiebel. So unbestreitbar die Tatsache einer Hypnotisierbarkeit von Individuen oder Gruppen auch ist (wobei es natürlich leicht und kaum hypnotisierbare Menschen gibt), so unklar ist doch das historisch breit dokumentierte Phänomen bis heute geblieben.

Sigmund Freud etwa mußte konstatieren: »Über das Wesen der Suggestion, das heißt über die Bedingungen, unter denen sich Beeinflussungen ohne zureichende logische Begründung herstellen, hat sich eine Aufklärung nicht ergeben.« Nicht zuletzt wegen der Ohnmacht, den Phänomenen von Suggestion und Hypnose mit rationalen Erklärungen beizukommen, wurden von jeher die Hypnosebegabten scheu bewundert und entweder als begnadete Eingeweihte oder als besonders suspekte Exekutoren finsterer Mächte angesehen. Im 16. Jahrhundert bezeichnete man sie einerseits pauschal als Schwarzkünstler oder Zauberer, andererseits sehr treffend und anschaulich als »fascinatori«. Hat dieses Wort von seiner lateinischen Wurzel her auch zunächst die Bedeutung des Beschreiens und Behexens, so gehört in der Zeit Fausts doch bereits als zweite Bedeutungsebene das hinzu, was wir heute mit »faszinieren« bezeichnen: also das rational nicht kontrollierbare und auch nicht analysierbare frappierte Staunen über etwas, das unerklärbar bleibt und das seine Faszination trotzdem oder gerade deswegen ausübt. Ein Faszinator konnte freilich nur einer sein, der neben perfekt inszenierten Illusionen und geschickt arrangierten kollektiven Wachträumen auch selbst als Person von einer Wirkung auf das Publikum war, in der sich Irritation und Attraktion die Waage hielten. Wer sich zu Fausts Zeit den schaurig-unterhaltsamen Spektakeln eines Programms der tollen Illusionen hingeben wollte, um Dinge aus ferner Vorzeit oder aus fremden Ländern zu »sehen«, der war in allererster Linie auf die Ausstrahlung, auf das Charisma des Faszinators angewiesen. Schaffte dieser es nicht, eine tatsächlich magische Stimmung und eine Atmosphäre der durchaus gläubig zu nennenden Unterwerfung unter seine Macht herbeizuführen, dann konnte der Funke nicht überspringen; dann versagte das laut Agrippa bei der Faszination unabdingbare Fluidum, das von den Augen des Magiers auf die Augen des Publikums übergehen muß.

Wenn Faust mittels hypnotischer und suggestiver Künste zauberte, dann waren freilich derlei Überlegungen für sein Publikum unnötiger Ballast. Die Leute kamen, um etwas zu sehen, was sie sonst nirgends und niemals sehen konnten. Sie wollten, wenn Zacharias Hogels Erfurter Chronik korrekt berichtet, die Helden des klassischen Griechenlands kennenlernen. Ein anderes Publikum, ein dörfliches zumal, hatte sicher ganz andere Wünsche. Vielleicht – das ist oft vermutet worden – kombinierte Faust auch seine speziellen psychologischen Beeinflussungskünste mit den »Diaprojektionen« einer Laterna magica. Ob Faust aber mit dieser von Agrippa so genannten »Zauberlaterne« operierte oder lediglich mit Worten und Gesten und Blicken, in jedem Fall bot er seinem Publikum neben allen Sensationen zuerst und zuletzt sich selbst als Hauptattraktion.

Der Psychologe Faust: er schuf die Voraussetzungen für seinen eminenten Erfolg bei Lebzeiten und für seinen überbordenden Ruhm nach seinem Tod. Daß dieser Faust ebenso in Wirtshäusern auftrat wie an einem fürstbischöflichen Hof, daß er zwischen Gelnhausen und Würzburg seine provozierenden Zugaben nach dem Normalprogramm einmal mit Klassisch-Humanistischem und dann mit Christlich-Theologischem bestritt, daß er in Rebdorf in die Kutte eines Johanniter-Komturs schlüpfte und zwölf Tage später in Ingolstadt in den Gelehrtenrock eines Heidelberger Doktors, daß er von Fürth aus beim Nürnberger Rat vorsichtig um eine Besuchserlaubnis anklopfte, daß er beim Rühren der eigenen Werbetrommel nicht eben zaghaft zu Werke ging, daß er dennoch den feinsinnigen Erasmus-Freund Daniel Stibar zum Freunde gewann – all das spricht dafür, daß er seine Handlungen und Auftritte in wohldosierter Variabilität zu planen und zu inszenieren wußte.

Ein derart facettenreich gestaltetes Profil läßt es ohne viel Spekulation wahrscheinlich erscheinen, daß Faust auch bei seiner »Öffentlichkeitsarbeit« mit wechselnden Tempi und mit der jeweiligen Situation angemessenen Schattierung auftrat. Das Faszinosum seiner Persönlichkeit und die geheimnisvolle Deutlichkeit seines Ruhms sind damit freilich nur skizziert. Doch für die magnetische Konzentrierung riesigen Legendenmaterials auf diesen »Doktor« Faust bleibt keine andere Erklärung als eben die, daß hier ein bei seiner Arbeit »hypnotisierender« und nach seinen Auftritten unvergeßlicher Alleskönner nicht nur von der Sache her, sondern auch von seinem überdurchschnittlich entwickelten psychologischen Gespür her selbst die Fundamente legte für die literarischen Häuser, die ihm von 1587 an erbaut werden sollten.

Gute Geschäfte mit der Zukunft – Fausts mantische und prophetische Künste

Viel Praktik und Weissagekunst
Verbreitet jetzt der Drucker Gunst;
Die drucken alles, was man bringt
Und was man schändlich sagt und singt.
Da schaut nun niemand strafend drein,
Die Welt, die will betrogen sein!

Sebastian Brant, *Das Narrenschiff,* 1494

Die weissagende Mantik und die sterndeutende Astrologie haben es stets mit der Zukunft zu tun; sie ziehen den Schleier weg, der das Morgen und das Übermorgen verhüllt. Wer es versteht, das Künftige jetzt schon zu enthüllen, der gilt als Prophet. Und als Prophet konnte und kann sogar gelten, wer den Zukunftssüchtigen und Leichtgläubigen wenigstens den Anschein zu geben vermag, er wisse das Übermorgen zu schauen. Faust, das zeigt sich bei seinem Besuch in Rebdorf 1528, begriff sich als Prophet, und er wurde offenbar auch als ein solcher anerkannt. Er muß sogar als ein Zukunftsdeuter von hohem Rang gegolten haben, sonst wäre er nicht 1520 vom Bamberger Bischof Georg III. als Nativitätenausleger engagiert und fürstlich honoriert worden; Joachim Camerarius hätte sich in seinem Brief an Daniel Stibar 1536 nicht so dringend über die Prognosen Fausts erkundigt, wie denn der neuerlich aufgeflammte Krieg zwischen Kaiser Karl V. und seinem Erzrivalen König Franz I. von Frankreich enden werde; Philipp von Hutten hätte sich 1534 vor seiner Expedition nach Venezuela nicht eine Vorhersage von Faust erstellen lassen, die, wie es sein Brief vom 16. Januar 1540 ausweist, dann auch tatsächlich zutraf; im Ingolstädter Ausweisungsbeschluß von 1528 wäre kaum als einzige »Berufsangabe« das Wort »Wahrsager« aufgetaucht; und schließlich hätte sich nicht die Anekdote herausbilden können, Faust habe am 24. Juni 1535 von Korbach aus die in derselben Nacht erfolgende Wiedereroberung Münsters durch Bischof

Franz I. von Waldeck vorhergesagt – wobei nicht auszuschließen ist, daß diese Anekdote einen historischen Kern hat.

Zudem findet sich unter den zeitgenössischen Quellen, nämlich im Wettertagebucheintrag des Rebdorfer Priors Kilian Leib vom 5. Juni 1528, eine bisher kaum beachtete Aussage Fausts, die seine Selbsteinschätzung als Prophet klar zum Ausdruck bringt – wenn auch der Zusammenhang auf den ersten Blick eher kurios oder gar unsinnig erscheinen mag. Der erste Satz von Kilian Leibs Eintrag lautet nämlich:

> Georg Faust helmstet. sagte am 5. Juni 1528: Wenn Sonne und Jupiter im gleichen Grad ein und desselben Tierkreiszeichens sind, dann werden Propheten geboren (solche wie er, wie ich glaube).

Zeigt sich in dem Klammerzusatz des skeptischen Priors auch viel Distanz zu dem von Faust erhobenen Propheten-Anspruch, der für den geistlichen Herrn den Propheten des Alten Testaments und Johannes dem Täufer vorbehalten war, so bleibt doch dieser Anspruch Fausts bestehen als ein Selbstverständnis, das subjektiv nicht bestritten werden kann und das, zieht man andere zeitgenössische Quellen hinzu, offenbar auch objektiv gerechtfertigt erscheint.

Vor allem kommen hier der Brief des Trithemius und der Buchabschnitt bei Begardi in Betracht: In beiden Zeugnissen ist von mantisch-prophetischen Praktiken Fausts die Rede. Daß diese Praktiken beidesmal als Beutelschneidereien verdächtigt und in die Nähe schwarz-magischer Vergehen gerückt werden, kann angesichts der Verfasser nicht verwundern. Beide haben keineswegs vor, Faust als erfolgreichen Mantiker und Propheten zu rühmen; beiden dienen vielmehr Fausts mantische Tätigkeiten zur Illustration seiner »Narrheit« (Trithemius) und seiner Scharlatanerie (Begardi). In gleichfalls abschätziger Weise erscheint Faust bei Mutianus Rufus 1513 als »ein gewisser Chiromant«; und in Nürnberg 1532 wird Faust als einem »Nigromanten« das Betreten der Stadt verwehrt.

Die mantischen Praktiken, so geht aus diesen vier Zeugnissen hervor, machen denjenigen, der sie ausübt, verdächtig. Mochten noch so viele Leute ihr Geld für solche Weissagungen aufwenden, und mochte es auch genug selbsternannte Meister der mantischen Künste geben, so hat doch die Kirche wiederholt Verbote gegen derlei freventliche Manipulationen ausgesprochen, die allesamt darauf hinauslaufen, die unerforschlichen Ratschlüsse Gottes auszukundschaften.

Seit dem Mittelalter zählten für die Kirche die meisten Mantiken zur Schwarzen Magie, zur Schwarzkunst; und die Zeitgenossen Fausts schwankten, ob sie die Weissagetechniken mit dem Teufel in Verbindung bringen, als ernst zu nehmende Künste anerkennen oder nur lächerlich finden sollten.

Wenn Mutianus Rufus über den Chiromanten Faust schrieb: »Sein Beruf und der Beruf aller Weissager ist nichtig«, dann nahm er die Position der Mantik-Verächter ein. Allerdings kam der Humanist Mutianus Rufus hier in Konflikt mit den Zeugnissen antiken und vor allem römischen Denkens und Verhaltens, die ihm sonst als vorbildlich galten. In der Antike nämlich war die Mantik alles andere als eine verächtliche Angelegenheit gewesen. Ganz im Gegenteil: In einem Weltbild, in dem die Himmlischen mit den Irdischen in persönlichen Verkehr treten konnten, galt die mantische Kraft als ein Göttergeschenk, und die Seher oder divinatorisch begabte Priester und Orakelkünder galten als besonders verehrungswürdige Menschen. Vor allen wichtigen politischen Entscheidungen wurden staatlich besoldete Priesterbeamte um Rat gefragt: die Eingeweideschauer, die Vogelschauer, die Zeichendeuter (die z. B. aus Blitzen die Zukunft erschlossen). Die Antike unterschied bereits zwischen der intuitiven und der induktiven Mantik. Zur intuitiven wurden Traumorakel oder »angeborenes« Sehertum gerechnet; zur induktiven Mantik gehörten alle Wahrsagepraktiken, die aufgrund von Beobachtungen oder von Versuchsanordnungen mittels einer oft hochkomplizierten Kombinatorik zu bestimmten Schlüssen kamen – Schlüssen, die ebenso das persönliche Zukunftsschicksal eines einzelnen betreffen konnten wie den Ausgang eines bevorstehenden Krieges zwischen zwei Staaten. Innerhalb der induktiv-kombinatorischen Mantik waren es die Vier-Elemente-Mantiken – die Zukunftsdeutungen mit und aus Erde, Wasser, Feuer und Luft –, die besonders häufig praktiziert wurden: In den vier Elementen, in den als göttlich angesehenen Urbestandteilen des Lebens, glaubte man die weissagende Kraft am reinsten und stärksten vorhanden.

Mit seinem hochmütigen Spott über alle Arten der Mantik begab sich also Mutianus Rufus in einen auffälligen Widerspruch zu seiner sonst bewiesenen Verehrung und Nachahmung antiker Geistesart. Freilich, Rufus wie auch die meisten anderen Humanisten seiner Epoche glaubten als Christen nicht mehr an die olympischen Götter

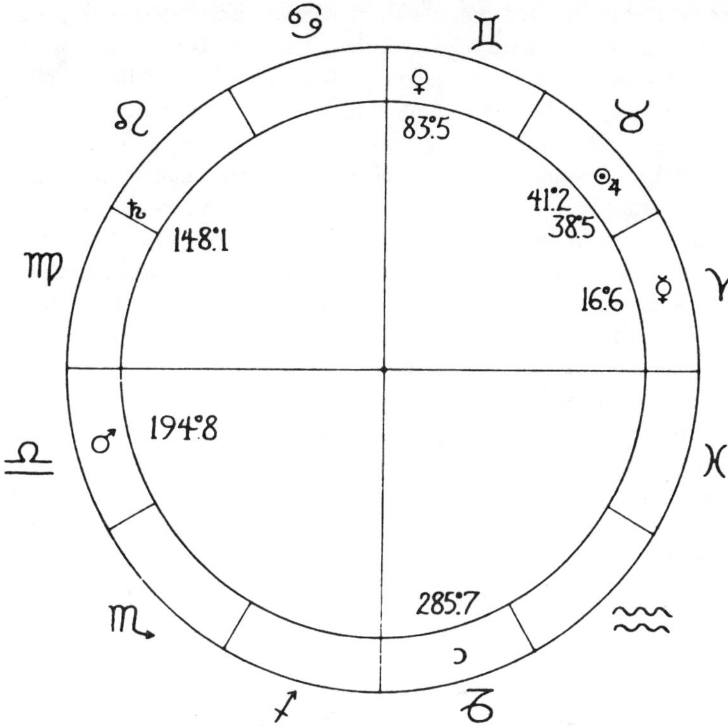

Mars rückläufig; Saturn nahezu stationär; Merkur, Venus und Jupiter rechtläufig.

Schema der Planetenkonstellation im Tierkreis für den 23. April 1478. Für dieses Datum, das Georgsfest 1478, kann, einer hypothetischen Berechnung zufolge, Fausts Geburtstag angenommen werden.

und an ihren direkten Verkehr mit den Menschen: Leda mit dem Schwan, um nur ein Beispiel zu nennen, war keine Realität mehr, sondern nur noch ein beliebtes Sujet für die Künstler. Daß der oberste Gott eine Irdische besucht und verführt – eine solche Vorstellung galt seit dem Sieg des Christentums als heidnisch; und als heidnisch galten ebenso Orakel, Sehertum, Vogelschau und die Totenbeschwörung, durch die bei Homer der »listige« Odysseus den toten blinden Seher Teiresias aus der Unterwelt holt und befragt. Aber das Christentum hatte es keineswegs fertiggebracht, die astrologischen oder die mantischen Praktiken und das hinter ihnen stehende System einer Verknüpfung von menschlichem Mikrokosmos und einem die ganze Welt samt ihren Sternen umfassenden Makrokosmos auszurotten. Der Glaube, daß alles, was am Himmel geschah, seine Einwirkungen auf den einzelnen Menschen hätte, vor allem der Glaube, daß die Sternen- und Planetenkonstellationen der Geburtsstunde im Horoskop dem Neugeborenen als eine lebenslang gültige Signatur mitgegeben werde, auch der Glaube, daß in den Linien und Bergen der linken Hand jedem Menschen seine Anlagen, Befähigungen oder Gefahren vorgezeichnet seien – all diese Glaubenssätze galten ungebrochen trotz christlicher Verdammungssprüche; und sie galten nicht etwa nur bei den sogenannten dummen Leuten, bei den Abergläubischen, sondern sie galten auch bei hervorragenden Geistern und bei Vertretern der christlichen Gnadenlehre.

Melanchthon etwa, der zum argen Verdruß Luthers in Wittenberg Vorlesungen über die Astrologie hielt, war, wiederum im Gegensatz zu Luther, auch ein Verfechter der Chiromantie – der Handlesekunst –, der er den Rang einer wissenschaftlichen Erkenntnismethode einräumte.[1] Gerade die Chiromantie, die von drei zeitgenössischen Zeugnissen auch Faust zugeschrieben wurde, hatte in der ersten Hälfte des 16. Jahrhunderts eine ganze Reihe höchst seriöser und weithin anerkannter wissenschaftlicher Verfechter, etwa den Bologneser Bartholomäus Cocles oder Johannes de Indagine, einen Nürnberger, der mit deutschem Namen von Hagen hieß. Ihre Schriften besaßen Lehrbuchcharakter, und daß sie als spezialwissenschaftliche Abhandlungen erscheinen konnten, ganz im Gegensatz zu den als teuflisch verketzerten Vier-Elemente-Mantiken, das verdanken sie ihrer nachweisbaren Begründung durch empirische Fakten – oder wenigstens durch Erklärungsformen, die sich empirisch zu geben wußten. Die Hauptlinien der Handinnenseite, ihre Längen, Tiefen, Winkel, auch die Ausprägung der sogenannten Berge unterhalb der fünf Finger, die Gestalt und Proportionierung der Finger, ihre Knoten usw.: all das war meßbar, in Ziffern und Zahlenverhältnissen quantifizierbar.

Nahm man dazu die in Fausts Epoche kaum bestrittene und sehr wohl auch ins christliche Glaubensgebäude integrierbare Vorstellung, daß zwischen dem menschlichen Mikrokosmos und dem Makrokosmos der gesamten Welt bis hinauf zu den Sternen ein einheitliches System

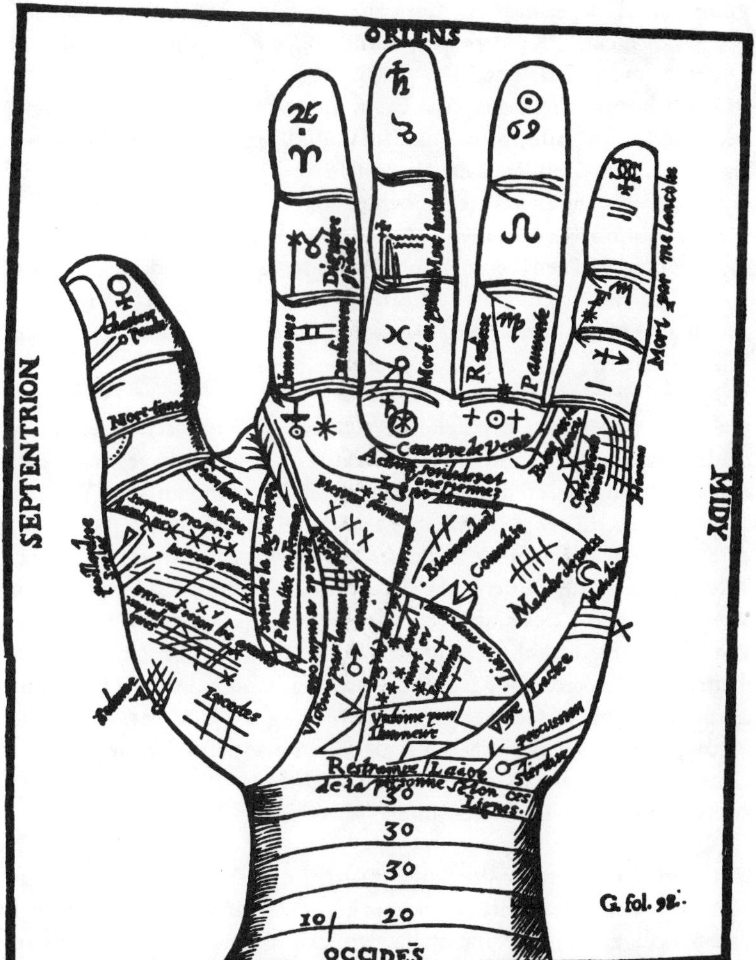

Chiromantisches Diagramm der linken Hand aus den Oeuvres *des Jean Belot (1649).*

von Verbindungen, Entsprechungen und Verweisungen herrsche, dann schien es mit Hilfe der Linien und Berge der Hand ohne weiteres und sogar wissenschaftlich exakt möglich, aus der Hand die Programmierung des Himmels abzulesen: die starken und schwachen Charakterseiten, die Anfälligkeiten für bestimmte Leiden, die Veranlagung zum Kriegshandwerk oder zur geistigen Betätigung, Liebesleben, Eheschicksal, Kindersegen, Armut oder Reichtum, Lebensdauer, Todesart und vielerlei mehr.

Die Chiromantie, derer sich Faust immer wieder zum Gelderwerb bediente (Trithemius, Mutianus Rufus und Begardi sprechen davon), erschien vielen Zeitgenossen als gesicherte Methode der Zukunftserkundung. Sie zu betreiben, mochte den radikalen Verächtern aller Mantik läppisch erscheinen; aber die meisten Gelehrten und die sogenannten kleinen Leute glaubten an dieses System der Schicksalsvorhersage, zu deren Durchführung man keine anderen Vorrichtungen brauchte als die eigene Hand und einen, der aus ihr zu lesen verstand.

Neben der hochmütigen Verachtung der mantischen Weissagepraktiken und neben der Tendenz zu ihrer Verwissenschaftlichung – beiden Aspekten werden wir bei der Astrologie wiederbegegnen – gab es, längst vorbereitet durch kirchliche Stellungnahmen und Verbote aus mittelalterlicher Zeit, die Verteufelung der Mantiken, insbesondere der Vier-Elemente-Mantiken. Wenn wir dem Brief des Abtes Trithemius trauen dürfen, hat sich Faust gerühmt, in diesen antiken Weissagekünsten bewandert zu sein. Allerdings fehlt in Trithemius' Brief bei der Aufzählung von Fausts mantischen Künsten die Geomantie, die Weissagung aus oder mit Hilfe der Erde; Trithemius erwähnt lediglich die Aeromantie (Weissagung aus der Luft), die Pyromantie (aus dem Feuer) und die Hydromantie (aus dem Wasser). Letztere ist ganz gewiß gemeint, wenn sich Faust ausgibt als »in hydra arte secundus«, als der zweite in der Wasserkunst.[2]

Um die Erläuterung der drei Faust zugeschriebenen Elemente-Mantiken mit der Hydromantie zu beginnen und um noch bei der merkwürdigen Angabe »in hydra arte secundus« zu bleiben: Den zu diesem »secundus« gehörigen »primus«, das heißt, den von Faust nicht benannten, sondern nur angedeuteten Ersten in der Hydromantie, den größten Meister in dieser Kunst, bevor Faust sie ausübte – ihn hat man meist mit Pythagoras identifiziert, seltener mit Numa Pompilius. Beide Namen fallen im *Gottesstaat* des Kirchenlehrers Augustinus, in einem Kapitel, in dem der Ursprung der Hydromantie nach Persien verlegt wird, dem Stammland sehr vieler mantischer und magischer Künste. Daß Pythagoras – er lebte im 6. Jahrhundert v. Chr. – mit der Mantik zu tun gehabt habe, wird auch von Cicero in seinem Buch *Von der Weissagung* berichtet. Ein Zeitgenosse und ein griechischer Landsmann von Pythagoras, der Philosoph und Staatsmann Thales von Milet, hatte das Wasser als Ursprung aller Dinge bezeichnet und es zum Urelement schlechthin erklärt, weil es – wie später Plinius der Ältere kommentierte – das Land verschlinge, die Flammen töte, in die Höhe steige, in Wolkengestalt vom Himmel Besitz nehme und herabfallend allen Produkten der Erde Wachstum verleihe, mit anderen Worten: allen anderen Elementen überlegen sei. Pythagoras war wegen seiner Zeitgenossenschaft mit Thales prädestiniert dazu, als Mantiker gerade das Wasser als ein Medium der Zukunftserkundung zu wählen. Allerdings fehlen verläßliche Nachrichten darüber, ob er sich tatsächlich als Hydromant beschäftigte.

Für unsere Absicht aber, einen »in hydra arte primus« zu finden, reicht es aus, daß Pythagoras durch die Überlieferung des Augustinus – eine das ganze Mittelalter hindurch lebendige Überlieferung – als *der* Meister oder auch der Erfinder der Hydromantie galt. Auf ihn berief sich Faust, auf ihn, der sich bescheidenerweise nicht einen *sophos* hatte nennen lassen wollen, einen Weisen, sondern »nur« einen *philosophos*, einen Liebhaber, einen Freund der Weisheit, der auf dem Weg war zu dem Ziel, weise zu werden. (Über 2000 Jahre später hat der Faust-Dichter Lessing ähnliches bekannt, als er im Fall der Wahl nicht die ganze Wahrheit zu besitzen wünschte, die ja doch nur Gott allein gehöre, und statt dessen den Weg zur Wahrheit begehen wollte, selbst auf die Gefahr hin, auf diesem Weg nie ans Ende zu kommen.)

Erinnern wir uns an die von Begardi notierte Selbstreklame Fausts, er sei ein »philosophus philosophorum«, dann sind bei aller verehrungsvoll eingestandenen Nachfolge des »in hydra arte secundus« doch die Unterschiede zu jenem ersten Hydromanten offenkundig. Faust trennen von Pythagoras nicht nur zwei Jahrtausende. Dem seiner Unvollkommenheit bewußten griechischen Philosophen steht der Vagant gegenüber, dem kein Etikett zu grell und dem kein Superlativ zu hochgegriffen ist.

Was verbarg sich nun hinter dem Begriff »Hydromantie«? Trithemius definierte sie kurz und global zugleich: »Hydromantia est divinacio in aqua et multiplex est«[3] – Hydromantie ist Weissagung aus dem Wasser; sie hat viele Formen. Welches waren diese Formen? Wie »funktionierte« die Hydromantie? Zunächst im Deuten von Gegebenheiten, die mit dem Wasser draußen in der Natur zusammenhingen, im Deuten von Strudeln, von Wellen und Strömungen, also im Auslegen von jedermann sichtbaren Phänomenen in Bächen, Flüssen, Seen oder im Meer. Auch die Farbe des Wassers spielte dabei eine Rolle, wenn es darum ging, die Zukunftsbotschaft des nassen Elements abzulesen und im Wasser günstige oder widrige Vorzeichen zu erkennen, etwa die Aufmunterung zu einer Reise oder das Abraten von einem Ortswechsel, die Empfehlung zu einem Grundstückskauf oder die Warnung davor, die Ankündigung einer drohenden Krankheit oder einer bestimmten Todesart. Ganz gleich auf welche Frage hin das Wasser beobachtet und ausgedeutet werden sollte – in jedem Fall mußte es in der Hydromantie ein durch keinen Zweifel erschüttertes Vertrauensverhältnis zwischen dem Meister und seiner Klientel geben. Auch wenn der zukunftsbegierige Kunde nichts vor sich sah als einen ganz normalen Fluß oder einen völlig unbewegten See, war die Voraussetzung für das Gelingen der hydromantischen Operation, daß der Weissagekundige mehr darin sehen und aus dieser scheinbaren Normalität gleichwohl weitreichende Schlüsse ziehen konnte. Klient und Meister konnten gar nicht anders, als bei jeglicher mantischen Betätigung stillschweigend davon auszugehen, daß hier kein bloßer Schabernack gespielt, daß vielmehr ein nur von wenigen Könnern begehbarer Weg zur Zukunftsdeutung beschritten wurde.

Natürlich, die äußerlichen Formen und Formeln der hydromantischen Weissagung waren für einen genauen Beobachter kopierbar – auch von Scharlatanen, denen hier eine treffliche Chance offenstand, leichtgläubigen Leuten Geld abzuknöpfen. Ob Faust nun zu den ernstzunehmenden, regelrecht dafür ausgebildeten Vertretern der Hydromantie gehörte oder ob er in diesem Metier lediglich eine besonders bequeme Art raschen Broterwerbs sah, läßt sich aufgrund der einen Trithemius-Stelle nicht entscheiden.

Die bisher erwähnten Arten der Hydromantie, bei denen sich der Meister in die Gestalt und die Farbe naturgegebener Gewässer vertiefte, waren indessen nur die allereinfachsten Erkundungsmöglichkeiten für eine Zukunftsvorhersage aus dem Wasser. Daneben gab es noch eine ganze Reihe von »Versuchsanordnungen«, die man nicht mehr draußen in der Natur suchen mußte, sondern die man überall herstellen konnte. So genügte etwa schon ein Glas Wasser, dessen Oberfläche durch ein Antippen des Glases in Bewegung gebracht wurde oder in das man einen kleinen Gegenstand fallen ließ, einen Stein beispielsweise oder einen Obstkern. Aufgabe des Hydromanten war es nun, die entstehenden Wellen, Kreise oder Luftblasen zu beobachten und zu deuten. Wann und wie sich die Kreise etwa von drei ins Wasser geworfenen Steinen überschnitten, wie lange ein untergetauchter Pflaumenkern zum Wiederaufsteigen benötigte, welche Zeitspanne verstrich, bis die Wasseroberfläche wieder glatt wurde – all das waren für den Hydromanten Daten, aus denen er seine Schlüsse zog. Andere Möglichkeiten der »Zimmer-Hydromantie« bestanden in der Erhitzung flüssig gemachter fester Stoffe, die in den Wasserbehälter geschüttet wurden. Man nahm dazu Öl oder Wachs oder Blei oder Eiweiß; die im Wasser zustande kommenden Formen erlaubten dem Hydromanten Rückschlüsse. (Das heute noch praktizierte silvesterliche Bleigießen stellt etwas Ähnliches dar.)

Zur Hydromantie wie zu den anderen Elemente-Mantiken gehörte in aller Regel ein langwieriges und geheimnisvolles Ritual. Nicht nur der Mantiker hatte sich durch tagelange Askese und durch Anrufung des Himmels wie ein Priester auf seine Aufgabe vorzubereiten – auch das Element, aus dem er seine Weissagung erfahren wollte, und die erforderlichen Geräte, etwa der Glasbehälter, wurden mit gebetsähnlichen Formeln geweiht. Der Meister und seine Hilfsmittel mußten völlig rein sein, weil nur auf diese Weise ein erfolgreicher Kontakt mit den Göttern und mit der in ihrer Hand liegenden Zukunft gelingen konnte. Ob die Mantiker des 16. Jahrhunderts und ob Faust diese Vorschriften beachteten oder ob nicht eher gewinnbringender Hokuspokus vorgeführt wurde, ist ungewiß. Die Zeugnisse aus dieser Epoche lassen auch keine zweifelsfreien Schlüsse darüber zu, ob man, wie in der Antike häufig, mit Medien arbeitete, also mit Hilfspersonen, an deren Reaktionen der Mantiker die Botschaft des Himmels über die Zukunft ablas. Schwangere Frauen, kleine Knaben oder pubertierende Mädchen waren dabei bevorzugt – Personengruppen also, denen auch aus heutiger medizinisch-psychologischer Sicht eine überdurchschnittliche Sensibilität zugeschrieben wird.

Vermutlich war es so, daß in Fausts Epoche die antiken Mantiken nur noch als »Auftritte« fortbestanden. Ein leidlich guter Christ und ein treuer Kirchgänger zu sein, das mochte sich noch mit dem Wunsch vertragen, das Schicksal der nächsten zehn Jahre in Erfahrung bringen zu wollen. Aber Anrufungen von Zeus, Aphrodite oder Poseidon anhören zu müssen, das hätte gewiß manchen von seinem Vorhaben abgebracht und den Mantiker sein Honorar gekostet. Die Hydromanten und die anderen Elemente-Mantiker werden im 16. Jahrhundert wohl nur noch in den Äußerlichkeiten Erben der Antike gewesen sein, nicht aber in geistiger und religiöser Hinsicht.

Nun konnte trotz der verhältnismäßig einfachen Imitierbarkeit einer nur mehr in äußerlichem Brimborium bestehenden Mantik dennoch nicht jedermann ohne weiteres sich als Meister einer solchen Kunst ausgeben und mit ihrer Hilfe zu leicht verdientem Geld kommen. Das unentbehrliche Vertrauensverhältnis zwischen dem Kunden und dem Mantiker entstand ja erst, wenn der Ratsuchende im Mantiker einen Menschen antraf, der nicht bloß ein Handwerk ausübte wie ein Schuster oder Bäcker, sondern der den Eindruck erweckte, im Besitz außergewöhnlicher und übernatürlicher Kräfte zu sein. Gewiß, auch solche Merkmale begnadeter Seherschaft waren von einem raffinierten Schwindler unschwer erlernbar, und ein geschickter Schauspieler konnte die »Rolle« des Mantikers ebenso perfekt verkörpern wie ein Mantiker, der seinen Beruf durch einen älteren Meister von der Pike auf gelernt hatte. Man kann nicht oft genug betonen, daß bei jeglicher mantischen Operation (aber auch bei jeder magischen, prophetischen oder astrologischen) der *Glaube* an die Möglichkeit zuverlässiger Ergebnisse das A und O bildete; Garant dieses Glaubens war der Mantiker, war seine Vertrauenswürdigkeit, die ihn umgebende Aura geheimnisvoller Meisterschaft und überirdischer Fähigkeiten; aber dieser Katalog beeindruckender Wirkungen und hervorgerufener Hoffnungen war gleicherweise »original« wie in Kopie vorführbar.

Solche Überlegungen gelten, wie gesagt, nicht allein für die Hydromantie, sondern für alle Mantiken, besonders auch für die anderen beiden Elemente-Mantiken, deren sich Faust nach dem Zeugnis des Trithemius rühmte, für die Aeromantie und die Pyromantie. Ging der Blick des Hydromanten nach unten, so schaute der Aeromant nach oben: Was sich am Himmel, was sich in der Luft abspielte, war das Beobachtungsfeld, aus dem er seine Zukunftsvorhersagen gewann. Von manchen Autoren wurde die Vogelschau (die »Auspizien«) zur Aeromantie gerechnet. Im antiken Rom wurde diese Praxis vor und bei wichtigen Staatshandlungen geübt, um von eigens dafür ausgebildeten Beamten den Willen der Götter zu erkunden, indem man den Flug der Vögel verfolgte, seine Art und seine Richtung. Der Vogelschauer, der Auspex, stand dabei in einem von den aufsichtführenden Auguren abgegrenzten Bezirk, und er hatte auch auf die Stimmen der Vögel zu achten, um dann am Schluß aufgrund aller registrierten Besonderheiten sein Zukunftsurteil zu fällen. Im 16. Jahrhundert war diese Art der Himmelsdeutung vermutlich nicht mehr im Brauch, dafür aber andere bereits zu antiker Zeit gängige Formen der Aeromantie.

Zunächst war die Beobachtung der Wolken wichtig, ihre Form, ihre Färbung, das Tempo ihrer Veränderung, die Auflösung einzelner Wolken und das Zusammenballen von neuen Gebilden, die Richtung ihres Weiterziehens und dessen Geschwindigkeit. Auch die Winde wurden in den Deutungsvorgang mit einbezogen, ihre Stärke, ihre Richtung, ihre Richtungsänderungen, ihr Geräusch, ihre Wirkung auf Baumwipfel oder emporgewirbelte Blätter. Die Bildung, Dichte, Dauer und Auflösung von Nebel bildeten weiteres Anschauungsmaterial für aeromantische Schlußfolgerungen. Das Erscheinungsbild der beiden erdnächsten Planeten (Planeten im damaligen Verständnis), von Sonne und Mond, vor allem die im Dunst sich bildenden Höfe um Sol und Luna, dienten dem Aeromanten als Indikatoren für Zukunftsaussagen, denen hier – wie auch bei den anderen Arten der Elemente-Mantik – astrologische Berechnungen beigesellt oder zumindest astrologische Glaubenssätze zugrunde gelegt wurden. Schließlich waren es alle ungewöhnlichen Erscheinungen am Himmel, die den Aeromanten in besonderer Weise interessieren mußten: Bei einem Gewitter wurden die Blitze und das von den Blitzen erhellte Firmament ebenso aufmerksam verfolgt wie die im Zwielicht zustande kommenden und oft als teuflische Erscheinungen oder als Ankündigungen von Dürren oder Seuchen gedeuteten Wolkenbildungen bizarrer Art. Ein Regenbogen galt, übrigens in gut biblischer Tradition, in aller Regel als Anzeichen von Verbesserung, Versöhnung, Frieden. Ein Komet aber deutete auf Krieg, Verwüstung, Untergang.

Die Aeromantie war schon von ihrem Beobachtungsmaterial her

sehr viel weiträumiger, großflächiger, umfassender als die selbst in geschlossenen Räumen durchführbare Hydromantie; und in ihren Aussagen betraf sie meist nicht allein das zukünftige Schicksal eines einzelnen Menschen, vielmehr jenes eines ganzen Landes oder Volkes, eines Kriegszuges oder eines Staatsvertrages. War die Hydromantie auch für den sogenannten kleinen Mann interessant, so war die Aeromantie vornehmlich eine Sache der Herrschenden, der Heerführer, der Politiker, der großen Herren, in deren Hände das Schicksal der vielen lag. Auf diese Weise wurden die Ergebnisse aeromantischer Befragung doch wieder für die kleinen Leute wirksam, denn sie hatten für die Großen die Schlachten zu schlagen . . .

Zurück zum kleinen Kunden führt die Pyromantie, nach Trithemius die »divinacio que fit in igne«[4], die Art der Weissagung, die im Feuer oder mit Hilfe des Feuers geschieht. Hier waren es Farbe und Formen, daneben das Geräusch des Feuers, die beobachtet wurden; meist zählte man zur Pyromantie auch die Deutung von Qualm und Rauch. Das mantische Feuer wurde, um der Gefahr kirchlicher Verfolgung zu entgehen, an einem geheimen Ort entzündet. Wie bei den anderen Mantiken konnten die erforderlichen Prozeduren nur an ganz bestimmten Tagen stattfinden, deren Festlegung durch astrologische Berechnungen vorgenommen wurde. (Gleiches galt übrigens im medizinischen Bereich: der Aderlaß etwa, eines der Universalheilmittel damaliger Zeit, wurde nur an astrologisch »einschlägigen« Tagen durchgeführt.) Der Pyromant brauchte sich aber nicht auf die bloße Beobachtung von Flammen und Rauch zu beschränken. Eine Methode, die Aussagekraft des verzehrenden Elements noch genauer zu erkunden, bestand darin, irgendwelche Opfergaben ins Feuer zu werfen. Verbrannten diese schnell und ohne Rest, so galt dies als gutes Zeichen. Gleichfalls als gutes Zeichen sah man eine spitz zulaufende Flamme von Pechfackeln an; zeigte sich eine dreizüngige Spitze, bedeutete dies künftigen Ruhm für den Klienten. Manche Pyromanten arbeiteten auch mit Geruchszusätzen oder mit starke Dünste entwickelnden Materialien. Auf diese Weise wurde nicht nur eine weitere Sinneskomponente zum Optischen und Akustischen hinzugewonnen, sondern gleichzeitig eine stimulierende und vernebelnde Wirkung, die durchaus narkotisierenden Charakter haben konnte. Die Zurechnung auch der Sternschnuppen oder der sogenannten feurigen Farben zur Pyromantie sei lediglich erwähnt. Jedenfalls war die Pyromantie unter den drei Faust zugeschriebenen Elemente-Mantiken die am eindrucksvollsten und am schnellsten zu inszenierende. »Piromancia«, so steht es um 1400 in Johannes von Tepls *Ackermann aus Böhmen*, ist die »sleunige und warhaftige warsagens aus feur würkerin«.[5]

Mit der kurzen Charakterisierung der Chiromantie und der drei Elemente-Mantiken, der Hydromantie, der Aeromantie und der Pyromantie, sind wir aber noch nicht am Ende, was die Faust nachgesagten Mantiken angeht. Erläutert werden müssen noch die von Begardi Faust zugeschriebenen »Visiones imm Cristal« und die gleichfalls von Begardi erwähnte »Visionomei«, vor allem aber auch die bei Begardi, im Nürnberger Beschluß und auch schon bei Trithemius übereinstimmend berichtete Nekromantie.

Trithemius plante, wie schon erwähnt, gerade in der Zeit, als er seinen Brief über Faust schrieb, ein umfängliches Werk mit dem Titel *De daemonibus*, das zwar nicht zur Ausführung kam, dessen Inhaltsverzeichnis aber erhalten blieb. Das sechste Buch sollte von den Mantiken handeln und nicht weniger als 53 Einzelkapitel umfassen, deren erstes eine Aufzählung kirchlicher Verbote der Mantik enthalten sollte. Neben den sieben Faust zugeschriebenen Arten wären hier weitere Varianten mantischer Prognose dargestellt worden, die – nur einige Beispiele seien genannt – mit folgendem Anschauungs- oder Ausgangsmaterial gearbeitet hätten: Knochen von Toten, Zahlen, Blei, Sieb, Brot, Eingeweide, Mehl, Wachs, Getreide, Spiegel, Bilder, körnerpickende Hühner, Lorbeer, Ringpendel, Würfel usw. Man sieht schon aus dieser unvollständigen Aufzählung, daß im Grunde alles und jedes der mantischen Operation dienstbar gemacht werden konnte; und den endgültigen Beweis hätte sicherlich das 53. Kapitel von Trithemius' Mantiken-Enzyklopädie erbracht: »Quod sint et alia divinacionum genera multa« (Welche anderen Arten der Mantik es sonst noch gibt).

Die von Begardi erwähnten »Visiones imm Cristal« – zünftig Kristallomantie genannt – gehören in die Gruppe der »Zimmer-Mantiken«: Ein geschlossener und womöglich abgedunkelter Raum war die Voraussetzung dafür, daß sich die Konzentration ganz auf die geduldige Betrachtung einer Glaskugel sammeln konnte. Zwar wurden zuweilen auch Spiegel, glänzende Becken, Schwertklingen oder sogar schimmernde Fingernägel verwendet, um durch ständiges Fixieren des Lichtreflexes einer Kerze oder eines gebündelten Sonnenstrahls auf autosuggestivem Weg zu Visionen zu kommen. Meist aber reichte eine blanke, reine Glaskugel (als Schusterkugel erfüllte sie bis in unsere Tage ihren Zweck, einer schwachen Lichtquelle zu starker Wirkung zu verhelfen) für die mantische Prozedur aus; seltener benutzte man einen klaren Bergkristall oder ein mit Wasser gefülltes Kugelglas. Das Glas oder der Kristall wurden zuvor mit vielen frommen Sprüchen geweiht, um auf diese Weise zu gewährleisten, daß in ihnen die reine Wahrheit sichtbar würde. Häufig wurde auch mit Medien gearbeitet, die sich infolge des andauernden Fixierens ein und desselben Lichtpunktes in Selbsthypnose versetzten und zu halluzinieren begannen. Aufgabe des Kristallomanten war es dann, die oft unartikulierten verbalen oder semi-verbalen Reaktionen dieser Medien zu »übersetzen«.

Bei der Kristallomantie ging es, und das unterscheidet sie von den bisher vorgestellten Spielarten der Weissagungstechniken, aber nicht allein um Künftiges. Sehr häufig war es den Kunden darum zu tun, vergangene oder gleichzeitige, aber voneinander entfernt ablaufende Vorgänge in Erfahrung zu bringen, etwa den Ort verlorener Gegenstände, oder die Stelle kennenzulernen, an der Schätze vergraben lagen, oder aber auch Kenntnis davon zu erhalten, wo sich ein untreu gewordener Geliebter aufhalte oder was ein begehrter Liebespartner augenblicklich mache. Die Kristallomantie stellt, definiert man Mantik streng und schulmäßig als Erkundung ausschließlich künftiger Schicksale, eine Mischform dar. Der Kristall oder die Glaskugel waren in allen zeitlichen Dimensionen »zu Hause«, in der Vergangenheit, in der Gegenwart und, auch, in der Zukunft. Mochte Fausts Zeitgenosse Hans Sachs auch warnen:

So ist der christallen gesicht
lautter gespenst teuffels gedicht

– die Kristallgläubigen gab es gleichwohl zuhauf.

Vor allem auf die Zukunft gerichtet war wieder die »Visionomei«, die nichts, wie der Begriff nahelegen könnte, mit Visionen zu schaffen hatte, sondern vielmehr in neuerer Schreibart als Physiognomik bezeichnet wird. Allerdings ist auch diese Umschreibung mißverständlich, weil man sich darunter lediglich etwas vorzustellen gewohnt ist, das allein mit der Physiognomie, mit dem Gesicht eines Menschen zu tun hat. Der mantischen Physiognomik ging es aber um mehr, nämlich darum, »uß ansehung und anblick der glyder und des gantzen menschens gestalt / zuo erkunden sein natur / artliche neygung und complexion« – so definierte es der uns bereits als Chiromantie-Lehrbuchautor bekannte Nürnberger Johannes de Indagine. Zwar waren das Gesicht und vor allem die Stirn für den Physiognomanten besonders aufschlußreich, daneben die Augen, die Augenbrauen, die Nase, der Mund, die Zunge, die Zähne, das Kinn, das Haar, die Ohren, der ganze Kopf; aber wichtig für ihn war auch der Leib des Menschen insgesamt, die Haut, die Arme, die Brust, die Rippen, der Bauch, der Rücken, die Schienbeine und die Füße – kurzum, ihn interessierte die ganze Gestalt des Klienten, sozusagen mit Haut und Haar, und nicht allein die Physiognomie. Auf diese beschränkte sich im 18. Jahrhundert Johann Kaspar Lavater, der aus Gesichtszügen Rückschlüsse auf den Charakter ziehen wollte.

Neben Indagine war im 16. Jahrhundert Bartholomäus Cocles als Physiognomiker berühmt; er veröffentlichte eine spezialwissenschaftliche Abhandlung. Daß über diese Art mantischer Vorhersage überhaupt Bücher erscheinen konnten, ohne daß ihre Verfasser gleich von der Inquisition angeklagt oder verhaftet wurden, und daß die Physiognomie nicht wie die Elemente-Mantiken in geheimen Schriften zirkulieren mußte – das ließ sich wie bei der Chiromantie dadurch begründen, daß sowohl die Handlinien wie das Gesicht oder die ganze Statur eines Menschen das einzige Aussagematerial für die Zukunftsvorhersagen bildeten, naturgegebene und sogar gottgegebene Eigenschaften also. Weitere Requisiten oder Vorkehrungen waren nicht nötig, ebensowenig Medien. Ohne zeremoniellen Aufwand standen sich hier der neugierige Kunde und derjenige gegenüber, der etwa aus einer besonderen Stirnlinie eine Neigung zum Schlagfluß herauslas oder aus der Hautfärbung eine drohende Lebererkrankung erkannte oder aus der – noch heute von Naturheilern praktizierten – Augendiagnostik bestimmte Leiden feststellte, zumindest aber die Gefahr, daß solche Leiden auftreten könnten. Freilich ging es dem »Visionomei«-Spezialisten nicht allein um den medizinischen Bereich; ihm war es auch zu tun um die dominierenden Charaktereigenschaften seines Klienten und um die aus ihnen resultierenden künftigen Verhaltensweisen; ferner um die geistigen Potenzen eines Menschen und um seine Befähigung zu bestimmten Berufen oder Aufgaben.

Chiromantie und Physiognomik erscheinen aus heutiger Sicht als jene zwei Untergruppen im nahezu unbegrenzten Mantiken-Angebot, die am ehesten auf kontrollierbaren Erfahrungswerten basierten. Insbesondere gilt dies für die »Visionomei«, sobald diese als ganzheitliche Körperbeurteilungsmethode verstanden wird. Die im 20. Jahrhundert von Ernst Kretschmer entwickelten Konstitutionstypen – leptosomer, pyknischer, athletischer und dysplastischer Typ – und die in seiner Typenlehre nachgewiesenen engen Beziehungen zwischen Körperbau, Temperament und Neigung zu körperlichen oder seelischen Erkrankungen als Folgen jener Faust zugeschriebenen »Visionomei« zu betrachten, würde gewiß einen allzu direkten Zusammenhang konstruieren; daß jedoch in beiden Fällen ein im Ansatz ähnliches Grundmodell vorliegt, ist nicht zu bezweifeln.

Als »Fürst der Nekromanten« und als »Quellbrunn der Nekromantie« erscheint Faust 1507 im Brief des Abtes Trithemius. Der Nürnberger Ratsbeschluß von 1532 verwehrt »dem grossen Sodomitten und Nigromantico« das Betreten der Stadt; Begardi berichtet 1539, Faust habe sich neben anderen mantischen Künsten auch der »Nigramancei« gerühmt. Nekromantie, Nigromanticus, Nigramancei – wenngleich diese drei Bezeichnungen im Lautstand etwas variieren, so ist doch stets dasselbe gemeint. Allerdings ist es im Fall der Nekromantie nicht mehr ohne weiteres möglich, aufgrund antiker Zeugnisse Mutmaßungen darüber anzustellen, wie diese Art der Mantik im 16. Jahrhundert praktiziert worden sein mag. Im ursprünglichen und strengen Wortsinn war die Nekromantie die Kunst, die Geister von Verstorbenen aus ihrer Todesruhe herbeizuzitieren und zum Sprechen zu bringen; ihnen, den Bewohnern des Totenreichs, schrieb man die Fähigkeit zu, auch über künftige Dinge Auskunft geben zu können: Sie waren von der menschlichen Zeitlichkeit entbunden und somit in der Lage, ohne das irdische Verhaftetsein an den Augenblick zu sehen und zu urteilen. War die Beschwörung erfolgreich, so erschien entweder das Schattenbild des Toten (Agrippa von Nettesheim bezeichnete dies als Scyomantie); oder der tote Körper richtete sich wiederbelebt auf (bei Agrippa: Necyomantie). Daß das eine oder das andere geschah, wollen jedenfalls mehrere vorchristliche Quellen glauben machen, von denen nur die beiden wichtigsten kurz vorgestellt seien.

Im 28. Kapitel des Ersten Buches Samuel wird von dem Weib zu Endor (»Hexe« von Endor, wie oft zu lesen, ist eine mißverständliche Übersetzung) auf Befehl König Sauls der Geist Samuels beschworen, der als ein alter Mann in einem priesterlichen Seidenrock erscheint, auf Sauls Fragen antwortet und ihm prophezeit, er werde in die Hände der Philister fallen. Daß im Alten Testament überhaupt von einer Totenbeschwörung die Rede sein kann, findet seine Erklärung in der Gottesferne Sauls, die möglichst kraß illustriert werden soll. Bereits im Fünften Buch Mosis war neben anderen mantischen, magischen und abergläubischen Praktiken auch die Nekromantie – das »Beschweren« – als heidnisch-widergöttlich verdammt worden:

> Wenn du in das Land kompst / das dir der HERR dein Gott geben wird / So soltu nicht lernen thun / die Grewel dieser Völcker. Das nicht vnter dir funden werde / der sein Son oder Tochter durchs fewr gehen lasse / oder ein Weissager / oder ein Tageweler / oder der auff Vogel geschrey achte / oder ein Zeuberer / oder Beschwerer / oder Warsager / oder ein Zeichendeuter / oder der die Todten frage. Denn wer solchs thut / der ist dem HERRN ein Grewel / vnd vmb solcher grewel willen vertreibt sie der HERR dein Gott fur dir her. Du aber solt on wandel sein mit dem HERRN deinem Gott. Denn diese Völcker / die du einnemen wirst / gehorchen den Tagewelern vnd Weissagern / Aber du solt dich nicht also halten gegen dem HERRN deinem Gott.[6]

Geschah die Beschwörung des Weibes zu Endor ohne erkennbaren Aufwand, so waren die nekromantischen Bemühungen der Antike meist sehr umfangreich und kompliziert, bevor sich der gewünschte Tote zeigte und zu sprechen begann. Dies ist etwa der Fall bei der berühmtesten Totenbeschwörung, die es in der alten Literatur und wohl in der Literatur überhaupt gibt, nämlich im Elften Gesang der Homerischen *Odyssee.* Hier erfährt Odysseus durch den aus der Unterwelt heraufgerufenen blinden Seher Teiresias die beschwerlichen Umstände seiner Heimkehr nach Ithaka; außerdem sieht er die in Troja gefallenen Kampfgenossen wieder. Bevor sich aber die Schattengestalten zeigen, wird zunächst mit dem Schwert eine Grube bestimmter Größe ausgehoben, dann werden Sühneopfer für die Toten dargebracht: Honig und Milch, süßer Wein, Wasser und weißes Mehl; weiter wird den Verstorbenen für den Fall ihres Erscheinens ein stattliches Dankopfer gelobt; schließlich wird, über der ausgehobenen

Grube, einigen Schafen die Gurgel durchgeschnitten. Erst als dies alles seinen strengen rituellen Ablauf genommen hat, nahen sich die Geister.

In anderen Formen der Nekromantie wurde mit narkotischen Dämpfen gearbeitet, in wieder anderen mit Medien – diese sollten die wehmütig-schrillen Laute, welche die heraufbeschworenen Toten von sich gaben, in menschliche Sprache umsetzen. Aber all diese in der Antike geübten Spielarten der nekromantischen Beschwörung der Geister von Toten kamen schon im Lauf des Mittelalters außer Gebrauch. Während dieser Zeit fand auch der Bedeutungswandel statt, der sich in der Ablösung des griechischen Wortes »Nekromantie« durch »Nigromantie« (lat. *niger*; schwarz) anzeigte: Statt der Toten-Mantik handelte es sich nun um eine Schwarz-Mantik, um Schwarz-Kunst, um geheimes, verbotenes, dem Teufel zugeordnetes Treiben in einem sehr allgemeinen Wortverstand. Aus der speziellen mantischen Spielart, bei der die Geister von Toten nach der Zukunft befragt werden sollten, wurde nun eine Bezeichnung, die als nicht näher definierter Pauschalbegriff stand für alles, was in einer eher vom Teufelswahn als vom Gottesglauben erfüllten Epoche in Richtung des Gottseibeiuns wies. Unter Nigromantie fiel eine ganze Reihe der auch den »Hexen« zugeschriebenen Fertigkeiten, etwa der Wetterzauber, das Ernteschädigen oder das Viehtöten; außerdem Liebeszauber, Blendwerke, Illusionen, Verwünschungen, Tricks, Gaukeleien; ebenso alle nur denkbaren mantischen Praktiken; auch das mit höllischer Hilfe bewerkstelligte Auffinden verborgener Schätze; und schließlich der Pakt mit dem Teufel, dessen berühmtestes Beispiel im Mittelalter Theophilus war, der Teufelsbündler, dessen Gebete zu Maria aber zur Annullierung des Blutpaktes führten – ein katholischer Gnadenakt himmlischen Heilshelfertums, der dem auf sich selbst gestellten, eigenverantwortlichen Christenmenschen Faust der protestantischen *Historia* von 1587 nicht mehr zuteil werden konnte.

Wenn sich Faust, laut Trithemius, als »Fürsten der Nekromanten« und als »Quellbrunn der Nekromantie« bezeichnete, dann wollte er damit nicht zum Ausdruck bringen, daß er sich besonders gut auf die Befragung heraufbeschworener Toter verstand – vielmehr, daß er in all den Künsten erfahrener als alle anderen war, die sich mit verbotenen Dingen befaßten. Wenn sich Faust als Nekromant bezeichnete, dann wollte er ganz bewußt als Teufelskerl gelten, als ein vor nichts zurückschreckender Geselle, dem sein ewiges Seelenheil keinen Pfifferling wert war. Damit wollte er seinen potentiellen Kunden plakativ anzeigen, daß sie bei ihm am besten bedient würden, daß er in allen magisch-mantischen Sätteln gerecht und in jeder kirchenfernen Absonderlichkeit bewandert sei.

Sieben Arten mantischer Betätigung hat Faust den zeitgenössischen Zeugnissen zufolge praktiziert. Wie rasch er nach seinen mantischen Operationen das Weite suchte, wissen wir nicht. Es ist aber anzunehmen, daß er sich keinesfalls so lange an einem Ort aufhielt, bis der Wahrheitsgehalt seiner Vorhersagen kontrollierbar wurde. Gewiß riskierte es weder Faust noch sonst ein Mantiker, Ereignisse, Entwicklungen, Verheiratungen, Krankheitsfälle, ein unerwartetes Erbe oder Katastrophen an Gut und Leben für den gleichen oder den nächsten Tag oder auch nur die folgende Woche anzukündigen. Da ging es um sehr viel größere Zeitspannen, die im einzelnen gar nicht genau festgelegt wurden. Außerdem waren die Auskünfte des Mantikers der Sache nach keineswegs präzise, vielmehr sibyllinisch-orakelhaft, also verschwommen-vieldeutig, auf mancherlei unterschiedliche Situationen »passend« – dann vor allem, wenn der Kunde aktiv nachzuhelfen bereit war. Um es an einem Beispiel zu zeigen: Las der Mantiker im Buch des Übermorgen, sein männlicher Klient tue im dritten Jahr gut daran, sein Alleinsein aufzugeben, so konnte dieser Klient den erhaltenen Zukunftsrat zu gegebener Zeit als Aufforderung zur Verehelichung ebenso auffassen wie zum Eintritt in ein Kloster oder zur Verdingung in einem Landsknechtsheer. Tat er nichts von alledem, dann plagte ihn vermutlich sein Leben lang die Angst, den entscheidenden Schritt zu seinem Glück oder Seelenfrieden oder Schlachtenruhm versäumt zu haben . . .

Der Mantiker Faust, der widergöttliche und daher von der Kirche verbotene Dinge trieb, war in den Augen seiner Epoche einer, der auf der Seite des Teufels stand. Die zeitgenössischen Zeugnisse schrieben Faust zwar noch nicht explizit einen Pakt mit dem Teufel zu; doch implizit war es bis zu dieser »Gewißheit« nur noch ein kleiner Schritt.

Planetenstand und Aderlaß – Fausts astrologische und medizinische Betätigungen

Der Arzt wird gezwungen, wie einer ein Buch auf dem Papier liest, also die Sterne des Firmaments zusammenzubuchstaben und die Sentenz nachfolgend daraus zu nehmen.
Paracelsus, *Labyrinth der irrenden Ärzte,* 1538

Es hat immer wieder Epochen gegeben, in denen eine Wissenschaft unbestritten alle anderen überragte, und die betreffenden Epochen sind durch die Dominanz jener Disziplin besonders geprägt worden: Das Mittelalter hindurch war es die Theologie; im 19. Jahrhundert waren es die unentbehrlichen Naturwissenschaften. Im 16. Jahrhundert war es – trotz heftiger theologischer Debatten, trotz vieler Anfeindungen und Verdächtigungen – ohne jeden Zweifel die Astrologie, die als Königin aller Wissenschaften galt.

Astrologie zu studieren, das hochkomplizierte und doch wieder in sich streng gefügte, klar strukturierte und innerhalb seiner Grenzen völlig rationalisierte System der Sternenkunde regelrecht zu erlernen – das war nur an ganz wenigen Universitäten möglich. Krakau gehörte dazu, dessen Astrologie 1493 in Hartmann Schedels *Weltchronik* hochgerühmt wurde, mit dem nachweisbaren Effekt, daß die Zahl der aus Deutschland kommenden Studenten an dieser westlichsten Universität Polens stark anstieg.[1] Hier in Krakau hatte Faust nach dem Manlius/Melanchthon-Zeugnis die Schwarze Kunst erlernt und auch Johann Virdung studiert. Ob sich Faust tatsächlich in Krakau aufgehalten hat, ist allerdings wegen der Unklarheit der dortigen Eintragungslisten nicht mehr zu ermitteln. Daß Faust sich aber wiederholt als Astrologe betätigt hat, dies ist gewiß – das einträglichste Geschäft dieser Art dürfte für ihn die Nativität gewesen sein, die er dem Bamberger Bischof 1520 stellte und für die er mit zehn Gulden weit mehr als nur eine Wegzehr einstreichen konnte.

Wenn sich ein hoher geistlicher Würdenträger der alten Kirche den Stand der Planeten und der Tierkreiszeichen zur Stunde seiner Geburt errechnen und ausdeuten ließ, dann befand er sich damit in allerbester Gesellschaft: Franz von Sickingen etwa ließ sich von Johann Virdung, dessen Prognostica durch ein kaiserliches Dekret Karls V. geschützt waren, vor wichtigen Entscheidungen den Voraus-»Kommentar« der meist als belebt gedachten Gestirne einholen; Ulrich von Hutten glaubte an ihre Botschaft ebenso wie Conrad Celtis; und neben vielen anderen Berühmtheiten des öffentlichen Lebens, der Wissenschaften und der Kirchen war auch Philipp Melanchthon ein entschiedener und nicht einmal von Luther irre zu machender Anhänger der Astrologie. Er hatte drei Jahre in Tübingen beim Sintflut-Propheten Johannes Stöffler studiert. Luther mochte noch so sehr auf die »Narrheit der Sternkücker« wettern und über ihre »heillose und schebichte« Kunst schimpfen – der Herr Philippus, dem einst Virdung das Geburtshoroskop gestellt hatte, ließ sich dadurch nicht abbringen, Horoskope zu sammeln, über Kometen zu rätseln und auf Wittenbergs Hoher Schule gar Vorlesungen über astrologische Themen abzuhalten. Ihm wie auch vielen anderen Zeitgenossen galt die Astrologie als Beweis für die Herrlichkeit Gottes.

An den Einfluß der Sterne auf die Menschen, auf ihr Geschick, ihren Charakter, ihre Gesundheit, kurz, auf alles, was den Astrologen zufolge im großen Himmelsbuch vorgeschrieben sein sollte, sobald ein Mensch gezeugt wurde oder sobald er auf die Welt kam – an diesen Einfluß glaubte Luther übrigens selbst, wenigstens bisweilen. Er ging dabei zwar nicht so weit wie viele Sternengläubige, einen strikten Determinismus anzunehmen, der die freie Willensentscheidung des Menschen ausschaltete; aber der »milderen« Form der Sternengläubigkeit war Luther dann doch nicht abgeneigt, die darin bestand, den Planeten und den Tierkreiszeichen und ihrem hundertfach beziehungsreichen Stand eine gewisse Wirkung auf den Menschen zuzutrauen. (Daß die Einteilung des Himmels in die zwölf Felder des Tierkreises wegen der Präzession des »Himmelsgewölbes« schon zu Fausts Lebzeiten längst nicht mehr stimmte, sei nur nebenbei gesagt. Den Astrologiegläubigen damaliger Zeit hatte diese Feststellung ebensowenig als Argument gegolten wie ihren heutigen Nachfahren. Astrologie war und ist Glauben, und dies mit aller Konsequenz – auch mit dem irrationalen Festhalten am Unbeweisbaren und selbst am häufig Widerlegten.)

Luther wurde am 10. November 1483 geboren. Dieses Datum aber war, wie schon erwähnt, für die Nativitätensteller völlig unergiebig: Kein auffälliger Planet beherrschte seine Geburtsstunde; kein verräterischer Aspekt ergab sich zwischen seinen Tierkreiszeichen; keine seltene oder gar aufsehenerregende Konstellation kündigte einen Menschen an, von dem ungeheure welthistorische Umwälzungen ausgehen sollten. Weil aber für die Sternengläubigen und insbesondere für die katholischen Gegner Luthers dieser Ex-Mönch aus Wittenberg nie und nimmer unter »normalen« Sternzeichen geboren sein konnte – deshalb fälschte man Luthers Horoskop. Man ging dabei nicht eben zimperlich vor, indem man etwa nur um ein paar Stunden oder Tage »gedreht« hätte (»rektifizieren« nannte man's bald, in geschönter Verlogenheit ...) – nein: Man entdeckte erst fast ein Jahr nach Luthers tatsächlichem Geburtstag eine unheilschwangere Zusammenballung ungünstiger Sterne im Kalender, und so wurde aus dem 10. November 1483 der 22. Oktober 1484. Nun endlich paßte alles zusammen: Der aus katholischer Perspektive katastrophale Mann (die »lutherische Sau«, wie er oft voll christlicher Nächstenliebe tituliert wurde) hatte seinen Sternenpaß, ein mordlustiges Papier, auf dem zuoberst Saturn zu sehen war, Saturn, der Planet der Melancholie, der Todbringer, der Lebensverneiner. Und Luther glaubte – so halb und halb wenigstens, vielleicht auch mehr – selbst an diese saturnalische Vorprägung, er, der 1527 eine Vorrede zum berühmten und mit vielen astrologischen Elementen versetzten Weissagungsbuch *Prognosticatio* von Johannes Lichtenberger geschrieben hatte. 1532 äußerte er, er sei unter sehr unglücklichen Sternzeichen geboren. Melanchthon vollends, der allen seinen Kindern nach der Geburt das Horoskop stellen ließ, sandte das von dem italienischen Astrologen Lucas Gauricus gefälschte Luther-Horoskop an mehrere Freunde.[2]

Mit Horoskopen – damals noch nicht im Kreis angeordnet – war also in jenen Jahren Politik zu machen; wer Nativitäten sammelte, zurechtrückte und unter die Leute brachte, der konnte jedermann zur Idealgestalt aufschminken oder zum blanken Teufel heruntermachen. Ein wortreich ausgedeutetes Horoskop enthüllte mehr, als dem Betroffenen lieb sein mochte. Es legte die schwachen Charakterseiten ebenso bloß wie die intimsten Wünsche. Und wer auf diese Weise die Signatur der Sterne trug, der war in der Tat abgestempelt und eingeordnet auf immer.

So viele große Geister sich gegen das Nebenregiment der Astrologie wehrten, die um 1500 oft noch mächtiger schien als die Kirche, so viele Gelehrte die Astrologie wie Agrippa eine »abergläubische und betrügliche Mutmaßung« schalten, so heftig der italienische Neuplatoniker Pico della Mirandola die Astrologie als Quelle aller Laster und als »Pest der Medizin« beschuldigte – nie zuvor und auch später nie gab es so viele Menschen, die derart unbeirrbar an die Astrologie glaubten. Der Arzt Hartmann Schedel vertrat die These, daß jemand, der die Astrologie nicht beherrsche, kein Arzt genannt zu werden verdiene – er sei vielmehr als Feind der Natur zu bezeichnen. Melanchthon hielt gleichfalls astrologische Kenntnisse für jeden Arzt für unerläßlich. Johannes Trithemius, Fausts lautester Feind, baute gar in seiner Schrift *De septem secundeis* eine komplette Geschichtsphilosophie auf dem Sternenglauben auf.

Vor allem der Bereich der Medizin war es, in welchem das Sternenregiment am nachhaltigsten zu spüren war – jener Bereich also, in dem sich laut Begardi auch Faust tummelte. Freilich – davon war schon die Rede – ist Begardis Stellungnahme durch die Optik des akademisch promovierten Arztes bestimmt, dem ein von den Leuten gleichfalls »Doktor« Genannter um so mehr ein Dorn im Auge sein mußte, wenn er seine Patienten erfolgreich kurierte und dabei die unakademischen Methoden einer Erfahrungsmedizin anwandte, wie sie auch der von Begardi mit Faust in einem Atemzug genannte Paracelsus betrieb. Paracelsus hatte durch seine unorthodoxen Heilpraktiken und außerdem durch sehr gezielte Provokationen die ärztliche Schulwissenschaft aufs empfindlichste getroffen – jene Universitätsmedizin, die sich an die Lehrbücher des Galenus (2. Jh.) oder des Avicenna (980–1037) klammerte, die aus dem Eid des Hippokrates ein Schneideverbot herauslas und damit die Entwicklung der Chirurgie blockierte, die zum therapeutischen Aderlaß einen Gehilfen aus einer »ehrlosen« Zunft brauchte und die sich zur Diagnose fast ausschließlich an die Harnschau hielt. Die Harnschau erfolgte, indem man den Urin eine Zeitlang stehen ließ, ihn bisweilen mit chemischen Substanzen versetzte und dann auf Art, Menge, Geruch, Geschmack, Gewicht, Farbe und nicht gelöste Bestandteile untersuchte.

Das Sezieren einer Leiche war im frühen 16. Jahrhundert in den meisten mitteleuropäischen Ländern entweder verboten oder sehr

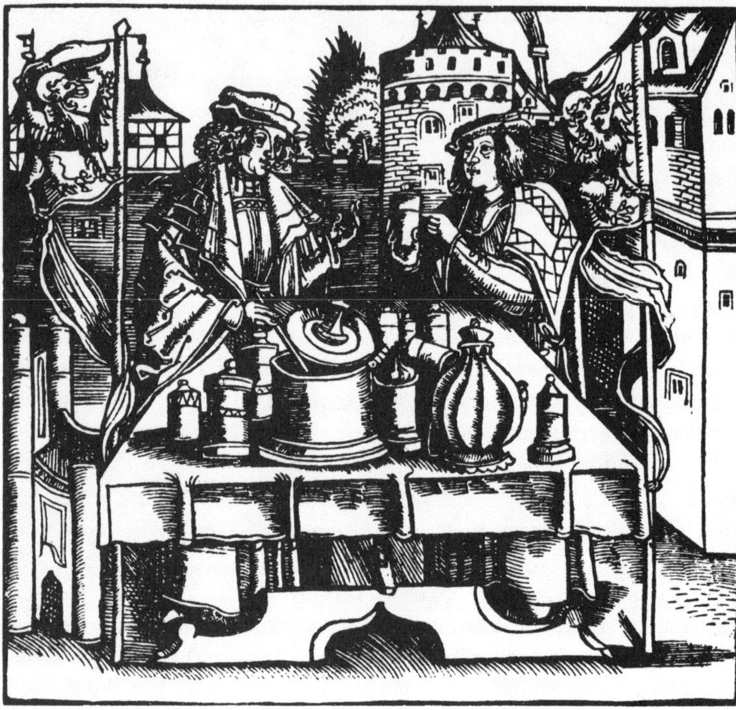

Ärztliche Prüfung des Theriaks, der als Allheilmittel galt. Holzschnitt (1512).

erschwert; und wenn im »anatomischen Theater« – im Hörsaal-Halbrund mit ansteigenden Sitzreihen – tatsächlich einmal eine Leiche geöffnet wurde, dann geschah dies außerordentlich »theatralisch«: Hoch oben auf einer Kanzel thronte der Herr Professor. In ehrfürchtigem Abstand betrachteten die angehenden Ärzte den vom hohen Stuhl aus kommentierten Vorgang. Die chirurgische Arbeit an der Leiche aber hatte in aller Regel ein Schmied oder ein Henker oder ein Bader zu verrichten, ein Mann, der sonst ganz anderen Tätigkeiten nachging. Der Mediziner damaliger Zeit machte sich die Hände nicht schmutzig. Er, der Akademiker, überließ die blutigen Geschäfte einem Hilfspersonal, das er seines geringen Standes wegen verachtete und doch zugleich brauchte.

Derlei Außerordentlichkeit wurde dem Arzt um 1500 bereits in die

Wiege gelegt: Weitverbreitet war die Meinung, man könne schon an der Nativität eines Menschen seine Eignung zum Arztberuf erkennen. Es waren aber nicht nur die Äskulapjünger allein, deren spätere Profession in den Sternen stand – jedes Tierkreiszeichen hatte sein eigenes »Berufsprofil«, und die oft dargestellten »Planeten-Kinder« waren nichts anderes als die bildliche Festschreibung himmlischer Imperative: Wenn der Jupiter Deine Geburtsstunde beherrscht, dann tust Du weise daran, ein Jäger oder ein Falkner zu werden . . . Aber die Beziehungen zwischen den Sternen und den würdigen Herren mit der Matula, dem Harnglas, waren ganz besonders eng. Weil jedes Menschen Schicksal mit dem Himmelsgeschehen zusammenhängen sollte – deshalb beobachteten Arzt und Patient sorgfältig die Vorgänge am Firmament, um den richtigen Zeitpunkt für einen Aderlaß herauszufinden (dabei spielte der Mondstand eine Rolle), um im geeigneten Augenblick Heilkräuter zu sammeln und Wundersäfte zu brauen, um die sogenannten kritischen Tage zu bestimmen, um – dies vor allem – das individuelle Temperament eines Menschen herleiten zu können, seine Disposition für bestimmte Krankheiten, seine Reaktion auf gewisse Medikamente kennenzulernen, um sich vor drohender Pest oder der erst kürzlich aus der neuen Welt importierten Syphilis schützen zu können. Die Syphilis war angeblich durch das exotische Guajakholz heilbar – so verbreiteten es wenigstens die Fugger als Alleinimporteure . . . Als ein anderes Mittel wurde, oft marktschreierisch, Quecksilber angepriesen – hieraus leitet sich die Bezeichnung Quacksalber ab.

Die »Influenza« – im damaligen Wortverständnis: der Einfluß der Gestirne – war total. Und gleichfalls total war die Fundierung der ärztlich-alltäglichen Praxis auf astrologischen Vorgegebenheiten – zumindest in den Bereichen, die man als Astro-Medizin oder als Iatromathematik bezeichnet hat. Jeder Körperteil des Menschen, so lehrte es diese Disziplin, war einzelnen Sternzeichen zugeordnet, etwa der Kopf dem Widder, der Hals dem Stier, die Brust dem Krebs, das Herz der Sonne, das Gehirn dem Mond, die Milz dem Saturn. Diese Zuordnung verschwisterte sich mit einem ebenso kausalitätensatten System, der aus des Aristoteles Vier-Urqualitäten-Lehre hergeleiteten Humoralpathologie oder Vier-Säfte-Lehre; sie besagte, daß im menschlichen Körper Gesundheit herrsche, wenn die vier »Grundsäfte« des Schleims, der gelben und der schwarzen Galle und des

Blutes im Gleichgewicht wären. Hatte aber einer dieser Säfte das Übergewicht, so entstanden hieraus die Krankheiten und auch die Typen oder Temperamente des Phlegmatikers (Schleim), des Cholerikers (gelbe Galle), des Melancholikers (schwarze Galle) und des

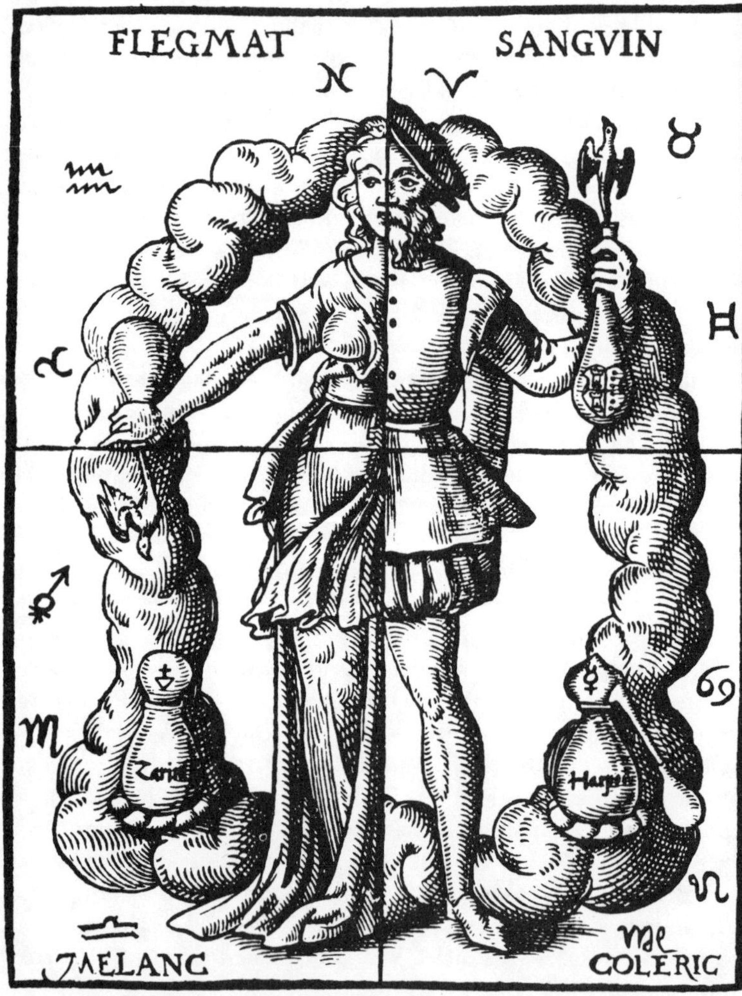

Die vier Temperamente. Stich aus Leonhard Thurneyssers Quinta essentia *(1574).*

Sanguinikers (Blut). Diese Typen waren wiederum – somit schließt sich der Kreis zur Iatromathematik – bestimmten Planeten zugeordnet: der Phlegmatiker dem Mond, der Choleriker dem Mars, der Melancholiker dem Saturn, der Sanguiniker dem Jupiter. Die Sterne regierten vom Himmel herab, und sie regierten aus den Menschen heraus. Ihre doppelte Präsenz bedeutete potenzierte Macht.

Es gab nur wenige Leute, die sich diesem zwiefach abgesicherten System entziehen konnten, aber es gab viele Leute, die mit diesem System außerordentlich gute Geschäfte machten. Mit schnell angelerntem Sternen-Abrakadabra konnten die windigsten Kurpfuscher einen Zusammenhang zwischen dem momentanen Sternenstand und der Notwendigkeit eines kostspieligen Medikaments herstellen; und weil in körperlicher Not die Taschen offenstehen, kamen skrupellose Scharlatane rasch zu Reichtum. Ob Faust mit derselben Dreistigkeit aus der Not der Kranken Kapital schlug, wie Begardi es ihm unterstellte, kann nicht schlüssig geklärt werden. Es steht aber fest, daß Faust es ebenso leicht gehabt hätte wie viele Möchtegern-Doktoren, sich eine goldene Nase zu ergaunern.

Faust, der dem Widmanschen »Volksbuch« von 1599 zufolge in Ingolstadt Medizin studiert hatte, war den spärlichen zeitgenössischen Quellen nach sowohl in der Heilkunst als auch in der Astrologie tätig. Er verstand es offenbar, diese beiden vielfältig miteinander verquickten Bereiche wechselweise zu nutzen und aus dem einen für den anderen Bereich zu profitieren. Und er verwandte seine astrologischen Fähigkeiten nicht nur auf dem medizinischen Sektor zur Vorhersage bestimmter Anfälligkeiten, sondern er dehnte die Voraussagetechniken auch auf ganz andere Gebiete aus. Wenn er in Ingolstadt als »Wahrsager« ausgewiesen wurde, dann trat er dort wohl als einer jener Propheten auf, die Pestepidemien oder Mißwuchs oder geschäftliche Mißerfolge aus den Himmelszeichen ablasen; die Prognosen für Geschäftsreisen, für anstehende Prozesse, für den günstigsten Zeitpunkt der Aussaat oder der Ernte erstellten oder verkauften; die eine neue Sündflut heraufkommen sahen, kriegerische Auseinandersetzungen oder religiöse Umwälzungen. Wenn er 1535 in Korbach prophezeit haben sollte, in einer bestimmten Nacht würde der Münsteraner Bischof seine Stadt von den Wiedertäufern zurückerobern – dann war dabei kaum Magisches und Unerklärbares im Spiel. Aber auch die beiden anderen verbürgten Prophezeiungen Fausts, über die Camerarius 1536 und Philipp von Hutten 1540 sprechen, lassen sich auf die nüchterne Anwendung gesunden Menschenverstands reduzieren. Wenn Faust in jener sternen- und wundersüchtigen Epoche allerlei astrologisches Brimborium, wortreiche Geheimnistuereien und magische Begleitmusik einsetzte, dann spielte er lediglich auf der Klaviatur eines Zeitgeschmacks, der es nun einmal partout mit den Sternen und mit komplizierten Berechnungen haben wollte: die Mikrokosmos-Makrokosmos-Entsprechungslehre verhärtete sich zum Dogma; aus einer großartigen Welterklärungs-Theorie wurde ein buchhalterisch schnarrender Automatismus eines nur im Oben erkennbaren Unten, einer Menschenwelt, die von den Sternen aus durch lange Seile bewegt oder gehemmt wurde.

Für Camerarius, der 1536 an Daniel Stibar schreibt, ist dieser Faust geradezu eine Kapazität in prophetischen Dingen, dessen Meinung sogar dann von Wichtigkeit ist, wenn man ihn wie Camerarius ansonsten für einen Verbreiter des »ärgsten Aberglaubens« hält. Fausts Expertenschaft beruht für Camerarius auf seinen astrologischen Fähigkeiten, von denen er sich wünscht, Faust möge Stibar in »dieser Kunst« ausbilden. Astrologie und Prophetie – sie hängen zusammen, das eine bedingt und ermöglicht erst das andere; und Astrologie ist eine »Kunst« – dies aus dem Munde eines der berühmtesten protestantischen Gelehrten des 16. Jahrhunderts, ganz im Gegensatz zu Luthers bekanntem Verdikt.

Was Faust auch immer über den Kriegsausgang zwischen Kaiser Karl V. und Franz I. prophezeit haben mag, er bedurfte dazu der Hilfe der Sterne keineswegs: Die Hegemonialkämpfe jener beiden mächtigsten europäischen Herrscher endeten allemal mit halben Siegen oder halben Niederlagen, je nach Optik der Geschichtsschreiber. Faust brauchte für eine Prognose keine Ephemeridentabellen, Aszendentenberechnungen oder Sternbild-Oppositionen; er brauchte lediglich eine geschickte Formulierung, in der die Sinnlosigkeit auch dieses neuerlichen Krieges zwischen den beiden Rivalen der Kaiserwahl von 1519 zum Ausdruck kam. Eine ganz andere Sache war es freilich, diese Formulierung zu garnieren, wollte er sie verkaufen: Dann mußte er das »Ergebnis« mit einem riesigen Aufwand versehen und in der Tat Himmel und Erde in Bewegung setzen, den Jupiter ins Spiel bringen, den Mars und den Saturn, den zähen Skorpion und den ungeduldigen Widder ...

Philipp von Huttens Brief aus Venezuela bringt 1540 die endgültige Bestätigung dafür, daß Faust als astrologisch bewanderter Prophet aufgetreten ist: Er habe, so heißt es in Philipps Brief an den Bruder Moritz, den schlimmen Verlauf der Welser-Expedition vorhergesagt. Camerarius hatte gleichfalls einen astrologischen Tip abgegeben, der allerdings positiv lautete. Hatte Camerarius die Sterne falsch berechnet, oder hatte Faust zu ihnen ein vertrauteres Verhältnis?

Faust, so darf vermutet werden, kam zu seiner negativen Prognose nicht als Prophet; er kam dazu, weil er die Chancen einer Expedition in jenes unerforschte Land ganz nüchtern einschätzte. Vielleicht hatte er den desillusionierenden Bericht des Nikolaus Federmann zur Kenntnis bekommen. Aber vielleicht sagte Faust auch ohne solche Informationen etwas aus, das sicherlich nicht verkehrt sein konnte: daß der Marsch durch den Dschungel kein Spaziergang sein und das ersehnte Gold von den Eingeborenen nicht auf dem silbernen Tablett serviert werden würde. Wie auch immer: Mit ein wenig Formulierungskunst mußte der »Prophet« Faust recht behalten. Daß er dann laut Philipps Brief tatsächlich auf der ganzen Linie recht behielt, konnte seinem Ruhm nur dienlich sein.

Aus derlei Ruhmeszeugnissen wuchs und verstärkte sich Fausts Legende. Faust galt als Prophet und Astrologe, und er gab sich wohl auch als Prophet und Astrologe aus. Agrippa von Nettesheim hatte in seinem Buch *De occulta philosophia* lediglich zusammengefaßt, was um 1500 allgemein geglaubt wurde: Bei jeder magischen und mantischen Operation sind die Gestirne zu befragen. Aus einem solchen Lehrsatz den Umkehrschluß zu ziehen, war naheliegend: Wer sich als Astrologe und Wahrsager betätigte, hatte sicherlich auch mit magischen Praktiken zu tun. Einen solchen Menschen konnte man im strenggläubig-katholischen Ingolstadt natürlich nicht dulden, hier, wo Luthers Disputationsgegner Johann Eck seinen Wohnsitz hatte. Hier galt Faust als Feind demütiger Gläubigkeit, als wahrsagender und Nativitäten stellender Nachfahr jenes Cecco d'Ascoli, der 1327 in Florenz verbrannt worden war, weil er sich erdreistet hatte, das Horoskop Christi zu stellen. – Faust, der in Bamberg einem katholischen Bischof die Nativität berechnet hatte, mußte aus dem gleichfalls katholischen Ingolstadt weichen. Mit seinen Nativitäten konnte er freilich auch andernorts Geld verdienen, mit jenen der Geburtsstunde entnommenen Psychogrammen und Erfolgsdiagrammen, mit denen nicht nur persönliche Neugierde gestillt, sondern auch Politik gemacht wurde.

Das Stellen, Sammeln und Verbreiten von Geburtshoroskopen blieb übrigens noch lange nach Fausts Tod in Mode. Johannes Kepler etwa, der wie noch Tycho Brahe und Galileo Galilei an einen direkten Einfluß der Sterne glaubte, sammelte rund 1000 Nativitäten und berechnete selbst das Horoskop Wallensteins. Kepler war es auch, der die von ihm mitbegründete Astro*nomie*, die wissenschaftlich-deskriptive Vermessung des Sternenhimmels, ein »närrisch Töchterlein« der Astro*logie* nannte. Man sollte bei allen Einwänden gegen die Astrologie nicht vergessen, daß ohne die Astrologie eine Astronomie kaum entstanden wäre.

Äußeres und inneres Gold – Faust als Alchemist und Magier

Damit ich nicht vergeß hiebei
Den großen Beschiß der Alchemei,
Die Gold und Silber hat gemacht,
Das man zuvor ins Stöcklein gebracht.
Sebastian Brant, *Das Narrenschiff*, 1494

Daß alles mit allem zusammenhänge, daß das Oben im Unten wirke, daß auf Erden die Bewegungen des Himmels sich wiederholen und jedes Geschehen vor- und mitprägen – auf solchen Anschauungen oder vielmehr auf diesen kaum je bezweifelten Glaubenssätzen beruhte in der Epoche um 1500 das astrologische Weltbild. Die Vorstellung des All-Einen, die Idee eines universalen, kosmischen Räderwerks ist auch das Modell, auf dem die Alchemie basiert.[1] Ebenso gründet sich die Magie auf die Oben-Unten-Korrespondenzen, auf die Belebtheit und Beseeltheit des gesamten Weltalls, auf das Wissen um die Gesetze der Natur.

Während die Astrologie heute immer noch auf zahlreiche Jünger Einfluß ausübt, sind seit dem 18. Jahrhundert – dem Zeitalter der Aufklärung – Alchemie und Magie als mittelalterliche, abergläubische Praktiken in Verruf. Alchemisten und Magier – das sind Synonyme geworden für betrügerische Geheimniskrämer oder für diabolisch aufgeschminkte Zauberer, die ihren sinnlosen Hokuspokus hinter unverständlichem Formelkram verstecken wollen. Alchemisten und Magier sind heute Figuren zum Lachen, bestenfalls zum Staunen und Gruseln – mehr nicht.

Zu Fausts Zeiten war ihr Renommee ungleich größer. Es gab zwar auch damals schon den Vorwurf der Betrügerei gegenüber Alchemisten, dann vor allem, wenn sich diese zum abertausendsten Mal an den uralten Menschheitstraum machten, durch Veredelung der sogenannten unedlen Metalle Gold herstellen zu wollen. Dagegen stand die scharfe Kritik am »Beschiß der Alchemei«, wenn ein überschlauer

Alchemist zum Beweis seiner Goldmacherkunst eine Stockspitze mit Blattgold präparierte, um dann den Stock aus dem Schmelzofen zu ziehen und voller Stolz seine Kunstfertigkeit zu »beweisen«. Natürlich gab es auch gegen die Magier den seit Augustinus oder eigentlich schon seit Moses erhobenen Vorwurf, sie stünden mit den Dämonen im Bunde. Aber wenn sich auch vereinzelte Stimmen gegen Alchemie und Magie erhoben, so standen beide doch bei den meisten Leuten in hohem Ansehen. Insbesondere die Alchemie war bei Herrschern und Päpsten genauso in Gunst wie bei Ratsherren. Gold: dieses Hoffnung

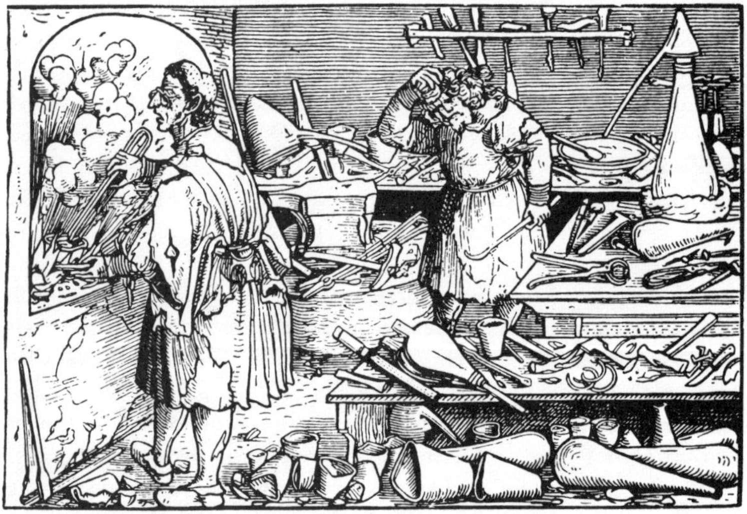

Goldmacherwerkstatt. Holzschnitt des 16. Jahrhunderts.

und Gier weckende Zauberwort war der Motor, der in den Jahrzehnten seit 1492 die Erben des Columbus übers Meer fahren ließ. Als sich aber diese Träume zerschlugen, da stieg das Verlangen nach Gold um so mehr – das Verlangen nach dem »hausgemachten« Gold aus der Retorte.

Möglicherweise hat Faust versucht, auf chemischem Wege Gold herzustellen. In der Geschichte aus Maulbronn ist davon die Rede, wo er dem Abt Entenfuß wieder aus den roten Zahlen zu helfen versuchte; ein Engagement als Goldmacher hat man auch für seinen

Aufenthalt in Staufen vermutet, weil dort kurz vor 1540 das ortsansässige Grafengeschlecht verarmt war und dringend einer finanziellen Spritze bedurfte. Faust, so folgerte man aus seinem mit teuflischem Rot garnierten Todesreport in der *Zimmerischen Chronik*, könnte beim Experimentieren durch eine Explosion in seiner »Alchemistenküche« ums Leben gekommen sein.

Wenn Faust an die Möglichkeit geglaubt haben sollte, durch einen hochkomplizierten Prozeß der Mischung, Verdampfung und Legierung von sogenannten unedlen Metallen reines Gold herstellen zu können – dann befand er sich nicht allein in seiner Epoche in bester Gesellschaft, sondern führte nur einen alten Menschheitstraum fort, den nach ihm noch Generationen träumen sollten, bis schließlich im 19. Jahrhundert die Ordnung der chemischen Elemente entdeckt wurde und damit die Unmöglichkeit, Gold auf synthetischem Wege herzustellen. Drei Jahrhunderte zuvor glaubten an die Goldgewinnung im Laboratorium alle, die sich den Menschen, die Erde und den Kosmos zusammengesetzt vorstellten aus den gleichen Substanzen, aus den vier Elementen Luft, Erde, Wasser und Feuer.

Diese Lehre von der Einheit aller Materie konnte sich sogar – und das war im Zeitalter des Humanismus unüberbietbar – auf den Erzphilosophen der Antike berufen, auf Aristoteles: Er hatte zwar nicht von Elementen, sondern von vier Urqualitäten gesprochen, von einem jegliche Art von Materie umfassenden System, innerhalb dessen ein Austausch von Qualitäten zur Umwandlung der einzelnen Substanzen führen könne. Nun, fast zwei Jahrtausende nach Aristoteles, dachte man sich die Welt immer noch als *einen* Organismus – und deshalb war es nur konsequent, sich jeden auf Erden oder im Kosmos vorkommenden Stoff als Ergebnis einer Mischung der vier Elemente vorzustellen. Sich das begehrte Gold als einen ganz und gar unzusammengesetzten, als einen mit keinem anderen Metall vermischten Stoff zu denken, lag außerhalb der Vorstellungswelt jener Epoche.

Und wie das Gold keine Sonderexistenz führte, so hatten auch die anderen nicht so wertvollen Metalle Anteil an jenen Qualitäten, die das Gold zum Gold machten. Es mußte also möglich sein, durch chemische Prozesse die minderwertigen Anteile aus den Metallen verschwinden zu lassen, um dann am Ende das königliche Gold zu gewinnen. Um 1500 gab es niemanden, der nicht an die theoretische Möglichkeit laboratorischer Golderzeugung geglaubt hätte, an das alle

Anstrengungen lohnende und überaus mühsame Geschäft des Sublimierens, Fixierens, Calcinierens, Coagulierens ... – alles Termini, die später von der Chemie übernommen wurden. Es ist bekannt, daß sich eine wissenschaftlich zu nennende Chemie erst wesentlich später begründete als die Astronomie. Zur Zeit Fausts war eine Unterscheidung zwischen Astronomie und Astrologie zumindest im Ansatz möglich; eine Unterscheidung zwischen Alchemie und Chemie konnte es dagegen noch nicht geben.

Wenn wir heute von »Quintessenz« sprechen, vom »Siebten Himmel«, vom »Lebenselixier«, von »Aufklärung«, von »Prozeß«, von »Resultat« oder vom »Stein der Weisen« – dann führen wir Vokabeln im Munde, die aus der Fachterminologie der Alchemisten stammen, insbesondere aus ihren Beschreibungen jener chemischen Abläufe, von denen sie sich am Ende Gold erhofften. Allerdings hatten die Adepten der »königlichen Kunst« neben diesen Ausdrükken eine Geheimsprache entwickelt, die einer heutigen Lektüre ihrer Rezepte oder Traktate meist unüberwindliche Verständnisschwierigkeiten in den Weg stellt. Da ist etwa vom »roten Löwen« oder vom »feurigen Drachen« die Rede, da werden chemische Vorgänge mit anthropologischen Termini gleichsam verkörperlicht, die häufig aus den Bereichen von Erotik und Zeugung stammen: Mit »Schwangerschaft« und »Geburt« sind chemische Stadien bezeichnet, und die Vermengung und Verwandlung der Metalle erfolgt im »Brautgemach« (dem Destillierapparat) oder in der »Matrix« (dem Mutterleib, wie der Schmelzofen genannt wird) – zum »großen Magisterium«, zur Gewinnung des vieldeutigen »Steins der Weisen«, bedarf es des »Leidens«, des »Todes« und der »Hochzeit« der Stoffe.

Der Aufklärung erschien ein solches Vokabular als wirres Kauderwelsch oder als mit System betriebener Unsinn. Die sprachliche Hermetik der Alchemisten, die sich schon in der ägyptischen, gnostischen oder arabischen Tradition zeigt, ist indessen nicht als elitäre Willkür jener Ärzte oder Philosophen abzutun, die sich während des Mittelalters mit der Kunst der Alchemie beschäftigten. Bevor diese im Ausgang des Mittelalters immer häufiger auch von Scharlatanen betrieben wurde, war sie eine Disziplin, die von wenigen ehrenhaften Männern ausgeübt wurde; und weil vom erhofften Ergebnis her viel auf dem Spiel stand, versuchten sich die wahren Alchemisten schon sprachlich vor jenem Gesindel zu schützen. Die

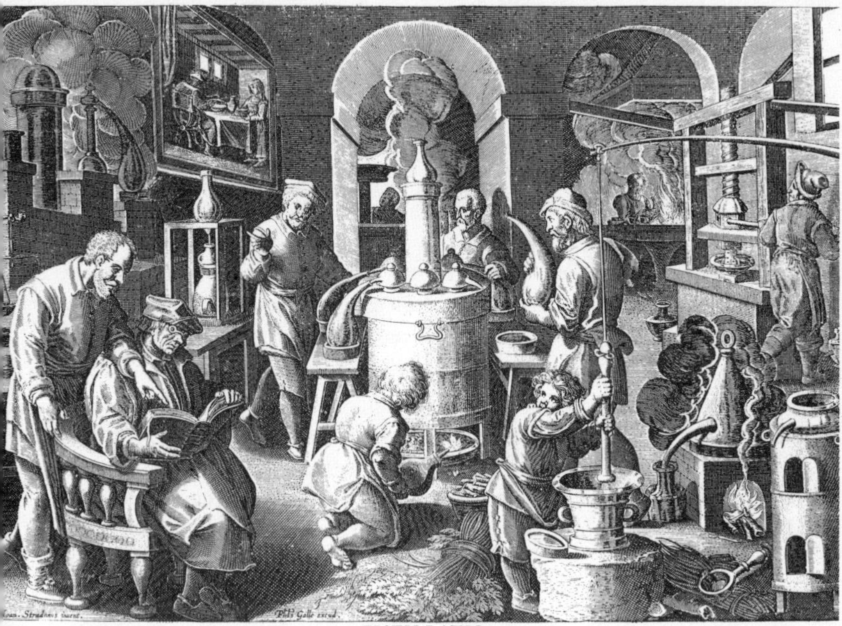
DISTILLATIO.
In igne ſuccus omnium, arte, corporum Vigens ſit vnda, limpida et potiſſima.

Alchemistisches Laboratorium. Kupferstich von Jan van der Straet (16. Jahrhundert).

wahren Alchemisten faßten ihre mit religiösen und mystischen Elementen und mit naturphilosophischen Anschauungen verquickte Kunst keineswegs nur als etwas auf, das zum schnellen Erhalt von Gold und zu persönlichem Reichtum führen sollte. Wenn sie sich auf den zeitraubenden Prozeß im Laboratorium durch tagelanges Fasten, sexuelle Askese, rituelle Waschungen und zahllose Gebete vorbereiteten, dann war es ihr Ziel, den Gang der Natur und das ewige Walten chthonischer Gesetzmäßigkeiten so zu beschleunigen, daß nach Wochen angestrengter Arbeit das ersehnte Gold, der Stein der Weisen oder ein alle Krankheiten besiegendes Lebenselixier herauskommen sollte. Aber parallel zu dieser metallurgischen »Transmutation« unternahmen die wahren Alchemisten das Experiment, sich selbst zu transmutieren und zu vervollkommnen. Neben der Praxis, neben dem Hantieren mit Kolben und Retorten standen mit gleicher Wertigkeit

Meditation, Spiritualität, kontemplative Läuterung und esoterische Selbstverwandlung.[2]

Mochte sich auch im 16. Jahrhundert der Jahrmarkts-Alchemist in den Vordergrund drängen, mochte der von Giordano Bruno oder Ben Jonson erhobene Vorwurf der Beutelschneiderei zu Recht bestehen – der wahre Alchemist, den es das späte Mittelalter hindurch gegeben hatte und den es auch im 16. Jahrhundert noch gab, war in solchen Exemplaren nicht repräsentiert. Seine Doppelexistenz stand unter der zwiefachen Losung des »Laboratorium und Oratorium«. Er war der Sucher nach Gold – aber nicht nur nach dem rötlich glänzenden Metall, sondern auch nach der höchsten Stufe der Selbstvervollkommnung, nach einem geistig-göttlichen Eldorado. Der Stein der Weisen: Das war, ganz konsequent für die alchemistische Doppelexistenz, sowohl der metallische Superlativ als auch die vollkommene Erkenntnis Gottes – und er war als Lebenselixier gleichzeitig das Mittel, das alle menschliche Hinfälligkeit besiegte und auf dem Weg ungetrübter Gesundheit wiederum ein Stück Gott-Ebenbildlichkeit erreichen ließ.

Wenn man im 16. Jahrhundert die Alchemisten unterschiedslos als Hexenmeister verurteilte, dann beschnitt man in Unkenntnis der tatsächlichen Zusammenhänge nicht nur die oratorische Komponente dieser Disziplin, sondern dann verunglimpfte man auch über jeden Verdacht erhabene Namen wie Albertus Magnus, Roger Bacon oder Raimundus Lullus. Außerdem nahm man nicht zur Kenntnis, daß Paracelsus neben Badern, Hebammen, Kräuterweibern und Feldscherern auch und ganz besonders die Alchemisten für sich »entdeckt« hatte. Für Paracelsus eröffnete sich dank ihrer Erfahrung ein Feld, das die Schulmedizin bisher ignoriert hatte, das aber für die heutige Ärzteschaft unverzichtbar und für die pharmazeutische Industrie in jeder Beziehung ergiebig geworden ist: das Feld der Chemiatrie, der chemisch hergestellten Medikamente und deren Verabreichung. Vor Paracelsus waren den Kranken nahezu ausschließlich Heilkräuter und sonstige von der Natur bereitgehaltene Substanzen verabreicht worden. Nun begann die Phase, in der Arzneien der Natur nachgebildet oder ganz neue hinzuerfunden werden konnten. Der »Stein der Weisen« oder die »Panazee« oder das »aurum potabile« (das trinkbare Gold), ein krankheits- und todbesiegendes Mittel, war zwar auf chemiatrischem Wege nicht herzustellen; aber aus »Steinen« konnten nun tatsächlich »weise« Heilmittel produziert werden.

1507 hatte Trithemius in seinem Brief an Virdung nach einer langen Reihe anderer Anklagen auch berichtet, Faust habe in Kreuznach behauptet, »daß er in der Alchemie von allen, die je gewesen, der vollkommenste sei«. Was war nun Faust für ein Alchemist? Gehörte er zu jenen, die mit der »Mutter« Schwefel und mit dem »Vater« Quecksilber in der sogenannten Alchemistenküche hantierten? Oder war er einer von jenen, die für klingende Münze einen brodelnden, dampfenden, zischenden Zauber veranstalteten, garniert mit ein paar Brocken Kneipenlatein, mit »Licht-Spielen« und beizenden Rüchlein, womöglich an verbotenem Ort? Oder gehörte er schließlich zur verborgenen und verschwiegenen Gruppe der wahren Alchemisten, die das »solve et coagula«, das Lösen und Binden der Metalle auch an sich selbst exerzierten?

Die vorhandenen Zeugnisse lassen keinen eindeutigen Schluß zu. Wer in diesen Jahrzehnten mit der Alchemie sein Geschäft machen wollte, der konnte es tun. Faust hätte nur mitzumischen brauchen. Gehörte er aber zu den ernsthaften Vertretern dieser Kunst; prahlte er nur auf den Märkten mit ihrer Schau- und Geldseite, um im geheimen sich ums metallische und ums innere Gold zu bemühen; glaubte er tatsächlich, dem Abt Entenfuß und den verarmten Grafen von Staufen helfen und sich selbst gleichzeitig zur höchsten Läuterungsstufe bringen zu können – dann könnten sich auf diese Weise die vielen durch Zeugnisse unbelegten Dunkeljahre seiner Biographie mit Sinn füllen lassen. Dann könnte Faust etwa in den »weißen Jahren« zwischen 1513 und 1520, 1520 und 1528, 1528 und 1532, 1536 und seinem Tod um 1540 irgendwo zurückgezogen experimentiert, könnte somit ein schweres und langwieriges Geschäft betrieben haben, das ihn selbst voranbrachte, das seine Geldkatze aber nicht füllte. Weil er mit solchen Geschäften nicht überleben konnte, mußte er sich zwischendurch verdingen und auf den Märkten den Schreihals spielen.

Freilich sind das Mußmaßungen, die aber einen gewissen Wahrscheinlichkeitsgrad für sich haben und eine Erklärung dafür liefern, weshalb es um den stets so laut auftretenden Mann sein Leben lang so still war. Faust als ernsthafter Alchemist – dies ist eine Vorstellung, an die sich zu gewöhnen äußerst schwerfällt, weil eben das Bild des historischen Faust durch das übermächtig wirkende Zeugnis des Trithemius auf Jahrhunderte hin nicht nur präformiert, sondern endgültig festgelegt wurde. Faust als Mann einsamer Meditation und asketischer Selbstläuterung – dies paßt natürlich nicht zu dem mit priesterlichem Zorn fixierten Image des lästerlichen Windhunds, des Sittenstrolchs und des jedes seriöse Ohr beleidigenden Maulhelden.

Aber war der Faust der Märkte tatsächlich der ganze Faust? Spielte er, der für einen Augenblick in den Gesichtskreis seiner Zeitgenossen trat, nicht vielleicht bewußt die Rolle eines okkultistischen Clowns, der sich zu einer Gestalt stilisierte, die schon zu Lebzeiten legendär werden und weitere Legenden an sich binden mußte? Faust blieb in einer Zeit, in der es viele Wanderalchemisten, Reisemagier und andere sensationsbepackte Fahrende mehr gab, als einziger über seinen Tod hinaus berühmt, und er zog wie ein Magnet die von anderen Zauberern erzählten Anekdotenspäne auf sich. Seine Auftritte boten gewiß mehr als die Schaustellungen seiner zahlreichen Konkurrenten. Dieses Plus jenen namenlosen Kollegen gegenüber war es, das seinen Namen nicht vergessen und das diesem Namen alles und jedes zutrauen ließ, auch das, was Faust selbst niemals präsentiert oder exekutiert hatte. Ist es abwegig, jenes Plus aus Fausts ernsthafter Beschäftigung mit der alchemistischen Kunst abzuleiten? Konnte er, wenn er sich tatsächlich im Laboratorium und im Oratorium abgemüht hatte, nicht aus einem ungleich reicheren Fundus schöpfen und das zur Schau Gestellte so vorführen, daß sein Publikum erkennen mußte, daß da einer nicht nur Wellenschaum produzierte?

Alchemie und Magie sind zu Fausts Lebzeiten Bereiche, die eng miteinander verbunden sind und sich häufig sogar decken. Weder der Alchemist noch der Magier waren um 1500 fest umrissene Berufe mit klaren Tätigkeitsmerkmalen oder mit einem genau definierten Standesbewußtsein. Vielmehr bestanden zwischen der einen und der anderen Kunst fließende Übergänge und austauschbare Merkmale – wo der Alchemist aufhörte und der Magier anfing, war bereits für die Zeitgenossen nicht zu unterscheiden. Gegenüber dem Alchemisten hegte der Magier einen sehr viel umfassenderen Anspruch: Er war derjenige, der aufgrund seines Wissens um die universalen Gesetzmäßigkeiten und die kosmischen Zusammenhänge die Macht zu haben vorgab, sowohl Schätze aufzufinden als auch Berge zu versetzen, telekinetische Veränderungen herbeizuführen oder die Schatten der Toten heraufzuzwingen. Zum Magier gehörte das ganze Repertoire mantischer Praktiken ebenso wie die Erfahrung in astrologischen Abläufen oder jene im volksheilkundlichen Bereich. Die Magie war eine Universalwissenschaft oder -kunst, die all jene Zweige unorthodoxer Gelehrsamkeit in sich versammelte, von denen im Zusammenhang mit Faust die Rede war. Der Magier wurde nicht selten als *philosophus* bezeichnet, und Faust benützte diese Umschreibung offenbar gern in potenzierter Steigerung, wenn er sich dem Zeugnis des Begardi zufolge als *»philosophus philosophorum«* anpries. Daß er zwei Jahrhunderte nach seinem Tod auf den Titelblättern einiger »Höllenzwänge« als »magus maximus« firmiert, wiederholt ihn nur mit anderen Worten.

Was die Magie von der Religion unterscheide, ob die eine als Vorstufe der anderen zu betrachten sei – darüber geht in der vergleichenden Religionswissenschaft und in der strukturalistischen Kulturanthropologie seit einigen Jahrzehnten ein erbitterter Streit. Um Kompromisse bemühte Gelehrte haben zu Recht betont, daß auch im Gebet oder der kultischen Feier der sogenannten Hochreligionen immer noch Elemente des Magischen vorhanden seien: Elemente des Herbeizwingens und Dirigierens, des Manipulieren-Wollens usw. Von dem unverständlichen Geraune bei magischen Zeremonien ist auch heute noch in jenen Religionen genug vertreten, die sich jeglichen Zusammenhang mit der Magie verbitten und sich so viel auf ihre Rationalität einbilden.

Magie, wie auch immer sie definiert werden mag, ist ein System zwingender Einflußnahme, dessen Ausübung stets nur wenigen vorbehalten bleibt. Der Magier – im Medizinmann afrikanischer oder südamerikanischer Völker sehen wir ihn noch heute am Werk – ist innerhalb seines soziologischen Verbundes eine Ausnahmegestalt von anerkannter Machtvollkommenheit, die mit höheren Mächten Kontakt hält. Für ihn ist die Erde und das gesamte Universum von einem dichten Netzwerk von Entsprechungen und »Sympathien« durchsetzt – und derjenige, der aufgrund eigener Einsicht, höherer Inspiration oder aufgrund des weitergegebenen Wissens um diese Zusammenhänge weiß, der kann sich als Mächtiger dienstbar machen, als Magier: »Magie« kommt von indogermanisch »magh«, d. h. können, vermögen, helfen.

Im 16. Jahrhundert, in dem sehr zahlreich sowohl Lehrbücher der Magie als auch erbitterte Angriffe gegen die Magier, besonders natürlich von kirchlicher Seite, auf den Markt kommen, erscheint die Palette magischer Tätigkeiten so farbig wie nie zuvor: In das bisher vornehmlich von Theologie, Medizin und Astrologie, seltener von den Mantiken gebildete Spektrum rücken nun auch okkulte Phänomene, hypnotische Techniken, massensuggestive und Hysterie-Phänomene, telepathische Operationen oder naturwissenschaftliche Kuriositäten. Es ist mit einiger Sicherheit anzunehmen, daß es die Camera obscura oder die Laterna magica längst schon vor ihrer »Patentanmeldung« im 17. Jahrhundert gab – ihre Benutzung durch den Magier Faust würde eine ganze Reihe von Episoden im »Volksbuch« von 1587 ebenso erklären wie die schon um 1570 notierten Hogelschen Erzählungen, die Faust in Erfurt mehrere griechische Helden und den Riesen Polyphem vorführen ließen.

Sehr viel wichtiger als diese uferlose Ausweitung der Magie, die jede Definition von vornherein unmöglich macht, wird aber im 16. Jahrhundert eine lange schon kirchlich gepflogene, jetzt aber energisch betonte Unterscheidung: die Unterscheidung in weiße und schwarze Magie, in eine erlaubte und eine verbotene, in eine natürliche und eine infame, in Theurgie und Goëtie, in ein Bündnis mit Gott und ein Bündnis mit dem Teufel. Was sich auf dem Papier bischöflicher Verlautbarungen säuberlich scheiden ließ, das war freilich von der Sache her nie und nimmer zu markieren – aber die mit theologischen Spitzfindigkeiten aufgerichtete Mauer hatte doch Orientierungswert für die Gläubigen. Es war im Grunde ganz einfach: Was der Kirche diente und was sie als ihr förderlich absegnete – das war weiße Magie, war erlaubt. Was sich unkontrolliert von der Kirche vollzog, was ihrer Oberaufsicht listig oder gar ketzerisch entging – das war schwarze Magie, Instrument des Bösen, Ausdruck eines Teufelsbundes.

Was der eine oder der andere Magier tat, das mochte völlig identisch sein; weiß oder schwarz wurde es erst durch die Aufkleber einer Institution, die seit Jahrhunderten die »Sprachregelungen« traf – und die reformatorische Kirche Martin Luthers bediente sich hier derselben Ausdrucksweise.

War jemand als schwarzer Magier, als »Schwarzkünstler« abgestempelt, dann brauchte er gute Nerven, strapazierfähiges Schuhwerk und unerschrockene Quartiergeber. Die dienstwilligen Häscher der Kirche waren überall, und auf den Straßen wanderten Tausende fanatischer

Inquisitoren. Wenn Faust sich tatsächlich als »Zweiter in der Magie« ausgab, wie Trithemius an Virdung berichtete, dann hatte er, der nach demselben Zeugnis sich nicht eben als frommer Betbruder aufführte, allen Grund, vor den kirchentreuen Greifern auf der Hut zu sein. Die langen Zeitphasen seines öffentlichen Nichtvorhandenseins ließen sich auch so erklären, daß er sich nach kurzweiligen Eskapaden zurückziehen mußte. Was nicht auszuschließen braucht, daß er in diesen Zeiträumen das bunte Hemd des Gauklers ablegte und sich das schlichte Grau des wahren Alchemisten überzog.

Wenn Faust in einer Zeit, in der Vorsichtig-Sein zum notwendigen Überlebens-Ritual gehörte und auch zu einer listig-unantastbaren Kunst des Lebens am Rande des Erlaubten gesteigert werden konnte, auf der Hut war, dann ließ sich mit seinem schwarzen Ruf durchaus leben. Dann trat also Faust, wohin er auch kam, stets mit einem negativen Bonus auf, mit einem gerüchtweise herbeigeflatterten Garantieschein, der durch dämonisches Rot gezogen war und der Sensationen verhieß, die ohne Zutun des Höllenherrn nicht machbar waren. Dann mußte – soll man es Ironie nennen? – Faust seinem Steckbriefschreiber Trithemius also dankbar sein, der ihm, ohne es zu wollen, die schreiendste Propaganda geliefert hatte.

Vielleicht hat Faust auch durch Andeutungen, durch bewußte Zweideutigkeiten, durch elliptisch abgebrochene Sätze, durch verbale Gratwanderungen zwischen »Weiß« und »Schwarz« das Bild des teuflisch liierten Magiers selbst mitgeformt. Vielleicht hat er selbst an einer Legende gebastelt, die möglicherweise schon zu seinen Lebzeiten, ganz gewiß aber und leicht kontrollierbar nach seinem Tod, Eigenbewegung und gierige Magnetwirkung erhalten sollte – jene Legende, in der aus dem aufsehenerregenden Teufelskerl sozusagen nahtlos ein Teufelsbündler wurde, einer, dem man alles und jedes zutraute, ein mit magischen Künsten und Tricks virtuos operierender Tausendsassa. Faust wurde zu *dem* Magier, zum Magier schlechthin – und er wurde dazu wohl schon vor 1540, als ein zielstrebiger Organisator seines Nachruhms, als ein Mann, der seine eigene Biographie so darzustellen wußte, daß sie die ausschmückenden Memoirenschreiber als ein Stoff reizte, der gleichsam auf der Straße lag und auf dessen Zusammenfassung zwischen Buchdeckeln die Leute bereits warteten.

Faust, der sich laut Begardis Darstellung als »philosophus philosophorum« bezeichnete, gab sich bei Trithemius eine Nuance bescheidener: hier firmierte er als »magus secundus«, als Zweiter in der Magie. Wenn sich Faust als »Zweiter in der Magie« titulierte, dann mußte es auch einen Ersten in der Magie geben. Emsige Faust-Kommentatoren haben zwar einige Namen wie beispielsweise Zoroaster oder Pythagoras herangezogen; der einzige Mann aber, auf den sich der historische Faust bezogen haben kann, war *der* Zauberer des Neuen Testaments, der über die Kirchenväter bis in die spätmittelalterlichen Predigten hinein immer wieder als Inbegriff kirchenschädigender Magie genannt wurde: Simon Magus.

Von seinen Taten erfuhr nicht allein der Leser der *Apostelgeschichte* (8,9–24). Ausgeschmückt zu romanhaftem Lesefutter fand sich die tolldreiste Geschichte des »Vaters der Häresie« – so nannten ihn die Kirchenschriftsteller Irenäus und Eusebius – in einem Erzählwerk, als dessen Verfasser fälschlicherweise Papst Clemens I. (88–97 n. Chr.) genannt wurde: In den sogenannten *Recognitiones* erscheint der aus Samaria stammende Simon als ein Widersacher des missionierenden Apostels Petrus, der die Magie in Agypten gelernt hatte, sich taufen ließ und von Petrus die Gabe des Heiligen Geistes um Geld erwerben wollte. (Das Wort Simonie bezeichnet bis heute den Kauf oder Verkauf von geistlichen Ämtern oder Dingen.) Angeblich konnte er Geister und Tote erscheinen lassen, sich unsichtbar machen, durch Mauern und durch Feuer gehen, Statuen beleben und Gold machen. Bei einem derartigen Fundus an Unwahrscheinlichkeiten war es nur folgerichtig, daß ihn seine Anhänger als Gott verehrten und ihm Standbilder errichteten. Sein berühmtestes Wunder war gleichzeitig sein letztes: In Anwesenheit seines alten Widersachers, des Apostels Petrus, und vor den Augen Kaiser Neros erhebt er sich auf dem römischen Marsfeld wie ein Vogel in die Luft, um gleich darauf zu Boden und zu Tode zu stürzen. Wenn man sich der Optik der *Recognitiones* anschließen will, hatte sich die Glaubenskraft des heiligen Petrus stärker erwiesen als die bösen Dämonen, die Simon als Luftkissen dienen sollten.

Als Gegenspieler des Petrus mußte Simon zu einem Magier werden, dem die unglaublichsten Taten ebenso angehängt wurden wie eine geradezu krankhafte Lust am Schädigen der jungen Kirche Christi. Historische Forschungen haben ergeben, daß Simon jedoch alles andere gewesen sein dürfte als ein publikumssüchtiger Zauberer, vielmehr einer der Gründer der auch christliche Elemente amalgamierenden Sekte der Gnostiker, die sich ihr religiöses System aus allerlei längst bestehenden kultischen Formen zusammengebastelt hatten und darum der jungen und um Reinerhaltung ihrer Lehre bemühten Kirche als Häretiker erscheinen mußten. Simon »Magus« fiel der ersten Verteufelungskampagne der frühen Christenheit anheim.

Das in mühseliger wissenschaftlicher Kleinarbeit rekonstruierte Bild des Simon aus Samaria war um 1500 unbekannt. Man las die damals weit verbreiteten *Recognitiones*, die in ihrer ambivalenten Wirkung eine Parallele bildeten zum Faust-Buch von 1587. Beidemal ging es um gehäufte Unglaublichkeiten, um tolle Alleskönnerei und um ein jämmerliches Ende. Beidemal mochte man die anrüchigen Helden um ihre alles Maß sprengende Omnipotenz beneiden; und beidemal zeigte man am Ende mit dem Finger auf sie. Wer die *Recognitiones* las, der konnte überdies handfeste Parallelen zwischen dem Erzmagus und seinem Jünger Faust erkennen: Da war nicht nur ein Hund, der den Simon begleitet hatte und der selbstredend ein Wesen aus der Unterwelt sein mußte, so ein glutäugiges schwarzes Ungeheuer, wie man es Fausts berühmtesten Magiekollegen zuschrieb, dem Agrippa von Nettesheim – und wie es die fabulierwütigen Zeitgenossen dann auch Faust selbst beigesellten. Außerdem gab es da eine Helena, die Simon angeblich aus einem Bordell geholt hatte und die ihm dann bei seinen petrus-feindlichen Aktionen als Inbegriff schamloser Geilheit zur Seite ging – auch diese Figur der *Recognitiones* sollte in der literarischen Faust-Tradition eine wechselhafte Karriere machen, angefangen vom Buhlteufel im »Volksbuch« bis zur Idolgestalt in Goethes Faust. Schließlich war es sogar der Name »Faustus« selbst, den sich Simon zuweilen beigelegt hatte, Simon, der in seiner Verwandtschaft zudem über Träger der Namen »Faustus« und »Faustulus« verfügte.

Kein Zweifel: Wenn sich Faust als »Zweiter in der Magie« benannte, dann spielte er auf den Simon »Magus« an und stellte sich damit in eine Tradition, zu der sich zu bekennen nicht eben ungefährlich war. Er machte mit dem Titel »Zweiter in der Magie« eine gegen die Amtskirche gerichtete Provokation zum Programm. Aber er versuchte auch, am Ruhm des »Ersten Magiers« zu partizipieren und sich einem Wettkampf über 1500 Jahre hinweg zu stellen, den überhaupt anzutreten einiges an Unverfrorenheit verlangte. Doch vielleicht war die Anspielung auf Simon auch nur einer jener Reklametricks, die Faust des öfteren anwandte. Wenn er sich zum zweiten Simon stilisierte und wenn er diesen magischen Urahnen gar noch übertreffen wollte, gab es nur eines, was dies zustande bringen konnte: Er mußte den für Simon in Rom tödlich ausgegangenen Flugversuch nachmachen und überleben. Anscheinend – nach dem Zeugnis von Manlius/Melanchthon – hat er einen solchen Flugversuch in Venedig unternommen oder hat es doch diesseits der Alpen verstanden, die Kunde dieses Wunders unter die Leute zu bringen. Faust ist in Venedig sicherlich nicht in die Luft gefahren, aber in einer von organisiertem Aberglauben erfüllten Zeit hatte eben gerade das Unwahrscheinlichste Konjunktur.

Empfand und gab sich Faust als zweiter Magus, dann usurpierte er gleichsam das gesamte Reservoir an Geschichten und Phantasiefreiräumen, das bisher der »Simon Magus« besetzt hatte. Er schob also den schreibenden Zeitgenossen eine fertige Schablone unter, wie sie ihn künftig zu sehen und zu bewerten hätten. Dann gab er ihnen selbst das Stichwort vom Faust als einem Super-Simon, dessen Geschichte zu sammeln und zu einer »Historia« zu machen empfehlenswerter und attraktiver sei, als die durch ihn überholten *Recognitiones* neu auf den Markt zu bringen.

Alchemie und Magie – das sind zwei ineinander übergehende und vielfach miteinander verschmolzene Bereiche, in denen sich Faust nach dem Zeugnis der Zeitgenossen betätigte. Zu beiden Bereichen paßt die Ambivalenz von leiser Meditation, verschwiegener Gedankenarbeit und ernsthafter philosophischer Bemühung auf der einen Seite, und lautem Schellengeklingel, reißerischer Selbstanpreisung und schamlosem Großmannstum auf der anderen Seite. Allein von der Liebe zum Stein der Weisen war nicht zu leben, und je rattenfängerischer einer aufzutreten verstand, je rascher einer seinen Beutel zu füllen wußte, je mehr er zusammentrommelte von gaffenden Dörflern und verblüfften Bürgern – desto schneller konnte er in sein Doppelhaus von Laboratorium und Oratorium zurück, um dort in Ruhe nach dem Elixier zu forschen, das in Gold bestehen mochte oder im Gold gottebenbildlicher Vervollkommnung.

Es fällt schwer, sich Faust im aufgezeigten Spannungsfeld stiller Pflicht und bunter Kür vorzustellen, solange sein Bild vor allem durch das Zeugnis des Trithemius bestimmt bleibt. Aber hypothetisch zumindest eröffnen sich hier Möglichkeiten eines Neuansatzes, der das bekannte Faust-Bild revidiert und den Blick frei macht für eine Gestalt, die auf der öffentlichen Hochzeit tanzen mußte, um sich so Meditation und Freiheit zu erkaufen.

Alchemie und Magie hingen in Fausts Epoche ebenso eng zusammen wie Astrologie und Medizin, und zwischen diesen vier Disziplinen und einigen weiteren mehr gab es Gemeinsamkeiten und Querverbindungen in einer Dichte und in einem Maß, wie es heute schlechterdings unvorstellbar ist. Der aus dem Studierzimmermonolog in Goethes *Faust* bekannte Doktor der um 1500 bestehenden vier Fakultäten war nicht gerade die Regel, aber mehrfach promovierte Akademiker und in den verschiedensten Berufen erfolgreiche Wissenschaftler waren keine Seltenheit. Der schon erwähnte Graf Giovanni Pico della Mirandola – Philosoph, Kabbalist, Orientalist, Religionstheoretiker – wäre ein Beispiel dafür.

Die Sterne »gehörten« damals nicht den Astronomen und Astrologen allein, sondern ebenso den Ärzten, die ein günstiges Operationsdatum errechnen wollten; auch den Theologen, die ihre Gottesbeweise mit Vorliebe am gestirnten Firmament darlegten; desgleichen den Mathematikern, die zur Astronomie bald im Kindes-, bald im Mutterverhältnis standen; ebenfalls den Kräuterweibern, die nur zu bestimmten Zeitpunkten der Mondphasen Heilpflanzen pflücken durften; auch den Chiromanten, die neben der Beachtung der Handlinien Zuordnungen der einzelnen Finger zu den Planeten trafen; selbstverständlich den Seefahrern, die sich am Sternenstand und am gerade eingeführten Kompaß orientierten; naturgemäß den Bauern, deren Wetterkalender und Monatsregeln aus Stand und Bewegung der Gestirne ermittelt wurden; den hohen Herren, die sich eine Nativität oder ein Indicium, ein Empfängnis- oder Geburtshoroskop stellen lassen wollten; und die Sterne »gehörten« einer ganzen Reihe weiterer Berufe, Handwerke und Gruppen, von denen an dieser Stelle nur ganz pauschal die Magier, Alchemisten und Mantiker erwähnt seien.

Was am »Besitz« der Sterne deutlich gemacht werden kann, ist die enge Verzahnung und Verschachtelung heute längst voneinander entfernter, in Methode, Diktion und Problemhorizont, zudem im Erkenntnisinteresse separierter Wissens- und Tätigkeitsbereiche. Es war damals nicht nur vorstellbar, sondern geradezu an der Ordnung, in mehreren, für heutige Begriffe in den verschiedensten Disziplinen zu Hause zu sein. Wer mehr als einen Beruf auf seiner Visitenkarte hatte, galt keineswegs als Aufschneider, sondern näherte sich dem aus der Antike übernommenen und im Humanismus neu belebten Ideal eines universal gebildeten Menschen.

Faust tat in dieser Beziehung des Guten aber doch wohl zuviel, wenn er sich laut Trithemius und Begardi mit einem überquellenden Arsenal an Titeln, Professionen und Kunstfertigkeiten präsentierte. Die Liste beginnt mit dem »Fürsten der Nekromanten« und führt über den »Philosophen«, den »Magister Georg Sabellicus«, den »Quellbrunn der Nekromanten«, den »Astrologen«, den »Zweiten der Magier«, den »Chiromanten«, den »Aeromanten«, den »Pyromanten«, den »Zweiten in der Hydromantie«, den Gedächtniskünstler, den Christus-Imitator, den »Vollkommensten in der Alchemie«, den Physiognomiker, den Visionär mit der Kristallkugel bis zum »philosophus philosophorum«. Bei dieser langen Liste, die noch um die Titel- und Berufsangaben der anderen zeitgenössischen Zeugnisse ergänzt werden müßte, spielte gewiß die Reklame und eine unverhohlene Lust an der Selbstanpreisung eine Rolle.

Nicht durch die Zahl, sondern durch die Art seiner Berufe war Faust auffällig. Hätte eine Paßbehörde dieser Epoche unter der Rubrik »Beruf« nur eine einzige Angabe gestattet, so wären viele Zeitgenossen Fausts in arge Verlegenheit geraten. Der Altphilologe Melanchthon etwa schrieb theologische Traktate und Katechismen, betätigte sich als Organisator des höheren Schulwesens und hielt Vorlesungen über Astrologie. Dichter konnten über Syphilis schreiben (Ulrich von Hutten), Ärzte eine Weltchronik zusammenstellen (Hartmann Schedel), Mathematiker eine neue Sintflut prophezeien (Johannes Stöffler), Juristen über die jüdische Kabbala Vorträge halten (Johannes Reuchlin, Agrippa von Nettesheim), Maler die Technik revolutionieren wollen und der anatomischen Medizin wie der Ballistik auf die Beine helfen (Leonardo da Vinci), Äbte sich als Wetterforscher betätigen (Kilian Leib) – die Berufsausbildung und das Examensfach war *eine* Sache, die Ausübung weiterer und oft gleichzeitig vieler Berufe eine andere.

Nicht daß Faust an ganz entfernten Punkten des deutschen und vielleicht auch außerdeutschen Raumes auftauchte, unterschied ihn von seinen Zeitgenossen, ebensowenig die vielen Professionen. Was ihn in einem Ensemble von schillernden Figuren zu einem Außenseiter machte, nahm Trithemius sehr wohl wahr, bog es aber gleich ins Negative ab: Faust hatte sich über den Fundus »normaler« Zauberei und Gaukelei, über seine reichhaltige Berufspalette hinaus als ein intelligenter Kopf bekannt gemacht und einen Erfahrungsschatz und eine Kunstfertigkeit erworben, die ihn zur Führung mehrerer klingender Titel berechtigte und ihn als Rivalen erscheinen ließ. Daß er außerdem von Zeitgenossen als Spezialist anerkannt wurde, belegen die Nativität beim Bischof von Bamberg (1520) und die Anfrage des Joachim Camerarius bei Daniel Stibar (1536). Was hier Faust als Astrologe an Kompetenz bestätigt wird, legt es nahe, auch die anderen mit lauter Reklame angekündigten Fertigkeiten nicht vorschnell als Geschwätz abzutun.

Selbstmord oder teuflische Exekution? – Fausts Tod

Da hub Doctor Faustus kläglich an /
zetter mordio / umb hülff zu schreyen /
aber kaum mit halber stimm / unnd gar baldt
hört man jhn nicht mehr. Da vergieng der Windt /
und hat sich gelegt / und war gar stil im hauß /
biß also der tag angieng.

Georg Rudolf Widman, 1599

Über den Zeitpunkt und den Ort von Fausts Tod ist zwar nicht so viel gestritten worden wie über seinen Namen und seine Heimatstadt, aber es fehlt auch hier nicht an widersprüchlichen Aussagen, insbesondere über die Art seines Todes.[1] Denn ebensowenig wie über seine Geburt liegt über Fausts Ableben ein amtliches Dokument vor. Es findet sich weder ein direktes zeitgenössisches Zeugnis noch eine Grabstätte. Ob Faust ein christliches Begräbnis erhielt oder ob er an einer verschwiegenen Stelle rasch verscharrt wurde – all das läßt sich nicht mehr herausfinden. Letzteres wäre aber gewiß der Fall gewesen, hätte man den alten Mann für jemanden gehalten, der mit dem Bösen im Bunde gestanden und sich dadurch aus der Christengemeinschaft ausgeschlossen hatte. Allerdings: Auch von berühmten und höchst ehrenwerten Persönlichkeiten späterer Jahrhunderte kennt man das Grab nicht mehr; und bei Menschen, die vor den Verwüstungen des Dreißigjährigen Krieges zur letzten Ruhe bestattet wurden, kann die Unbekanntheit ihres Beerdigungsplatzes nicht ohne weiteres zu weitreichenden Schlüssen Anlaß sein.

Daß schon in der Phase der Legendenbildung vor 1587 und dann besonders in den ersten literarischen Gestaltungen des Faust-Stoffs der Tod des »Helden« bis ins einzelne Detail geschildert und bestimmten Orten zugewiesen wurde, kann nicht verwundern: Am Schluß der Volksbücher von 1587 und 1599 bot sich nach allen bereits vorausgegangenen Warnungen vor dem verderblichen Weg des »Ertz-

Schwartzkünstlers« noch einmal die treffliche Gelegenheit, den Lesern unvergeßlich einzuprägen, wohin die Abkehr von Gott und der Pakt mit dem Teufel führte: in fürchterliche Todespein, in allzu späte und deshalb sinnlose Reue, in tiefste Verlassenheit – und, pünktlich zur mitternächtlichen Geisterstunde, in »ein grewliches Pfeiffen und

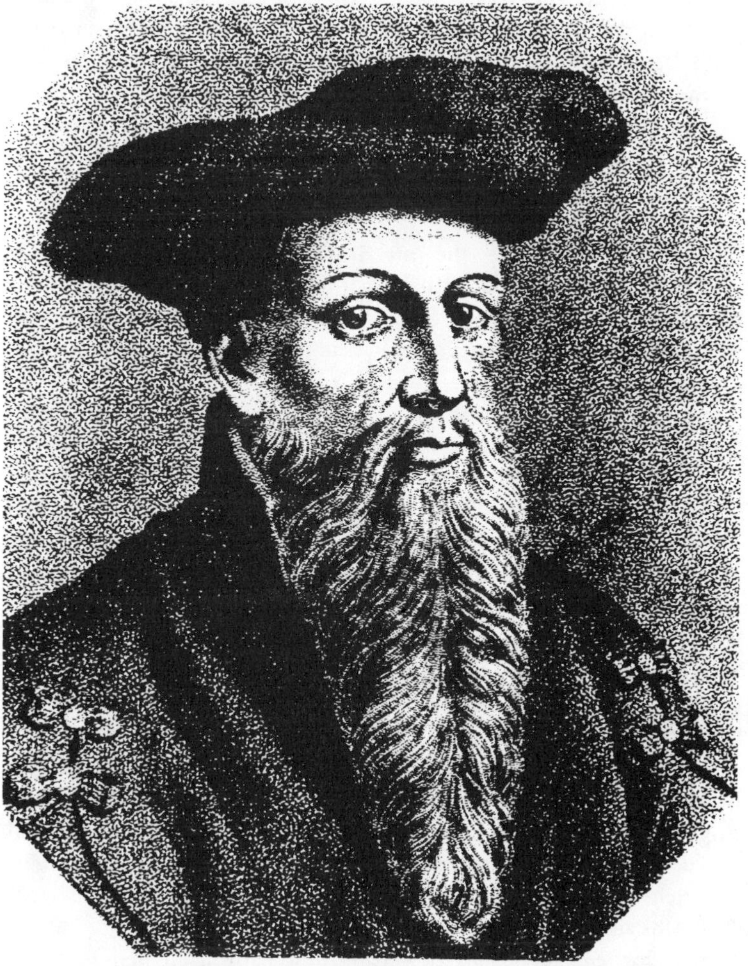

Johannes Faust. Porträt eines unbekannten Künstlers (Bonn, Ehrenschrein der Landesvertretung Baden-Württembergs).

Zischen / als ob das Hauß voller Schlangen / Natern unnd anderer schädlicher Würme were«.

So beschreibt es die *Historia*, die auch das Bild wiedergibt, das sich den Faust befreundeten Studenten anderntags bot:

> sie sahen aber keinen Faustum mehr / und nichts / dann die Stuben voller Bluts gesprützet / Das Hirn klebte an der Wandt / weil jn der Teuffel von einer Wandt zur andern geschlagen hatte. Es lagen auch seine Augen und etliche Zäen allda / ein greulich und erschrecklich Spectackel. Da huben die Studenten an jn zubeklagen und zubeweynen / und suchten jn allenthalben / Letzlich aber funden sie seinen Leib heraussen bey dem Mist ligen / welcher grewlich anzusehen war / dann ihme der Kopff und alle Glieder schlotterten. [2]

Die *Zimmerische Chronik*, die mit Abstand die zuverlässigsten Nachrichten über Fausts Tod enthält, hat keine so grauenhafte Szenerie gezeichnet; doch auch ihrer Schilderung nach starb Faust möglicherweise eines unnatürlichen und mit dem Teufel zusammenhängenden Todes. Konnte man dieser Chronik entnehmen, daß Faust um das Jahr 1540 starb, so schwanken die Angaben über sein Todesjahr in anderen Berichten extrem: Zwischen der Mitte der dreißiger Jahre des 16. Jahrhunderts und dem Jahr 1560 [3] wurden die unterschiedlichsten Daten angeboten, besonders häufig die Jahre 1535–37 und 1539. Die Gründe für diese Schwerpunktbildungen um 1536 und 1539, die stets ohne Hinweis auf einen Sterbeort erfolgten, lagen in zwei zeitgenössischen Zeugnissen über Faust oder vielmehr in deren vermeintlich richtiger Ausdeutung: In Luthers Tischgesprächen von 1537 und in Begardis *Index Sanitatis*, der 1539 erschien, wurde über Faust in der Vergangenheitsform gesprochen. Einmal im Zusammenhang zauberischer Praktiken, das andere Mal im Kontext betrügerischer Kurpfuscherei wurde unter anderem von Faust erzählt oder sein Name als Beispiel herangezogen. Weil nun einige Forscher davon ausgehen zu müssen meinten, daß die erzählende Vergangenheitsform nur deshalb gewählt worden sei, um dem Leser damit den bereits erfolgten Tod Fausts anzudeuten, kam man zu dem Schluß, Fausts Todesjahr auf die Jahre um 1536 oder 1539 festzulegen.

Nun hat eine derartige Beweisführung natürlich einen nicht zu übersehenden Pferdefuß: die Vergangenheitsformen zeigen ja zunächst lediglich an, daß über schon Geschehenes berichtet wird; ob der

Mensch, von dem so erzählt wird, noch am Leben ist oder nicht mehr, darüber sagen die erzählerischen Formen der Vergangenheit nichts aus. Die Kommentatoren des Begardi-Buchs aber, die aus dem »hin ist hin« eine Todesnachricht herauslasen, übersahen, wie schon gezeigt, den Kontext.

Lassen sich also die vorgeführten Berechnungen nicht halten, die nur mit der Vergangenheitsform argumentieren, so bleibt – völlig aus der Luft gegriffene Jahresangaben einmal ganz beseite gelassen[4] – nur noch ein Text übrig, der uns zumindest einige Klarheit verschaffen kann, wenn auch kein genaues Datum fixiert wird: die *Zimmerische Chronik*. Ungefähr 1565, ein Vierteljahrhundert nach Fausts Tod um 1540, wird hier in zwei Passagen auf den »weitberüempten schwarzkünstler« hingewiesen, der

> *letzstlich in der herrschaft Staufen im Preisgew in großem alter vom bösen gaist umbgebracht worden.*

Parallel dazu heißt es in der zweiten Stelle zunächst:

> *Es ist auch umb die zeit der Faustus zu oder doch nit weit von Staufen, dem stetlin im Breisgew gestorben.*

Einige Zeilen später wird festgestellt:

> *Ist ain alter mann worden und, wie man sagt, ellengclichen gestorben. Vil haben allerhandt anzeigungen und vermuetungen nach vermaint, der bös gaist, den er in seinen lebzeiten nur sein schwager genannt, habe ine umbbracht.*

Der Tod Fausts in Staufen im Breisgau wird auf dreierlei Art geschildert: Er ist »gestorben«; er ist, »wie man sagt, ellengclichen gestorben«; er ist »vom bösen gaist umbgebracht worden«. Die erste Aussage ist ein nüchterner Befund; die zweite enthält eine Wertung; die dritte distanziert sich aus der Sicht eines Christenmenschen von einem mutmaßlichen Teufelsbündler.

Die Einfügungen – »wie man sagt«, »Vil haben . . . vermaint« – sollte man nicht übersehen: Hier drückt der Schreiber der Chronik eine für die damalige teufelsgläubige Zeit doch sehr bemerkenswerte Vorsicht aus; als wollte er sagen, daß es mit den teuflischen Zuordnungen der Leute vielleicht doch nicht so weit her sei; als ob er nur referieren würde, was »man« sagt und was »man« sicher zu wissen meint; oder als ob er sich selbst nicht ohne weiteres die verbreitete Meinung über Fausts Ende zu eigen machen wolle.

Wenn es in der *Zimmerischen Chronik* an zwei Stellen heißt, »der

Faustus«[5] sei »in großem alter« gestorben und sei »ain alter mann worden«, dann kann eine solche Altersangabe nicht an der heutigen Lebenserwartung gemessen werden. Es gab zwar auch im 16. Jahrhundert Leute, die 70 oder gar 80 Jahre alt wurden; die Regel war dies aber nicht. Von einem »alten Mann« oder von »großem alter« konnte man damals bereits zu Recht sprechen, wenn jemand die Fünfzig überschritten hatte oder gar 60 Jahre alt geworden war. Ein noch höheres Alter zu erleben, das mochte in einer Epoche dürftiger Hygiene, einseitiger Ernährung und mangelhafter medizinischer Versorgung allenfalls sehr stabilen Naturen glücken – oder aber jenen Stubengelehrten, die still »im Gehäus« (wie der bekannte Dürer-Stich den heiligen Hieronymus darstellt) ihren Büchern lebten.

Faust hingegen führte das Leben eines Landfahrers, eines Ein-Mann-Zirkus – nirgends in den Quellen ist von einem Gehilfen, einem Famulus, einem »Wagner« die Rede –, belohnt von Beifall, Bewunderung und Schauder und auch von klingender Münze. Am nächsten Morgen, womöglich noch mitten in der Nacht, hieß es weiterziehen oder einen Unterschlupf suchen vor den mit unnützer Arznei Geprellten, vielleicht auch vor irgendwelchen Obrigkeiten.

Wer ein solches Leben führte, der konnte nicht sehr alt werden; der trug seine Jahre doppelt und mochte physiognomisch leicht um einiges älter erscheinen, als er in Wirklichkeit war. Verwunderlich war es also nicht, wenn die Leute von »dem Faustus« sagten, er sei »in großem alter« vom Teufel geholt worden. Die wiederholte Betonung seines hohen Alters in der *Zimmerischen Chronik* geht von dem äußeren Eindruck aus, den Faust wohl auf die Leute machte.

Daß man in Zimmern so gut über Vorgänge im etwa 75 Kilometer Luftlinie entfernten Staufen informiert sein konnte, anders gesagt, daß Staufener Ereignisse zuverlässig nach Zimmern übermittelt wurden, dafür sorgte ein enges, durch Heirat entstandenes Verwandtschaftsverhältnis zwischen den Freiherrn von Staufen und den Grafen von Zimmern. Der Freiburger Amtsrichter Rudolf Blume, Nichtgermanist wie so viele Männer, die als Faust-Sammler und Faust-Forscher hervortraten, hat in mehreren Aufsätzen mit großem detektivischen Geschick die verwandtschaftlichen Beziehungen zwischen den beiden adeligen Geschlechtern aufgeschlüsselt. Aber in Zimmern, das haben wir gesehen, traute man doch nicht jeder Meldung aus Staufen, insbesondere nicht der, daß bei Fausts Tod der Teufel im Spiel gewesen sein müsse. Und die gleiche Skepsis drückte sich auch in der ganzen Chronik aus, die es sich zur Pflicht gemacht hatte, zwischen »authenticum« und »fabulosum« zu unterscheiden. Bei aller Erzählfreude dieser auch heute noch mit Vergnügen lesbaren geschichtenprallen Bände ging es den Verfassern doch stets darum, zweifelsfrei Verbürgtes zu trennen von dem, was ins Legendäre hinüberspielte. Fausts Tod in Staufen – das war ein Faktum; die Umstände seines Todes aber – die blieben unklar. So legte der Verfasser gleichsam alle berichteten Varianten nebeneinander und ließ es offen, für welche Version er sich entschied: für den kommentarlos festgestellten Tod über den »ellengclichen« Tod bis hin zu dem Tod, bei dem »schwager« Satan – ob man nun »Schwager« als angeheirateten Verwandten nimmt oder als den zügelhaltenden Kutscher auf dem Bock – die Regie führte.

Der Hauptverfasser der *Zimmerischen Chronik*, an der auch sein Onkel Wilhelm und sein Sekretär Johannes Müller mitarbeiteten, war Graf Froben Christoph von Zimmern (1519–1566). Er hat in der Chronik entscheidende Phasen seines eigenen Lebens dargestellt.[6] Für unseren Zusammenhang, den Tod Fausts, der »bei seiner zeit ein wunderbarlicher nigromanta gewest, als er bei unsern zeiten hat mögen in deutschen landen erfunden werden«[7], ist es von Interesse, daß auch Graf Froben Christoph für kabbalistische, alchemistische und magische Praktiken anfällig war, bis er sich nach einer schweren Krankheit davon auf immer losgesagt hatte.

Autobiographisch, wenn auch anfangs in der objektivierenden Berichtsform, heißt es in der Chronik:

> Gleich nach weinechten in anno 1541 do fiel der grave in ein tödenliche krankhait. User was ursach aber solchs beschehen und wie das zugangen, kan ich nit underlasen, solches denen nachkommen in diesem geschlecht zu einem beispill und warnung hierein zu verleiben. Es hat diser jung herr von jugent uf ein lust und willen gehapt zu allen verborgenen künsten, in denen er sich, sovil müglich, geiebt, derselbigen büecher etliche und nit der wenigisten zu handen gebracht. Wie er aber geen Angiers kam und in kuntschaft bei dem obgehörten Hieronimo Laurino geriet, do fand er bei demselbigen erst die rechten autores, die sonst an wenig orten zu sehen sein, als nemlich die libros Hermetis von den vier und zwainzig figuren nach den stunden, des Ptolomei von den sigln

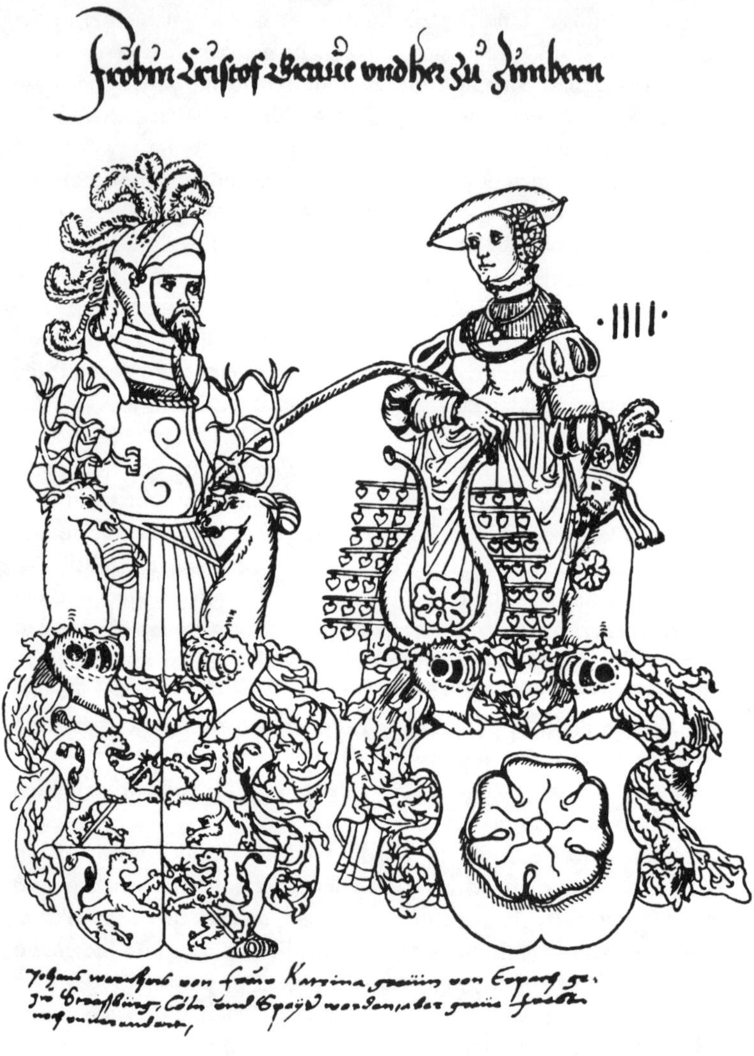

Graf Froben Christoph von Zimmern, der Chronist der Zimmerischen Chronik, und seine Gattin Kunigunde von Eberstein. Federzeichnung aus dem Anfang der 2. Hälfte des 16. Jahrhunderts.

> und ringen, des Arnoldi de Novavilla von den zwelf sigeln, des Bayelis, Balenis, Behencetri, Thebitis, Bencorati, auch Petri de Abano von den figuren und sigeln und ringen, von mancherlai arten und tugenden. Zu dem allem stande im zue der recht clavicula, den man nempt Salomonis, auch die rechten scripta des Cornelii Agrippe, von der haimlichen und verborgnen philosophei. Diese büecher warden ainsteils so tags, so nachts abgeschrieben.[8]

Hier hat man einen Katalog magischer Schriften beisammen, wie er in dieser Vollständigkeit nur selten anzutreffen ist. Für die Entwicklung der Faust-Literatur späterer Jahrhunderte ist besonders die Erwähnung der *Clavicula Salomonis* von Bedeutung: Aus diesen »Schlüsseln« zum Schätzegraben und zum Abschließen von Teufelspakten wurden, oft nur durch simple Änderung des Titelblattes, die Faust zugeschriebenen *Höllenzwänge*.

Froben Christoph faßte, wie erwähnt, nach einer lebensbedrohenden Erkrankung an Pocken seinen Beschluß:

> Aber das mag ich mit der warhait sagen, das der grave, wie jung gleich er der zeit noch gewest, sich dahin entlichen entschlossen und im selbs, wie man sprücht, in ain aidt geben, sich solcher verbottner, unchristenlicher und gotloser künsten hinfüro die zeit seines lebens zu enthalten.[9]

Nach dieser so deutlichen Distanzierung von allen »verbottnen« Künsten ist es doppelt bemerkenswert, wie vorsichtig der Graf, der in diesen Dingen Experte geworden war, die Nachrichten über Fausts Tod in Staufen wiedergibt. Hätte er nämlich mit seiner Chronik Selbstdarstellung treiben und sich als bekehrten Sünder ausweisen wollen, der alles Gottlose mit um so größerem christlichem Eifer anprangerte – dann hätte er im Falle von Fausts Tod eine probate Gelegenheit gehabt, vom Leder zu ziehen. Daß der Chronist seiner Historikerrolle treu blieb und auch im Falle von Fausts Tod zwischen »authenticum« und »fabulosum« zu unterscheiden wußte – verleiht ihm nicht allein als Geschichtsschreiber Rang, sondern unterstreicht auch die Zuverlässigkeit seiner Nachricht über Fausts Tod.

Die Neigung zur Alchemie lag offenbar nicht nur bei den Herren von Zimmern in der Familie, sondern auch bei ihren Verwandten in Staufen. In Zimmern war es ein Vorfahr des Chronisten Froben Christoph, Johanns Wörnher, der sich auf dem Reichstag zu Speyer 1487 erfolgreich beim Kaiser um die Wiederherstellung der Rechte und Freiheiten seines Hauses bemüht hatte und sein Haus aus hoher Verschuldung retten wollte. Dieser Johanns Wörnher war selbst »vil mit der alchimei umbgangen«; und als er nun von seinem Kaplan einen angeblich tüchtigen Meister dieser Kunst empfohlen bekam, investierte er verzweifelt eine große Geldsumme in den viel versprechenden Meister Jacob Wolfach aus Straßburg.

> Hernach hat er vil mhüe und uncostens hierauf gelegt und mertails seins erlittnen schadens wider hiemit einzkommen vermaint. Es hat aber die kunst nie geraten wellen, desshalben er sich in schulden gebracht, dardurch seine sachen abermals zuruck gangen; und ist in aim geschlecht sonderlichen wol zu bedenken, das ain jeder solcher oder dergleichen unnutzen künsten, auf denen vil verlusts zum spott zu gewarten, sich enthalte und darvor hüete. [10]

Von alchemistischer Hoffnung erfüllt war auch der Verwandte der Zimmerischen Herren, der im Jahr 1540 gerade zwanzigjährige Anton von Staufen. Er sollte später seinen älteren Bruder Johann Ludwig in der Herrschaft ablösen und von 1546 bis zu seinem Tod 1566 von Staufen aus regieren. Wie sein fast gleichaltriger Vetter Froben Christoph von Zimmern setzte auch er auf alchemistische Versuche, weil die Kasse der Herren von Staufen durch den Wegfall der Silberbergwerke im nahen Münstertal arg mitgenommen worden war. Man hat mit einigem Recht gemutmaßt, Anton sei es gewesen, der den längst zu einer magisch-alchemistischen Kapazität gewordenen Faust nach Staufen geholt habe. Quellen darüber existieren freilich ebensowenig wie im Fall des Abtes Johann Entenfuß in Maulbronn. Aber vorstellbar ist es gewiß, daß der Freiherr von Staufen den berühmten »Doktor« als Spezialisten engagierte und als einen Retter aus höchster Not. Wenn dies tatsächlich so war, dann ist es auch leicht auszumalen, daß sich der herbeigerufene Sanierungsfachmann oben in der Burg oder unten im Ort seine Alchemistenküche einrichtete.

Wenn Faust also, gerufen von Anton von Staufen, an die Goldmacherei ging – ans Calcinieren, Putrefizieren, Mortifizieren, Sublimieren, Solvieren, Distillieren, Coagulieren, Extrahieren, Congelieren, Fixieren, Digestieren, Fermentieren, Multiplizieren, Projizieren und wie die einschlägigen Arbeitsgänge hießen – , dann konnte es ihm wie manchem seiner Vorgänger sehr leicht passieren, daß er dabei zum Opfer seiner nicht ungefährlichen Tätigkeit wurde. Da mußte es nur einen Kolben zerreißen, und schon konnte die folgenschwerste Kettenreaktion ablaufen. So war es möglich, daß Faust infolge einer Explosion sein Leben ließ; und so wäre es auch zu erklären, daß man seinen Leichnam in einem Zustand entdeckte, der sich von jenem unterschied, in dem man im Bett verstorbene Leute auffindet.

Freilich melden sich Zweifel an dieser Version eines alchemistischen »Betriebsunfalles«: Bei den nahen verwandtschaftlichen Beziehungen zwischen den Zimmern und den Staufen und bei der erwiesenen Zuverlässigkeit der *Zimmerischen Chronik* erscheint es kaum wahrscheinlich, daß eine direkte Beziehung Fausts zu Anton von Staufen nicht berichtet worden wäre und ebensowenig eine alchemistische Betätigung Fausts, die ihn das Leben kostete. Eine solche Todesart hätte der in den »verbottnen« Künsten vorbelastete Graf Froben Christoph ganz bestimmt nicht mit den Worten der umlaufenden Meinung zum Ausdruck gebracht, »der bös gaist ... habe ine umbbracht«.

Wie aber starb Faust? Kam er, wie vermutet wurde,[11] durch einen Mörder ums Leben, der ihn erwürgte, weil er in den Besitz von Fausts alchemistischen und magischen Geheimnissen kommen wollte – was allerdings voraussetzen würde, daß Faust seine Geheimnisse fein säuberlich zu Papier gebracht habe, als Lehrbriefe oder als »Betriebsanleitungen«? Oder starb er, was immer wieder erwogen wurde, durch eigene Hand, als ein Selbstmörder, der die Vergeblichkeit seiner alchemistischen Bemühungen erkannt oder gar die Sinnlosigkeit seines Lebens eingesehen oder begriffen hatte, daß sein Zenit schon längst überschritten sei? Oder muß man nicht schließlich auch die allergewöhnlichste Todesart in Betracht ziehen, den Tod im Bett, den Tod an Altersschwäche, den unpoetischsten aller Tode?

Daß es schwerfällt, sich für Faust eine Todesart vorzustellen, die nicht aus dem Rahmen fiele, das liegt an der literarischen Faust-Tradition, innerhalb derer die Dramen von Paul Weidmann (1775) und von Goethe die einzigen positiven, gnadenhaften Schlußwendungen bringen. Für die weitaus überwiegende Zahl der literarischen Faust-Gestaltungen, und bis 1775 gilt dies ohne jede Ausnahme, war Faust *der* Teufelsbündler, der Paktierer, derjenige, der ein Leben im Überfluß an Macht oder Geld oder Essen und Trinken oder Frauen oder was sonst auch immer führte – und der am Ende für dieses Leben teuer zu bezahlen hatte. Die letzten Augenblicke Fausts als ein wohlverdientes Martyrium auszumalen, das ließ sich kein Faust-Autor entgehen. Hier bot sich Gelegenheit, den so hoch hinausgehobenen Magier am Boden zu zeigen. Gleichzeitig war hier Gelegenheit, den Teufel endlich in seiner satanischen Majestät darzustellen, der jahrelang das Ende der Paktzeit herbeigesehnt hatte und nun seinen Triumph auskostete, dem verlorenen Menschlein zu beweisen, wer den längeren Atem hatte.

Nun haben aber die literarischen Darstellungen von Fausts Tod zwei Vorläufer in Zeugnissen, die zwar erst Jahre nach dem wie auch immer erfolgten Ableben Fausts niedergeschrieben wurden, aber Jahre bevor die *Historia* von 1587 alle Details vom Hirn an der Wand und vom Leib auf dem Mist zu schildern wußte: erstens die *Sermones convivales* (»Tischgespräche«) des aus der Nähe Staufens, nämlich aus Breisach stammenden protestantischen Pfarrers Johannes Gast, in deren zweitem Teil von 1548 die Faust-Stelle enthalten ist; und zweitens die schon wiederholt herangezogenen Äußerungen Melanchthons, die uns Manlius überliefert hat. Gasts Passage lautet:

> Er hatte einen Hund und ein Pferd bei sich, die, wie ich glaube, Teufel waren, da sie alles verrichten konnten. Einige sagten mir, der Hund habe zuweilen die Gestalt eines Dieners angenommen und ihm Speise gebracht. Der Elende endete auf schreckliche Weise, denn der Teufel erwürgte ihn; seine Leiche lag auf der Bahre immer auf dem Gesicht, obgleich man sie fünfmal umdrehte. [12]

Auch die Manlius-Stelle sei noch einmal mit einigen Seitenbemerkungen zitiert, die Fausts Teufelei unterstreichen sollten:

> Vor wenig jaren ist derselbige Johannes Faust / den tag vor seinem letzten ende / in einem Dorff im Wirtemberger land gantz traurig gesessen. Der Würt fragt jn / wie es keme / das er so traurig were / daß er doch sonsten nicht pflegte (dann er war sonsten gar ein unverschämbter unflat / und fürete gar uberauß ein bübisch leben / also daß er etliche mahl schier umbkommen were von wegen seiner grossen hurerey) da hat er zum Würte gesagt: So er etwas in der nacht hören würde / solte er nicht erschrecken. Umb mitternacht ist im hause ein grosses getümmel worden. Des morgens wolte der Faust nicht auffstehen / Und als es schier auff den Mittag kam / hat der Würt etliche menner zuo jme genommen / und ist in die schlaffkammer gangen / darinn er gelegen ist / da ist er neben

> dem bette tod gelegen gefunden / und hatte jm der Teuffel das angesicht auff den rucken gedrehet. Bey seinem leben hatte er zwen hund mit im lauffen / die waren Teuffelen / Gleich wie der unflat / der das büchlein geschrieben hat von vergebligkeit der künste / der hatte auch alle wege einen hund mit jhme lauffend / der war der Teuffel.

Ob Melanchthon oder Manlius das 15 Jahre vor der lateinischen Manlius-Fassung und noch zu Lebzeiten Melanchthons erschienene Buch des in Basel tätigen Johannes Gast kannten? Für einen fortlaufenden Prozeß der Legendenbildung würde die Tatsache sprechen, daß aus dem einen Hund bei Gast bei Manlius zwei Hunde geworden waren; und während Gast noch den Einschub macht: »wie ich glaube«, steht für Manlius schon fest: »die waren Teuffelen« – ebenso wie der Hund des Agrippa von Nettesheim, der bei Manlius als »Unflat« firmiert. Andererseits spricht gegen eine direkte Abhängigkeit des späteren Zeugnisses vom früheren, daß etwas dort bereits sinnfällig Geschildertes hier verschenkt wird: Bei Gast dreht man Fausts Leiche fünfmal um, ohne daß man den Kopf aus seiner widernatürlichen Lage bringen kann; bei Manlius heißt es dagegen lediglich, daß ihm »der Teuffel daz angesicht auff den rucken gedrehet« habe.

Nimmt man an, die Erzählungen von Gast und Manlius/Melanchthon seien unabhängig voneinander entstanden, so scheint durch die Doppelung der berichteten Todesart einige Gewißheit gegeben, daß Faust tatsächlich mit umgedrehtem Kopf aufgefunden worden sei. Glaubt man sich damit aber auf sicherer Spur, so muß daran erinnert werden, daß Genickbrechen, Kopfwenden und Halsumdrehen in den Teufelserzählungen des 16. Jahrhunderts immer wieder vorkamen. Allein in Luthers Predigten und Tischgesprächen ist dreimal von solchem Teufelswerk die Rede.[13] Nein, auch die von Gast und Melanchthon/Manlius genannte Todesart kann, trotz ihrer Doppelung, nicht den Anspruch erheben, dokumentarisch genannt zu werden – denn sonst hätten sich die auffälligen »Daten« gewiß auch in der Chronik Froben Christophs gefunden. Für die protestantischen Theologen Gast, Manlius und Melanchthon war Faust einer, der es mit dem Teufel gehalten hatte. Und deshalb mußte er auch auf eine Art den Tod finden, wie es solcher diabolischer Bruderschaft angemessen war und wie es der Erzreformator, der Herr Martinus Luther,

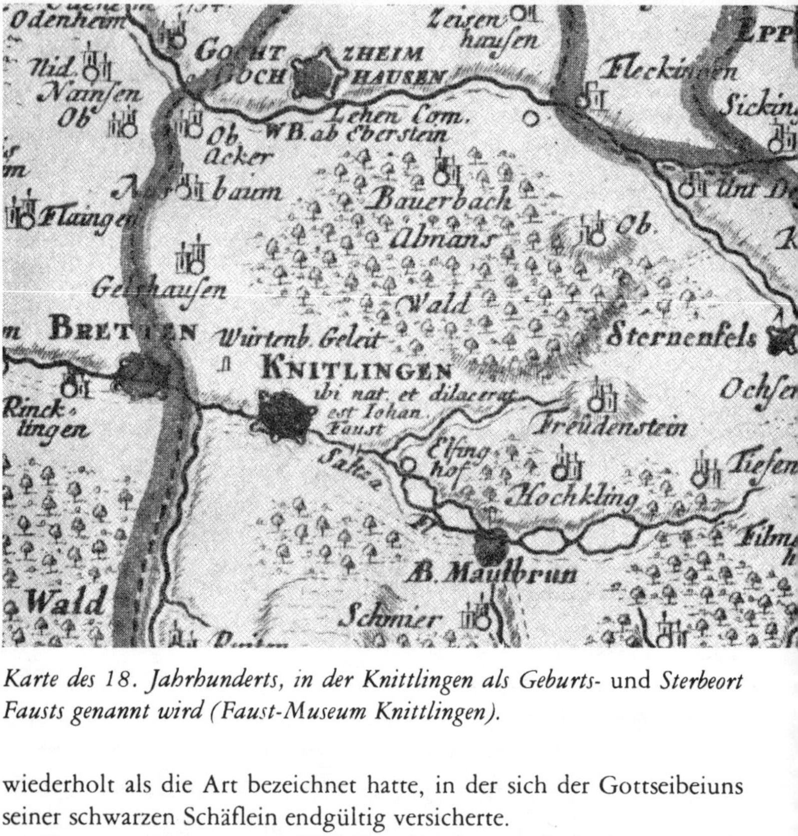

Karte des 18. Jahrhunderts, in der Knittlingen als Geburts- und *Sterbeort Fausts genannt wird (Faust-Museum Knittlingen).*

wiederholt als die Art bezeichnet hatte, in der sich der Gottseibeiuns seiner schwarzen Schäflein endgültig versicherte.

»Vor wenig jaren«, so schildert es Manlius, starb der hier erstmals »Johannes« genannte Faustus »in einem Dorff im Wirtemberger land«. Sowohl die Zeit- wie die Ortsangabe bleiben hier im vagen, und deshalb kann es auch kaum verwundern, daß dieses wohl am meisten zitierte Manlius-Zeugnis zu allerlei konkreten Deutungen Anlaß gab. Wenn man nicht gleich auf völlig aus der Luft gegriffene Sterbeorte kam, wie beispielsweise auf das Dorf Brada an der Elbe, dann hatte man doch alle mögliche Freiheit, Fausts Untergang da und dort anzusiedeln. Maulbronn wurde genannt, seit einer Predigt des Ulmer Superintendenten Cunrad Dietrich aus dem Jahr 1632 auch Knittlingen.[14] Hohenstaufen sollte es sein oder gar Wittenberg, das ja in der Tat mit der Schreibweise »Wirtenberg« sehr viel lautliche

Ähnlichkeit hatte. Doch der einzige Ort, der zu Recht Anspruch erheben kann, Fausts Sterbeort zu sein, ist Staufen im Breisgau.

Seit einigen Generationen zeigt man in dieser durch seinen Wein und auch durch höherprozentige Essenzen bekannten und wegen der schönen Lage und des wohltuenden Klimas gern besuchten Stadt im dritten Stock des Gasthauses »Zum Löwen« die Nummer 5 als das Sterbezimmer Fausts. Dieses Gasthaus, dessen straßenseitige Giebelwand heute ein an Fausts Tod erinnerndes Gemälde und eine Inschrift schmücken und das seit der Jahrhundertwende einen altdeutsch ausgestatteten Nebenraum als »Faust-Stube« präsentiert, existiert bereits seit 1407. Es ist eine der ältesten in Deutschland nachgewiesenen Herbergen. Ob die Lokalisierung von Fausts Tod im Staufener »Löwen« über das 19. Jahrhundert hinausreicht, läßt sich zwar nicht mehr feststellen; daß sie sich aber hier konkretisierte, dafür könnte die Manlius-Stelle sehr wohl der Anlaß gewesen sein. Denn dort war von einem Wirtshaus als Sterbestätte Fausts die Rede, einem Wirtshaus, das zwar »im Wirtemberger land« stehen sollte, das aber bei einiger geographischer Unkenntnis oder sprachlicher Großzügigkeit doch auch im badischen Staufen angesiedelt werden konnte. Das einzige alte Wirtshaus in Staufen war eben der »Löwen«. Sichere Zeugnisse aber fehlen, gar solche, die bis zum Zimmer 5 im dritten Stock dieses Gasthauses reichen würden.

Faust starb in Staufen; in welchem Haus, in welchem Zimmer, das ist ungewiß. Wann er starb, bleibt ebenso weithin im dunkeln. Wir erinnern uns, daß ein Abschnitt der *Zimmerischen Chronik* mit den Worten begonnen hatte:

> *Es ist umb die zeit der Faustus zu oder doch nit weit von Staufen, dem stetlin im Breisgew gestorben.*

»Umb die zeit« – was damit gemeint ist, erhellt der vorhergehende Abschnitt der Chronik, der mit den Worten beginnt:

> *Das ich aber widerumb vom reichstag zu Regenspurg sag . . .*

Der Reichstag von Regensburg wurde im Beisein des Kaisers Karl V. am 5. April 1541 eröffnet. Sein Hauptthema war der offene Konflikt zwischen Katholiken und Protestanten. Die umstrittene Rechtfertigungslehre und die Frage der Anerkennung des römischen Papstes brachten Brisanz in das Regensburger Religionsgespräch, dessen prominenteste Vertreter Johann Eck auf der päpstlichen und Melanchthon auf der reformatorischen Seite waren.

»Umb die zeit« starb Faust. Man hat in der Faust-Forschung gut daran getan, angesichts dieser Quellenlage allzu eindeutige Daten zu vermeiden. »Umb die zeit«: Das konnte 1541 heißen oder auch 1540; und vielleicht ließ die unscharfe Angabe auch zu, 1539 als Fausts Sterbejahr anzunehmen. Daß er, um 1540, in Staufen starb, darf als sicher gelten.

Man hat oft die Frage gestellt, ob Faust Manuskripte und Bücher verfaßt und ob er gar seine eigene Lebensgeschichte aufgezeichnet habe – sozusagen als Rohmanuskript für die *Historia* von 1587 und für die späteren Volksbücher. In der *Zimmerischen Chronik* wird zwar gesagt, daß Faust Bücher hinterließ, es wird aber nicht klar, ob es sich dabei um seine Handbibliothek gehandelt hat – etwa um eine Sammlung von Rezepten oder Zauberbüchern – oder um Werke aus seiner eigenen Feder. Feststeht, daß trotz eifrigen Suchens auch nicht eine einzige Zeile von Fausts Hand gefunden werden konnte, ganz zu schweigen von kompletten Schriften mit seinem Verfassernamen.[15] Was, wohl erst seit dem späten 17. Jahrhundert, unter Fausts Namen zunächst in handschriftlicher Form und später auch im Druck verbreitet wurde, *Fausts Höllenzwang*, das war leicht als Fälschung zu erkennen. Diese Anleitungen zum Schatzgraben, zum schnellen Reichwerden oder auch zum Bund mit einem höllischen Abgesandten mochten sich noch so »original« ausgeben und als Abfassungszeit ein Jahr aus Fausts Lebenszeit nennen – schon aus der Schrift war erkennbar, daß es sich stets um wesentlich jüngere Machwerke handelte, die mit der Nennung des »Magus Maximus« auf dem Titelblatt nur besondere Aufmerksamkeit erwecken wollten.

Die Möglichkeit, daß Faust Manuskripte oder Bücher geschrieben hat, ist keineswegs ohne weiteres von der Hand zu weisen. Ein Analphabet war er sicher nicht. Wenn er etwa Handgeschriebenes in Umlauf gebracht hätte, nichts davon aber auf uns gekommen wäre, dann müßten wir uns darüber nicht allzusehr wundern: Massenhaft verbreitet wären Fausts Traktate über astrologische, alchemistische oder magische Fragen bestimmt nicht gewesen. Nicht durch Buchdeckel geschütze Papierbündel waren raschem Verschleiß ausgesetzt; hätte ein solches Manuskript die Jahrzehnte bis zum Erscheinen der *Historia* 1587 überlebt, dann wäre sein Besitz spätestens von diesem Zeitpunkt an außerordentlich gefährlich gewesen: Seit 1587 galt

Faust endgültig und für alle Zukunft als *der* Teufelsbündler, der sein ewiges Heil mutwillig verschleudert hatte und dem nachzufolgen jeder Christenmensch energisch gewarnt wurde. Besaß jemand 1587 tatsächlich noch ein Manuskript Fausts, so konnte er nichts Eiligeres tun, als es sicher zu verstecken oder zu vernichten.[16]

Aus dem 16. Jahrhundert und aus noch späteren Zeiten gibt es eine ganze Reihe von Beispielen dafür, daß von einem verbreiteten Buch nur noch zwei oder drei Exemplare erhalten blieben oder gar nur ein einziges.[17] Alle Gründe dafür aufzuzählen, ist hier nicht der Ort. Wichtig ist in unserem Zusammenhang lediglich, daran zu erinnern, daß nicht nur Manuskripte, sondern auch Bücher – im 16. Jahrhundert oft nur mangelhaft geheftete Broschüren in geringer Auflage – im Laufe der Zeit dem natürlichen Verschleiß, der Vernichtung durch Kriege, Plünderungen und Autodafés zum Opfer fielen. Wenn heute kein Buch mehr auffindbar ist, das Fausts Autorennamen auf dem Titelblatt zeigt, ist dies keinesfalls der Beweis dafür, daß Faust tatsächlich niemals ein Buch geschrieben hat.

Trotz dieser notwendigen Einwände spricht doch wohl die folgende Überlegung dafür, den Gedanken an Schriften aus Fausts eigener Hand aufzugeben und den Hinweis der *Zimmerischen Chronik* ausschließlich darauf zu beziehen, daß es sich bei den an die Freiherren von Staufen »vererbten« Büchern nur um Werke gehandelt habe, die Faust selbst erworben hatte: die Überlegung nämlich, daß es ihm gar nicht darauf ankommen konnte, sein Wissen, insbesondere sein geheimes Wissen, in Büchern preiszugeben, es von seiner Person und seiner Aura zu lösen. Das, was Faust zu bieten hatte, das verlangte augenfällig seine Präsenz, war nicht kochbuchartig reproduzierbar und als Handlungsanleitung multiplizierbar. Was Faust unter Dutzenden oder vielleicht auch Hunderten von »Zauberern« seiner Zeit hervortreten ließ, was ihn einmalig machte, was Begardi 1539 zu dem Vergleich mit Paracelsus veranlaßte – das war seine Faszination, seine Illusionskraft, seine flexible Psychologie. Mochten im einzelnen die Tricks und Manipulationen, die Faust auf den Märkten und in den Schenken praktizierte, nichts Besonderes sein, mochten sie auch von anderen sogenannten Magiern dargeboten werden – er, Faust, machte ganz offenbar aus solcher Standardleistung doch etwas Unvergeßliches.

Was aufs Papier gekommen wäre, wäre alles andere als sensationell gewesen. Faust hätte es zwar geschrieben, aber es hätte nicht von Faust gestammt. Ihn mußte man *erlebt* haben. Was von diesem Erlebnis schwarz auf weiß übrig geblieben wäre, hätte nur einen miserablen Abklatsch bedeutet. Auch heute noch kann man die Probe aufs Exempel machen: Agiert auf der Bühne ein überragender Schauspieler, der Shakespeares Text *neu* und in der Tat »unerhört« interpretiert, dann wird auch der begabteste Rezensent das Erlebnis nicht adäquat in Worte fassen können. Fausts Wirkung war angewiesen auf die Atmosphäre, die er und nur er zu schaffen verstand.

Agrippa und Paracelsus, die sich bei allem Abscheu der zünftigen Gelehrsamkeit gegenüber auch schreibend betätigten, taten dies mit gutem Grund: Zum einen waren sie ihren Gegnern zum Trotz hochgebildete Humanisten, und zum anderen wollten beide in eine möglichst große Breite wirken, auch möglichst viele Stubenhocker und Amtsinhaber provozieren. Weshalb Faust wohl nie etwas Schriftliches aus seiner Feder zirkulieren ließ – dafür gibt es noch einen weiteren Grund: Wenn er tatsächlich Dinge trieb, die von der Kirche als Schwarze Magie eingeordnet wurden, und wenn er diese Dinge dem Papier anvertraut und in den Handel gebracht hätte – dann hätte er mit einer solchen Publikation sich selber die Häscher auf den Hals gehetzt. Was, so mußte er abwägen, ist mir mehr wert: der Ruhm gedruckter Sensationen oder meine Sicherheit? Für seinen Ruhm sorgte die Mundpropaganda. Und im Zeitalter der Hexen- und Ketzerfeuer war es besser, nach Möglichkeit ein unbeschriebenes Blatt zu bleiben – zumindest aber nicht durch beschriebene Blätter die Aufmerksamkeit der falschen Leute zu erregen.

Der Teufelsbündler, der keiner war – Vom Werden einer Legende

Sobald aber der Teufel mit ins Spiel gezogen ward, dem man damals eine außerordentliche Wirkungskraft zuschrieb, ließ sich alles denken.
Johann Friedrich Köhler, 1791

Ein Gerücht bläht, wie man weiß, eine Mücke zum Elefanten auf. Alles, was man nur vom Hörensagen kennt, verlangt nach färbender Ausmalung und stofflicher Füllung, will man es weitererzählen. Und am meisten wird all das gefüllt und gefärbt, was man am wenigsten kennt oder mangels Informationen nicht kennen kann. Derlei allgemeine Einsichten sind im heutigen Alltag ebenso zu gewinnen, wie sie bereits im Zeitalter des historischen Faust galten. Auch damals war es kurz nach der Entstehung eines Gerüchts nicht mehr möglich, zwischen dem Kern der Sache und dem aufgebauschten Drumherum zu unterscheiden; und auch damals mußten diejenigen Leute, die nichts von der Sache selbst wußten, das riesig anschwellende und im Endstadium den Anschein von Realität annehmende Gerücht für wahr halten.

Fausts Teufelspakt, das formelle Bündnis mit dem Bösen, das Faust irdische Wonnen brachte und ewige Qualen, wird in seiner auf 24 Jahre festgesetzten, in einzelne Paragraphen gefaßten und mit Blut unterschriebenen Form zwar erst 1587 in der *Historia von D. Johann Fausten* zu einer »Tatsache«, zu einer literarischen Tatsache freilich. Aber dieses Kernmotiv aller literarischen Faust-Gestaltungen bringt nichts Neues, sondern stellt lediglich den konsequenten Endpunkt einer längst angebahnten Entwicklung dar. Fausts Seelenverschreibung um den Gegenwert 24 toller Jahre – das ist das Ergebnis einer Legendenbildung, eines Literarisch-Werdens von Gerüchten; und deshalb muß dieses Endergebnis griffig sein, merkbar, unverwechselbar, konkret, prall.

Das Vorbereitungsstadium der 1587 erreichten »Tatsache« von

Ein warhaffte vnd erschröck-
liche Geschicht:

Von D. Johann

Fausten/ dem weitbeschreiten
Zauberer vnd Schwartzkünstler/ wie er
sich dem Teuffel mit Leib vnd Seel/ auff 24. jar
lang mit seinem eigen Blut verschrieben/ Was er hier
zwischen für ein Gottloß Epicurisch leben geführt/ vnd
was für seltzame Abentheuwer er getrieben/ biß er
endtlich von dem Teuffel nach ver-
lauffener zeit jämmerlich vmb-
gebracht vnd hingefürt
worden.

Allen Gottlosen/ Vbermütigen/ vnnd
fürwitzigen Menschen zu einem erschrecklichen
exempel vnd treuwhertzigsten warnung an tag ge-
ben/ vnd auß dem vorigen getruckten
teutschen exemplar in rey-
men verfasset.

I. Petri 5.

Seyt nüchtern vnd wachet/ dann ewer Widersacher
der teuffel gehet vmbher wie ein brüllender Löwe/
vnd sucht welchen er verschlinge/ ꝛc.

Anno M. D. LXXXVII.

Titelblatt der Historia von D. Johann Fausten *(1587).*

Fausts befristetem Teufelsbündnis ist zunächst einmal in den Jahren zwischen Fausts Tod um 1540 und dem Erscheinungsdatum der *Historia* anzusetzen, möglicherweise aber auch bereits zu Fausts Lebzeiten. Zwischen 1540 und 1587 entsteht jedenfalls eine ganze Reihe schriftlicher Dokumente, die Faust auf dem Weg zu einem genau ausgehandelten Pakt darstellen. Ist in diesen Dokumenten auch noch nicht von einem definitiven und auf bestimmte Zeit abgeschlossenen Bündnis die Rede, so zeigen die Zeugnisse bis etwa 1580 doch Faust als einen mit dem Satan in Verbindung stehenden Zauberer, der die ihm zugeschriebenen Taten gar nicht anders vollbringen konnte als mit der Hilfe des Höllenherrn. In den letzten sieben Jahren vor 1587 ist dann auch das literarische Zentralmotiv von Fausts wiederholter Verschreibung an den Teufel bereits skizziert.

In den Tischgesprächen Martin Luthers finden sich in der ersten Hälfte der dreißiger Jahre des 16. Jahrhunderts und dann aus dem Juni/Juli 1537 zwei Stellen, in denen über Faust und den Teufel gesprochen wird – freilich in höchst allgemeiner Art, auf eine Weise, die es nicht erlaubt, Luther selbst als jemanden zu bezeichnen, der Faust gekannt habe. Für Luther ist der bei Tisch erwähnte Faust ein zauberischer Geselle neben vielen anderen. Er hat hier keinerlei Individualität, Kontur oder Profil, ist nicht mehr als eines jener anrüchigen Exemplare, deren Verbindung mit dem Teufel in einer insgesamt dämonisch-diabolischen Welt – »und wenn die Welt voll Teufel wär« – es jedem Christen nahelegt, sich treu im Glauben zu verhalten.

Johann Gast berichtet 1548, der rachsüchtige Faust habe den Mönchen einen »satanam furibundum« ins Kloster geschickt. Er hat also genügend Beziehungen zum höllischen Reich, daß er diesen »herumwütenden Teufel« zum Werkzeug seines Zorns machen kann. Außerdem hat Faust hier bei Gast mit seinem teuflischen Begleiter in Hundegestalt schon das Erbe Agrippas angetreten. Um 1550 trägt der damalige Besitzer einer heute in der Freiburger Universitätsbibliothek befindlichen Ausgabe von Agrippas *De occulta philosophia* ein, Faust habe, wie schon Agrippa, einen Hund bei sich gehabt, der nichts anderes war als ein Teufel. In den fünfziger Jahren wird Faust in Melanchthons *Explicationes* als Nachfolger des mit teuflischer Hilfe in die Luft fliegenden Erzmagiers Simon bezeichnet; zu der Geschichte, Faust habe in Wien einen anderen Zauberer aufgefressen, vermerkt

HENRICI
CORNELII AGRIPPAE
AB NETTESHEYM A' CONSILIIS ET ARCHIuis Indiciarii sacrae CAESAREAE
Maiestatis: De OCCVLTA PHILOSOPHIA Libri
Tres.

Faustus de Knittlingen,
Vivens adhuc habebat secum
Canem, qui erat Diabolus; Sicut
iste nebulo Cornelius Agrippa, qui
scripsit de vanitate artium, et
Scientiarum, etiam habebat canem secum currentem, qui erat Diabolus.
Hic Cornelius Agrippa ad
agonem mortis, vocavit
ad se canem, qui cum ipsum
circumivit, eumque his
verbis alloquitur: Abi
a me perdita bestia,
quae me perdidisti.
Sic statim canis abscedens, se in aqua
praecipitavit.

HENRICVS CORNELIVS AGRIPPA.

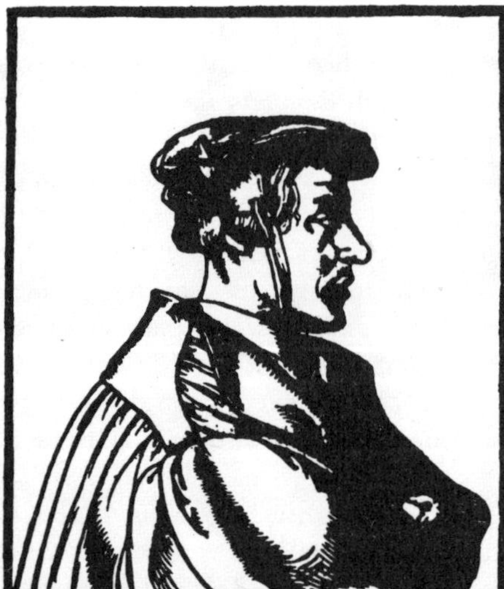

Nihil est opertum quod non reueletur,
& occultum quod non sciatur.
Matthaei X.

Cum gratia & priuilegio Caesareae Maiestatis ad triennium.

Possidet me
Johannes Petrus
Schäfer Anno
1568 Die 12 Julij

Handschriftlicher Zusatz auf dem Titelblatt eines Buches von Agrippa von Nettesheim um 1550 (Freiburg i. Br., Universitätsbibliothek).

Melanchthon lakonisch: »Der Teuffel kan viel wunderlichs dings.« – Für den Arzt Conrad Gesner steht es 1561 fest, daß es Faust wie alle anderen fahrenden Schüler mit den Dämonen hatte. – Im Manlius/Melanchthon-Zeugnis von 1563/65 kehrt die Venedig-Flugepisode wieder. Aus dem einen Hund sind nun gleich zwei teuflische Hunde geworden. Der Teufel ist es schließlich, der Faust umbringt und ihm sein Gesicht auf den Rücken dreht.

In der *Zimmerischen Chronik* um 1565 erscheint noch einmal die schon von Gast erzählte Geschichte vom Klostergespenst, die in Lüxheim lokalisiert wird. Als eine von drei Versionen über Fausts Tod wird behauptet, er sei »in großem alter vom bösen gaist umbgebracht worden«. – In einer 1566 publizierten Fassung von Luthers Tischreden heißt es im Zusammenhang mit Faust, der Teufel gebrauche die Zauberer als böse Handlanger gegen den Reformator. – 1568 ist zum wiederholten Male, nun bei Andreas Hondorff, vom Teufelshund die Rede. – Ebenfalls 1568 greift Johannes Wierus auf Luthers Äußerung von etwa 1537 zurück, Faust sei ein Schwager des Teufels. Nun heißt es, Faust selbst habe den Teufel seinen Schwager genannt. – Bei Ludwig Lavater 1569 ist Faust als Schwarzkünstler selbstverständlich auch ein Teufelskumpan. – Wilhelm Meyer erzählt um 1570 seine Nürnberger Faustgeschichten voller naiver Freude an derben Streichen und unglaublichen Kunststücken. Am Schluß seiner umfänglichen Anekdotensammlung wird aber der vergnügliche Ton durch eine predigerhafte Verabschiedung abgelöst: »Gott wolle uns alle vor des Teuffels Listen und Betrug gnediglich und vetterlich behutten und in warer Anruffung und bestendigem Glauben an unsern Hern Christus erhalten biss an unser letztes Ende. Amen.« – 1575 erklärt Benedictus Aretius die von Faust zustande gebrachte illusionistische Faszination durch die Hilfe des Satans, der die Augen der Zuschauer verblendet. – Im *Theatrum Diabolorum* (1575) kommt Faust durch die Hilfe des Teufels zu Reichtum. – Bei Hondorff und Lonicer, ebenfalls 1575, wird Manlius/Melanchthons Vergleich Fausts mit einem »Scheißhaus vieler Teufel« wieder aufgenommen. Auch Fausts Hund ist erneut mit von der Partie. Und der Tod Fausts wird als grausamer Lohn des Satans dargestellt. – Daß der Teufel übel lohnt, demonstriert 1575 auch Leonhard Thurneysser.

Um 1580 findet sich in Zacharias Hogels Erfurter Faust-Erzählungen erstmals die Geschwindigkeitsprobe mit drei dienstwilligen

Teufeln, von denen sich Faust den schnellsten auswählt. Dies ist eine Szene, die im späteren Puppenspiel ganz zentral steht und die auch in Lessings *Faust*-Fragment gestaltet wurde. Bei Hogel fällt, im Gespräch mit dem Warner Dr. Konrad Klinge,[1] zum ersten Mal das Wort von Fausts Blutspakt mit dem Teufel: »Ich hab mich aber so hoch verstiegen, und mit meinem eigenen blut gegen dem Teufel verschrieben, daz ich mit Leib und Seel ewig sein seyn will.« – 1585 erzählt Augustin Lercheimer davon, daß der Teufel für Fausts Gelage die Speisen herbeischafft; außerdem wird hier die bei Hogel erwähnte Blutsverschreibung gleich zu einem zweiten Male vollzogen, nachdem Faust sich aus Reue über seine Verworfenheit vom Teufel hatte lossagen wollen – dieses Motiv des erneuerten und damit doppelt besiegelten Paktes wird 1587 in der *Historia von D. Johann Fausten* wiederkehren.[2]

All diese gedruckten Zeugnisse mit ihren unterschiedlichen, aber doch in der Behauptung von Fausts Teufelsverbundenheit übereinstimmenden Angaben waren, zumindest zunächst, lediglich für jenen kleinen Teil der Bevölkerung bestimmt, der des Lesens mächtig war. Aber bei den einfachen Leuten gingen sehr viel mehr Geschichten um, als sie hier schriftlich fixiert vorlagen. Die gelehrten Verfasser bezogen nicht nur ihr Material aus den Erzählungen des Volkes, sondern machten es wiederum für dieses zurecht, indem sie es mit theologisch-didaktischen »Pointen« ausstatteten.

Ob die über Faust umlaufenden Geschichten tatsächlich *seine* Taten erzählten oder nicht vielmehr überwiegend die Taten anderer Zauberer, Magier, Gaukler oder Glaubensfrevler – das interessierte die Leute kaum. Zwischen echten Geschichten und jenen zu unterscheiden, die keineswegs Faust »gehörten«, das konnten die Hauptabnehmer der Faust-Geschichten nicht, die Bauern, die Handwerker und der ganze Rest der Ungebildeten und Leseunkundigen, die von den gedruckten Exempeln in der Predigt oder in der öffentlichen Unterweisung erfuhren. Einzelne von ihnen hatten vor Jahren Faust selbst einmal bei seinen magischen Séancen, seinen mantischen Zukunftsexegesen oder seinen illusionistischen und hypnotischen Demonstrationen erlebt; und was sie damals zu sehen bekommen hatten, das genügte ihnen heute zur felsenfesten Beglaubigung aller neuen unglaublichen Geschichten: Der Faust, den sie einst kennengelernt hatten, der war schlichtweg zu allem in der Lage; und jede neue Erzählung diente nur

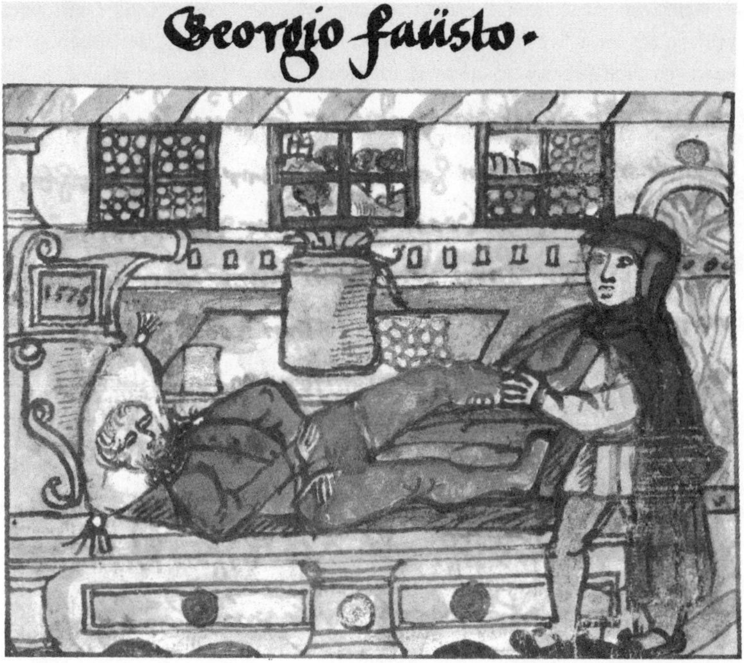

Miniatur aus den Nürnberger Faust-Geschichten des Christoph Rosshirt (um 1575). Faust verpfändet einem Juden sein Bein. (Karlsruhe, Badische Landesbibliothek.)

zur nochmaligen Bestätigung seiner ohnehin schon feststehenden Außerordentlichkeit.

Waren die Augenzeugen Fausts am allerehesten geneigt, auch die ihm nur zugeschriebenen Wundertaten zu glauben – so hätten die schreibkundigen und in der Zauberliteratur belesenen Gelehrten des 16. Jahrhunderts die Unterscheidung zwischen authentischem und erst auf Faust übertragenem Material sehr leicht treffen können. Sie *hätten* – immer vorausgesetzt, dies wäre ihre Absicht gewesen – auseinandersortieren können, was Faust tatsächlich selbst und was andererseits seiner weiten Kollegenschaft zugehörte, die meist längst vor 1480 gelebt hatte und deren Taten nun wieder reaktiviert wurden, um jetzt und für immer Faust angehängt zu werden.

Aber die Absicht der Gelehrten war es eben keineswegs, zwischen Früherem und Heutigem, Falschem und Echtem, zwischen der teuflischen Zauberei insgesamt und dem einen historischen Faust zu differenzieren – ganz im Gegenteil! Kaum einer von ihnen hatte ihn je gesehen, und keinen von ihnen kümmerte beim Schreiben über Faust dieser selbst als »unteilbares« Individuum. Nein: für diese gelehrten Herren, meist protestantische Pastoren, war Faust allein als Typus interessant, als Repräsentant teuflischer Umtriebigkeit, als Galionsfigur des Anormalen und Bösen.

Aus dem Teufelskerl des Volkes wurde Faust unter den Federn der professionellen Meinungsmacher zum Teufelsgesellen, zum Teufels-»Schwager«, zum Teufelspaktierer. Man kann diesen Unterschied nicht genug betonen! Der Faust der Volkserzählungen – auch er, gewiß, hatte ein teuflisches Rüchlein an sich, einen leisen Duft nach Schwefel, ein gruseliges Ambiente von Verbotenheit und dubioser Übermacht. Aber dieser Faust der Volkserzählungen war zuallererst ein toller Bursche, ein verwegener Kerl, ein sensationenbehangener Wundermann, eine schon zu Lebzeiten sagenumsponnene Ausnahmegestalt. Wenn es Faust, wenn es der »Doktor« den wohlbestallten Herren im Gelehrtenrock oder in der Priestersoutane kräftig gegeben hatte, dann war er für die einfachen Leute einer der Ihren, mit dem zusammen sie diebisch-hämische Schadenfreude teilten.

Bei den Gelehrten verschwand der Faust der Volkserzählungen immer mehr. Für sie war er ein willkommenes Instrument, das man – gerade wegen seiner Berühmtheit – wirksam einsetzen konnte. Um diesen Zweck zu erreichen, wurde Faust umfunktioniert vom Publikumsliebling zum widerwärtigen Exempel luziferischer Abartigkeit; das *fascinosum* des Magiers wurde »gestrichen« und das *tremendum* einer Schreck und Ekel erregenden Warnfigur hervorgekehrt. Diesem Umwertungsprozeß kam es natürlich zupaß, daß man keinen neuen Namen erfinden mußte, sondern einen aller Welt geläufigen Namen gebrauchen konnte. Fausts Name war im 16. Jahrhundert (und darüber hinaus) ein ohne jeden Zweifel superlativischer Begriff; ihn als »Werbeträger« einzusetzen und der eigenen Sache dienstbar zu machen, war ein genialer Schachzug – genial, weil er so simpel war. Auf diese Weise lief Faust in den Schriften besonders der geistlichen Autoren Reklame für eine »Firma«, der einst der Spott des historischen Faust gegolten hatte . . .

Der Zauber Teuffel:
Das ist/

Von Zauberey/

Warsagung/Beschwehren/

Segen/Aberglauben/Hexerey/vnd man-
cherley Wercken des Teuffels/wolgegründter/
vnd so viel einem Glaubigen dauon zu wissen dienstlich/
gnugsamer Bericht/nicht allein dem Gemeinen Mann/son-
der auch den Weltlichen Regenten/vnd einfeltigen Predi-
gern nützlich vnd kurtzweilig zu lesen/Auß heiliger
Schrifft vnd bewerten Scribenten/mit fleiß
zusammen getragen/Durch

Ludouicum Milichium.

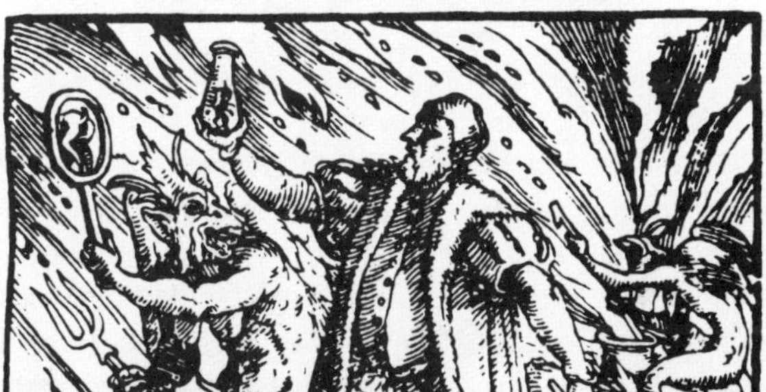

Getruckt zu Franckfurt/ M.D. LXVI.

Titelblatt des Zauber Teuffel *von Ludovicus Milichius (1566). Das Bildmotiv diente als Vorlage für die 1979 ausgegebene Briefmarke zu Fausts 500. Geburtstag.*

Neben all diesen mehr grundsätzlichen Überlegungen zur Volkslegende ist aber für die Phase zwischen Fausts Tod um 1540 und dem Erscheinen der *Historia* 1587 noch ein weiterer Faktor zu bedenken: Es gibt wohl keinen zweiten Zeitraum der deutschen Kultur- und Geistesgeschichte, in welchem der Teufel in Wort und Bild eine derartige Hochkonjunktur gehabt hätte. Vor allem kam in diesen Jahren eine neue literarische Gattung auf: die sogenannten Teufelsbücher. Diese Schriften, außerordentlich verbreitet und auch wiederholt in dickleibigen Sammelbänden ediert, waren zugleich Fortsetzung und Umpolung der älteren Narren-Literatur. Hatte man in ihr aber noch recht harmlos alle menschlichen Schwächen und Untugenden dem großen Kardinallaster der Narrheit oder Torheit zugeschrieben, sie also noch profan begründet, so kam in den Teufelsbüchern des 16. Jahrhunderts die theologische Komponente verschärfend und höllendrohend hinzu. Einige Titel seien aufgezählt, ohne die heute meist vergessenen Verfasser zu nennen: *Der Sauff Teuffel* (1551), *Der Hosen Teuffel* (1555), *Der Ehe Teuffel* (1556), *Der Fluch Teuffel* (1556), *Der Spiel Teuffel* (1557), *Der Jag Teuffel* (1560), *Der Zauber Teuffel* (1563), *Der Hurn Teuffel* (1565), *Der Hoffarts Teuffel* (1565), *Der Tantz Teuffel* (1567), *Der Pestilentz Teuffel* (1569), *Der Sabbaths Teuffel* (1572), *Der Eyd Teuffel* (1574), *Kleider-, Pluder-, Paus- und Krausenteufel* (1581), *Lügen- und Lästerteufel* (1581), *Neidteufel* (1582). Nimmt man zu diesem diabolischen Spezialistentum für alles und jedes noch die vielen Teufelsexempel bei Luther, Jobus Fincel (1566), Johannes Weyer (1563), Johannes Manlius (1566), Caspar Goltwurm (1567), Andreas Hondorff (1568), Wolfgang Bütner (1576) oder im *Theatrum de Veneficis* (1586), dann zeigt sich an alledem die Sucht, den Teufel mit jeglicher Übertreibung und Abweichung von der Normalität in Verbindung zu bringen.

Wer sich diese Exempelbücher am ehesten kaufte, wer das in ihnen von der Allgegenwärtigkeit des Teufels Berichtete am ehesten weitergeben wollte – das waren natürlich die Pastoren. Und sie waren es auch, die Luthers oder Melanchthons Glossen zu Faust kannten, die dort ohne viel Federlesens vollzogene Verschwägerung Fausts mit dem Teufel sowie das grausige Ende Fausts durch den Teufel. In Fausts Namen konnten sie nun beides zusammenlaufen lassen: die Exempel und seinen Ruf als Paktierer. Faust, immer mit dem Teufel an seiner Seite, wurde zur perfekten Abschreckungsfigur.

Faust und der Teufel – das wird innerhalb dieser Legendenphase zu einem unauflöslich miteinander verbundenen Gespann. Aber anders als bei den literarischen Gespannen Don Juan und Leporello oder Don Quijote und Sancho Pansa werden hier nicht zwei Gestalten kontrastiert, sondern mehr und mehr angenähert, assimiliert, weithin sogar identifiziert. Faust ist am Ende ein Teufel in Menschengestalt. Daß er schließlich in »sein« Reich abzufahren hat, erscheint nur konsequent.

Fällt um die Mitte des 16. Jahrhunderts Fausts Name, so denkt jedermann gleich auch an den Teufel und an die Hölle. Faust und der Teufel: diese durch häufige Wiederholung immer nachhaltiger eingeprägte Doppelformel wird zum Markenzeichen und zum Menetekel zugleich. Wie Faust leben zu wollen, heißt nunmehr, mit dem Teufel zu leben und in der Hölle zu enden. Fausts Name wird durch die stets mitgehörte Teufelskumpanei zum Signal an Leser und Hörer, an den Himmel und auch daran zu denken, ja nicht die eigene Seligkeit irdischer Lüste willen aufs Spiel zu setzen. Faust und der Teufel: das bedeutet demnach ein für die kirchliche Verkündigung gar nicht zu überschätzendes Gespann; denn seine Erwähnung und Erinnerung dient als treffliches Disziplinierungsinstrument im Rahmen jener verordneten Gottgefälligkeit, die aus nur auf dem Papier freien Christenmenschen fromme Schäflein macht. Die Kirche hatte im 16. Jahrhundert keinen besseren »Heiligen« ins Feld zu führen als Faust, wollte sie die Schäflein im Pferch halten und ihnen kecke Seitensprünge vom schmalen Pfad ins himmlische Eden gründlich vergällen.

Faust und der Teufel – war das aber auch bereits ein Thema oder gar ein stehender Doppelbegriff *vor 1540*, also für Fausts Zeitgenossen, die ihn in Aktion sahen? Daß Faust schon zur Zeit seiner öffentlichen Wirksamkeit zur Legende wurde oder sich planvoll selbst dazu stilisierte, ist aufgrund seiner außerordentlichen Fähigkeiten ebenso plausibel wie aufgrund des negativen Echos seitens des Trithemius und anderer Zeugen. Versuchte der Abt, eine Antilegende aufzubauen, so antwortete er damit auf die unbekümmerten Selbstmythisierungen Fausts, der sich ja etwa mit seiner Formel vom »Zweiten in der Magie« dem längst mythisch überhöhten Erzzauberer Simon Magus an die Seite gestellt hatte. Schon bei diesem Vergleich mit Simon Magus war – biblisch vorgeprägt – der Teufel mit im Spiel. Die meisten Zeugnisse nach 1507 bestätigten diese Zuordnung, die wie keine andere zur Erklärung auch noch der abstrusesten Dinge »funktionierte«. Daß ein gewitzter Kopf auch technisch weiter sein mochte als seine Zeitgenossen, etwa mit Hilfe der Camera obscura – das wollte nicht in die Schädel hinein: Wenn da an einer zuvor nackten Wand plötzlich überlebensgroße Figuren etwa aus der antiken Sagenwelt zu sehen waren, dann hatte das für sie der liebe Gott gefügt – oder, sehr viel wahrscheinlicher, der schlimme Teufel. (Aber man sollte nicht gar zu hochmütig auf das »dumme« 16. Jahrhundert herabschauen: Auch bei der Eröffnung der ersten deutschen Bahnstrecke zwischen Fürth und Nürnberg 1835 sprach man angesichts des unverstandenen »Wunders« immer noch vom Teufel.)

Faust, daran ist kein Zweifel möglich, hat das Modell seiner Teufelsgenossenschaft gekannt und wohl auch genutzt, zur Propaganda und als diabolische Imagepflege. Ob er das Teufelsprädikat auch wortwörtlich auf seine Anschlagzettel schrieb, muß freilich bezweifelt werden: Dazu war der von der Inquisition mit Folter und Blut gepflügte Boden denn doch zu heiß. Am ehesten wird Fausts Haltung zu diesem ambivalenten Teufelsprädikat, das zugleich Attraktion und Abschreckung bedeutete, eine passive Bestätigung gewesen sein: so nämlich, daß er ein entsprechendes Gerede der Leute nicht verbot, aber auch nicht förderte. Sprachen nur die anderen vom Satan, brauchte Faust noch nicht allzu bange sein: Er konnte den behaupteten Zusammenhang jederzeit abstreiten.

Ob Faust selbst an den Teufel glaubte, wie es seine Zeitgenossen und sein Publikum besonders infolge von Luthers Pandiabolismus taten, wäre gewiß interessant zu erfahren; aber hier sind nur Mutmaßungen möglich. Niemand besser als Faust selbst konnte wissen, wieviel er mit technischen Tricks, mit psychologischer Raffinesse, mit hypnotisch-suggestiven Mitteln zuwege brachte – also auf durchaus erklärbare und erlernbare Weise. Niemand wußte genauer als er, daß vieles dem pferdefüßigen Teufel Zugeschriebene in Wirklichkeit auf menschlichem Schuhwerk daherkam. Aber vielleicht glaubte er gleichwohl an die Hilfe des Satans? Denn auch für einen vorurteilsfrei scheinenden Kopf war in dieser religiös überhitzten Ära, in welcher der Teufel und sein Reich von hundertmal konkreterer Gestalt erschien als das von Machiavelli als langweilig bezeichnete Reich des Himmels, ein gänzliches Ausbrechen aus dem System von Gut und Böse, Himmel und Hölle kaum möglich.

Die Geschichte von der Mücke, die sich zum Elefanten bläht, liefert das Modell für die Legende von Fausts Teufelsverbindung, aus der durch akkumulierte Erzählungen und Einzelheiten am Ende – noch vor 1587 – der regelrechte Teufelspakt wird. Seit es die *Historia*, seit es den literarischen Faust gibt, ist vom historischen Faust nichts mehr zu erkennen. Nun gibt es – für die literarische Tradition auf immer – den handfest konditionierten Pakt, und damit die Universalerklärung satanischer Omnipotenz.

Der historische Faust wird dabei zur Nebensache, und an seine Stelle tritt das Teufelspaktmotiv, das weit mehr als die im Titel genannte Zentralgestalt für viele Hunderte von Autoren seit 1587 zum Anlaß wurde, Variationen über dieses eine Thema zu schreiben. Ohne die Legendenbildung und ihre Festschreibung im vierundzwanzigjährigen Pakt hätte von Faust schon zu Ende des 16. Jahrhunderts niemand mehr gesprochen. Daß Faust legendär und dann literarisch weiterlebte, verdankte er – so merkwürdig dies angesichts der historischen Gestalt auch klingen mag – kirchlichem Eifer. Daß aber auch die Kirche ihrerseits Faust viel verdankte, fiel ihr von jeher schwer einzugestehen.

Durch die Legende vom Teufelsgesellen und Teufelspaktierer Faust wurde eine biographisch belegte Berühmtheit der Zeit vor 1540 umgeformt zu einem Typus, der sich in einer mittlerweile vierhundertjährigen Literatur-, Musik- und Kunstgeschichte manifestierte. Daß das literarische Lebensschicksal dieses Typus Faust so schrecklich-abschreckend endet, daß der Leser nach dem Lektürevergnügen durch die Warnung vor einer Nachfolge Fausts »bestraft« wird – diese Mischung machte die *Historia* von 1587 sowohl für das allgemeine Publikum als auch für die kirchlichen Kreise attraktiv. Neue Auflagen der »Historia« brachten seit 1587 weitere Anekdoten hinzu; weil das kirchenkonforme Schema einer unerbittlichen Bestrafung des Frevlers feststand, konnte man bei der Aufzählung und Ausmalung von Fausts Streichen, Fahrten, Rachetaten, Experimenten oder magischen Operationen großzügig sein.

Möglicherweise schloß sich hier sogar der Kreis zu den Aktionen des historischen Faust; möglicherweise kamen manche zusammenfabulierten Sensationsgeschichten jenen »Abentewern« nahe oder gleich, die der »Doktor« Faust vor 1540 tatsächlich bestanden, produziert oder erzählt hatte.

Ein berühmter Unbekannter – Ergebnisse und Fragen

Faust: ein pfiffiger, verschlagener, seinem Jahrhundert imponierender, vielleicht auch in geistiger Bildung und technischer Geschicklichkeit wirklich überlegener Mensch.

Joseph Görres, 1807

Daß Faust gelebt hat, das ist seit dem 19. Jahrhundert nicht mehr ernsthaft bestritten worden. Dem 18. Jahrhundert, dem Zeitalter der Aufklärung, blieb es vorbehalten, zusammen mit allem möglichen Dunklen und »Mittelalterlichen« auch Fausts Existenz in den Bereich der Ammenmärchen zu verweisen. Freilich schütteten die allzu selbstbewußten Autoren dieser Zeit das Kind mit dem Bade aus: Weil die von Faust erzählten Abenteuergeschichten und Wundererzählungen und vor allem der ihm angehängte Satanspakt allen Gesetzen rationalistischer Wahrscheinlichkeit widersprachen, wurde mit ihnen zusammen auch der Namensträger all dieser farbigen Tollheiten und schwarzen Teufeleien als bloße Erfindung angesehen, als Sprößling der Märchenerzähler, als ein Buhmann für die Dummen und im Hexenwahn Befangenen, als ein literarisches Disziplinierungsinstrument der Kirche – und als ein widerliches und darum auf den Müllhaufen der Torheitsgeschichte zu werfendes Ärgernis. Man lebte im »Zeitalter des Lichts«, und darin hatten derlei finstere Existenzen nichts verloren . . .

Wann Faust gelebt hat, das ist lediglich in groben Zügen bekannt: um 1480 wurde er geboren, um 1540 starb er. Sein Sterbeort Staufen im Breisgau, verbürgt durch die verläßliche Chronik der Grafen von Zimmern, ist in der Forschung allgemein anerkannt; die wenigen Konkurrenzangaben anderer Plätze ließen sich rasch als Mißverständnisse oder als nachträgliche Legendenbildungen erkennen. Der Streit um Fausts Geburtsort scheint sich jedoch bis zum heutigen Tag nicht beruhigen zu wollen. Insbesondere Helmstadt bei Heidelberg wird auch noch in neuesten Untersuchungen gegenüber dem von Manlius/Melanchthon bezeugten Knittlingen ins Feld geführt. Freilich wäre mit der Manlius/Melanchthon-Stelle von 1563 allein die Beweislage für Knittlingen auch nicht gerade von unerschütterlicher Qualität gewesen. Die Urheberschaft Melanchthons ist zwar für Teile dieses Zeugnisses – und insbesondere für den Geburtsort-Hinweis – kaum bestreitbar, aber der Schreiber Manlius genießt schon unter seinen Zeitgenossen nicht eben den Ruf der Zuverlässigkeit und Faktentreue. Doch existiert für Knittlingen als Geburtsort Fausts mit dem Kaufbrief für das Haus neben der Kirche aus dem Jahr 1542 eine in ihrer geschäftsmäßigen Schlichtheit und amtlichen Nüchternheit weitere und unverdächtige Quelle, durch welche die entsprechende Passage bei Manlius/Melanchthon bekräftigt wird. – Während die Kilian-Leib-Quelle erst 1913 entdeckt wurde, so daß die Helmstadt-Hypothese erst im 20. Jahrhundert entstand, ließ sich für Knittlingen als Geburtsort Fausts sowohl aus literarischen wie aus kartographischen Zeugnissen des 17. und 18. Jahrhunderts als auch aus wiederholt nachweisbaren mündlichen Überlieferungen am Ort selbst[1] eine ganze Reihe von Belegen dafür erbringen, daß längst vor allen Kontroversen um Fausts Heimatstadt in dem zwischen der Pfalz, Württemberg und Baden immer wieder hin- und hergeschobenen Knittlingen das Andenken an den mit recht gemischten Gefühlen so genannten »größten Sohn der Stadt« lebendig blieb. Daß kein weiteres archivalisches Material über Faust in Knittlingen auftauchte, hat seinen Grund in den mehrfachen und stets radikalen Zerstörungen der gesamten Stadt. Was übriggeblieben war, das ging am Ende des Zweiten Weltkrieges zugrunde.

Möglicherweise läßt sich für Fausts Geburtstag der 23. April 1478 als exaktes Datum anführen. Zu diesem Ergebnis kommt der Versuch, die astro*logische* Propheten-Äußerung im Rebdorfer Zeugnis von 1528 beim Wort zu nehmen und dabei den von Faust in sämtlichen zeitgenössischen Quellen gebrauchten Vornamen Georg zur Grundlage einer astro*nomischen* Berechnung zu machen. Dadurch wurde allerdings keineswegs ausgeschlossen, daß Faust wie ein Großteil seiner männlichen Zeitgenossen mit dem ersten Taufnamen Johannes hieß, wie ihn Manlius/Melanchthon nennen. Dieser Johann Georg Faust erschien in den lateinischen Texten der Gelehrten, wie hier gar nicht anders möglich, stets als Faust*us*. Alle Annahmen, daß »Faustus«, »der Glückliche«, nur ein zugelegter Name sei, daß sich demnach ein Mann ganz anderen Namens (z. B. Helmstetter, Sabel oder Savel) diesen Namen »Faustus« gemäß der herrschenden Humanistenmode als Amulett umgehängt habe, entbehren jeglicher Grundlage. Schließlich stellt die von Knittlingens »sprechendem« Wappen ausgehende Herleitung von Knüttel zu lateinisch »fustis« zu »Faustus« nicht mehr dar als eine hübsche und zufällig auch noch recht gut passende Wortspielerei.

Daß Faust gelebt hat und *wann* er gelebt hat, steht fest. *Wie Faust gelebt hat*, das hat dieses Buch in einem behutsamen Einkreisen und Abklopfen der aus den spärlichen Zeugnissen gelieferten Stichwörter zu zeigen versucht, in immer neuen Annäherungen an die Handvoll Daten, an jene Fakten, die erst einmal von den interpretierenden Verzerrungen durch übelgesonnene Zeugen zu befreien waren. Wie Faust gelebt hat, ist nur durch sehr vorsichtige Verbindungslinien zwischen den lächerlich wenigen Punkten seiner verbürgten Existenz anzudeuten, und fast jede Aussage über diesen so berühmten und zugleich so unbekannt gebliebenen Mann muß hypothetischen Charakter tragen. »Faust war wohl« – dies ist die Grundfigur fast aller über ihn möglichen Aussagen.

Vor allem durch eine Prüfung der in den zeitgenössischen Zeugnissen erkennbaren Vorurteilsstrukturen und der veröffentlichten Hintergedanken – vor allem bei Trithemius 1507 und bei Begardi 1539 – sollten Züge Fausts gleichsam durch ein Lesen gegen den Strich verdeutlicht werden. Das vorschnelle Wörtlichnehmen gerade dieser beiden Quellen hat die Herausbildung eines möglichst objektiven Faust-Bildes lange verhindert. In aller Regel haben diejenigen Forscher, die über den historischen Faust sprachen, ganz einfach bei Trithemius abgeschrieben und damit seine vielfach ungerechte Optik und seine schon im Ansatz unehrliche und gehässige Aburteilung Fausts übernommen.

Daß Faust nicht so war, wie ihn der aus Sponheim vertriebene und selbst der Schwarzen Magie verdächtigte Abt schilderte, das wissen wir. Aber wie er wirklich war, das können wir nur fragmentarisch und gleichsam mit der Pinzette zu einem Mosaik zusammenfügen, dem dann freilich immer noch sehr viele Zwischenstücke fehlen – überaus wichtige Zwischenstücke. So wissen wir nicht, wer die Eltern Fausts waren. Wir wissen nicht, ob er Geschwister hatte. Wir wissen nicht, wie sein Verhältnis zu Frauen war, ob er je heiratete, ob er Vater wurde. Spätestens in der *Historia* von 1587 wird Faust zum sexuellen Nimmersatt. Gegen die biedermeierliche Vorstellung eines Familienvaters Faust – Friedrich Maximilian Klinger hat Faust 1791 in seinem Roman so dargestellt – spricht beim historischen Faust, daß er ein unruhiges, hektisches Leben geführt zu haben scheint, obgleich es dafür in den wenigen Quellen keine zureichenden Belege gibt. Denn die langen Jahre, in denen Faust von der historischen Landkarte spurlos verschwunden war, etwa die Phase von 1513 bis 1520, könnte er sehr wohl bei seiner Familie verbracht haben.

Wir wissen, abgesehen von dem immerhin möglichen Aufenthalt im Nachbarort Maulbronn um 1516, nicht, ob Faust als Erwachsener jemals wieder nach Knittlingen kam, seine Mutter besuchte, Freundschaften befestigte, vielleicht auch Zuflucht oder Ruhe zu geistiger Arbeit fand. Wir wissen nicht, ob der um 1480 zu noch rein katholischer Zeit geborene Faust nach der Reformation 1517 bei seinem alten Glauben blieb, ob er zum Protestantismus konvertierte oder ob er sich von jeglicher konfessioneller Bindung freimachte.[2] Die letztgenannte Version würde am ehesten zum Bild eines »zauberisch-teuflischen« Menschen passen. Wir wissen nicht, wie Faust überhaupt aussah: so, wie ihn das Volksbuch von Georg Rudolf Widman 1599 schilderte, wie ein »klein hockendt Mann«? Oder hochaufgerichtet wie jener Rembrandt-Magier, den man zu »Faust« umgetauft hat? Wir wissen nichts über sein Gesicht, nichts über seine Haarfarbe, nichts über seine Stimme, nichts – nicht einmal das – über sein Temperament. Gerade bei der um 1500 so eifrig betriebenen Temperamentenbestimmung wäre es überaus nützlich, darüber Bescheid zu wissen, ob Fausts kirchenfeindliche Aussprüche cholerisch vorgetragen wurden, ob sein Betätigungsdrang sanguinisch begründet war, ob er zuzeiten melancholische Stunden oder gar phlegmatische Phasen hatte.

Wir wissen nicht, ob Faust jemals eine reguläre Schul- oder gar Universitätsbildung absolvierte. Aber wenn er auch sicherlich kein »amtlicher« Magister oder Doktor war, so brachte er es dennoch für die ihn bewundernden Leute zum »Doktor«. Wie aber kam er zu seinen offenbar überdurchschnittlichen Kenntnissen, gerade auch über Bereiche, die ohnehin an keiner deutschen Hochschule gelehrt wurden? Hatte er sie aus Büchern – und aus welchen? Oder war er bei einem oder mehreren Weisen, »Philosophen«, in die Lehre gegangen, als ein tüchtiger Adept, dem der Meister seine Erfahrungen und Kunststücke weitergab? Oder hatte er sein Wissen und seine Künste sozusagen im Vorübergehen aufgeschnappt, wie es die fahrenden

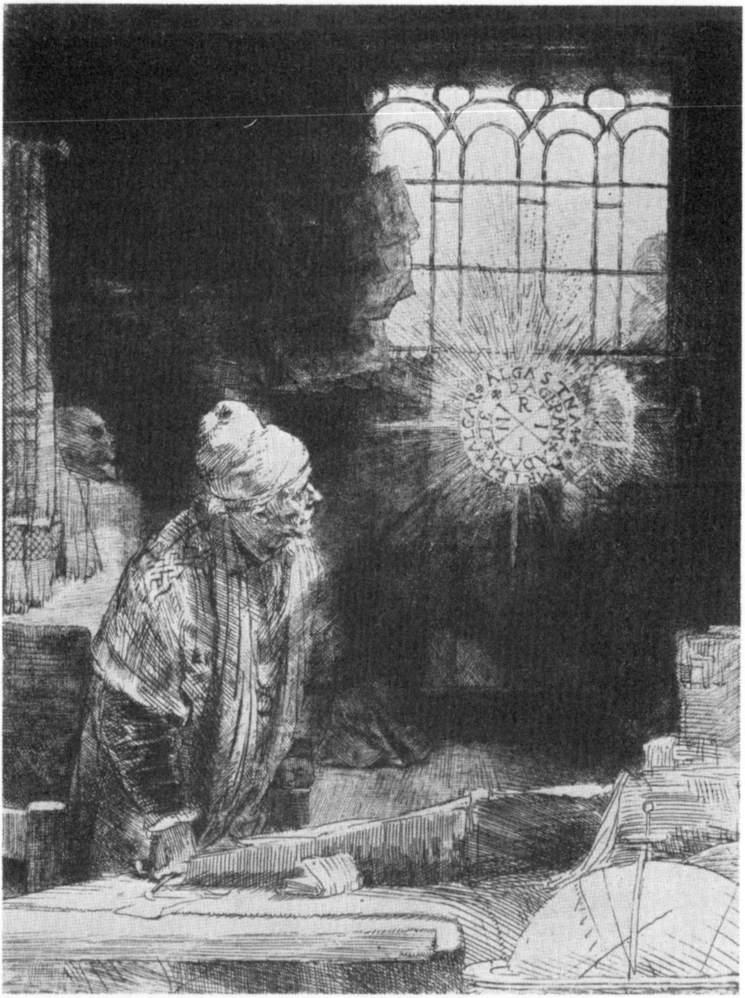

Rembrandts sogenannte »Faust«-Radierung.

Schüler taten, die sich mit schnell angelernten Kenntnissen an die Dummen heranmachten?

Wir kennen nicht sein Verhältnis zu den bedeutendsten Bewegungen der Zeit, zur Entdeckung und Erschließung der Neuen Welt durch Columbus oder Magellan, zur Reformation mit all ihren nicht bloß religiösen Konsequenzen und Auswüchsen, zu den gerade in Fausts schwäbischer Heimat mörderisch ausgefochtenen Kämpfen des Bauernkrieges, zur künstlerischen Renaissance mit ihrer unübersehbaren Fülle an schönheitstrunkenen Bildwerken, auch zum Humanismus. (Daß Faust in Gelnhausen mit der Nennung von Plato und Aristoteles eine Kenntnis dieser antiken Erzväter verriet, besagt noch nicht allzuviel: Möglicherweise spielte er hier lediglich mit allbekannten Reizwörtern.) Wir wissen nicht, was Faust zu Namen wie Alexander VI., Machiavelli, Savonarola, Paracelsus, Ulrich von Hutten, Thomas Münzer, Reuchlin oder Luther gesagt hätte. Wir wissen nicht einmal, ob er an jene astrologischen oder mantischen oder magischen Künste selbst glaubte, mit denen er unter die Leute ging. (Daß man astrologische Gutachten ausarbeiten und sich bezahlen lassen, zugleich das Ganze aber als puren Zauber und kindischen Aberglauben verspotten konnte, ist aus Agrippas Schriften bekannt.)

Wir kennen aus den neun zwischen 1507 und 1540 entstandenen Zeugnissen den »fertigen« Mann; aber wie er dazu wurde, wie er sich dann gab, wissen wir nicht. Wir können nur vermuten, wie er sich zum Vorwurf einer Verbindung mit dem Teufel stellte; aber wir wissen nicht, ob ihn die Behörden wegen dieses gefährlichen Rufs oder wegen konkreter Missetaten je anklagten oder gar ins Gefängnis steckten. Wir wissen nicht, ob Fausts Beziehungen zum Teufel von den zeitgenössischen Menschen und Behörden als so eng angesehen wurden, daß es deswegen nicht ratsam schien, Hand an ihn zu legen. Wir wissen nicht, von der einen Ausnahme des Bamberger Bischofs abgesehen, wie sich Faust finanziell über die Runden brachte. Wir wissen nicht, was er geantwortet haben würde, hätte ihn jemand nach seinem Beruf gefragt, sofern eine solche Frage in dieser Ära der Mehrfachprofessionen überhaupt sinnvoll gewesen wäre.

Nun sind es gerade die eben erwähnten Fragen, die gewöhnlich eine Biographie nicht nur erst ermöglichen, sondern sie auch mit Farbe füllen. Fausts Bild aber besteht nur in kleinsten Stücken, in knappen Linien und meist grell eingefärbten Punkten. Ein klares Profil ergibt sich somit nicht; aber auch die wenigen Zeugnisse erlauben einige Schlüsse.

In Biographien pflegt immer alles aufzugehen, pflegt das eine aus dem anderen erklärt zu werden, paßt alles ineinander und zueinander, und vor lauter Überfülle plastisch zu erzählender Einzelheiten und breit illustrierbarer Entwicklungsstränge kann und muß mancher Biograph es sich sogar leisten, bestimmte Bereiche gänzlich auszusparen oder nur knapp zu streifen. Bei dem, was wir von Faust wissen können, liegt es genau umgekehrt: Aus der Wegstrecke seines sechzigjährigen Lebens kennen wir nur winzige Punkte, und dazwischen klaffen riesige Lücken, und deshalb ist in seinem Fall noch die nebensächlichste Kleinigkeit zu prüfen und auszuwerten.

Ebendies ist im vorliegenden Buch versucht worden. Und wenn bei diesem Versuch auch nicht das attraktive Bild eines teuflischen Faust herauskam, so entstand doch, in Annäherungen und Ansätzen, das Bild einer sehr differenzierten Figur – ganz im Unterschied zum völlig eindeutigen Faust der Zaubergeschichten und der Legenden des 16. bis 20. Jahrhunderts. Doch dieses neue Bild Fausts stellt sich nicht bloß als facettenreicher, sondern auch als für Faust selbst problematischer heraus. Der in den Legenden festgeschriebene Schreihals, der sich mit billigsten Tricks verkauft und dabei als purer Maulheld entpuppt, erscheint einer um historische Objektivität bemühten Betrachtung als ein Mann mit einer lauten Außen-, oder genauer, Schauseite, der alles Dagewesene mit phantastischen Superlativen übertrumpft und dessen Provokationen und Versprechungen ins Unvorstellbare reichen. Daneben aber und im Gegensatz dazu erweist sich dieser Faust als einer, der seine Marktplatzauftritte wohl nur zur Existenzsicherung braucht, um Zeit für andere und ernsthaftere Beschäftigungen zu gewinnen, einer, hinter dessen Paukenschlägen sich feinere und »studiertere« Musikalität verbirgt.

Wenn Faust sich in den verschiedensten Modedisziplinen seiner Zeit mit aggressiver Selbstreklame und immer neuer Titelgebung höchst erfolgreich auch ohne »amtliche« Diplome betätigte, dann war dieser Erfolg des astrologisch-mantisch-magischen Selfmademan »hausgemacht«: Ohne sich auf berühmte Lehrer zu berufen und ohne dem kleinen Kreis der Humanisten anzugehören, die ihr Wissen als Reservat für ganz Wenige ansahen, ging Faust seinen Weg allein. In den Augen der bestallten Gelehrten mußte er – und wollte er wohl auch – als jemand erscheinen, der Perlen vor die Säue warf und ärgerlicherweise zu Markte trug, was doch nur für die Tische der Herren bestimmt bleiben sollte.

Die psychologische Grundkonstellation Fausts als ein wissenschaftlicher Außenseiter – und dafür gäbe es auch aus unseren Tagen prominente Beispiele – brachte es mit sich, daß er als Störenfried beiseite getan, als unseriös diffamiert oder als unqualifiziert ins Abseits der Inkompetenz gestellt wurde. Setzte er sich zur Wehr, dann hatten es seine Gegner sehr leicht, ihm persönliches Rachebedürfnis vorzuwerfen oder ihn eitel und einen Kohlhaas zu schelten. Bei der Perfidie solcher Attacken brauchte es schon enorme Standfestigkeit und bodenhaftende Selbstsicherheit und – dem Publikum gegenüber – größere Überzeugungskraft, um nicht gleich aufzugeben und sich aus der Helligkeit öffentlichen Interesses ins Dunkel der Anonymität zu verkriechen. Aber heute wie in Fausts Zeiten ist zwischen der vorhersehbar parteilichen Reaktion der Fachwelt auf einen Außenseiter und jener Reaktion zu unterscheiden, die er »beim Volk« hervorruft: hier nämlich kann der »von oben« Geprügelte als einer gefeiert werden, der, endlich einmal, frische Luft in den abgeschirmten Dunstkreis fachlichen Weihrauchs bringt, der das spezialistische Geraune als unsicher-ängstliche und bequem-menschenverachtende Blasiertheit bloßstellt und der von den Altären der beamteten Wissenshüter die Leuchter holt, um sie auf den Straßen zu zeigen.

Wenn Faust einer jener Halbgebildeten war, die auf bestimmten Bereichen mehr Kenntnisse akkumulieren und sie dann auch weitergeben wollen, als dies »seriösen« Gelehrten erlaubt oder opportun schiene – dann ist sein Ruhm bei den einfachen Leuten leicht erklärbar. Für die sogenannten kleinen Leute war der wissenschaftliche Ehrenkodex der Herren Gelehrten nicht verbindlich; für sie war Faust einer der ganz wenigen oder vielleicht gar der einzige, der vermittelte, der die gehüteten Geheimnisse der Wissenschaften herbeibrachte und erläuterte. Er war einer, der sich nicht im Studierzimmer verschanzte, sondern der in die Kneipen kam; einer, der nicht in Latein korrespondierte, sondern der auf derb Deutsch sich der Neugierde und dem Wissensdurst und den herandrängenden Ellenbogen aussetzte.

Ob Faust zu seinem provokanten Autodidakten-Trotz durch ein schon vor 1506 stattgefundenes Prägeerlebnis gebracht oder ob eine bereits vorhandene Anlage zum systematischen »Geheimnisverrat« durch ein solches Erlebnis nur verstärkt wurde – oder ob er von Anfang an den Vorsatz hatte, um jeden Preis die Aufmerksamkeit der Leute und den Groll der würdigen Herren zu erregen, dies ist für uns vergleichsweise unwichtig. Erst wenn wir Daten oder doch wenigstens gesicherte Anhaltspunkte dafür finden könnten, daß Faust an einer Institution wie der Schule oder der Universität gescheitert wäre, ließen sich psychologische Folgerungen für sein späteres Auftreten ableiten. Ohne solche Daten aber kann nur die allgemein bekannte Tatsache betont werden, daß ein jeder Autodidakt mit gutem Recht auf sein selbsterworbenes Wissen stolz sein darf – und daß er natürlich in Gefahr steht, *sein* Wissen zu überschätzen. Der mühsam und in »Heimarbeit« zu Kenntnissen Gelangte neigt stets, weil er sich mit seinem Wissen identifiziert, zu Überempfindlichkeit und Aggressivität gegenüber den Bildungsinstitutionen; und er hat es sogar leicht, sich den oft hochmütigen Vertretern der Gelehrtenschicht überlegen zu fühlen. – Mithilfe solcher Kriterien kann Faust sicherlich beschrieben werden; Trithemius aber ganz gewiß.

Dilettant, Halbgebildeter, Autodidakt; potenzierte Energie, Aggressivität, hohe Selbsteinschätzung; Sehnsucht oder auch Sucht nach spektakulären Erfolgen, Verletzen-Wollen neben Verletzt-werden-Können – mit solchen Stichworten kommt etwas vom psychischen »Gesicht« jenes Faust in den Blick, der es zu einer allerersten Berühmtheit nicht nur seines Zeitalters bringen sollte. Daß er es dazu brachte, ohne eine einzige Zeile zu hinterlassen, macht dieses Phänomen nur noch erstaunlicher; denn er lebte ja in schreib- und druckwütigen Zeiten. Wenn Faust zu dieser Berühmtheit gelangte, so mußte sein Auftreten in jener Mischung sachlicher Kompetenz und persönlicher Faszination erfolgen, die ihn als Mantiker oder Astrologen oder Magier nicht nur unvergeßlich und unverwechselbar machte, sondern die ihm auch jegliche andere Sensation, jegliches andere Wunder zutrauen ließ.

Kennen wir Fausts Repertoire auch nur sehr pauschal, so ist doch deutlich, daß er mehrere Register zu ziehen wußte. Auf dem weiten Feld der Astrologie lag die »seriöseste« Chance für Faust, sich als reputabler Rechner und ingeniöser Interpret auszuweisen. Daß er es hierin weiter brachte als viele, die mit Ephemeridentabellen oder Astrolabien hantierten, belegt das reichdotierte Engagement beim

Bamberger Fürstbischof und ebenso die neugierig-unwillige Konsultation Daniel Stibars durch Joachim Camerarius. Ob Faust nicht bloß als Scharlatan und Quacksalber, sondern ähnlich wie Paracelsus als medizinische Kapazität gelten durfte, läßt sich aufgrund von Begardis Zeugnis nicht hinreichend entscheiden. Wenn sich Faust aber sowohl in der Astrologie wie in der Medizin betätigte, dann konnte er vom einen für den anderen Bereich profitieren und sich in jenem astromedizinischen Gebiet tummeln, von dessen wechselseitiger Verschränkung die ganze Epoche überzeugt war. Auf die zeittypische Tatsache der fließenden Grenzen zwischen den einzelnen Disziplinen und auf die relative Häufigkeit von in mehreren Professionen bewanderten Gelehrten sollte man künftig nicht rühmend zu sprechen kommen, um dann im Falle Fausts mit anderem Maß zu messen.

Zweierlei Ellen legte man bereits seit Augustinus und dann das ganze Mittelalter hindurch und schließlich besonders zu Fausts Zeit im Bereich der Magie an: Die Reihen schwarz-verboten-teuflisch und weiß-erlaubt-göttlich wurden als Linien kirchlicher Besitzstandswahrung dekretiert, nicht aber aus der Praxis gewonnen oder an ihren Ergebnissen überprüft. Bezeichnete sich Faust als »Zweiter in der Magie«, so ist eine sachliche Ausfüllung des Magie-Begriffs kaum möglich – ähnlich steht es mit dem Anspruch, als »philosophus philosophorum« zu gelten: Sowohl der Magier als auch der philosophus – beide Termini können synonym gebraucht werden – sind Sammelformeln, die sowohl geistige Dimensionen umgreifen wie fast schon handwerklich zu nennende Tätigkeiten. Dasselbe trifft für die ganze Reihe mantischer Operationen zu, deren Faust sich rühmte: Aus dem Wasser, dem Feuer, der Luft, dem Kristall oder den Gesichtszügen Prognosen für das fernere Leben des Klienten zu treffen – dies verlangte regelrechte, kunstgerechte Handgriffe und Kalkulationen innerhalb des lange tradierten Berechnungssystems. Aber dies verlangte auch eine ganze Menge psychologischer Behutsamkeit und Fingerspitzengefühl und schließlich eine Kunst der Interpretation, die aus der mechanisch abzuwickelnden Rechenaufgabe geistige Konsequenzen zog, akzeptierbare Lebenslehren, beherzigenswerte Warnungen, wirksame Ermunterungen.

Die fraglos übernommene Verdammung der Alchemisten durch die Aufklärer des 18. Jahrhunderts hat es verhindert, auch für Faust die Möglichkeit einer gespaltenen Existenz zu prüfen, deren einer Teil –

wenig genug belegt – in der lauten Marktseite bestünde, deren anderer Teil aber dem um Selbstvervollkommnung bemühten »wahren« Alchemistentum zugehören würde. Man hat sich hier stets an das gehalten, was die wenigen Quellen boten, an den lauten Faust also; und man ist jüngst noch so weit gegangen, es als »unstreitig« zu bezeichnen, daß Faust »nichts an Leistung mit seinem Namen verband, was geistigen Ruhm bezeugte«[3]. Aber ist dies tatsächlich so unstreitig? Könnte es nicht sehr wohl sein, daß Faust auf den Märkten und in den Wirtshäusern mit leicht erlernbarem Gaukelwerk die Beutel locker machte, um mit dem Ertrag solcher Schaustellungen den Versuch innerer Schau finanzieren zu können?

Trat Faust vor Publikum auf, wollte er erst einmal zahlende Kundschaft anlocken, kam es ihm auf jene Menschen an, die nicht als Humanisten im Gehäuse hockten und ohnehin schon alles oder doch das meiste zu wissen wähnten – dann konnte er gar nicht anders auftreten denn als wandelnde Litfaßsäule voller greller Plakate. In dieser an Sensationen, Monstrositäten und Katastrophen reichen Zeit überhaupt noch Aufmerksamkeit zu erregen, gelang allenfalls durch dick aufgetragene Übertriebenheiten, unerhörte Titelsammlungen, bombastische Versprechungen, durch eine Dreistigkeit auf dem schmalen Grat zwischen dem eben noch Erlaubten und den zupackenden Bütteln. Man hat, wie bei Agrippa, wie bei Paracelsus, auch bei Faust oft von Ruhm- und Titelsucht gesprochen; aber dieser Befund ist wohl nur zur Hälfte zutreffend. Es ging ihm in erster Linie um jenen Kundenfang, der die ökonomische Voraussetzung für jemanden schuf, der nicht mit regelmäßigen Einkünften auf einer Pfründe oder einem Amte saß.

Daß der von seinen Bewunderern zum »Doktor« Promovierte immer wieder unter anderen Namen und mit wechselnden Herkunftsbezeichnungen auftrat, hat man dadurch erklärt, er hätte seine Identität vor dem drohenden Zugriff der Behörden vertuschen und seine Spuren verwischen müssen. Aber in allen gutgeführten städtischen Archiven hat sich nicht ein einziges Zeugnis erhalten, das Faust im Kerker oder vor dem Richter zeigen würde. Hätte er aber tatsächlich »gerichtsverwertbare« Untaten vollbracht, dann wäre es auch im damaligen Deutschen Reich der Bruderschaft aus Spitzeln, Zuträgern, Häschern und Inquisitoren ein leichtes gewesen, den nicht eben unauffälligen Mann aufzuspüren und in den Stock zu legen.

Vielleicht aber kam es jenem Faust, der so berühmt wurde und der doch so unbekannt blieb, mit all seinen wechselnden Namen und Heimatorten darauf an, abseits aller Eitelkeit seine Existenz im Dunklen und Vagen zu belassen? Vielleicht spielte er auch mit seinen ach-so-gescheiten Zeitgenossen? Vielleicht hatte er Lust an der eigenen Maskerade? Vielleicht war dieser Faust, zuzeiten wenigstens, ein wenig Till Eulenspiegel, ein wenig Doktor Eisenbart, ein wenig Münchhausen? Vielleicht lachte er gern, vor allem über Amtsschimmel, denen das Wiehern verging, oder über stille Humanisten, denen er den Schaum vor den Mund trieb?

Allein Mutmaßungen sind auch in dem Bereich möglich, der Fausts Fähigkeiten als Hypnotiseur oder als Illusionist umfaßt. Wenn er etwa die griechischen Sagenhelden in Lebensgröße vorführte – bediente er sich da neuentdeckter optischer Apparaturen? Oder verfügte er über jene als »teuflisch« verdächtigte Gabe der »Faszination«, die den Augen des Publikums Wunsch- und Traumbilder vorgaukeln konnte? War Faust vielleicht »nur« ein Vertreter jener »Magia naturalis«, die nur deshalb die Bezeichnung »Magie« verpaßt bekommen hatte, weil sie nach Einsichten und Gesetzmäßigkeiten verfuhr, die sich noch nicht bis aufs flache Land und ebensowenig zu den elitären Bücherwürmern herumgesprochen hatten? Blieben Fausts Künste stets auf der Grundlage des Erklärbaren, des ganz und gar Undiabolischen – freilich nur für den, der sich nicht blenden ließ und jenen Dingen auf den Grund zu kommen imstande war?

Faust wird sein gaffendes Publikum und besonders die geifernden Standesvertreter zutiefst verachtet haben. Wenn er aus dem Aberglauben, den Tabus und der Ignoranz seiner Zeitgenossen Kapital schlug und die Gier seiner Zuschauer nach den Früchten vom verbotenen Baum stillte, dann mochte er sich am Ende wirklich als »hemitheus« vorkommen, als ein Halbgott, der ungleich mehr wußte und konnte als die nur allzuleicht in Entzücken oder Entsetzen zu versetzenden Menschenhaufen um ihn her. Wenn Faust es fertigbrachte, seinen Ruf als Alleskönner zu bestätigen, dann vermochte er seinen Zuschauerkreis mit jener Leichtigkeit um den Finger zu wickeln, die allemal charismatischen Rhetoren und Demagogen eignet. Hing aber Faust der Ruf, daß ihm nichts unmöglich sei, erst einmal an, dann mußte in dieser vom Teufelsglauben geradezu besessenen Epoche auch der Satan in der Nähe sein.

Faust und der Teufel – dieses in der Legende und dann ab 1587 in der Literatur unzertrennlich gewordene Gespann – waren zu Fausts Lebzeiten sicherlich eher atmosphärisch und noch nicht vertragsmäßig »im Bunde«. Der Teufel: Er war eben für die Ära Luthers eine Figur, die alles zu erklären vermochte, was sonst dunkel blieb. Und Faust: dieser Wundermann mußte, wenn er für die Leute nicht den menschlichen Maßstäben völlig entgleiten sollte, jenen schwarzen, bösen, höllischen Gegen-Gott zum Gevatter haben. Wie weit sich Faust diesen Mechanismus zunutze machte, kann nur vermutet werden. Kam es ihm darauf an, seine eigene Legende zu grundieren, dann »paßte« nichts besser als die luziferische Höllenmacht.

Daß sich Legende und Literatur gerade Fausts und nicht eines anderen Zauberers oder Teufelsgesellen bedienten, um aus Tollheiten und Unwahrscheinlichkeiten fromme Formeln und Warnungen abzuleiten – das rührt sicherlich daher, daß Faust einerseits den Ruf des Alleskönners zu verbreiten gewußt, daß er andererseits aber bei allem lauten Marktgeschrei eine verschwiegene und biographisch kaum greifbare Existenz geführt hatte. Faust – das war nach 1540 und besonders nach 1587 ein Sack voll Sensationen und zugleich ein unbeschriebenes Blatt. Aus dem Faust, der sich die Vorurteile seiner Epoche zunutze gemacht hatte, wurde jener Faust, über den das Urteil feststand: Er ist *der* Teufelsbündler.

Faust als Typus unbedingten Wissen-Wollens, als Typus der Gier nach Welt, und sei es um den Preis des eigenen Seelenheils, Faust als Paktierer, der über die Welt fliegen darf, aber am Ende in die Hölle gerissen wird – dieser typische Faust hat mit der historisch faßbaren Gestalt nichts oder allenfalls sehr wenig zu tun. Aber dieser historische Faust ist andererseits nicht gar so weit und vor allem nicht so kategorial vom Faust der Literatur entfernt, wie es ein allein aus Goethes *Faust* gewonnener Maßstab im Vergleich mit dem Schmähbrief des Trithemius stets scheinen ließ. So wenig Goethes Titelgestalt der gängigen Überhöhung ins Reine, Humane, Edle standhält, so wenig war der historische Faust nur der Schreihals und Charakterlump, wie ihn mit dem gehässigen Abt auch spätere Beurteiler sehen zu müssen meinten.

Daß der historische Faust in dieser gläubigen und bigotten Epoche so viel riskierte, zeugte von einigem Mut. Daß er zu einem Fürstbischof Zugang fand und einen Daniel Stibar seinen Freund nennen durfte, korrigiert das Zerrbild eines windigen Wirtshausproleten. Daß er mit seiner Vorhersage für Philipp von Hutten recht behielt, weist ihn vielleicht als »Propheten«, eher aber noch als nüchtern urteilenden Psychologen aus. Daß er den elitären Humanisten seiner Zeit nicht gefallen konnte oder auch nicht gefallen wollte, spricht eher gegen diese als gegen ihn. Daß er Namen und Heimatorte wie Hemden wechselte, konnte Lust an der Maskerade ebenso sein wie das öffentlich geübte Freihalten einer Identität, die sich nur im Verborgenen fand, in jener Meditation und geistigen Anstrengung, die man Faust stets vorschnell abgesprochen hat.

Am Ende bleiben Fragezeichen, Fragezeichen um einen Mann, der eine beispiellose weltliterarische und allgemein künstlerische Karriere gemacht hat, dessen historisches Profil aber nur schemenhaft erkennbar wird; ein Mann, der sich in seiner Zeit laut und auffällig gab, es aber gleichzeitig verstand, hinter der berühmten Fassade ein Unbekannter zu bleiben.

Dank

Dieses Buch ist das Ergebnis einer dreijährigen Arbeit und einer wesentlich längeren Beschäftigung mit dem Faust-Thema. Trotz einiger Neuerscheinungen der letzten Zeit, die sich mit dem historischen Faust befaßt haben, bleibt es das einzige Buch, das die wenigen zeitgenössischen Zeugnisse nicht nur referiert, nicht erzählerisch streckt und oft mißverständlich oder falsch aufbereitet: Hier werden diese Zeugnisse erstmals konsequent auf ihre Aussagekraft und gleichzeitig auf ihre Parteilichkeit geprüft. Das Ziel war gleichwohl eine nicht nur für den Fachmann, in der Sache wie in der Darbietungsweise lohnende Annäherung an jenen Faust, dessen Lebensspuren einen Mann zeigen, der künftig nicht mehr beiseite getan werden kann als bloßer und »unpassender« Namensgeber einer bis heute reichenden literarischen und allgemein künstlerischen Tradition.

Besonderen, über die Jahre hin akkumulierten Dank schulde ich den in ihrer Hilfsbereitschaft nimmermüden Damen und Herren der Ausleihe und Fernleihe in der Universitätsbibliothek Tübingen. Wertvolle Auskünfte und Kritik erhielt ich von folgenden Fachleuten, die oft in mehreren Briefen und Gesprächen mithalfen, spezielle Fragen oder Probleme zu klären: Prof. Dr. Kurt Adel (Wien), Archivdirektor E. Ammon (Fürth), Dr. Frhr. von Andrian-Warburg (Coburg, Bayer. Staatsarchiv), Dr. Klaus Arnold (Würzburg), Frau Dr. R. Bebermeyer (Tübingen), Dr. Helmut Faust (Frankfurt/M.), Prof. Dr. Gerhard Fichtner (Tübingen, Institut für Geschichte der Medizin), Bürgermeister Hans Gerwalin (Trittenheim), Dipl.-Bibl. Rudolf Goosmann (Bonn-Bad Godesberg, Archiv des Johanniterordens), Prof. Dr. Dieter Harmening (Würzburg, Volkskundl. Abt. des Instituts für dt. Phil.), Stadtarchivar Wilhelm Hellwig (Korbach), Archivdirektor Dr. G. Hirschmann (Nürnberg, Staatsarchiv), Archivdirektor Dr. Hofmann (Ingolstadt), Frau Hunerlach (Heidelberg, Universitätsarchiv), Amtmann König (Marburg, Hess. Staatsarchiv), Dr. D. Kudorfer (München, Bayerische Staatsbibliothek), Dr. Machilek (Nürnberg, Staatsarchiv), Dr. Maurer (Stuttgart, Hauptstaatsarchiv), Hans Joachim Mey (Berlin, Staatsbibliothek Stiftung Preuss. Kulturbesitz), Dr. Mistele (Bamberg, Staatsarchiv), Reinhold Ohlmann (Neustadt a. d. Aisch, Kirchenbibliothek), Dr. Gerhardt Ponitz (Frankfurt/M., Stadt- und Universitätsbibliothek), Dr. Werner Ratz (Gelnhausen), Oberarchivrat Reuter (Worms, Stadtarchiv), Dr. Walter G. Rödel (Mainz, Histor. Seminar der Johannes Gutenberg-Universität), Frau Vera Sack (Freiburg i. B., Universitätsbibliothek), Frau Hildegard Sattler (Donaueschingen, Fürstl. Fürstenbergische Hofbibliothek), Dr. Volker Schäfer

(Tübingen, Universitätsarchiv), Dr. Heinz Scheible (Heidelberg, Melanchthon-Forschungsstelle), Prof. Dr. Matthias Schramm (Tübingen, Institut für Geschichte der Naturwissenschaften), Dr. Schwarzmaier (Karlsruhe, Generallandesarchiv), Prof. Dr. W. Strohmeier (Erlangen-Nürnberg, Astronomisches Institut der Universität), Dr. A. Tausendpfund (Würzburg, Staatsarchiv), Dr. Theil (Ludwigsburg, Staatsarchiv), Dr. Eckart Ulmann (Staufen i. B.), Berthold Waldstein-Wartenberg (Wien), Karl Weisert (Knittlingen, Faust-Gedenkstätte), Dr. Jürgen Rainer Wolf (Darmstadt, Hess. Staatsarchiv).

Nachtrag zur vorliegenden Taschenbuchausgabe

Das Manuskript des vorliegenden Buches entstand 1978/79. Daß sein Autor heute manches anders gewichten und gliedern, auch einige Argumentationen und Wertungen aufgrund fremder und eigener Studien neu und oft breiter formulieren würde, kann niemanden wundern. Eine gänzliche Überarbeitung hätte freilich ein neues Buch ergeben. Dies aber konnte desto weniger das Ziel sein, als die seit vielen Jahren sowohl in der Leinen- als auch in einer Taschenbuchausgabe vergriffene Untersuchung über den historischen Faust im Originaltext ein oft geäußertes Desiderat darstellte, dem der Rowohlt Verlag nun dankenswerterweise nachkam.

Nicht vorenthalten werden sollten einige Corrigenda, auf die mich ein amerikanischer Faust-Experte, Prof. Dr. Frank Baron, aufmerksam machte. – Seite 45: Reuchlins »Henno« erschien in lateinischer Sprache. – Seite 54f.: Luthers Tischreden wurden nicht 1536, sondern 1566 publiziert. – Seite 335: der Begleittext ist auf 1562 oder später zu datieren. – Seite 337: Wilhelm Meyer edierte die um 1570 entstandenen Nürnberger Faustgeschichten 1890.

Meinem Dank für diese klärenden Hinweise schließe ich die Einladung zu einem Besuch des Knittlinger Faust-Museums an; es informiert sowohl über den historischen Faust als auch die postmortale Legende und über die Entwicklung der Stofftradition in Literatur, Kunst und Musik anschaulich und, so denke ich, auch anregend.

G. M.

Anmerkungen

Die Anmerkungen sind nach Kapiteln numeriert. Abgekürzte Nachweise (z. B. TILLE 1900, 217) beziehen sich auf die im alphabetischen Literaturverzeichnis (Seite 374) vollständig genannten Titel.

A *Ein schwieriger Erbfall* (S. 9–39)

1 Um ein »Volksbuch« im strengen Wortsinn handelt es sich nicht: Es gab Ende des 16. Jahrhunderts noch zu wenige Lesekundige. Außerdem haftet dem Volksbuch-Begriff seit seiner Prägung in der deutschen Romantik etwas an, das eine Entstehung dieser Prosatexte »von selbst«, »aus dem Volk heraus«, unterstellt. – Gleichwohl hat sich für die *Historia von D. Johann Fausten* eingebürgert, daß man von *dem* Volksbuch spricht.

2 Höllenzwänge, wie sie Faust etwa seit 1700 zugeschrieben wurden, waren Anleitungen, um den Teufel oder hilfreiche Dämonen herbeizuzitieren. Der Beschwörer bereitete sich auf das nächtliche Ritual mit frommen Übungen vor und verwendete auch bei der Anrufung der Geister häufig Schutz gewährende Gottes- und Heiligennamen. Die ersten bekannten Höllenzwänge wurden im Mittelalter dem König Salomon zugeschrieben. Faust »erbte« komplette Textsammlungen.

3 Nachweise bei: TILLE 1900, 369, 462 f., 552 f.

4 Zitiert nach: Gotthold Ephraim Lessing, *D. Faust. Die Matrone von Ephesus. Fragmente.* (Reclam 6719) Stuttgart 1968, S. 15.

5 Der Druckort war fingiert. Klingers Roman erschien in Leipzig.

6 Zitiert nach der historisch-kritischen Ausgabe, die Sander L. Gilman besorgte. Tübingen 1978, S. 21.

7 Vgl. Günther Mahal, »Faustus ubiquus. Überlegungen zur ›Verwertung‹ eines literarischen Paradebeispiels«. In: *Faust-Blätter* 33, 1977, S. 1282 bis 1295.

8 HENNING 1966 ff.

9 Erich Heller, »Fausts Verdammnis. Kritische Betrachtungen zur Ethik des Wissens«. In: *Merkur* 17, 1963, S. 32–56, 33.

10 *Der Tübinger Reim-Faust von 1587/88.* Faksimiledruck des einzigen vollständigen Exemplars in der Königlichen Bibliothek in Kopenhagen. Hrsg. von Günther Mahal. Kirchheim 1977.

11 Alfred Zastrau, »Faust«. In: *Neue Deutsche Biographie,* Bd. 5, 1961, S. 34.

12 Urs Herzog, »Faustus – ›ein böser und guter Christ‹. Das Volksbuch von 1587«. In: *Wirkendes Wort* 27, 1977, S. 26–32.

13 Zitiert nach schriftlichen Aufzeichnungen des Knittlinger Heimatforschers Karl Weisert.

B *Johannes Trithemius* (S. 62–90)

1 Willy Andreas, *Deutschland vor der Reformation. Eine Zeitenwende.* Stuttgart [6]1959, S. 550.
2 Umfassend informiert: Klaus Arnold, *Johannes Trithemius (1462–1516).* Würzburg 1971.
3 Zitiert nach: Friedrich von Bezold, »Konrad Celtis, der deutsche Erzhumanist«. In: *Historische Zeitschrift* 49, 1883, S. 70.
4 Zitiert nach Arnold (= B 2), S. 178, 173.
5 Trithemius, *De laude scriptorum.* Hrsg. von Klaus Arnold. Würzburg 1973, S. 9.
6 Zitiert nach Arnold (= B 2), S. 182 f.
7 Ebd., S. 88.
8 Klaus Arnold, »Additamenta Trithemiana. Nachträge zu Leben und Werk des Johannes Trithemius, insbesondere zur Schrift De demonibus«. In: *Würzburger Diözesan-Geschichtsblätter* 37/38, 1975, S. 239–67, 248.
9 Wilhelm Schneegans, *Abt Johannes Trithemius und Kloster Sponheim.* Kreuznach 1882, S. 178.
10 Nach Arnold (= B 2), S. 181 f.
11 Daß sich Faust zu Virdung *nach* Haßfurt auf den Weg gemacht habe, ist offenbar ein unausrottbarer Irrtum der Faust-Forschung.
12 Eigene Übersetzung nach Gustav Wulfert, *Das gelehrte Schulwesen Kreuznachs in geschichtlichen Umrissen.* Kreuznach 1869, S. 9.
13 Von einer Identität beider »Visitenkarten« ging die bisherige Forschung stets aus, wohl zu Unrecht.
14 Skeptisch gegenüber der Trithemius-Darstellung ist auch Dieter Harmening. Vgl. »Faust und die Renaissance-Magie. Zum ältesten Faustzeugnis«. In: *Archiv für Kulturgeschichte* 55, 1973, S. 56–79, 59.
15 Schon 1869 zeigte sich Wulfert (= B 12) erstaunt, daß »der sonst so milde, ehrwürdige Trithemius nicht Worte genug finden kann, um seinen Abscheu vor einem Nichtswürdigen auszudrücken« (S. 11).
16 Harmening (= B 14), S. 62, bezeichnet es als »Tatsache«, »daß der Brief polemischen Charakter besitzt und offensichtlich der Funktion dienen sollte, Trithemius selbst vom Verdacht der Zauberei zu reinigen«.
17 Heinrich Heine, *Der Doktor Faust. Ein Tanzpoem nebst kuriosen Berichten über Teufel, Hexen und Dichtkunst.* Hamburg 1851, S. 60.
18 Zitiert nach Tille 1900, 590.
19 Edmund Reitlinger, »Doktor Faust und die Naturwissenschaft«. In: E. R., *Freie Blicke. Populär wissenschaftliche Aufsätze.* Berlin 1874, S. 296 bis 307, 301. Ähnlich bereits Sommer 1845.
20 Vgl. dazu Schneegans (= B 9), S. 198: «Hier tritt uns anschaulich

entgegen, wie sehr die gelehrten Männer jener Zeit die mystische Verhüllung liebten. Sie sassen in der Finsternis und suchten das Licht, scheuten aber dasselbe zugleich als ein ungewohntes Element und hatten daher das Bedürfnis, sobald es ihnen in vereinzelten Strahlen entgegentrat, einen Schleier vor die Augen zu legen, um nicht geblendet zu werden. Es war Zeit, dass Gott das Licht von neuem in seinem vollen Glanze aus der Finsternis hervorleuchten liess.«

21 So stellt es Pico della Mirandola dar – nach Harmening (= B 14), S. 69 f.

22 Ebd., S. 72.

23 Arnold (= B 8), Additamenta, S. 250.

C *Mutianus Rufus* (S. 91–105)

1 Rudolf Haym, zitiert nach: *Erasmus von Rotterdam in Selbstzeugnissen und Bilddokumenten.* Dargestellt von Anton J. Gail. Reinbek 1974 (rm 214), S. 148 f.

2 Hans Rupprich, *Vom späten Mittelalter bis zum Barock. Erster Teil.* (De Boor/Newald, Geschichte der deutschen Literatur, Band IV/1). München 1970, S. 462.

3 Andreas (= B 1), S. 474.

4 Rupprich (= C 2), S. 555.

5 Der Vergleich mit der Wasserspinne ist, nur den Gelehrten nachvollziehbar, Plautus entnommen: *Der Perser* II,2,62.

D *Der Bischof von Bamberg* (S. 106–121)

1 Die Bestellung dieser Familie zu Reichsschenken hat Ludwig Uhland in einer seiner *Balladen und Romanzen* besungen: »Der Schenk von Limburg«.

2 Franz Friedrich Leitschuh, *Georg III., Schenk von Limpurg, der Bischof in Goethes »Götz von Berlichingen«. Ein Beitrag zur Kunst- und Kulturgeschichte.* Bamberg 1888, S. 18.

3 Chr. Beck, »Der Bamberger Frühhumanist Leonhard von Egloffstein aus seinen Schriften«. In: *Beiträge zur bayerischen Kirchengeschichte,* XXIX. Band. Erlangen 1923, S. 13–36, 14.

4 BEUTLER 1936, 180.

5 Zitiert nach WARBURG 1932, 540.

6 In der Literatur findet sich häufig die Schreibung »Judicium«, die jedoch nach Auskunft mehrerer Experten als falsch gelten muß.

E *Kilian Leib* (S. 122–134)

1 Walter Jens, *Eine deutsche Universität: 500 Jahre Tübinger Gelehrtenrepublik.* München 1977, S. 40 f.

2 Rupprich (= C 2), S. 724.

3 Ebd., 693.

4 Vgl. Ernst Reiter, »Kilian Leib«. In: *Fränkische Lebensbilder* 2, 1968, S. 217–36.
5 BEUTLER 1936, 174.
6 Josef Deutsch, *Kilian Leib, Prior von Rebdorf.* Münster 1910, S. 28.
7 In der Forschung wurde bislang stets »utpote« transskribiert. Auf die wahrscheinlichere Lesart »ut puta« machte mich freundlicherweise Herr Prof. Dr. Matthias Schramm, Tübingen, aufmerksam.

F *Ingolstadt* (S. 135–141)

1 Johannes Cochläus, *Brevis Germaniae descriptio.* Lateinisch und deutsch. Hrsg. von K. Langosch. Darmstadt [2]1969, S. 103.
2 Daß Fausts Ausweisung durch die Ingolstädter Dominikaner veranlaßt worden sei, vermutet Emil Lind, »Der geschichtliche Faust des 16. Jahrhunderts«. In: *Pfalz und Pfälzer* 2, 1951, H. 7, S. 2–5, 3.
3 Theodor Hampe, »Faust in Franken«. In: *Heimat-Kurier,* April 1932. [unpaginierte Seiten] – Hermann Bing, »Dr. Faust, der große Schwarzkünstler. Im Jahre 1535 weilte der berühmte Magier im Grafenschloß zu Korbach«. In: *Waldeckischer Landeskalender* 1954, S. 49–57, 53.
4 Eine »Schranne« ist bayerisch-österreichisch eine Bank, auf der man etwas feilbieten kann.
5 J. Hartmann, »Dr. Faust und das Fausthaus zu Ingolstadt«. In: *Das Bayerland. Illustrierte Wochenschrift für bayerische Geschichte* 10, 1899, S. 316.
6 Das Wort »äffern« innerhalb dieser gängigen Bekräftigungsformel geht auf mhd. »avern, ävern, äfern« zurück: laut Lexers *Mittelhochdeutschem Wörterbuch* »eine Sache gehässig wieder vorbringen, tadeln, rächen«.

G *Nürnberg* (S. 142–150)

1 Nach BARON 1978, 13, handelte es sich um Hieronymus Holzschuher.
2 Theodor Hampe (= F 3) nimmt an: »Möglicherweise wird damit auf die auch in Nürnberg bekannt gewordenen Verfehlungen Fausts in Kreuznach angespielt.« Die Voraussetzung dafür wäre erstens, daß Trithemius korrekt berichtet hat, zweitens, daß sein Brief in Nürnberg zumindest der Sache nach ›vorlag‹.
3 Franz Winzinger, *Albrecht Dürer in Selbstzeugnissen und Bilddokumenten.* Reinbek 1971 (rm 177), S. 52.
4 Hampe (= F 3), unpaginiert.
5 Für diese Auskunft danke ich Nürnbergs Städtischem Archivdirektor Dr. Hirschmann (Brief vom 4. 2. 1977).

H *Joachim Camerarius* (S. 151–164)

1 Dem Tübinger Ordinarius für Geschichte der Medizin, Herrn Professor Dr. Gerhard Fichtner, der verschiedene Arbeiten über Fuchs publiziert

hat, bin ich für viele Gespräche und Auskünfte dankbar – nicht nur den Namensgeber der Fuchsie betreffend.

2 Vgl. Frank Baron (Hrsg.), *Joachim Camerarius (1500–1574). Beiträge zur Geschichte des Humanismus im Zeitalter der Reformation.* München 1978.

3 *Disputationes adversus astrologiam divinatricem* (»Disputationen gegen die weissagerische Astrologie«). Die Schrift wurde 1496 herausgegeben und blieb nicht unwidersprochen. Beispielsweise verfaßte 1502 der Arzt Dr. Jakob Schönheintz eine *Apologia astrologiae* (»Verteidigung der Astrologie«). Die durch Picos Attacke ausgelöste Debatte über Wert und Unwert der Astrologie sah deren Verteidiger in der Überzahl.

4 Vgl. dazu insbesondere Camerarius' *Norica,* die mit einem Vorwort Melanchthons 1532 in Wittenberg erschienen.

5 Das »tuus« ist in den Humanistenkreisen die beliebteste Briefunterschrift, die herzliche Verbundenheit ausdrückt. – Besonders viele Beispiele enthält der *Libellus novus,* Leipzig 1568, in dem Camerarius eine Sammlung von Freundesbriefen zusammenstellte.

6 Georg Ellinger, »Das Zeugnis des Camerarius über Faust«. In: *Vierteljahresschrift für Litteraturgeschichte* 2, 1889, S. 314–19, 318 f. – Vgl. auch WARBURG 1932, 533.

I *Philipp Begardi* (S. 165–179)

1 Lautstand behutsam modernisiert.

2 Vgl. Karl Sudhoff, »Philipp Begardi und sein Index Sanitatis«. In: *Sudhoffs Archiv* 1, 1907, S. 102–21.

3 Unklar ist, wie HENNING 1959, 125, aus Begardis Text die Übersetzung »Wundarzt« gewinnen konnte.

4 Vgl. Theodor Meyer-Steineg, »Thessalos von Tralles«. In: *Sudhoffs Archiv* 4, 1910, S. 89–108.

5 Heinz Pächter, *Paracelsus. Das Urbild des Doktor Faustus.* Stuttgart 1955, vertritt neben anderen Forschern die plausibelste Erklärung: das Pseudonym sollte bedeuten, daß P. »höher als Celsus« sein wollte, als der bedeutendste Enzyklopädist des 1. Jhs. neben Plinius.

6 Der Vergleich erfolgte allerdings meist mit Goethes Faust-Gestalt.

7 Gustav Oeder, *Der Anti-Faust. Ein Buch vom Doctor Faust.* Radebeul 1951. [Mskr.] – Hier wird die verkrampfte und unhaltbare Behauptung aufgestellt, Faust und Paracelsus seien zwei Namen für ein und dieselbe historische Persönlichkeit gewesen.

8 Am umfassendsten informieren die mehrbändigen Werkausgaben von Karl Sudhoff (1922 ff.) und Kurt Goldammer (1955 ff.).

9 Hans Biedermann, *Medicina Magica.* Graz ²1978, bietet S. 16 folgendes Schema:

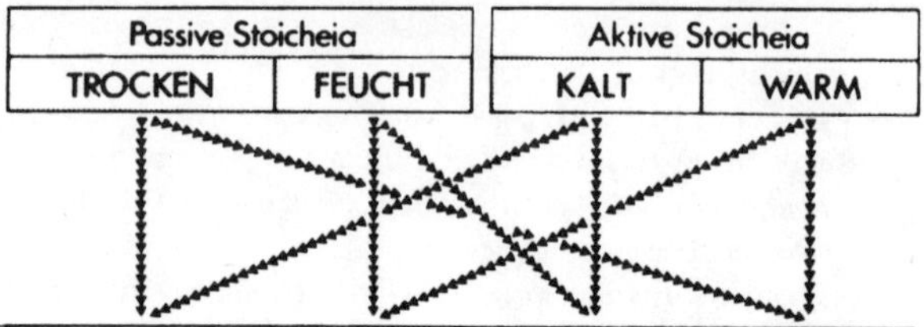

Elemente:	ERDE	LUFT	WASSER	FEUER
Jahreszeiten:	Herbst	Frühling	Winter	Sommer
Körpersäfte:	Schwarze Galle	Blut	Schleim	Gelbe Galle
Temperamente:	Melancholiker	Sanguiniker	Phlegmatiker	Choleriker
Hauptorgane:	Milz	Herz	Hirn	Leber

Der Erläuterungstext lautet: »Schematische Darstellung der in der hippokratisch-galenischen Medizin als wirkkräftig empfundenen Analogien und Sympathien zwischen den Urprinzipien, Urqualitäten, Elementen, Jahreszeiten, humores (Körpersäfte, den ›vier Temperamenten‹ und den sie regierenden Organen des menschlichen Körpers.«

10 Friedrich Gundolf, *Paracelsus.* Berlin 1928, S. 12.

11 Kurt Goldammer, »Der Universalismus des Paracelsus«. In: *Salzburger Festschrift* 1966, S. 37.

12 Gundolf (= I 10), S. 27.

13 Leopold Müller, *Faust und Paracelsus.* [Vortrag in Karlsruhe] 4.6.1975. [Mskr.], S. 24.

14 Goldammer (= I 11), S. 13.

15 Müller (= I 13), S. 3.

K *Philipp von Hutten* (S. 180–191)

1 Heinrich Grimm, »Moritz von Hutten«. In: *Neue Deutsche Biographie*, Bd. 10, 1974, S. 98.

2 Vgl. Friedrich Kluge, »Vom geschichtlichen Faust«. In: F. K., *Bunte Blätter. Kulturgeschichtliche Vorträge und Aufsätze.* Freiburg 1908, S. 1 bis 27, 8.

3 Die Angaben sowohl über die personelle Zusammensetzung dieser Expedition sowie über Abreiseort und -termin schwanken in den zeitgenössischen Berichten.

L *Echte Spuren oder falsche Fährten?* (S. 192–217)

1 Oft werden die Faust-Plätze genau lokalisiert, beispielsweise das Wohnhaus Fausts in Ingolstadt auf die Harderstraße Nr. 7 oder Nr. 107, das Wittenberger Faust-Haus auf ein Gebäude in der Bürgermeistergasse neben dem Haus von Luthers Bibeldrucker Hans Lufft, das Erfurter

Faust-Gäßchen zwischen den Nummern 14 und 15 der Schlössergasse hin zur Kleinen Borngasse, oder das Wiener Triangel-Faust-Haus in der Kleinen Schiffgasse, später Floßgasse. Ähnlich steht es in Prag, wo allerdings unpublizierten Forschungen zufolge ein Nachweis möglich sein soll, daß sich der historische Faust dort aufgehalten habe.

2 Zitiert nach KIESEWETTER 1893, 25.

3 Zitiert nach TILLE 1900, 69.

4 Zitiert nach Hans Henning, »Zu einem von Kippenberg mitgeteilten Faust-Splitter. Eine Richtigstellung und Ergänzung«. In: *Weimarer Beiträge* 1957, S. 512–15, 513.

5 Zitiert nach HENNING 1959, 129. – Originaltext in TILLE 1900, 11 f.

6 Zitiert nach TILLE 1900, 17.

7 Allerdings könnten zwischen Gast und der Zimmerischen Chronik Bezüge dadurch bestanden haben, als der aus Breisach stammende Pfarrer Gast zu den Grafen von Staufen Kontakt hatte, die ihrerseits für Froben von Zimmern die wichtigsten Informanten waren. Möglicherweise war auch der einstige Lüxheimer Prior Musculus Gasts Gewährsmann.

8 Im 19. Band von Zedlers *Universallexicon* (1739) heißt es zu den *Collectanea* des Manlius: »Ueber welche Sammlung aber schon die Freunde Melanchthons sich nicht wenig beschweret, und sonderlich hat Camerarius in Vita Melanchthonis p. 88. u. ff. demselbigen deßwegen einen scharffen Text gelesen, daß er ohne Urtheil, Fleiß und Grund alles gründliche und ungründliche zusammen geraspelt, was er selbst nicht gehöret, und damit den guten Nahmen Melanchthons nur beflecket habe, womit auch anderer Gelehrten Klagen überein kommen.«

9 Johannes Manlius, *Locorvm Commvnivm. Der Erste Theil. Schöne ordentliche gattirung allerley alten vnd newen exempel* . . ., Frankfurt 1565, S. 46 f.

10 Die *Historia* von 1587 wird es dann noch genauer wissen: Fausts Hirn klebt an der Wand, und den Leib findet man draußen auf dem Misthaufen.

M *Zwei Knittel im Wappen* (S. 219–240)

1 Vgl. BEUTLER 1936.

2 Als Halbgott – als »demi-god« – wird Faust in den Versen 60 f., den beiden letzten Zeilen des Studierzimmer-Monologs in Christopher Marlowes *Tragicall History* (um 1590) angesprochen. Marlowe hat die Mutian-Stelle sicher nicht gekannt. Um so auffälliger ist die Wortidentität in beiden Texten.

3 Wulfert (= B 12), S. 16.

4 Justinus Kerner, *Bilderbuch aus meiner Knabenzeit.* Mit vielen zeitgenössischen Illustrationen hrsg. und erläutert von G. Häntzschel (insel taschenbuch 338) Frankfurt 1978, S. 153 ff.

5 Der Frankfurter Bankfachmann Dr. Helmut Faust hat umfängliche Familienforschungen betrieben und – in einem Privatdruck – publiziert.

6 Das Original wurde Ende des Zweiten Weltkriegs vernichtet; es existiert jedoch eine Bleistiftabschrift, deren Korrektheit am 3. März 1934 vom damaligen Knittlinger Bürgermeister Lener beglaubigt wurde.

7 Über zwei sonderbare Gegenstände, die in diesem Haus im 19. und 20. Jahrhundert entdeckt wurden – ein sechseckiger, kunstvoll gearbeiteter Wandschrank mit den Elementenzeichen sowie den Zeichen für Quecksilber und das Paracelsische »Salz« und mit der Aufschrift *»ELOHIM.«* einerseits; ein kleines Stück Pergament mit großteils unverständlichen Reihen aus Buchstaben und Kreuzen, aber auch mit der seit frühchristlicher Zeit nachgewiesenen *SATOR-AREPO*-Formel –, berichte ich in meinem Buch: *Faust. Der Mann aus Knittlingen. Dokumente, Erläuterungen, Informationen.* Knittlingen 1980.

8 Vgl. Anm. A 11.

9 Zum ersten Mal taucht dieses Wortspiel 1587 auf, also im Jahr der *Historia,* bei Samuel Meigerius. Zitat bei TILLE 1900, 72.

10 Widmans Volksbuchfassung von 1599 zitiert häufig aus den *Enneades.*

11 Vgl. Goethes *Faust,* V. 10439.

12 Sonne wie Mond gelten in der Astrologie als Planeten.

13 Ein für Faust doppelt beziehungsreiches Beispiel bietet der am 26. Dezember 1546 geborene Stephan Gerlach, der es vom Knittlinger Lateinschüler zum Tübinger Professor für protestantische Theologie brachte. Hypothetisch besteht die Möglichkeit einer Verwandtschaft Fausts und Gerlachs. Vgl. dazu mein Nachwort im *Tübinger Reim-Faust.* Siehe TÜBINGER REIM-FAUST 1977, 1 ff.

14 Die zeitnächsten Zusammentreffen finden 1466 und 1490 statt.

15 Vgl. MAHAL 1979.

16 Meine 1979 veröffentlichte Untersuchung »Fausts Geburtstag. Eine Hypothese« diente jenen beiden Büchern als Grundlage, die etwa zeitgleich im Frühjahr 1980 erschienen und sich der historischen Faust-Gestalt mit dem Bemühen um erzählerische Plastizität zuwandten: Hansjörg Maus, *Faust. Eine deutsche Legende.* – Marcus Conradt/Felix Huby, *Die Geschichte vom Doktor Faust.* Beide München 1980.

17 Vgl. Hanne Weill Holesovsky, »Heinrich Faust. Zur Abweichung von der Tradition bei Goethe«. In: *Jahrbuch des Freien Deutschen Hochstifts* 1978, S. 165–72.

N *»Heiße Magister, heiße Doktor gar«* (S. 241–267)

1 BEGARDI 1539, XIII.

2 Zitiert nach Ernst Kaiser, *Paracelsus in Selbstzeugnissen und Bilddokumenten.* Reinbek 1969 (rm 149), S. 66.

3 Gustav Bauch, »Deutsche Scholaren in Krakau in der Zeit der Renaissance. 1460 bis 1520«. In: *Jahresbericht der Schlesischen Gesellschaft für vaterländische Cultur* 78, 1900, S. 2–76, 18.

4 Die Ingolstädter Behörden hatten möglicherweise Zweifel an Fausts akademischem Grad: »einer der sich genant Dr. Jörg Faustus«, heißt es im Ausweisungsprotokoll. – Ähnlich interpretierbar ist Kilian Leibs »asserebat«: Faust »behauptete«, Kommendator zu sein.

5 KÖHLER 1791, 70 f.

6 Vor allem ist hier NEUMANN 1683 zu nennen, der die erste wissenschaftliche Arbeit über den historischen Faust verfaßte. Seine Untersuchung wurde mehrmals neu aufgelegt und beeinflußte das Faust-Bild zumindest bis ins 19. Jahrhundert.

7 Zitiert nach Dieter Harmening (= B 14), S. 69.

8 Heinrich Heine (= B 17), S. 61 f.

9 HENNING 1959, 118.

10 Thomas Mann, »Über Goethes ›Faust‹«. In: *Schriften und Reden zur Literatur, Kunst und Philosophie.* (Bd. 2 von T. M., *Das essayistische Werk.* Hrsg. von Hans Bürgin) Frankfurt 1968, S. 290–322, 301.

11 In den *Recognitiones* wird auch davon berichtet, daß Simon Magus die Söhne von Kaiser Tiberius Claudius unterrichtet habe – sie hießen Faustus und Faustinus. Dieselben Namen trugen zudem zwei Brüder des Papstes Clemens, der immer wieder als Verfasser der *R.* ausgegeben wurde – deshalb werden sie auch Pseudo-Clementinen genannt. Übrigens erschienen die *R.* nicht erst in den zwanziger Jahren des 16. Jahrhunderts im Druck, wie Thomas Mann in seinem Aufsatz über Goethes *Faust* schreibt, vielmehr bereits 1503. Faust konnte also seine zum »Faustus iunior« passenden Informationen frisch aus der Druckerpresse beziehen. Die wichtigsten hätte er allerdings aus der verbreitetsten Legendensammlung überhaupt erhalten können, aus der *Legenda aurea* des Jakobus de Voragine: hier ist die Geschichte des Simon Magus als breit geschildertes Warn-Exempel dargestellt. – Nach Ernest Cushing Richardson, »Faust and the Clementine Recognitions«. In: *Papers of the American Society of Church History* 6, 1894, S. 133–45, 141, tauchte in den gedruckten Editionen der *Recognitiones* auch ein »Helmitheus« auf, ein griechischer Halbgott, Sohn der Pyrra und des Prometheus. Hier fand Faust möglicherweise die Anregung für seinen im Mutian-Zeugnis 1513 gebrauchten Titel »helmitheus hedelbergensis«.

12 Vgl. die Text- und Bildbelege bei G. F. Hartlaub, *Der Stein der Weisen. Wesen und Bildwelt der Alchemie.* München 1959.

13 Friedrich Kluge (= K 2), S. 17.

14 Zitiert nach TILLE 1900, 50.

O *Gute Geschäfte mit der Zukunft* (S. 268–287)

1 Vgl. Karl Hartfelder, »Der Afterglaube Philipp Melanchthons«. In: *Historisches Taschenbuch* 8, 1889, S. 233–69.

2 Alle anderen Übersetzungen und Zuordnungen – »Harnschauer«,

»schwarze Kunst«, die »Kunst, Geister im Wasser erscheinen zu lassen«, »Quellenforscher« – sind mißverständlich oder falsch. (Einzelnachweise erübrigen sich hier.)

3 Klaus Arnold (= B 8), Additamenta, S. 263.

4 Ebd., S. 262.

5 Vgl. Johannes von Tepl, *Der Ackermann aus Böhmen,* 26. Kap.

6 Der Text nach Luthers Übersetzung von 1545.

P *Planetenstand und Aderlaß* (S. 288–298)

1 Gustav Bauch (= M 8) nennt folgende Zahlen: 1461–70 studieren 58, 1471–80 studieren 61, 1481–90 bereits 181 und 1491–1500 schließlich 341 Deutsche in Krakau.

2 Vgl. WARBURG 1932.

Q *Äußeres und inneres Gold* (S. 299–315)

1 Die Schreibweise wechselt mit Alch*i*mie, früher auch mit Alch*y*mie. Die Etymologie ist umstritten.

2 Diese Aspekte betonen in unserem Jahrhundert vor allem Carl Gustav Jung und Mircea Eliade.

R *Selbstmord oder teuflische Exekution?* (S. 316–332)

1 Neben Staufen im Breisgau werden als Todesorte genannt – allerdings nie mit Gründen –: Knittlingen, Maulbronn, Köln, Schloß Waerdenberg bei Bommel in Holland, das Dorf Cappel im Lande Wursten an der Nordsee, Königsberg, Breisgau (ohne nähere Angabe), das Dorf Pratau bei Wittenberg. In den Volksbüchern wird häufig Rimlich bei Wittenberg zu Fausts Sterbeort erklärt.

2 *Historia von D. Johann Fausten.* Nachdruck des Faust-Buches von 1587 [nach dem Wolfenbütteler Exemplar]. Mit einem Nachwort von Peter Boerner. Wiesbaden – Nendeln 1978, S. 225.

3 KÖHLER 1791, 57.

4 Das holländische Faustbuch (1592) gibt als Todestag den 23. Oktober 1538 an.

5 Wie im Knittlinger Kaufbrief von 1542 erscheint anstelle eines vollen Namens lediglich der Nachname, trotz des deutschen Kontextes in latinisierter Form.

6 Vgl. Beat Rudolf Jenny, *Graf Froben Christoph von Zimmern. Geschichtsschreiber, Erzähler, Landesherr. Ein Beitrag zur Geschichte des Humanismus in Schwaben.* Lindau – Konstanz 1959.

7 Zitiert nach TILLE 1900, 17.

8 *Die Chronik der Grafen von Zimmern.* Hrsg. von H. Decker-Hauff. Konstanz – Sigmaringen 1964 ff., Bd. 3, S. 159.

9 Ebd., S. 163.

10 Ebd., Bd. 1, S. 276.

11 Rudolf Blume, *Geschichte des Gasthauses zum »Löwen« in Staufen im Breisgau, der Stätte des Untergangs des geschichtlichen Faust.* Freiburg i. B. 1915, S. 11. i. B. 1915, S. 11.

12 Zitiert nach HENNING 1959, 129.

13 Vgl. die Hinweise bei Wolfgang Brückner (Hrsg.), *Volkserzählung und Reformation. Ein Handbuch zur Tradierung und Funktion von Erzählstoffen und Erzählliteratur im Protestantismus.* Berlin 1974, S. 893.

14 Text bei TILLE 1900, 173 ff.

15 Vgl. Eckart Ulmann, »Ein Buch aus Fausts Besitz?« In: *Ansichten zu Faust.* Hrsg. von Günther Mahal. Stuttgart u. a. 1973, S. 21–27.

16 Belege dafür bringt meine Untersuchung: *Fünf Faust-Splitter aus drei Jahrhunderten* (erscheint Tübingen 1980).

17 Der *Tübinger Reim-Faust* ist ein Beispiel dafür, daß nur noch ein einziges Exemplar erhalten blieb.

S *Der Teufelsbündler, der keiner war* (S. 333–345)

1 Der zum Dr. theol. promovierte Franziskaner-Barfüßermönch Konrad Klinge nahm in nachreformatorischer Zeit im vorwiegend protestantischen Erfurt als redegewandter und mutiger Mann eine derart gewichtige Stellung ein, daß Luther selbst zu einer 1527 publizierten Streitschrift von Klinges Erfurter Widersacher Menius ein Vorwort schrieb. Klinge genoß in der katholischen Bevölkerung Erfurts über seinen Tod hinaus große Verehrung; möglicherweise kam sein Name auf diese Weise in die vergebliche Bekehrungs-Episode.

2 Der Protestant Lercheimer berichtet außerdem über eine vier Jahre zuvor bereits vom Katholiken Johann Nas publizierte Anekdote. Bei Nas heißt es, Faust habe »Phil. Melanch. Weib« gedroht, er wollte »jhr die Würst fliegen machen«. Bei Lercheimer sagt Faust zu Melanchthon: »ich wills ein Mal machen, wann ir zu Tische gehet, daß alle Häfen in der Kuchen zum Schornstein hinausfliegen.« In beiden Episoden wird Faust an der geplanten Untat gehindert – durch »dess kleinen Weibleins grossen Glauben« oder durch den »heiligen Mann«. Beidemal wird Fausts »Diabolik« nahe bei Max-und-Moritz-Streichen angesiedelt . . .

T *Ein berühmter Unbekannter* (S. 346–359)

1 Ein besonders interessanter Beleg aus dem 19. Jahrhundert findet sich bei Friedrich von der Hagen, »Faust.« In: *Germania* 6, 1844, S. 289–308 u. 290: »Kundlingen ist *Knittlingen,* welches . . . in sofern nächsten Anspruch [auf die Ehre, als Fausts Geburtsort zu gelten] hat, als dort, laut Schellings mündlicher Mittheilung, Fausts Geschichte noch örtliche Volkssage ist.«

2 Geneviève Bianquis, *Faust à travers quatre siècles.* Paris 1955, S. 18, geht

in ihrer Spekulation zu weit, wenn sie Faust einen Feind des Klerus nennt, in dem die Reformatoren eine Zeitlang einen Bundesgenossen zu haben meinten. – Ebensowenig auf den vorliegenden Zeugnissen begründet ist die Feststellung von Tadamichi Doke: »Der historische Faust nahm wenigstens ideologisch in den damaligen Verhältnissen die fortschrittlichste Position ein, soweit er dem christlichen Glauben sowohl des katholischen als auch des protestantischen Bekenntnisses offen absagt.« (»Faustdichtungen des Sturm und Drang«. In: *Goethe-Jahrbuch* 1970, S. 29–49, 45.)

3 Hans Mayer, »Höllenfahrt des Doktor Faust.« In: H. M., *Doktor Faust und Don Juan.* Frankfurt 1979 (Bibliothek Suhrkamp, Bd. 599), S. 7 bis 53, 7.

Literaturverzeichnis

Vor den alphabetisch angeordneten Titeln (bei gleichem Verfasser in chronologischer Folge) werden die neun zeitgenössischen Zeugnisse aufgeführt. Neben dem jeweils ersten Druck wird, soweit vorhanden, die Originalquelle mit ihrem heutigen Standort und ihrer Signatur nachgewiesen.

1507 Brief des Johannes Trithemius an Johann Virdung.
In: *Joannes Trithemius, Epistolae familiares.* Haganoae 1536, S. 312 ff.
Original: Rom, Vatikanische Bibliothek, Pal. Lat. 730, 174^{r}–175^{r}.

1513 Brief des Conradus Mutianus an Henricus Urbanus.
In: Wilhelmus Ernestus Tentzelius, *Svplementvm Historiae Gothanae Primvm Conradi Mvtiani Rvfi . . . Epistolas Plervnque Ineditas Carmina Et Elegia Complectens.* [Bd. 1] Ienae 1707, S. 95.
Original: Frankfurt/Main, Stadt- und Universitätsbibliothek, Cod. lat. oct. 8, fol. 97^{r}.

1520 Hofkammerrechnung des Bamberger Bischofs.
In: Johann Mayerhofer, »Faust beim Fürstbischof von Bamberg«. In: *Vierteljahrsschrift für Litteraturgeschichte* 3, 1890, H. 1, S. 177 f.
Original: Bamberg, Staatsarchiv, Bestand A 231, Nr. 1741.

1528 Wettertagebuch des Priors Kilian Leib.
In: Karl Schottenloher, »Der Rebdorfer Prior Kilian Leib« [Faks.].
In: *Riezler-Festschrift. Beiträge zur bayerischen Geschichte.* Gotha 1913, S. 92 f.
Original: München, Bayerische Staatsbibliothek, 4° L. impr. c. n. mss. 73, fol. 257^{r}.

1528 Protokolle der Stadt Ingolstadt.
In: Ostermair, »Zur Faust-Sage. Doctor Faust 1528 in Ingolstadt«. In: *Oberbayerisches Archiv für vaterländische Geschichte* 32, 1872/73, H. 2/3, S 336.
Originale: Ingolstadt, Stadtarchiv, Ratsprotokolle, 1523/94 fol. 70^{v} und 1527/30 fol. 49^{v}.

1532 Geleit-Ablehnung durch die Stadt Nürnberg.
In: Franz Neubert. *Vom Doctor Faustus zu Goethes Faust.* Leipzig 1932, S. 16.
Original: Nürnberg, Staatsarchiv, Verlässe des inneren Rates, aus Nr. 810.

1536 Brief des Joachim Camerarius an Daniel Stibar.
In: Joachim Camerarius, *Libellus Novus, Epistolas Et Alia Qvaedam Monvmenta Doctorvm superioris et huius aetatis complectens.* Lipsiae 1568, Bl. 161b–162a. [Original nicht nachweisbar.]

1539 Stellungnahme des Wormser Stadtarztes Philipp Begardi.
In: Philipp Begardi, *Index Sanitatis. Eyn Schöns vnd vast nützlichs Büchlin, genant Zeyger der gesundtheyt.* Wormbs 1539, Bl. XVIIa.

1540 Brief Philipp von Huttens an Moritz von Hutten.
In: »Zeitung aus India. Aus seiner, zum Theil unleserlich gewordenen Handschrift«. In: *Historisch-litterarisches Magazin.* Hrsg. von Johann Georg Meusel. Th. 1. Bayreuth und Leipzig 1785, S. 93. [Original verschollen.]

AGRIPPA ab Nettesheym, Henricus Cornelius: *De occulta philosophia.* Hrsg. u. eingel. v. Karl Anton Nowotny. Graz 1967.

ARNOLD, Klaus: *Johannes Trithemius (1462–1516).* Würzburg 1971.

BAHLOW, Hans: *Unsere Vornamen im Wandel der Jahrhunderte.* (Grundriß der Genealogie Bd. 4) Limburg/Lahn 1965.

BARON, Frank: *Doctor Faustus from History to Legend.* München 1978.

BARON, Frank (Hrsg.): *Joachim Camerarius (1500–1574). Beiträge zur Geschichte des Humanismus im Zeitalter der Reformation.* München 1978.

BAUCH, Gustav: »Deutsche Scholaren in Krakau in der Zeit der Renaissance. 1460 bis 1520«. In: *Jahresbericht der Schlesischen Gesellschaft für vaterländische Cultur* 78, 1900 (1901), S. 2–76.

BAUMANN, Kurt: »Franz von Sickingen (1481–1523)«. In: *Pfälzische Lebensbilder* 1, Speyer 1964, S. 23–42.

BEUTLER, Ernst: »Georg Faust aus Helmstadt«. In: *Goethe-Kalender auf das Jahr 1936.* Leipzig 1936, S. 170–210.

BEZOLD, Friedrich v.: *Konrad Celtis, der deutsche Erzhumanist.* [Nachdr. der Ausgabe München 1883] Darmstadt 1959.

BIANQUIS, Geneviève: *Faust à travers quatre siècles.* Paris 1955.

BIEDERMANN, Karl: »Die Faustsage nach ihrer kulturgeschichtlichen Bedeutung«. In: *Zeitschrift für Kulturgeschichte* N. F. 2, 1895, H. 1, S. 31–50.

BING, Hermann: »Dr. Faust, der grosse Schwarzkünstler. Im Jahre 1535 weilte der berühmte Magier im Grafenschloß zu Korbach«. In: *Waldeckischer Landeskalender* Jg. 230, 1957, S. 49–57.

BIRKENMAJER, Alexander: »Formula«. [Leben und Werk Johann Virdungs] In: *Isis* 19, 1933, S. 364–78.

BIRVEN, Henri: *Der historische Doktor Faust. Maske und Antlitz.* Gelnhausen 1963.

BLUME, Rudolf: *Wie der Doctor Faust zu Staufen vom Teufel geholt ward oder Dr. Faust in Geschichte und Sage in Staufen im Breisgau.* Freiburg i. B. 1910.

BLUME, Rudolf: »Name und Herkunft des geschichtlichen Faust«. In: *Der schwäbische Bund* 3, 1920/21, S. 347 ff.

BRÄUNER, Johann Jacob: »Von D. Faust und seinem Famulo Wagner«. In: J. J. B., *Physicalisch- und Historisch-Erörterte Curiositäten; Oder: Entlarvter Teufflischer Aberglaube.* Franckfurth a. M. 1737, S. 752–75.

BÜCKER, Hermann: *Der Franziskaner Konrad Klinge, ein Erfurter Domprediger im Zeitalter der deutschen Reformation. Beiträge zu einer Würdigung seines Lebens und seiner Schriften.* Diss. Münster 1923.

BURDACH, Konrad: *Reformation. Renaissance. Humanismus. Zwei Abhandlungen über die Grundlage moderner Bildung und Sprachkunst.* Darmstadt [3]1963.

BUSCH, Moritz: »Doktor Faust und Fausts Höllenzwang«. In: *Die Grenzboten* 36, 1877, No. 11, S. 401–21.

BUTLER, Eliza Marian: *The Myth of the Magus.* Cambrigde 1948.

BUTLER, Eliza Marian: *The Fortunes of Faust.* Cambridge 1952.

DEDEYAN, Charles: *Le thème de Faust dans la littérature européenne.* 4 Bde. Paris 1954 ff.

DEUTSCH, Josef: *Kilian Leib, Prior von Rebdorf. Ein Lebensbild aus dem Zeitalter der deutschen Reformation.* Münster 1910.

DÜNTZER, Heinrich: *Die Sage vom Doctor Johannes Faust.* Stuttgart – Leipzig 1846.

DURRIUS, Johannes Conradus: »Epistola Ad Dominum Georgivm Sigismvndvm Führervm, De Johanne Fausto«. In: *Amoenitates Literariae.* T. 5. Francoforti & Lipsiae 1726, S. 50–80 und 299–302.

EIS, Gerhard: »Von der Rede und dem Schweigen der Alchemisten«. In: *Deutsche Vierteljahrsschrift f. Literaturwissenschaft u. Geistesgeschichte* 25, 1951, S. 415–35.

ENGEL, Carl: »Der historische Faust«. In: C. E., *Das Volksschauspiel Doctor Johann Faust.* Oldenburg 1874, S. 1–23.

ENGEL, Karl: *Zusammenstellung der Faust-Schriften vom 16. Jahrhundert bis Mitte 1884. Der Bibliotheca Faustiana* [vom Jahr 1874] 2. Auflage. Oldenburg 1885.

FALIGAN, Ernest: *Histoire de la Légende de Faust. Thèse.* Paris 1887.

Nikolaus Federmanns und Hans Stades Reisen in Südamerika 1529 bis 1555. Hrsg. v. Karl Klüpfel. Stuttgart 1859.

FEDERMANN, Nikolaus: *Indianische Historia.* Mit einer Einführung von Juan Friede. Ill. von Peter Halbrock. München 1965.

FISCHER, Kuno: Die Magussage. Die Faustsage. In: K. F., *Goethes Faust.* Stuttgart 1878, S. 1–78.

GANZENMÜLLER, Wilhelm: *Die Alchemie im Mittelalter.* [Nachdruck der Ausgabe Paderborn 1938] Hildesheim 1967.

GEIGER, Ludwig: *Renaissance und Humanismus in Deutschland.* Berlin 1882.

GÖRRES, Joseph von: »Die Zaubersage«. In: J. v. G., *Die christliche Mystik.* Bd. 3. Regensburg 1840, S. 106–30.

Lebensbeschreibung des Ritters Götz von Berlichingen zugenannt mit der Eisern Hand. Textlich überarbeitet, mit Einleitung und Anmerkungen versehen von Karl Wolff. München 1911.

GOLTZ, Dietlinde: »Versuch einer Grenzziehung zwischen ›Chemie‹ und ›Alchemie‹«. In: *Sudhoffs Archiv* 52, 1968, S. 30–47.

GUNDOLF, Friedrich: *Paracelsus.* Berlin 1927.

HAEBLER, Konrad: *Die überseeischen Unternehmungen der Welser und ihrer Gesellschafter.* Leipzig 1903.

HÄUSER, Helmut: *Gibt es eine gemeinsame Quelle zum Faustbuch von 1587 und zu Goethes Faust? Eine Studie über die Schriften des Arztes Dr. Nikolaus Winckler.* Wiesbaden 1973.

HAGEN, Friedrich v. d.: »Faust«. In: *Germania* 6, 1844, S. 289–308.

HAMPE, Theodor: *Die fahrenden Leute in der deutschen Vergangenheit.* Mit 122 Abb. und Beilagen nach Originalen, größtenteils aus dem fünfzehnten bis achtzehnten Jahrhundert. Leipzig 1902.

HARTFELDER, Karl: »Der Aberglaube Philipp Melanchthons«. In: *Historisches Taschenbuch* 6, 1889, S. 233–69.

HARTLAUB, Gustav Friedrich: *Prospero und Faust. Ein Beitrag zum Problem der schwarzen und weißen Magie.* Dortmund 1948.

HECHT-STUDNICZKA, Ingeborg: *Wer war Doctor Faust? Betrachtungen über die historische Faust-Figur.* Freiburg i. B. 1964.

HENNING, Hans: »Faust als historische Gestalt«. In: *Goethe.* N. F. des Jahrbuchs der Goethe-Gesellschaft 21, 1959, S. 107–39.

HENNING, Hans: »Das Faust-Buch von 1587. Seine Entstehung, seine Quellen, seine Wirkung«. In: *Weimarer Beiträge* 6, 1960, S. 26–57.

HENNING, Hans: *Faust-Bibliographie.* 5 Bde. Berlin – Weimar 1966 ff.

HEUER, Otto: »Faust in der Geschichte, Sage und Dichtung. Zur Erläuterung der Faustausstellung«. In: *Berichte des Freien Deutschen Hochstifts.* N. F. 10, 1894, S. 39*–52*.

HOLBORN, Hajo: *Ulrich von Hutten.* Göttingen 1968.

HOUSSE, Ludwig: *Die Faustsage und der historische Faust. Eine Untersuchung und Beleuchtung nach positiv-christlichen Principien.* Luxemburg 1862.

HUFNAGEL, J. W. G.: *Gelnhausen.* Gelnhausen 1900.

KIESEWETTER, Carl: *Faust in der Geschichte und Tradition. Mit besonderer Berücksichtigung des occulten Phänomenalismus und des mittelalterlichen Zauberwesens.* Leipzig 1893.

KIPPENBERG, Anton: »Die Faustsage und ihr Übergang in die Dichtung«. In: *Jahrbuch der Sammlung Kippenberg* 6, 1926, S. 240–62.

KIST, Johannes: *Das Bamberger Domkapitel von 1339 bis 1556. Ein Beitrag zur Geschichte seiner Verfassung, seines Wirkens und seiner Mitglieder.* Weimar 1943.

KIST, Johannes: *Fürst- und Erzbistum Bamberg. Leitfaden durch ihre Geschichte von 1007 bis 1960.* Bamberg 1962.

KLUGE, Friedrich: »Vom geschichtlichen Dr. Faust«. In: F. K., *Bunte Blätter.* Freiburg 1908, S. 1–27.

»Knittlinger Faustgespräch«. In: *Volkshochschulblätter. Mitteilungen der Arbeitsgemeinschaft für Erwachsenenbildung.* Heidelberg, Mannheim, Karlsruhe 1951/III.

Knittlinger Kaufbrief aus dem Jahr 1542. Beglaubigte Abschrift. [Original Ende des Zweiten Weltkriegs zerstört.]

KÖHLER, Johann Friedrich: *Historisch-kritische Untersuchung über das Leben und die Thaten des als Schwarzkünstler verschrieenen Landfahrers Doctor Johann Fausts, des Cagliostro seiner Zeiten.* Leipzig 1791.

KÖSTLIN, Karl: »Ueber den historischen und mythischen Doctor Faust und die Goethe'sche Faustdichtung«. In: *Deutsche Vierteljahrs-Schrift* 29, 1866, S. 237–258.

KROKER, Ernst: *Doktor Faust und Auerbachs Keller. Die Sage von dem Faßritt. Die Entstehungszeit der beiden alten Bilder in Auerbachs Keller.* Mit einem Anhang: *Doktor Faust und Luther.* Leipzig 1903.

LEITSCHUH, Franz Friedrich: *Georg III., Schenk von Limpurg, der Bischof von Bamberg in Goethes Götz von Berlichingen.* Bamberg 1888.

LIPSIUS, Richard Adalbert: »Philipp Melanchthon«. In: R. A. L., *Glauben und Wissen. Ausgewählte Vorträge und Aufsätze.* Berlin 1897, S. 248–74.

MAHAL, Günther: *Mephistos Metamorphosen. Fausts Partner als Repräsentant literarischer Teufelsgestaltung.* Göppingen 1972.

MAHAL, Günther (Hrsg.): *Ansichten zu Faust. Karl Theens zum 70. Geburtstag.* Stuttgart – Berlin – Köln – Mainz 1973.

MAHAL, Günther: »Faust und der Bauernkrieg. Zu ihrer thematischen Verknüpfung vor Hanns Eisler«. In: *Materialien zu Hanns Eislers »Johann Faustus«.* Hrsg. v. Manfred Beilharz. Tübingen 1974, S. 33–44.

MAHAL, Günther (Hrsg.): *Der Tübinger Reim-Faust. Aus dem Prosa-Volksbuch »Historia von D. Johann Fausten« (1587) in Reime gebracht von Johannes Feinaug.* [Faksimile-Ausgabe des einzigen erhaltenen Exemplars aus Kopenhagen]. Hrsg., mit einem Nachwort und Texterläuterungen von G. M. Kirchheim/Teck 1977.

MAHAL, Günther: *Fausts Geburtstag. Eine Hypothese.* Knittlingen 1979. [Bibliophiler Privatdruck in 175 Ex.]

MAHAL, Günther: »Dr. Johann Faust«. [Vortrag, unpubliziert] Maulbronn 1979.

MAHAL, Günther: *Faust. Der Mann aus Knittlingen. Dokumente, Erläuterungen, Informationen.* Knittlingen 1980.

MANLIUS, Iohannes: *Locorum communium collectanea: per multos annos pleraque tum ex Lectionibus D. Philippi Melanchthonis, tum ex aliorum doctissimorum uirorum relationibus excerpta, et nuper in ordinem ab eodem redacta.* Basileae 1563. [Erste deutsche Ausgabe Frankfurt 1565.]

MATUSZEWSKI, J.: »Das Zauberwesen und der Mediumismus. Die Person

Fausts im Lichte der neuesten Forschungen«. In: *Illustrierte Wochenschrift*, Warschau 1895, Nr. 1–25.

MAURER, Wilhelm: *Melanchthon-Studien*. Gütersloh 1964.

MAYER, Eva: »Daniel Stiebar von Buttenheim und Joachim Camerarius«. In: *Herbipolis jubilans. 1200 Jahre Bistum Würzburg. Festschrift zur Säkularfeier der Erhebung der Kiliansreliquien.* (Würzburger Diözesangeschichtsblätter 14/15, 1952/53, S. 485–99.)

MEYER-STEINEG, Theodor: »Thessalos von Tralles«. In: *Sudhoffs Archiv* 4, 1910, S. 89–108.

MILCHSACK, Gustav: »Faustbuch und Faustsage«. In: G. M., *Gesammelte Aufsätze*. Wolfenbüttel 1922, Sp. 113–38.

MONNERJAHN, Engelbert: *Giovanni Pico della Mirandola. Ein Beitrag zur philosophischen Theologie des italienischen Humanismus*. Wiesbaden 1960.

MÜNCH, Ernst: *Franz von Sickingens Thaten, Plane, Freunde und Ausgang. 2 Bde. Stuttgart und Tübingen 1827, 1828.*

Der Briefwechsel des Conradus Mutianus. Gesammelt und bearbeitet von Karl Gillert. Hrsg. v. d. Historischen Commission der Provinz Sachsen. Erste Hälfte. Halle 1890.

NEUMANN, Johann Georgius: *Disquisitio Historica Prior De Fausto Praestigiatore Quam In Alma Hac Levcorea Publico Examini Committunt Praeses M. Joh. Georg. Neumann Belt. Saxo, Et Carol. Christianvs Kirchner. Preza Saxo. Autor Respondens.* [Diss.] A. O. R. 1683. d. 23. Maji. Wittenbergae 1683.

OBERMEIER, Rudolf: *Die Universität Ingolstadt. Köpfe – Begebenheiten*. Ingolstadt 1959.

PÄCHTER, Heinz: *Paracelsus. Das Urbild des Doktor Faustus*. Stuttgart 1955.

PALMER, Philip Mason/Robert Pattison More: *The Sources of the Faust Tradition from Simon Magus to Lessing*. New York 1936.

PAULLINI, Kristian Frantz: »Daß die Erzählung von dem (so genandten) D. Faust ein leeres Gewäsch sey«. In: K. F. P., *Zeit – kürtzender Erbaulichen Lust / oder / Allerhand außerlesener / rar- und curioser / so nütz- als ergetzlicher / Geist- und Weltlicher / Merckwürdigkeiten Dritter Theil / Zum vortheilhaftigen Abbruch verdrießlicher Langweil / und mehrerm Nachsinnen / herausgegeben*. Franckfurt am Mayn Im Jahr M DC XCVII [1697].

PAULUS, N.: »Conrad Kling. Ein Erfurter Domprediger des 16. Jahrhunderts«. In: *Der Katholik* 74, 1894, [T. 1], S. 146–63.

PETSCH, Robert: »Der historische Faust«. In: *Germanisch-Romanische Monatsschrift* 2, 1910, S. 99–115.

PETSCH, Robert: »Faustsage und Faustdichtung«. In: R. P., *Gehalt und Form*. Dortmund 1925, S. 223–306.

PEUCKERT, Will-Erich: »Dr. Johannes Faust«. In: *Zeitschrift f. deutsche Philologie* 70, 1948/49, H. 1, S. 55–74.

PICK, Albert: *Faust in Erfurt. Eine kulturgeschichtliche Untersuchung*. Leipzig 1902.

PLOSS, Emil Ernst, Heinz Roosen-Runge, Heinrich Schipperges, Herwig Buntz: *Alchimia. Ideologie und Technologie.* München 1970.

REITLINGER, Edmund: »Doctor Faust und die Naturwissenschaft«. In: E. R., *Freie Blicke.* Berlin 1874, S. 296–307.

RICEL, Leopold Georg: *Doktor Faust. Eine deutsche Sage mit Erklärungen und einer Lebensgeschichte des wirklichen Faust.* Wien 1923.

RICHARDSON, Ernest Cushing: »Faust and the Clementine Recognitions«. In: *Papers of the American Society of Church History* 6, 1894, S. 133–45.

RISTELHUBER, Paul: *Faust dans l'histoire et dans la légende.* Strasbourg 1863.

RITTER, Gerhard: »Ein historisches Urbild zu Goethes Faust. (Agrippa von Nettesheim.)« In: *Preußische Jahrbücher* 141, 1910, S. 300–24.

RITTER, Gerhard: *Die Heidelberger Universität. Ein Stück deutscher Geschichte.* Heidelberg 1936.

RÖGER, Hermann: *Dr. Faust.* Maulbronn 1923.

RUDOLF, Adalbert: »Eutychianos-Faustus senior und junior«. In: *Archiv für das Studium der neueren Sprachen* 68, 1882, S. 255–62.

RUNGE, Reinhard: *Das Faust-Mephisto-Motiv in deutscher Dichtung.* Bonn 1933.

SAYERS, Dorothy L.: »The Faust Legend and the Idea of the Devil«. In: *Publications of the English Goethe Society.* N. S. 15, 1946, S. 1–20.

SCHEIBLE, J. (Hrsg.): *Das Kloster. Weltlich und geistlich. Meist aus der ältern deutschen Volks-, Wunder-, Curiositäten- und vorzugsweise komischen Literatur. Zur Kulturgeschichte in Wort und Bild.* [über Faust:] Bde. 2, 3, 5 und 11. Stuttgart 1846 ff.

SCHMIDT, Erich: »Faust und das sechzehnte Jahrhundert«. In: *Goethe-Jahrbuch* 3, 1882, S. 77–131.

SCHMIDT, Erich: »Faust und Luther«. In: *Sitzungsberichte der Kgl. Preuss. Akademie der Wiss. zu Berlin.* Philos.-histor. Classe 25, 1896, S. 567–91.

SCHNEEGANS, Eduard: *Historisch-topographische Beschreibung Kreuznachs und seiner Umgebung, mit Beziehung auf seine Heilquellen, zugleich als Beitrag zur vaterländischen Geschichte nach Urkunden, Manuscripten und Quellen.* Koblenz 1839.

SCHNEEGANS, W.: *Abt Johannes Trithemius und Kloster Sponheim.* Kreuznach 1882.

SCHOTTENLOHER, Karl: »Der Rebdorfer Prior Kilian Leib und sein Wettertagebuch von 1513 bis 1631«. In: *Riezler-Festschrift. Beiträge zur bayerischen Geschichte.* Hrsg. v. Karl Alexander von Müller. Gotha 1913, S. 81–114.

SCHWETSCHKE, Gustav: »Wer war Faustus senior? Ein Beitrag zur Faustgeschichte«. In: *Deutsches Museum* 5, 1855, S. 548 ff.

SOMMER, Emil: »Faust«. In: *Allgemeine Encyclopädie der Wissenschaften und Künste.* Section 1, Th. 42. Leipzig 1845, S. 93–118.

STEINER, Arpad: »The Faust Legend and the Christian Tradition«. In: *Publications of the Modern Language Association of America* 54, 1939, Nr. 2, S. 391–404.

STRUNZ, Franz: *Astrologie. Alchemie. Mystik. Ein Beitrag zur Geschichte der Naturwissenschaften.* München-Planegg 1928.

SUDEN, Hermann: »Was es mit dem beruffenen Zauberer, Johann Fausten, vor eine Beschaffenheit habe?« In: H. S., *Der gelehrte Criticus über hundert curieuse Dubia und Fragen,* Leipzig 1704, S. 102–15.

SUDHOFF, Karl: *Iatromathematiker vornehmlich im 15. und 16. Jahrhundert.* Breslau 1902.

SUDHOFF, Karl: »Philipp Begardi und sein Index Sanitatis. Ein Beitrag zur Geschichte des Ärztestandes und des Kurpfuschertums in der ersten Hälfte des 16. Jahrhunderts«. In: *Sudhoffs Archiv* 1, 1907, S. 102–21.

SZAMATOLSKI, Siegfried: »Der historische Faust«. In: *Vierteljahrschrift für Litteraturgeschichte* 2, 1889, H. 1, S. 156–59.

THORNDIKE, Lynn: *A History of Magic and Experimentical Science.* New York 1941.

TILLE, Alexander: *Die Faustsplitter in der Literatur des sechzehnten bis achtzehnten Jahrhunderts nach den ältesten Quellen.* Berlin 1900.

TOEPKE, Gustav: *Die Matrikel der Universität Heidelberg.* Heidelberg 1884 ff.

ULM, Dora: *Untersuchungen zu Johann Hartliebs Buch aller verbotenen Kunst.* Diss. Heidelberg 1913.

VÖLKER, Klaus (Hrsg.): *Faust. Ein deutscher Mann. Die Geburt einer Legende und ihr Fortleben in den Köpfen. Lesebuch.* Berlin 1975.

WARBURG, Aby: »Heidnisch-antike Weissagung in Wort und Bild zu Luthers Zeit«. In: A. B., *Gesammelte Schriften, Bd. II: Die Erneuerung der heidnischen Antike.* Leipzig, Berlin 1932, S. 487–537.

WEBER, Richard: »Der Zauberer Paracelsus«. In: *Festschrift für Will-Erich Peuckert.* Berlin – Bielefeld – München 1955, S. 128–36.

WEIMANN, Karl-Heinz: »Paracelsus in der Weltliteratur. (Beiträge zur Wirkungsgeschichte Hohenheims)«. In: *Germanisch-Romanische Monatsschrift* 11, 1961, S. 241–274.

WEINHOLD, Georg Andreas: *Historische Remarqven, Uber D. Johann Faustens, Des Schwartzkünstlers, Geführtes Leben, Und Dessen Ausgang, Nebst andern sich hiebey Ereigneten Begebenheiten, Auch Was sonst von Faustens Büchern, ohne Grund, ausgestreut worden.* Zwickau 1722.

WITKOWSKY, Georg: Der historische Faust. In: *Deutsche Zeitschrift für Geschichtswissenschaft.* N. F. 1, 1896/97, H. 4, S. 298–350.

WOLFF, Eugen: *Faust und Luther. Ein Beitrag zur Entstehung der Faust-Dichtung.* Halle a. S. 1912.

WULFERT, Gustav: *Das gelehrte Schulwesen Kreuznachs in geschichtlichen Umrissen.* Kreuznach 1869.

Zimmerische Chronik. Hrsg. v. Karl August Barack. Tübingen 1869. (Faust-Stellen in Bd. 1, S. 555 bzw. Bd. 3, S. 604.)

Personenregister

Abano, Petrus de (1257–1316) 323
Adelmann von Adelmannsfelden, Bernhard von (um 1457–1523) 131
Adelmann von Adelmannsfelden, Konrad von (1462–1547) 131
Agricola, Rudolf (1443–1485) 42, 92
Agrippa von Nettesheim, Heinrich Cornelius (1486–1535) 33, 35, 42, 49, 53, 54, 75, 177, 182, 200, 201, 202, 203, 204, 215, 216, 221, 266, 284, 291, 297, 311, 314, 323, 327, 332, 335, 351, 356
Albertus Magnus (eig. Albrecht Graf von Bollstädt; 1193–1280) 304
Albrecht (II.) von Mainz, Kardinal (1490–1545) 51, 99
Alexander VI., Papst (Rodrigo Borgia; 1431/32–1503) 44, 45, 59, 60, 93, 115, 351
Aloysius von Gonzaga (1568–1591) 141
Altdorfer, Albrecht (um 1480–1538) 41
Amerbach, Bonifaz (1495–1562) 158
Aretino, Pietro (1492–1556) 44
Aretius, Benedictus (1505–1574) 337
Aristoteles 48, 80, 85, 169, 176, 254, 258, 260, 261, 293, 301, 351
Arnold, Klaus 76
Arnoldus de Novavilla (1235/40–1311) 323
Augustinus, Aurelius (354–430) 256, 275, 300, 355
Aurelius, Cornelius (eig. Gerards; vor 1489– nach 1519) 70
Aventinus, Johann (1477–1534) 16
Avicenna (980–1037) 173, 244, 291

Bach, Johann Sebastian 240
Bacon, Roger (um 1219– um 1292) 35, 304
Baldung Grien, Hans (1484/85–1545) 41
Balenis (eig. Apollonius von Tyana) 323
Baron, Frank 220
Bauernjörg (eig. Georg Truchsess von Waldburg; 1488–1531) 87
Begardi, Philipp (um 1500 – nach 1539) 34, 55, 66, 131, 140, 165–179, 182, 242, 243, 244, 245, 247, 250, 259, 265, 269, 274, 275, 281, 284, 291, 295, 307, 309, 314, 318, 319, 331, 348
Behaim, Martin (um 1459–1507) 44, 58, 146
Beheim, Lorenz (um 1453–1521) 113, 114, 115, 119
Beisselius, Jodocus (gest. 1514) 77
Belalcazar, Sebastián (1495–1551) 184

Berlichingen, Götz von (1480–1562) 12, 41, 47, 50, 51, 106, 107, 108
Bernhard von Aosta (gest. 1081) 136
Beutler, Ernst 220, 222
Bibra, Konrad von (Mitte d. 16. Jh.) 160
Blume, Rudolf 320
Boleyn, Anna (1507–1536) 54
Borgia, Cesare (1475–1507) 60, 115
Borgia, Lucrezia (1480–1519) 41, 115
Borgia, Rodrigo → Alexander VI., Papst
Bostius, Arnold (1. Hälfte d. 16. Jh.) 70
Botticelli, Sandro (1445–1510) 41, 58
Bracht, Johannes (1. Hälfte d. 16. Jh.) 70
Brahe, Tycho (1546–1601) 298
Bramante (eig. Donato d'Angelo; 1444–1514) 48, 49, 127
Brant, Sebastian (1457–1521) 45, 50, 55
Bruno, Giordano (1548–1600) 304
Bütner, Wolfgang (vor 1524 – vor 1587) 324
Burckhardt, Jacob 22

Cagliostro, Alessandro Graf von (eig. Giuseppe Balsamo; 1743–1795) 116
Calvin, Jean (1509–1564) 48, 55
Camerarius, Joachim (1500–1574) 54, 96, 97, 98, 99, 113, 144, 151–164, 166, 179, 180, 181, 182, 183, 187, 216, 223, 268, 296, 297, 315, 355
Cão, Diego (gest. um 1486) 42
Capellarius, Johannes 76
Carion, Johann (1499–1537) 156
Carvajal, Juan de (oder Carabayal oder Caravazal; 16. Jh.) 188
Cecco d'Ascoli (eig. Franceso Stabili; 1269–1327) 297
Cellini, Benvenuto (1500–1571) 237
Celsus 174
Celtis, Conrad (1459–1508) 42, 69, 71, 74, 79, 92, 130, 137, 143, 212, 235, 289
Christian II., Kg. v. Dänemark (1481–1559) 79
Cicero, Marcus Tullius 161, 275, 314, 337
Clemens I., Papst 310
Cochläus, Johannes (eig. von Dobeneck; 1479–1552) 87
Cocles della Rocca, Bartholomäus (1476–1504) 272, 283
Columbus, Christoph (1451–1506) 44, 47, 48, 58, 125, 185, 300, 351
Cordua, Franciscus de 14
Cordus, Euricius (1486–1535) 98
Cortez, Hernando (1495–1547) 50
Crotus Rubeanus (eig. Johann Häger; 1480–1545) 98, 99, 113, 129, 172

Dahn, Felix 241
Dalberg, Johannes (Kämmerer) von (1455–1503) 69
Dalfinger, Ambrosius (vor 1500–1532) 184, 186
Damius, Johannes (1. Hälfte d. 16. Jh.) 77
Dell, Peter (gest. um 1600) 183
Diaz, Bartholomeo (um 1450–1500) 42
Dietrich, Cunrad (17. Jh.) 328
Dobeneck, Hiob von (1. Hälfte d. 16. Jh.) 97

Dürer, Albrecht (1471–1528) 44, 45, 47, 49, 50, 53, 58, 97, 115, 116, 128, 145, 146, 155, 202, 320

Eberhard I. im Barte, Graf (später Herzog) von Württemberg (1445–1496) 41
Eck, Johann (1486–1543) 42, 50, 112, 128, 129, 136, 182, 223, 297, 329
Eich, Johann von (1445–1464 Bischof von Eichstätt) 126
Elisabeth I., Königin v. England (1533–1603) 54
Ellinger, Georg 161
Entenfuss, Johann (gest. 1525) 36, 50, 195, 197, 198, 200, 300, 305, 324
Erasmus von Rotterdam (1469–1536) 48, 49, 50, 55, 59, 70, 92, 93, 94, 97, 98, 103, 113, 114, 155, 158, 159, 161, 174, 212, 256, 267
Erastus, Thomas (1524–1583) 176
Esra (Esdras) 258, 259
Etzlaub, Erhard (um 1460–1532) 214
Eulenspiegel, Till (gest. 1350) 37, 357
Eusebius aus Caesarea 310
Eyb, Gabriel von (1496–1535) 130, 131, 182
Eysenbarth, Johannes Andreas (gen. Doktor Eisenbart; 1661–1727) 168, 241, 242, 357

Faust, Georg 228
F(a)ust, Johann 245
Faust, Konrad 228
Faust, Lucius Viktor 256
Faust, Michael 228
Fauste von Stromberg (Geschlecht) 257
Faustus der Manichäer von Mileve (4./5. Jh.) 256
Faustus, Publius Faustus Andrelinus (um 1460–1518) 256
Faustus Socinus 257
Federmann, Nikolaus (um 1505–1542) 184, 186, 187, 188, 190, 297
Feltre, Vittorino da (1378–1446) 94
Ferdinand I., Kaiser (1503–1564) 124, 157
Fernando de Córdoba (Pelagius; um 1425–1486) 73, 86
Ficino, Marsiglio (1433–1499) 41, 93, 110
Fincel, Jobus (16. Jh.) 342
Flach, Georg (16. Jh.) 76
Folz, Hans (um 1440–1513) 146
Fontane, Theodor 260
Franck, Sebastian (1499–1542/43) 53, 54, 116
Franz I., Kg. von Frankreich (1494–1547) 50, 53, 54, 163, 201, 203, 216, 268, 296
Freud, Sigmund 265
Friedrich I. Barbarossa, Kaiser (1122–1190) 82
Friedrich II., Kaiser (1194–1250) 183
Friedrich III., Kaiser (1415–1493) 42, 144
Friedrich III., der Weise, Kurfürst von Sachsen (1463–1525) 47, 51, 101
Fritz, Joss (16. Jh.) 50
Froben, Johannes (1460–1527) 174
Fuchs, Andreas (16. Jh.) 113
Fuchs, Leonhart (1501–1566) 153
Fugger (Geschlecht) 45, 49, 55, 163, 184, 293

Fugger, Jakob (gen. der Reiche; 1459–1525) 48, 53
Fust, Johannes (um 1400–1466) 15, 16, 17, 228, 257

Galenus 170, 173, 244, 291
Galilei, Galileo (1564–1642) 298
Gama, Vasco da (1468/69–1524) 58
Gast, Johannes (gest. 1572) 209, 210, 326, 327, 335
Gauricus, Lucas (16. Jh.) 118, 119, 156, 290
Geiler von Kaysersberg, Johann (1445–1510) 85, 128
Georg III., Schenk von Limpurg (1470–1522) 32, 50, 51, 99, 106–121, 134, 148, 156, 157, 250, 260, 268, 288, 315, 351, 355, 358
Georg der Bärtige, Herzog von Sachsen (1471–1539) 128
Gerlach, Georg (16. Jh.) 30
Gerlach, Jörg (16. Jh.) 230, 231
Gerlach, Johann Christian (15./16. Jh.) 30
Gerlach, Stephan (1546–1612) 30
Gesner, Conrad (1516–1565) 176, 337
Geuder, Sebolt (16. Jh.) 189
Geyer, Florian (um 1490–1525) 51
Ghirlandaio, Domenico (1449–1494) 41
Gobineau, Joseph Arthur Graf von 22
Goethe, Johann Wolfgang 9, 13, 15, 16, 21, 22, 25, 35, 37, 41, 61, 101, 106, 107, 111, 120, 132, 197, 233, 237, 240, 245, 311, 313, 325, 358
Goltwurm, Caspar (1524–1559) 342
Gottsched, Johann Christoph 241
Grabbe, Christian Dietrich 13
Gratius, Ortwin (um 1481–1542) 100
Grünewald, Matthias (eig. Mathis Gothart, genannt Nithart [Neithart]; um 1480–1528) 49, 53
Gundolf, Friedrich 175
Gutenberg, Johannes (1397/1400–1468) 16, 228

Hampe, Theodor 147
Harmening, Dieter 85, 86, 255
Haym, Rudolf 92
Hegius, Alexander (1431/33–1498) 70, 92
Heine, Heinrich 13, 84, 256
Heinrich, Herzog von Braunschweig (1489–1568) 88
Heinrich VIII., Kg. von England (1491–1547) 44, 48, 54
Heller, Erich 21
Helmstadt, Ritter von 225, 226
Helmstetter, Georg (Georg aus Helmstadt) 219, 220, 221, 222, 223, 224, 227, 348
Henlein, Peter (um 1485–1542) 41, 246
Herder, Johann Gottfried 240
Hering, Loy (1484/85–1554) 116, 183
Hermann Burggraf von Kirchberg (16. Jh.) 99
Hermes Trismegistos 70
Hessus, Helius Eobanus (eig. Eoban Koch; 1488–1540) 96, 97, 98, 144, 153, 155, 172
Heumann, Christian August 84
Hieronymus, Heiliger 320
Hippokrates 170, 173, 244, 291
Hobbes, Thomas (1588–1647) 16
Hochstraten, Jakob von (1460–1527) 98, 110, 111, 129, 206

Hogel, Zacharias (2. Hälfte d. 16. Jh.) 262, 266, 338
Hohermut, Johann (um 1500–1540) 54, 186, 188, 189
Holder, August 257
Homer 272, 285
Hondorff, Andreas (gest. 1572) 337, 342
Horaz 252
Hütlin, Matthias (1. Hälfte d. 16. Jh.) 49
Hutten, Bernhard von (15./16. Jh.) 183
Hutten, Hans von (gest. um 1517) 113
Hutten, Moritz von (1503–1552) 130, 159, 160, 162, 163, 180, 181, 182, 183, 184, 188, 297
Hutten, Philipp von (1511–1546) 53, 54, 55, 130, 159, 162, 163, 166, 169, 180–191, 250, 260, 296, 297, 359
Hutten, Ulrich von (1488–1523) 42, 50, 51, 87, 93, 97, 98, 99, 101, 113, 114, 116, 127, 128, 143, 182, 183, 289, 314, 351

Ignatius von Loyola (1491–1556) 54
Indagine, Johannes de (eig. von Hagen; um 1446–1537) 51, 272, 283
Innozenz VIII., Papst (1432–1492) 42, 73
Institoris, Heinrich (eig. H. Krämer; um 1430–1505) 43, 73
Irenäus von Lyon 310
Iwan III., Zar v. Rußland (1440–1505) 40

Jesus Christus 41, 85, 86, 95, 110, 147, 155, 253, 254, 261, 262, 297, 310
Joachim I., Kurfürst von Brandenburg (1484–1535) 70, 75, 76, 91
Johann III., Herzog von Kleve 206
Johann von Leiden (eig. Jan Bockelson; 1509–1536) 206
Johanna, Päpstin 41
Johanna die Wahnsinnige, Königin von Kastilien (1479–1555) 45
Johannes (der Italiener) 86, 169
Johannes der Täufer 240, 269
Johannes von Tepl (um 1350–1414) 281
Jonas, Justus (1493–1555) 101
Jonson, Ben (1572–1637) 304
Julius II., Papst (1443–1513) 47

Karl V., Kaiser (1500–1558) 50, 51, 53, 54, 79, 109, 144, 157, 162, 163, 184, 203, 216, 244, 268, 289, 296, 329
Kepler, Johannes (1571–1630) 298
Kerner, Justinus 227
Kleist, Heinrich von 54
Klinge, Konrad (gest. 1556) 103, 338
Klinger, Friedrich Maximilian 13, 16, 17, 59, 115, 349
Knipperdolling, Bernt (gest. 1536) 206
Köhler, Johann Friedrich 216, 248
Kohlhase, Hans (gest. 1540) 54, 55, 147
Konradin, Herzog von Schwaben (1252–1268) 108
Kopernikus, Nikolaus (1473–1543) 44, 47, 49, 58, 212
Krafft, Adam (um 1460–1508/09) 144
Krechting, Heinrich (gest. 1536) 206
Kretschmer, Ernst 284

Künsberg, Elisabeth von (15./16. Jh.) 157
Künsberg, Kunigunde von (15./16. Jh.) 157

Labenwolf, Pankraz (1492–1563) 144
Laetus Pomponius (15. Jh.?) 235
Laurinus, Hieronymus (16. Jh.) 321
Lautensack, Paul (1478–1558) 116
Lavater, Johann Kaspar 283
Leib, Kilian (1471–1553) 122–134, 136, 146, 151, 152, 160, 166, 182, 214, 220, 221, 223, 224, 225, 226, 227, 238, 239, 242, 269, 314, 347
Leitschuh, Franz Friedrich 107
Lenau, Nikolaus 13, 25
Lenz, Jakob Michael Reinhold 13
Leo X., Papst (1475–1521) 49, 79
Leonardo da Vinci (1452–1519) 40, 44, 47, 50, 115, 127, 314
Lercheimer, Augustin (2. Hälfte d. 16. Jh.) 338
Libanius, Gallus (1. Hälfte d. 16. Jh.) 73, 86
Lessing, Gotthold Ephraim 13, 15, 98, 241, 275, 338
Lichtenberger, Johann (um 1445–1503) 45, 260, 290
Lonicer, Philipp (2. Hälfte d. 16. Jh.) 337
Lotichius, Petrus (1528–1560) 160
Ludwig II., Kg. von Ungarn (1506–1526) 53
Ludwig V., der Friedfertige, Kurfürst von der Pfalz (1478–1544) 77
Ludwig IX., der Reiche, Herzog von Bayern-Landshut (1417–1479) 137
Lullus, Raimundus (1232/33?–1315/16) 304
Luther, Martin (1483–1546) 12, 40, 41, 42, 44, 45, 47, 48, 49, 50, 51, 53, 55, 59, 72, 76, 87, 88, 95, 98, 99, 101, 103, 110, 112, 113, 118, 119, 127, 128, 129, 130, 153, 155, 156, 172, 173, 174, 175, 176, 182, 223, 241, 252, 272, 289, 290, 297, 308, 318, 327, 335, 337, 342, 344, 351, 358
Luxembourg, François Henri de (1628–1695) 29

Machiavelli, Niccolo (1469–1527) 60, 115, 344, 351
Magellan, Fernão de (um 1480–1521) 50, 51, 351
Manlius, Johannes (16. Jh.) 155, 192, 204, 210, 211, 212, 213, 214, 215, 216, 217, 220, 222, 223, 228, 240, 245, 247, 288, 312, 326, 327, 328, 329, 337, 342, 347
Mann, Thomas 25, 220, 257
Mantuanus, Baptista (1447–1516) 97
Marcus Aurelius, Kaiser 170
Mariensüß, Bartholomäus (16. Jh.) 125
Marlowe, Christopher (1564–1593) 21, 22, 25, 221
Matthias Corvinus, Kg. von Ungarn (1440–1490) 125
Maximilian I., Kaiser (1459–1519) 42, 45, 48, 49, 50, 71, 74, 75, 79, 82, 113, 124, 125, 126, 144, 145
Mayr, Martin (16. Jh.) 137
Medici, Lorenzo di (1449–1492) 44, 49
Melanchthon, Philipp (1497–1560) 22, 45, 50, 53, 54, 55, 72, 79, 103, 117, 119, 131, 132, 152,

153, 155, 156, 157, 182, 192, 204, 210, 211, 212, 213, 214, 215, 216, 217, 220, 222, 223, 225, 228, 239, 240, 245, 247, 272, 288, 289, 290, 291, 312, 314, 326, 327, 329, 335, 337, 342, 347
Mendelssohn, Moses 15
Meyer, Wilhelm 337
Michelangelo (1475–1564) 47, 48
Micyllus, Jacobus (eig. Molsheim oder Moltzer; 1503–1558) 98
Minucci, päpstl. Legat (2. Hälfte d. 16. Jh.) 203, 204
Modestus, Heiliger 136
Morus, Thomas (1478–1535) 48, 54
Moses 95, 258, 285, 300
Mozart, Wolfgang Amadeus 240
Müller, Friedrich (gen. Maler Müller) 13
Müller, Johannes (16. Jh.) 321
Münzer, Thomas (um 1490–1525) 42, 51, 87, 116, 351
Muller, Hans (Kammermeister, Bamberg; 1. Hälfte d. 16. Jh.) 120
Murner, Thomas (1475–1537) 59, 128, 212
Musculus, Andreas (eig. A. Meusel; 1514–1581) 210
Muth, Johannes (15./16. Jh.) 92
Mutianus Rufus (eig. Konrad Muth; 1470–1526) 49, 50, 70, 91–105, 113, 129, 152, 153, 164, 181, 182, 220, 221, 223, 250, 252, 253, 255, 269, 270, 274

Nassau, Heinrich Graf von (16. Jh.) 184
Naudé, Gabriel von (1600–1653) 14
Nero, Kaiser 169, 213, 310
Neumann, Johann Georg (1661–1709) 16
Neumann, Robert 99
Niccoli, Niccolo (1364–1437) 94
Nikolaus von Cues (1401–1464) 69
Nostradamus, Michel de (1503–1566) 47
Nufer, Jakob (15./16. Jh.) 47
Numa Pompilius, Kg. von Rom 275

Ojeda, Alfonso de (1466/70–1515/16) 185

Pappenheim, Christoph von (16. Jh.) 183
Paracelsus (eig. Theophrastus Bombastus Philippus Aureolus von Hohenheim; 1493/95–1541) 33, 34, 45, 51, 55, 58, 75, 86, 98, 131, 167, 170, 172, 173, 174, 175, 176, 177, 179, 202, 243, 244, 260, 291, 304, 331, 332, 352, 355, 356
Paul III., Papst (1468–1549) 183, 203
Petrus, Apostel 213, 257, 310
Peutinger, Konrad (1465–1547) 71, 74, 94, 131
Pfefferkorn, Johannes (1469–1522/23) 98, 110, 111, 129
Pfeil, Johannes (1. Hälfte d. 16. Jh.) 117
Pfitzer, Nikolaus (17. Jh.) 13
Pflaum, Jakob (15./16. Jh.) 125
Philipp I., der Großmütige, Landgraf von Hessen (1504–1567) 206
Philipp der Aufrichtige, Kurfürst von der Pfalz (1448–1508) 69, 77

Philipp I., der Schöne, Kg. von Kastilien (1478–1506) 45, 77
Piccolomini, Aeneas Sylvius (später Papst Pius II.; 1405–1464) 236
Pico della Mirandola, Giovanni (1463–1494) 42, 85, 86, 110, 127, 130, 156, 161, 182, 259, 291, 313
Pindar 97
Pirckheimer, Willibald (1470–1530) 50, 72, 74, 94, 97, 112, 115, 126, 127, 128, 129, 131, 143, 146, 189
Pizarro, Francisco (um 1475–1541) 54
Plato 48, 80, 85, 254, 258, 261, 351
Plautus, Titus Maccius 262
Pleydenwurff, Wilhelm (gest. 1494) 144
Plinius d. Ä. 275
Plumier, Charles 153
Prasser, Daniel (gest. um 1650) 206, 207, 208
Pythagoras 275, 310

Quesada, Gonzalo Jimenez de (16. Jh.) 184

Raffael (eig. Raffaello Santi; 1483–1520) 48, 49
Redwitz, Weigand von (Bischof: 1522–1556) 157
Regiomontanus (eig. Johannes Müller; 1436–1476) 125, 146
Reiche, Johann 14
Rembrandt (eig. R. Harmensz. van Rijn) 349
Reuchlin, Johannes (1455–1522) 42, 45, 47, 48, 49, 50, 51, 69, 85, 93, 94, 97, 98, 99, 100, 104, 105, 110, 111, 113, 124, 129, 131, 175, 182, 259, 314, 351
Rhenanus, Beatus (1485–1547) 94
Riemenschneider, Tilman (um 1460–1531) 47, 54, 144
Riese, Adam (um 1492–1559) 50
Rosenplüt, Hans (gen. der Schnepperer; um 1400 – um 1470) 146

Sabellicus, Marcus Antonius (Marcantonio Coccio; 1436–1506) 236
Sachs, Hans (1494–1576) 50, 97, 143, 146, 202, 233, 282
Salomo, König 323
Samuel 285
Saul, König 285
Savonarola, Girolamo (1452–1498) 42, 45, 60, 351
Schaumberg, Konrad von (15./16. Jh.) 47
Schedel, Hartmann (1440–1514) 45, 145, 212, 246, 288, 291, 314
Scheibe, Johann Benedict 14
Schenk von Limpurg, Konrad (2. Hälfte d. 13. Jh.) 108
Schernberg, Dietrich (15. Jh.) 40
Schickard, Wilhelm (1592–1635) 14
Schiller, Friedrich von 31, 240
Schöffer, Peter d. Ä. (gest. 1502/03) 16
Scholastika, Heilige 120
Schongauer, Martin (1450–1491) 40
Schwarzenberg, Johann Freiherr von (1463–1528) 108
Schwarzerd, Georg (um 1459–1508) 79

Schwenckfeld, Kaspar von (1489–1561) 116
Senft, Eberhard (15./16. Jh.) 113
Sforza, Ludovico (1452–1508) 127
Shakespeare, William (1564–1616) 332
Sickingen, Franz von (1481–1523) 41, 51, 79, 85, 87, 113, 182, 250, 289
Sileranus, Valentin A. (16. Jh.) 260
Silvester II., Papst 35
Simon Magus 213, 257, 259, 310, 311, 312, 343
Simrock, Karl 13
Sokrates 94
Sommer, Emil Friedrich Julius 219
Soto, Hernando de (um 1496–1543) 55
Spalatin, Georg (1484–1545) 101
Spengler, Lazarus (1497–1534) 112
Spies, Johann (vor 1560 – um 1607) 38
Sprenger, Jakob (um 1436–1495) 43, 73
Stabius, Johannes (gest. 1522) 49, 71
Staufen (Geschlecht) 210, 305, 320, 323, 325, 331
Staufen, Anton von (16. Jh.) 324, 325
Staufen, Johann Ludwig von (16. Jh.) 324
Steinemoel, Johannes (15./16. Jh.) 85, 87
Stibar, Daniel (1503–1555) 54, 152, 157, 158, 159, 160, 161, 162, 163, 164, 166, 179, 180, 181, 182, 183, 186, 250, 267, 268, 296, 315, 355, 358
Stiborius, Andreas (um 1470–1515) 79
Stöffler, Johann (1452–1531) 51, 79, 124, 125, 128, 289, 314
Stoss, Veit (um 1445–1533) 42, 144, 146, 147
Stromer (von Auerbach), Heinrich (16. Jh.) 36, 101
Suleiman II., Sultan (1495–1566) 53

Tannhäuser (nach 1200 – nach 1266) 237
Teiresias 272, 285
Tengler, Ulrich (um 1440 – nach 1511) 48
Terenz (Publius Terentius Afer) 262
Tetzel, Johann (1465–1519) 48, 50, 112, 153
Thales von Milet 275
Theophilus 286
Thessalos von Tralles 167, 169, 170, 179
Thomas, Heiliger 258
Thurneysser, Leonhard (1531–1596) 337
Thurn und Taxis (Fürsten) 43, 48
Trithemius, Johannes (eig. Johannes von Heidenberg; 1462–1516) 31, 32, 33, 45, 48, 50, 64–90, 91, 93, 94, 97, 103, 113, 117, 127, 140, 142, 152, 163, 164, 166, 167, 169, 177, 182, 193, 194, 201, 213, 216, 219, 221, 222, 223, 225, 234, 236, 237, 240, 242, 245, 250, 251, 253, 256, 258, 261, 263, 264, 265, 269, 274, 276, 278, 280, 281, 284, 286, 291, 305, 309, 312, 314, 315, 343, 348, 354
Truchsess von Waldburg, Gebhard (1547–1601) 203

Ulrich, Herzog von Württemberg (1487–1550) 41, 49, 113, 152

Urbanus, Henricus (eig. Heinrich Fassnacht; 1. Hälfte d. 16. Jh.) 191, 102, 104, 166, 220, 221

Vergil (Publius Vergilius Maro) 97
Vesalius, Andreas (1514/15–1564) 49, 54
Vespucci, Amerigo (1451?–1512) 47, 48, 58, 185
Virdung, Johann (um 1465–1538/39) 31, 48, 65, 66, 67, 73, 76, 77, 79, 80, 81, 82, 83, 85, 103, 117, 119, 132, 156, 182, 193, 194, 201, 236, 249, 256, 288, 289, 305, 309
Vischer, Friedrich Theodor 13, 25
Vischer, Peter d. Ä. (um 1460–1529) 116, 144, 147
Vitus, Heiliger 135, 136, 139, 141
Vogt, Nikolaus 16

Waldeck, Franz I, von (16. Jh.) 206, 207, 269, 295
Waldeck, Philipp I. von (16. Jh.) 206
Waldeck, Philipp III. von (16. Jh.) 207
Waldseemüller, Martin (um 1470 bis um 1518) 48
Wallenstein, Albrecht von (1583–1634) 298
Walpurgis, Heilige 120
Warbeck, Veit (1490–1534) 101
Weidmann, Paul 13, 325
Weigel, Valentin (1553–1588) 116
Weisert, Karl 229
Welser (Geschlecht) 53, 54, 163, 184, 185, 186, 297
Welser, Bartholomäus (1484–1561) 188
Widman, Georg Rudolf (2. Hälfte d. 16. Jh.) 13, 23, 29, 35, 242, 295, 349
Wied, Hermann Graf von (1477–1552) 203, 204
Wierus (Weyer), Johannes (1515–1588) 204, 337, 342
Wilhelm IV., Herzog von Bayern (1493–1550) 203
Wimpheling, Jakob (1450–1528) 48, 53, 69
Wirt, Wigand (15./16. Jh.) 72
Wolf, Hans (gest. 1542) 116
Wolfach, Jacob (16. Jh.) 324
Wolgemut, Michael (1434–1519) 44, 116, 144, 145

Zasius, Ulrich (1461–1535) 94
Zastrau, Alfred 30
Zeitter, Philipp Jacob 197
Zimmern (Geschlecht), Grafen von 177, 320, 321, 323, 325, 346
Zimmern, Froben Christoph Graf von (1519–1566) 210, 321, 323, 324, 325, 327
Zimmern, Johanns Wörnher von (15. Jh.) 323, 324
Zimmern, Wilhelm von (15./16. Jh.) 321
Zöllner, Karl (15./16. Jh.) 41
Zonarius, Fabius (16. Jh.) 129
Zoroaster 310
Zwingli, Ulrich (1484–1531) 42, 50, 51, 53, 54, 114

Biographien

Ulrike Leonhardt
Prinz von Baden genannt Kaspar Hauser
(rororo 13039)
«Ulrike Leonhardt scheint das Geheimnis um Kaspar Hauser endgültig gelüftet zu haben.» *Süddeutsche Zeitung*

Hans Dieter Zimmermann
Heinrich von Kleist
(rororo 12906)
«Hans Dieter Zimmermanns einfühlsame wie kenntnisreiche Biographie ist ein Paradestück der Interpretationskunst.» *Stuttgarter Zeitung*

Rüdiger Safranski
Schopenhauer und Die wilden Jahre der Philosophie
(rororo 12530)
«Über Schopenhauer hat Safranski ein sehr schönes Buch geschrieben, das tatsächlich so etwas wie ‹eine Liebeserklärung an die Philosophie› ist. Wer sie nicht hören will, dem ist nicht (mehr) zu helfen.» *Die Zeit*

Werner Fuld
Walter Benjamin
(rororo 12675)
«Ein Versuch, der angesichts der Bedeutung Benjamins wohl längst überfällig war.» *Die Presse, Wien*

Bernard Gavoty
Chopin
(rororo 12706)
«Ich selbst bin immer noch Pole genug, um gegen Chopin den Rest der Musik hinzugeben.» *Friedrich Nietzsche*

rororo Unterhaltung

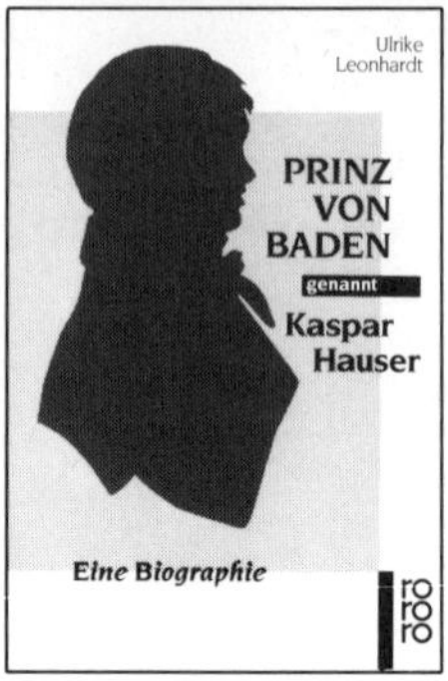

Donald A. Prater
Ein klingendes Glas. Das Leben Rainer Maria Rilkes
(rororo 12497)
In diesem Buch wird «ein Mosaik zusammengetragen, das als die genaueste Biographie gelten kann, die heute über Rilke zu schreiben möglich ist». *Neue Zürcher Zeitung*

Klaus Harpprecht
Georg Forster oder Die Liebe zur Welt
(rororo 12634)
«Ein exakt dokumentiertes und lebendig geschriebenes Buch, das in einem exemplarischen Sinne eine deutsche Biographie genannt zu werden verdient.» *Frankfurter Allgemeine Zeitung*

«Das Leben eines jeden Menschen ist ein von Gotteshand geschriebenes Märchen.» Hans Christian Andersen

Historische Romane

Dorothy Dunnett
Die Farben des Reichtums Der Aufstieg des Hauses Niccolò
Roman
(rororo 12855)
«Dieser rasante Roman aus der Renaissance ist ein kunstvoll aufgebauter, abenteuerreicher Schmöker über den Aufstieg eines armen Färberlehrlings aus Brügge zum international anerkannten Handelsherrn – einer der schönsten historischen Romane seit langem.» Brigitte

Josef Nyáry
Ich, Aras, habe erlebt... *Ein Roman aus archaischer Zeit*
(rororo 5420)
Aus historischen Tatsachen und alten Legenden erzählt dieser Roman das abenteuerliche Schicksal des Diomedes, König von Argos und Held vor Trojas Mauern.

Pauline Gedge
Pharao *Roman*
(rororo 12335)
«Das heiße Klima, der allgegenwärtige Nil und die faszinierend fremdartigen Rituale prägen die Atmosphäre diese farbenfrohen Romans der Autorin des Welterfolgs ‹Die Herrin vom Nil›.» The New York Times

Pierre Montlaur
Imhotep. Arzt der Pharaonen
Roman
(rororo 12792)
Ägypten, 2600 Jahre vor Beginn unserer Zeitrechnung. Die Zeit der Sphinx und der Pharaonen. Und die Zeit des legendären Arztes und Baumeisters Imhotep. Ein prachtvolles Zeit- und Sittengemälde der frühen Hochkultur des Niltals.

rororo Unterhaltung

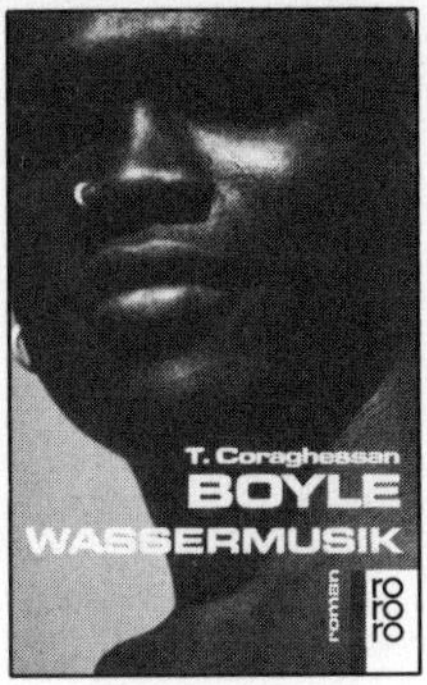

T. Coraghessan Boyle
Wassermusik *Roman*
(rororo 12580)
Ein wüster, unverschämter, barocker Kultroman über die Entdeckungsreisen des Schotten Mungo Park nach Afrika um 1800. «Eine Scheherazade, in der auch schon mal ein Krokodil Harfe spielt, weil ihm nach Verspeisen des Harfinisten das Instrument in den Zähnen klemmt, oder ein ärgerlich gewordener Kumpan fein verschnürt wie ein Kapaun den Menschenfressern geschenkt wird. Eine unendliche Schnurre.» Fritz J. Raddatz in «Die Zeit»

John Hooker
Wind und Sterne *Roman*
(rororo 12725)
Der abenteuerliche Roman über den großen Seefahrer und Entdecker James Cook.

Abenteuer

Mario Puzo
Der Pate *Roman*
(rororo 1442)
Ein atemberaubender Gangsterroman aus der New Yorker Unterwelt, der zum aufsehenerregenden Bestseller wurde. Ein Presseurteil: «Ein Roman wie ein Vulkan. Ein einziger Ausbruch von Vitalität, Intelligenz und Gewalttätigkeit, von Freundschaft, Treue und Verrat, von grausamen Morden, großen Geschäften, Sex und Liebe.»

Mamma Lucia *Roman*
(rororo 1528)
Animalisch in ihrer Sanftmut, aufopfernd in ihrer Fürsorge, streng und wachsam in ihrer Liebe – das ist Lucia Santa Angeluzzi-Corbo, Mamma Lucia, die im italienischen Viertel von New York um das tägliche Brot ihrer sechs Kinder kämpft.

Rudolf Braunburg
Hongkong International *Roman*
(rororo12820)
Ein aufregender Roman aus der Welt der Flieger und Passagiere vom Bestsellerautor und früheren Flugkapitän Rudolf Braunburg.

Rückenflug *Roman*
rororo 12333)
Während der Trainingstage beim internationalen Kunstfliegertreffen stimmt sich der bekannte Journalist Achim Reimers auf die spannungsgeladene Atmosphäre ein und macht auf seinen Streifzügen merkwürdige Beobachungen. Bald muß er erkennen, daß er sich ahnungslos in einem gefährlichen Spionagenetz verfangen hat.

rororo Unterhaltung

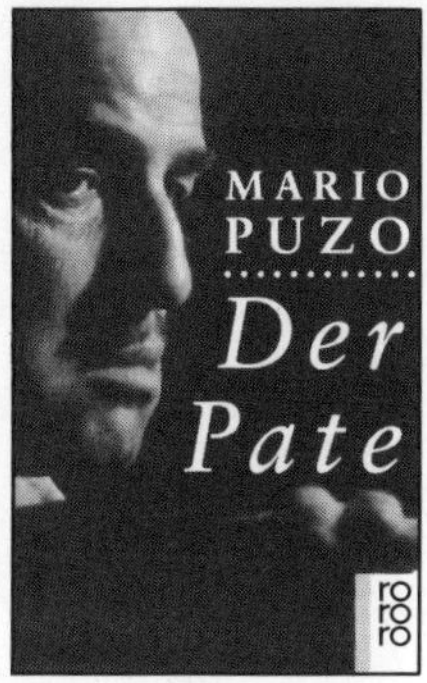

Josef Martin Bauer
So weit die Füße tragen
(rororo 1667)
Ein Kriegsgefangener auf der Flucht von Sibirien durch den Ural und Kaukasas bis nach Persien. «Diese Odyssee durch Steppe und Eis, durch die Maschen der Wächter und Häscher dauerte volle drei Jahre – wohl einer der aufregendsten und zugleich einsamsten Alleingänge, die die Geschichte des individuellen Abenteuers kennt.»
Saarländischer Rundfunk

James Dickey
Flußfahrt *Roman*
(rororo 12722)
Harmols wie ein Pfadfinderunternehmen beginnt der Wochenendausflug von vier gutsituierten Duchschnittsbürgern - schon am nächsten Tag jedoch verwandelt sich die Kanufahrt in einen Alptraum...
Unter dem Titel «Beim Sterben ist jeder der erste» verfilmt mit Burt Reynolds.

Romane und Erzählungen

Barbara Taylor Bradford
Bewahrt den Traum *Roman*
(rororo 12794 und als gebundene Ausgabe im Wunderlich Verlag)
Eine bewegende Familiensaga: die Erfolgsautorin erzählt mit Charme und Einfühlungsvermögen vor allem die Geschichte zweier Frauen, die sich ihren Platz in einer männlichen Welt erkämpfen.
Und greifen nach den Sternen
Roman
(rororo 13064)
Wer Liebe sät *Roman*
(rororo 12865 und als gebundene Ausgabe im Wunderlich Verlag)

Barbara Chase-Riboud
Die Frau aus Virginia *Roman*
(rororo 5574)
Die mitreißende Liebesgeschichte des amerikanischen Präsidenten Thomas Jefferson und der schönen Mulattin Sally Hemings.

Marga Berck
Sommer in Lesmona
(rororo 1818)
Diese Briefe der Jahrhundertwende, geschrieben von einem jungen Mädchen aus reichem Hanseatenhaus, fügen sich zusammen zu einem meisterhaften Roman zum unerschöpflichen Thema erste Liebe.

Diane Pearson
Der Sommer der Barschinskys
Roman
(rororo 12540)
Die Erfolgsautorin von «Csárdás» hat mit diesem Roman wieder eines jener seltenen Bücher geschrieben, die eigentlich keine letzte Seite haben dürften.

rororo Unterhaltung

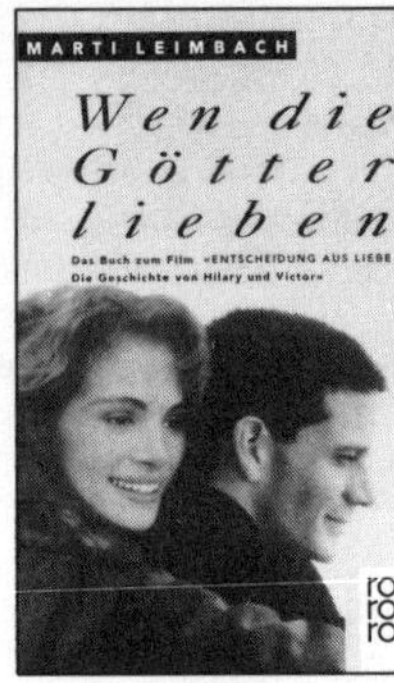

Dorothy Dunnett
Die Farben des Reichtums
Der Aufstieg des Hauses Niccolò. Roman
656 Seiten. Gebunden im Wunderlich Verlag und als rororo 12855
«Spionagethriller, Liebesgeschichte, spannendes Lehrbuch (wie lebten die Menschen vor 500 Jahren?) - einer der schönsten historischen Romane seit langem.» *Brigitte*
Der Frühling des Widders
Die Machtentfaltung des Hauseses Niccolò. Roman
640 Seiten. Gebunden im Wunderlich Verlag
Das Spiel der Skorpione
Niccolò und der Kampf um Zypern. Roman
784 Seiten. Gebunden im Wunderlich Verlag

Marti Leimbach
Wen die Götter lieben *Roman*
272 Seiten. Gebunden im Wunderlich Verlag und als rororo 13000
Das Buch zum Film «Entscheidung aus Liebe». Die Geschichte von Hilary und Viktor.